日経DI 薬局虎の巻シリーズ

服薬指導のツボ
虎の巻 第3版

第3版発行に当たって

　患者にとっての薬剤師の存在価値は、「病気や薬に対する不安や疑問を解決してくれる人」であり、これを説明する手段である「服薬指導」に尽きる。また、薬剤師の職業とは、「病気や薬に対して得た正確な知識を、服薬指導によって患者に分かりやすく伝えること」と言っても過言ではない。つまり、薬剤師にとって、服薬指導を充実させることがとても重要であるが、そのノウハウをまとめた実践書は少ない。

　本書は、このような理由から、服薬指導の実践書かつ模範書となることを目標として、月刊誌「日経ドラッグインフォメーション」で連載した「達人に学ぶ服薬指導のツボ」を基に、2009年12月に初版（18疾患収載）、2013年に12月に改訂版（24疾患収載）を発行してきた。

　今回は、さらに新たに3疾患（心不全、不整脈［概論］、心房細動）を追加するとともに、これまで収載した24疾患について、新薬発売や各疾患の最新の診療ガイドラインに基づいてアップデートした。追加した3疾患の指導内容は、かなり豊富であり、ただ1度の服薬指導によって、全てを説明することは不可能である。時間をかけて、根気よく、少しずつ、本書を参考に指導して頂ければ幸いである。特に不整脈は、専門性が高く、服薬指導が敬遠されやすい。本書を参考に、多くの薬剤師が取り組み始めることを願っている。

　全疾患が網羅できるように、改訂を続けるつもりであるが、本書について、読者の方々から、ご意見、ご感想などあれば、筆者の薬局（e-mail：sgym-ph@soleil.ocn.ne.jp）まで、ご連絡いただきたい。本書がご愛読され、服薬指導に少しでも役立てるように、最善の努力をするつもりである。

　最後に、本書の発行に当たり、ご協力いただいた日経BP社の河野紀子氏にお礼を申し上げ、第3版発行のご挨拶としたい。

2018年4月
杉山薬局
杉山 正康

はじめに

　患者にとって存在価値のある薬剤師とは、「病気や薬に関連する様々な疑問を解決してくれる人」であり、薬剤師がそのために使う手段が「服薬指導」である。つまり、どんな病気であるのか、なぜ薬を服用するのか、なぜその薬が効くのか、服用する期間はどれくらいか、副作用や飲み合わせは大丈夫なのか——といった患者の様々な不安や疑問を解消するのが、薬剤師による服薬指導であるといえる。

　一方、薬剤師にとっての服薬指導の目的は、投与禁忌疾患や併用禁忌薬の有無を確認し、副作用症状などを説明して「薬の安全性を確保する」こと、そして、病気や薬についての様々な知識を患者に伝え、「服薬コンプライアンスを良好にする」ことである。病識、薬識、副作用についての服薬指導は、初回投薬にも再投薬時にも継続して行うが、再投薬時は、病状や副作用症状についてのインタビューを行う必要がある。

　こうした服薬指導の充実を通して、患者が安心して薬を継続服用できるようになり、さらに患者からの信頼が得られ、存在価値のある薬剤師となり得る。しかし、現実の服薬指導は、個々の薬剤師によって大きな違いがあり、そのノウハウをまとめた実践書も少ないように思われる。事実、筆者の服薬指導は、大学時代の授業や諸先輩から教わった訳でなく、自分自身で試行錯誤しながら確立してきたものである。

　本書は、このような観点から、服薬指導の実践書、かつ模範書となることを目標として、2006年4月から2009年2月まで『日経DI』誌で連載した「達人に学ぶ『服薬指導のツボ』」をまとめ、さらに増補し、総説を加えたものである。総説では、再投薬時の服薬指導に重点を置いて述べ、また各論では薬局で遭遇することの多い18疾患を選び、各々の初診時の処方例を示すとともに、服薬指導に必要である項目を①投与禁忌疾患、②併用薬・飲食物・嗜好品、③病識、薬識、④注意事項(主に副作用)——の4ステップに分けて解説・説明を行っている。②の相互作用については、読者の理解を深めるため、連載時とは変えて、発現機序別に整理した。

　特に③の「病識、薬識」については、実際に薬剤師が患者に話すときの「説明例」を多く取り上げている。「説明例」は、できる限り患者に分かりやすい表現を使い、専門用語は避けるように心がけた。また所々、患者が理解しやすいように「比喩表現」を使った説明例も例示している。炎症は「たき火」、前立腺は「ドーナッツ」、緑内障での隅角部位は「キッチンの流し台」——といった具合である。ぜひ、参考にしていただきたい。

　本書では、全疾患を網羅するには至らず、また筆者の経験を基に執筆したため、違ったお考えや不備な点も多々あると思われるが、ご意見、ご感想があれば筆者の薬局(e-mail：sgym-ph@soleil.ocn.ne.jp)まで、ご連絡いただきたい。本書が、薬剤師の皆さんの服薬指導に、少しでもお役に立つことを心から願っている。

　最後に、本書の発行に当たり、ご協力いただいた日経BP社の担当者諸氏、(有)杉山薬局の落合寿史氏、後藤道隆氏、田上忠行氏、石井愛子氏、亀谷麻衣子氏、杉岡勇樹氏(現：杉岡調剤薬局)、古田綾子氏に御礼を申し上げる。

2009年11月
杉山薬局
杉山 正康

執筆者一覧

編著者　杉山 正康

執筆者　嶋本 豊
　　　　　前原 雅樹
　　　　　石井 愛子
　　　　　落合 寿史
　　　　　後藤 道隆
　　　　　宮本 綾子
　　　　　松田 宏則
　　　　　篠 佳秀
　　　　　川見 祐介

CONTENTS

第3版発行に当たって	3

総 説 … 9
1. 服薬指導を行う際の注意点 … 10
2. 初回投薬時の服薬指導 … 11
3. 再投薬時の服薬指導（主に慢性疾患）… 12

かぜ症候群 … 19
- STEP 1　禁忌疾患の有無を確認する … 20
- STEP 2　併用薬・飲食物・嗜好品の有無を確認する … 21
- STEP 3　病識・薬識を持たせる … 25
- STEP 4　服用に当たっての注意事項（副作用、その他）を説明する … 29

インフルエンザ … 33
- STEP 1　禁忌疾患の有無を確認する … 35
- STEP 2　併用薬・飲食物・嗜好品の有無を確認する … 35
- STEP 3-1　病識を持たせる … 36
- STEP 3-2　薬識を持たせる … 42
- STEP 4　服用に当たっての注意事項（副作用、その他）を説明する … 44

副鼻腔炎 … 47
- STEP 1　禁忌疾患の有無を確認する … 49
- STEP 2　併用薬・飲食物・嗜好品の有無を確認する … 50
- STEP 3　病識・薬識を持たせる … 52
- STEP 4　服用に当たっての注意事項（副作用、その他）を説明する … 55

帯状疱疹 … 57
- STEP 1　禁忌疾患の有無を確認する … 59
- STEP 2　併用薬・飲食物・嗜好品の有無を確認する … 61
- STEP 3-1　病識を持たせる … 65
- STEP 3-2　薬識を持たせる … 68
- STEP 4　服用に当たっての注意事項（副作用、その他）を説明する … 70

水虫 … 73
- STEP 1　禁忌疾患の有無を確認する … 75
- STEP 2　併用薬・飲食物・嗜好品の有無を確認する … 76
- STEP 3　病識・薬識を持たせる … 79
- STEP 4　服用に当たっての注意事項（副作用、その他）を説明する … 84

花粉症 … 87
- STEP 1　禁忌疾患の有無を確認する … 92
- STEP 2　併用薬・飲食物・嗜好品の有無を確認する … 94
- STEP 3-1　病識を持たせる … 99
- STEP 3-2　薬識を持たせる … 102
- STEP 4　服用に当たっての注意事項（副作用、その他）を説明する … 105

成人気管支喘息 … 109
- STEP 1　禁忌疾患の有無を確認する … 113
- STEP 2　併用薬・飲食物・嗜好品の有無を確認する … 115
- STEP 3-1　病識を持たせる … 118
- STEP 3-2　薬識を持たせる … 120
- STEP 4　服用に当たっての注意事項（副作用、その他）を説明する … 124

脂質異常症 … 127
- STEP 1　禁忌疾患の有無を確認する … 129
- STEP 2　併用薬・飲食物・嗜好品の有無を確認する … 131
- STEP 3-1　病識を持たせる … 136
- STEP 3-2　薬識を持たせる … 140
- STEP 4　服用に当たっての注意事項（副作用、その他）を説明する … 142

高血圧 ……………………………… 145
- STEP 1　禁忌疾患の有無を確認する …………… 148
- STEP 2　併用薬・飲食物・嗜好品の有無を確認する … 151
- STEP 3-1　病識を持たせる …………………… 158
- STEP 3-2　薬識を持たせる …………………… 163
- STEP 4　服用に当たっての注意事項（副作用、その他）を説明する …………………… 165

2型糖尿病 ………………………… 169
- STEP 1　禁忌疾患の有無を確認する …………… 173
- STEP 2　併用薬・飲食物・嗜好品の有無を確認する … 175
- STEP 3-1　病識を持たせる …………………… 179
- STEP 3-2　薬識を持たせる …………………… 182
- STEP 4　服用に当たっての注意事項（副作用、その他）を説明する …………………… 185

虚血性心疾患（狭心症、心筋梗塞） … 189
- STEP 1　禁忌疾患の有無を確認する …………… 196
- STEP 2　併用薬・飲食物・嗜好品の有無を確認する … 197
- STEP 3-1　病識を持たせる …………………… 201
- STEP 3-2　薬識を持たせる …………………… 214
- STEP 4　服用に当たっての注意事項（副作用、その他）を説明する …………………… 219

心不全 ……………………………… 223
- STEP 1　禁忌疾患の有無を確認する …………… 229
- STEP 2　併用薬・飲食物・嗜好品の有無を確認する … 231
- STEP 3-1　病識を持たせる …………………… 239
- STEP 3-2　薬識を持たせる …………………… 258
- STEP 4　服用に当たっての注意事項（副作用、その他）を説明する …………………… 263

不整脈（概論） ……………………… 267
- STEP 1　禁忌疾患の有無を確認する …………… 273
- STEP 2　併用薬・飲食物・嗜好品の有無を確認する … 275
- STEP 3-1　病識を持たせる …………………… 283
- STEP 3-2　薬識を持たせる …………………… 306
- STEP 4　服用に当たっての注意事項（副作用、その他）を説明する …………………… 312

心房細動 …………………………… 317
- STEP 1　禁忌疾患の有無を確認する …………… 324
- STEP 2　併用薬・飲食物・嗜好品の有無を確認する … 327
- STEP 3-1　病識を持たせる …………………… 332
- STEP 3-2　薬識を持たせる …………………… 339
- STEP 4　服用に当たっての注意事項（副作用、その他）を説明する …………………… 350

高尿酸血症・痛風 ………………… 353
- STEP 1　禁忌疾患の有無を確認する …………… 355
- STEP 2　併用薬・飲食物・嗜好品の有無を確認する … 357
- STEP 3-1　病識を持たせる …………………… 361
- STEP 3-2　薬識を持たせる …………………… 364
- STEP 4　服用に当たっての注意事項（副作用、その他）を説明する …………………… 366

メニエール病 ……………………… 369
- STEP 1　禁忌疾患の有無を確認する …………… 371
- STEP 2　併用薬・飲食物・嗜好品の有無を確認する … 373
- STEP 3-1　病識を持たせる …………………… 376
- STEP 3-2　薬識を持たせる …………………… 379
- STEP 4　服用に当たっての注意事項（副作用、その他）を説明する …………………… 380

骨粗鬆症 …………………………… 383
- STEP 1　禁忌疾患の有無を確認する …………… 388
- STEP 2　併用薬・飲食物・嗜好品の有無を確認する … 390
- STEP 3-1　病識を持たせる …………………… 394
- STEP 3-2　薬識を持たせる …………………… 398
- STEP 4　服用に当たっての注意事項（副作用、その他）を説明する …………………… 402

甲状腺機能異常症 ………………… 407
- STEP 1　禁忌疾患の有無を確認する …………… 410
- STEP 2　併用薬・飲食物・嗜好品の有無を確認する … 411
- STEP 3-1　病識を持たせる …………………… 414
- STEP 3-2　薬識を持たせる …………………… 417
- STEP 4　服用に当たっての注意事項（副作用、その他）を説明する …………………… 418

前立腺肥大症 …… 421
- STEP 1　禁忌疾患の有無を確認する …… 423
- STEP 2　併用薬・飲食物・嗜好品の有無を確認する …… 424
- STEP 3　病識・薬識を持たせる …… 427
- STEP 4　服用に当たっての注意事項（副作用、その他）を説明する …… 431

過活動膀胱 …… 435
- STEP 1　禁忌疾患の有無を確認する …… 439
- STEP 2　併用薬・飲食物・嗜好品の有無を確認する …… 441
- STEP 3-1　病識を持たせる …… 443
- STEP 3-2　薬識を持たせる …… 447
- STEP 4　服用に当たっての注意事項（副作用、その他）を説明する …… 449

消化性潰瘍 …… 451
- STEP 1　禁忌疾患の有無を確認する …… 455
- STEP 2　併用薬・飲食物・嗜好品の有無を確認する …… 456
- STEP 3-1　病識を持たせる …… 460
- STEP 3-2　薬識を持たせる …… 465
- STEP 4　服用に当たっての注意事項（副作用、その他）を説明する …… 467

便秘（機能性便秘） …… 471
- STEP 1　禁忌疾患の有無を確認する …… 473
- STEP 2　併用薬・飲食物・嗜好品の有無を確認する …… 475
- STEP 3-1　病識を持たせる …… 479
- STEP 3-2　薬識を持たせる …… 485
- STEP 4　服用に当たっての注意事項（副作用、その他）を説明する …… 490

緑内障 …… 493
- STEP 1　禁忌疾患の有無を確認する …… 497
- STEP 2　併用薬・飲食物・嗜好品の有無を確認する …… 498
- STEP 3-1　病識を持たせる …… 501
- STEP 3-2　薬識を持たせる …… 504
- STEP 4　服用に当たっての注意事項（副作用、その他）を説明する …… 507

不眠症 …… 509
- STEP 1　禁忌疾患の有無を確認する …… 513
- STEP 2　併用薬・飲食物・嗜好品の有無を確認する …… 514
- STEP 3-1　病識を持たせる …… 517
- STEP 3-2　薬識を持たせる …… 529
- STEP 4　服用に当たっての注意事項（副作用、その他）を説明する …… 533

認知症 …… 537
- STEP 1　禁忌疾患の有無を確認する …… 542
- STEP 2　併用薬・飲食物・嗜好品の有無を確認する …… 543
- STEP 3-1　病識を持たせる …… 547
- STEP 3-2　薬識を持たせる …… 554
- STEP 4　服用に当たっての注意事項（副作用、その他）を説明する …… 557

パーキンソン病 …… 561
- STEP 1　禁忌疾患の有無を確認する …… 564
- STEP 2　併用薬・飲食物・嗜好品の有無を確認する …… 566
- STEP 3-1　病識を持たせる …… 570
- STEP 3-2　薬識を持たせる …… 574
- STEP 4　服用に当たっての注意事項（副作用、その他）を説明する …… 576

うつ病 …… 581
- STEP 1　禁忌疾患の有無を確認する …… 584
- STEP 2　併用薬・飲食物・嗜好品の有無を確認する …… 586
- STEP 3-1　病識を持たせる …… 591
- STEP 3-2　薬識を持たせる …… 594
- STEP 4　服用に当たっての注意事項（副作用、その他）を説明する …… 597

患者指導用イラスト集 …… 601
索引 …… 653

総説

1. 服薬指導を行う際の注意点
2. 初回投薬時の服薬指導
3. 再投薬時の服薬指導
   （主に慢性疾患）

総説

1 服薬指導を行う際の注意点

　まず重要なことは、患者への服薬指導に十分な時間を費やすことである。つまり、患者の話をよく聞き、話しやすい雰囲気を作ることであり、間違っても、強制的・攻撃的にならないように注意する必要がある。

　専門用語は避け、患者に分かりやすい言葉を使うことも心掛ける。時に、患者との意思の疎通に数年を要することもあるが、患者との対話が十分にできないようでは薬剤師として働くことはできないし、存在価値も得られるはずがない。

　また、患者の様々な悩み事や相談事に耳を傾けことも大切である。多くの病気は、発症に生活環境を取り巻く精神的・肉体的なストレスが関係しているからである。相談を機に、心を開いてくれる患者は少なくない。心を開いてくれないと、病状の変化や副作用症状など、服薬指導に必要な情報を的確に得ることはできない。つまり、薬剤師は、患者に対して最良の相談相手となるように努力すべきなのである。

　さらに、基本的なことではあるが、患者の視力・聴力障害などの有無を確認して対応することも重要である。視力低下がある場合には、筆談時にはできる限り字を大きく書く。聴力障害があれば、薬局で準備した補聴器を使うか、筆談を行うなどの工夫をする。

　薬剤師としては、以上の点を心に留めて指導に当たるが、医薬分業が進んだ現在においても、薬剤師を「薬を渡すだけの人」と思っている患者は少なくない。服薬指導を始める前に、必要に応じて、薬剤師の役割について十分に説明することも重要であろう。

➡薬剤師の役割について説明する

説明例

病気になると、色々な不安や疑問があると思います。例えば、どのような病気なのか、なぜ薬を飲まなくてはいけないのか、どんな作用の薬か、また副作用は大丈夫なのかなど、様々です。このような病気や薬の不安や疑問を解決して、患者さん方が安心して薬が飲めるようにすることが、薬剤師の使命です。ですから、薬局では、薬剤師が病気や薬に関する様々なことをご説明し、患者さんに質問をさせていただきます

説明例

病気や薬、飲食物について、テレビや雑誌、インターネットなどで様々な情報が流れ、薬の専門家でない方が無責任な話をされるようなこともありますが、私たち薬剤師は、常に新しい情報を取り入れて、一生懸命に勉強を続けていますので、どんな質問にも責任を持ってお答えすることができます。どのようなことでも結構ですので、お気軽にご相談ください

2 初回投薬時の服薬指導

　初回投薬時の服薬指導は、患者が薬物治療を受け入れるか否かを左右する重要なものである。
　本書では27疾患について解説しているが、その各論では、主に初回投薬時の指導を解説している。具体的には、指導の内容を、①禁忌疾患の有無を確認する、②併用薬・飲食物・嗜好品の有無を確認する、③病識、薬識を持たせる、④服用に当たっての注意事項(副作用、その他)を説明する――の4STEPに分けて詳細に解説しており、この順番で服薬指導を行うことで、漏れなく的確な指導ができる。
　4段階のSTEPのうち、STEP1とSTEP2については、来局時の初回質問票から得られた情報で対処することができる。薬局によって多少の違いはあるが、質問内容は、他科診療、アレルギー歴(薬疹歴)、副作用歴、病歴、妊娠、授乳、併用薬(健康食品、OTC薬を含む)、嗜好品といったあたりになろう。
　薬剤交付時には、質問票に記載された薬疹歴、病歴、併用薬(投与禁忌薬)などを再度確認し、処方薬に問題があれば、その理由を患者に説明して理解を得た後、処方医に連絡して対処する。特に薬局でよく、見掛ける投与禁忌疾患は、抗コリン薬の前立腺肥大や緑内障(閉塞型)への使用、非ステロイド抗炎症薬(NSAIDs)の消化性潰瘍や喘息への使用などである。詳細は、本書各論を参考にしていただきたい。
　病識や薬識が持てない患者や、副作用を心配する患者では、アドヒアランスの低下を招く可能性があるため、STEP3とSTEP4が重要となる。STEP3およびSTEP4に関して、各論部分で説明する初診時の具体的な指導項目を右に示す。

病識(病気に対する様々な知識)を持たせるための説明
▶どんな病気なのか
▶なぜ起きるのか(原因)
▶どのような症状なのか
▶合併症や予後
▶その他

薬識(薬に対する様々な知識)を持たせる説明
▶なぜ薬を服用するのか(服用目的)
▶どのような作用を有するか(作用機序)
▶いつまで服用するのか(服用期間)
▶その他

服用に当たっての注意事項(主に副作用など)
▶どのような副作用症状が起きる可能性があるのか
▶なぜ起きるのか
▶副作用が起きた際の対処
▶その他

3 再投薬時の服薬指導（主に慢性疾患）

　一般に、慢性疾患の薬物治療は対症療法であり、薬を長期に服用しなくてはならない。従って、慢性疾患の場合には薬局での投薬も定期的に行われることになり、当然、服薬指導も繰り返し行うことになる。

　基本的には、2回目以降の再投薬時でも、初回来局時に行った服薬指導と同様の説明を繰り返して行う。これは、一度の説明で患者が全てを理解することは困難であること、また説明すべき内容が膨大であるため、初回来局時の限られた時間では十分な説明ができないこと、などが理由である。患者が理解できるまで、同じ服薬指導を繰り返すことには何ら問題はない。

　ただし再来局時には、初回来局時の指導項目に加えて、「病状の確認」「副作用症状のチェック」を行うことが肝要である。これらのインタビューは、患者の病識、薬識、副作用の有無を把握するのみならず、服薬アドヒアランスを良好にする手段でもある。また「アドヒアランス低下時の原因究明と対処」も重要である。

　以下では、再来局時に重要なこの3点について、詳しく解説する。

1）病状の確認と服薬指導例

　患者に病状を尋ねたり、検査を行って、薬の効果を判定したりするのは、そもそもは医師の仕事であるが、再来局時に、薬局薬剤師も病状を確認すべきである。例えば、病状が改善し体調が良くなったときに、薬剤師から「薬が効いて本当に良かったですね」と声を掛けられるだけでも、患者は安心感が得られ、うれしいものである。

　ただし薬剤師としては、患者が「病状が改善して調子が良い」と話したとしても、薬の服用目的については繰り返し説明すべきである。病状が改善していたとしても、服用の目的や意義がきちんと理解できていないと、「もう病気は治った」と考えて、アドヒアランスが低下する恐れもあるからである。病状を尋ねたときに、「調子が良いので、そろそろ薬をやめようかと思っている」と話すような患者ではなおさらである。

　具体的には、以下に示すような指導を、繰り返し行う必要がある。

➡「調子が良い」と訴える患者

説明例

　病状が改善され、体調も良くなられて、本当によかったですね。薬がよく効いているからだと思います。ですが、今、服用されている薬は、病気を治すために飲んでいるのではありません。このことは、忘れないでください。薬を飲むのは、病気の進行をゆっくりとさせることによって、命を失う、体が不自由になるなどの病気にならないようにするためなのです。

　もし、薬を飲まずに病気を放置したら、「5年後」に命取りになる重い病気にかかってしまうと考えてください。ですが、お薬を服用すると、この「5年後」を、20年後、30年後、40年後と延ばすことができるのです。

　今、体の調子が良くなったのは、病気が治っているからではなく、薬を飲むことで、病気の進行が抑えられているためで

す。もし、**自己判断で薬の服用を中止して**しまえば、**病状が元に戻り、さらに悪化し**てしまいます。これまで通り、きちんと薬を服用するようにしてください

一方、再来局時、病状が改善せず、「薬が効いていない」と訴える患者もいる。慢性疾患の場合には、アドヒアランスの低下を招くため、以下のような服薬指導が必要である。

➡「病状が改善されず、薬が効かない」と訴える患者への説明

薬はすぐに効くこともあれば、効くまでにしばらく時間がかかることもあります。ですから、医師の指示に従って、しばらく服用を続けるようにしてください

お薬を服用されているから、現在の程度で症状が落ち着いていると考えてください。もし効かないからといって自己判断で中止すれば、これまでよりもさらに症状がひどくなり、病気が悪化するかもしれません。ですから、医師の指示を守って服用を続けてください

2）副作用チェック時の服薬指導

副作用症状のチェックは、薬剤師の最も重要な使命の1つである。
副作用症状は、一般に、服用開始後の初期に表れやすいが、長期服用時に突如出現する場合もある。従って、来局時は常に副作用症状の有無を確認すべきである。また、相互作用を把握することにより、発症しやすい副作用を予測して重点的にチェックすることも重要である。

副作用症状は、軽いものから重篤なものまで様々だが、まずは、患者に過度の不安を与えないような表現で副作用を説明する必要がある（各論参照）。

➡副作用に対して過度な不安を与えないための表現

残念ながら、どんな薬でも副作用が表れることがあります。ですが、命を落とすほどの恐ろしい副作用を起こす薬は、ほとんどありません。当然のことですが、ひどい副作用がある薬は、多くの方が飲まれる薬として成り立ちません。もし、服用されている薬によって、恐ろしい副作用が起きることが分かった場合には、私たち薬の専門家である薬剤師が、責任を持って連絡させていただきますので、安心して服用してください

こちらの薬の副作用は、決して恐ろしいものではありません。人によっては、服用を続けることで、消えてなくなることも知られています。ですが、どうしても気になったり、症状がどんどんひどくなる、頻繁に起きたりするようなときには、必ず相談してください

➡重篤な副作用に関する説明

説明例

この薬を服用すると、非常にまれですが、発疹など、少し怖い副作用が出現することがあります。ですが、この副作用が起きるのは、飛行機が墜落するよりも、もっと低い確率です。私は薬剤師の仕事を15年間していますが、お話しした副作用が表れた方は、一度も経験したことがありません。ですが、たまたま患者さんに起きる可能性を完全には否定できませんので、念のためにご説明させていただいています

再来局時には常に副作用症状の有無を確認するが、副作用が認められない場合にも、以下のような説明を行い、患者を安心させることが必要である。

➡副作用症状がない場合の説明

説明例

症状について色々とお尋ねしましたが、副作用らしき症状は全く認められていませんので、安心してこれからも薬を服用してください。ですが今後、今回お尋ねした症状に気づかれた場合や、他の症状が表れた場合には、どんなことでも構いませんので、ご相談ください

副作用らしき症状が認められた場合、まずは①「QOLに支障があるのか」を確かめ、問題がある場合には、②「薬に起因するか否か」を判断するためのインタビューを行う。そして、③副作用の可能性が高い場合には、患者の了解を得た上で、処方医に連絡して、対処(減量、代替薬など)する。

①QOLへの影響

まずは、副作用らしき症状によりQOLに支障があるのかをチェックする。それが重篤な副作用の初期症状ではないことが確認され、患者本人のQOLに支障がない程度の軽症であれば、対処の必要性はないため、そのまましばらく様子を見る。

もし、症状の出現頻度が増える、または徐々に症状が強くなるようであれば、相談するように説明しておく。ただし、軽度の症状でも患者自身が気にするような場合には、薬による副作用か否かの確認を行う(次項)。

➡軽度の場合

説明例

お話しされた症状は、薬によるものかもしれませんが、現状ではさほど気にならない、生活に支障のない症状のようですね。この程度であれば、服用を続けて様子を見ましょう。ですが、今の症状がどんどんひどくなったり、頻繁に起きたりするようになったら、必ずご相談ください

②薬に起因するか否かの確認

副作用らしき症状があり、QOLに支障がある場合、また軽度な症状でも重篤になり得ると判断される場合(例えば、軽度の低血糖症状など)などでは、次ページ右上に示したa)～e)の症状発現状況について質問し、最終的に薬の副作用か否かを判断する。

服用薬以外に、生活環境・習慣の変化、精神的・肉体的ストレスなどが症状発現に関与している場合も少なくないため、注意が必要である。また、相互作用により副作用が増強することもあるため、併用薬、飲食物、健康食品などの摂取状況を、再度把握する必要がある。

症状発現状況に関して確認すべきこと

a) **発現時期**：いつ頃から発症したのか、初めて薬を服用した前か後か、昨日、2日前、1週間前のいつから症状が表れたのか、など

b) **頻度**：月に何回、週に何回、1日に何回など

c) **発症時間**：朝、昼、夜、寝ているときなど

d) **生活環境・習慣の変化、ストレスなど**：仕事、不幸、運動、恋愛、食事、家庭など

e) **相互作用の有無**：飲み始めた薬や飲食物、健康食品などを把握する

f) **原因の究明**：a)〜e)により原因究明し、最終的に副作用か否かの判定

➡症状発現状況の確認

説明例

お話しいただいた症状が、薬によるものなのかを判断するため、これから、幾つかの質問をしますのでお答えください。
まず、症状はどの薬を飲み始めてから表れましたか？何日前から始まりましたか？1週間で何回くらいありますか？1日のうちで、表れやすい時間帯はありますか？最近ストレスが掛かることはありませんでしたか？仕事が変わった、仕事が忙しい、近親者が亡くなった、無理な畑仕事をした、新しい事を始めたなど、身辺に変わったことはありませんでしたか？また、最近、飲み始めた薬、健康食品、薬などはありませんか

実際には、薬の副作用か否かをインタビューのみで判断することは難しいが、症状が比較的頻繁に表れる場合（例えば、週に3〜4回、筋肉のひきつりが起きるなど）には、服用を2〜4日間中止するか減量することで容易に判断できることがある。これは、多くの副作用が可逆的に起きるためである。さらに、症状が改善した、あるいは軽くなった時点で、再度服用を開始させ、再び症状が表れれば、薬による副作用であった可能性は極めて高いと判断できる。ただし、それが減量や数日間の中止が可能である薬剤（例えばスタチン系薬など）であること、また患者の了承を得て処方医と相談することが必要である。

説明例

色々とお尋ねしましたが、現在の症状が薬による副作用かどうか、判断しかねる状況です。ですが、薬が原因であるならば、薬の量を減らしたり、もしくは数日間中止してみたりすることで、症状が軽くなったり、なくなったりするはずです。これから処方医に連絡をして、数日間の薬の減量、あるいは中止などを相談したいと思いますが、よろしいでしょうか

③薬の副作用である可能性が高い場合の対処

薬の副作用の可能性が高いと判断される場合に

副作用症状を緩和するための追加処方の例

抗コリン薬による口渇
　→リン酸二カリウム・無機塩類配合薬（サリベート）追加

抗コリン薬による便秘→下剤追加

抗菌薬による下痢→耐性整腸薬追加

NSAIDs、低用量アスピリンによる胃腸障害
　→プロトンポンプ阻害薬（PPI）追加

味覚障害
　→亜鉛含有製剤（ポラプレジンク[プロマック他]：適応外処方、OTC薬）

降圧薬による頭痛→鎮痛薬追加

フロセミドによる高尿酸血症
　→アロプリノール（ザイロリック他）追加

は、患者にその根拠を伝えて、どのような対処方法があるのかを説明した後、処方医への連絡の了解を得る。対処方法は、薬の減量、変更・中止、服用時点変更（朝服用で眠気がある場合には夕服用に変更など）、代替薬などであるが、これらで対処が不可能な場合には、副作用を抑制する薬が追加処方されることもある。上に、実例を参考として示しておく。

➡減量・中止に関する説明

説明例

残念ながら、薬の副作用の可能性が高いようです。対策としては、薬の減量、中止、変更、またはこれらの対応ができない場合には、症状を軽くする薬が追加になることもあります。処方医に連絡して適切な対処方法を相談しますが、よろしいでしょうか

3）服薬アドヒアランス低下時の対応例

　受診のタイミングを調べたり、薬が余っていないかを確認したりすることで、きちんと服薬しているかどうかを確認することは容易である。

　病識・薬識、副作用などが原因の場合は既に述べたが、そのほかには、①単なる飲み忘れ、②薬の問題、③病状の問題、④癖になると考えて嫌がる――といった点が問題になることがあり、それぞれに適切な対策を立てることが必要である。

　①の「単なる飲み忘れ」を防ぐには、一包化や市販の薬箱（お薬カレンダー）を活用することが効果的である。

　②の「薬の問題」とは、味（苦いなどが理由で服用中止）、口の中が気持ち悪い（粉がザラザラするなど）、薬の剤形（服用しにくい、形状が似ているため間違える）などである。対策としては、水を口に含んでから服用するように指導したり、オブラートを使用させる、剤形を変更する、PTPシートの色が似ている場合は赤線など引いて区別しやすくする――などがある。服用時点を間違える場合でも、分包紙や薬袋に色分けして罫線を引く（朝：赤線、昼：緑線、夜：青線など）といった対策を立てる。

　③の「病状の問題」とは、うつ病、認知症、ふるえ（振戦、パーキンソン病など）、握力低下など、病状が原因でアドヒアランスが低下する場合である。これらでは、一包化を勧めた上で、患者家族の協力を要請しなくてはならない。また、嚥下困難には、薬の粉砕、粉薬への変更などで対処する。

➡ アドヒアランスが低下していないかどうかを確認

説明例

薬を受け取られる日が遅れていますが、薬が余っていたり、飲み忘れたりすることはありませんか。また、薬の服用時点を間違えたり、包装が似ていて薬を間違えたりしていませんか。薬を服用する際、口の中が苦い、ザラザラして気持ち悪いなど、服用しにくいことはありませんか。こうした問題は、ちょっとした工夫で改善できることがありますので、お気軽にご相談ください

④の、薬を服用すると「癖になる」から嫌だ、と訴える患者は少なくない。納得するような服薬指導が必要であり、その説明例を示しておく。参考にしていただきたい。

➡「癖になる」と訴える患者への説明例（睡眠薬が癖になるという患者の場合）

説明例

癖というのは、人間が日々生活していく上で、本来は必要でないことをしてしまう場合に使います。逆に、人間が生きるために必要であることをした場合には、癖とはいいません。

では、薬はどうでしょう。病気を放置しておくと、様々な症状が出て苦痛や命を脅かすことになり、これを避けるために、薬の服用が必要なのです。これは、癖とはい

わず「薬物治療」と呼びます。今の状態は、寝られないという原因不明の睡眠障害があり、睡眠不足を放っておくと、ふらふらして転んで骨折する、外に出るのが怖くなるなど、生活に支障が出てしまいます。また、高血圧などの別の病気が出ることもあります。ですから、睡眠薬で十分に寝ることが必要なのです。必要でもないのに、薬を服用しているわけではないのです。

副作用については、私たち薬剤師が、きちんとチェックしているので安心してください。ただし、病気が治っていて薬がなくても寝られるのに、睡眠薬を服用していれば、これは「癖」ということになります。睡眠薬を自己判断で中止すると、脳が驚いて逆に副作用が出ることもありますから、癖になっているか否かを判断したいときは、医師か薬剤師に必ず相談してください。その際に、医師や薬剤師が適切な薬の中止の方法をお教えします

かぜ症候群

か ぜ症候群（インフルエンザを除く）の原因の大半はウイルスであり、それを殺傷する薬はないことから、通常は鼻汁や咳、発熱などの症状を緩和する目的の対症療法（抗ヒスタミン薬、非ステロイド抗炎症薬［NSAIDs］など）や、肺炎などの合併症を抑えるために抗菌薬治療が行われる。

なお、近年、抗菌薬の不適正使用により生じる薬剤耐性（Antimicrobial Resistance：AMR）が国際的にも解決すべき問題として取り上げられている。WHO（世界保健機関）が求めているAMR対策の国家行動計画（アクションプラン）の一環として、厚生労働省は抗菌薬の適正使用を進めることを目的に、2017年6月に「抗微生物薬適正使用の手引き」を策定・公開した。同時に、日本のAMR対策のアクションプランの成果指標として、「2020年の人口千人当たりの1日抗菌薬使用量を2013年の水準の3分の2に減少させる」ことが設定されており、今後、抗菌薬処方頻度の減少が予想される。抗菌薬が処方されず、不安を覚える患者に対しては、抗菌薬が処方されなかった理由を丁寧に説明するなど、必要に応じて対応する。

かぜ症候群における服薬指導の流れは全ての基本となるので、ぜひマスターしておきたい。

初診時の処方例

処方例1

フロモックス錠100mg*1	1回1錠（1日3錠）
ペレックス配合顆粒*2*3	1回1g（1日3g）
アスベリン錠20*4	1回1錠（1日3錠）
1日3回　朝昼夕食後	

*1 セフカペンピボキシル塩酸塩水和物（セフェム系抗菌薬）
*2 サリチルアミド・アセトアミノフェン・無水カフェイン・クロルフェニラミンマレイン酸塩配合顆粒
*3 ペレックス配合顆粒の抗ヒスタミン薬をメチレンジサリチル酸プロメタジン（フェノチアジン系）に変更したものがPL顆粒
*4 チペピジンヒベンズ酸塩（中枢性鎮咳薬）

処方例2

カロナール錠200*5	1回1錠
発熱時　5回分	
ボルタレンサポ25mg*6	1回1個
発熱時　3回分	

*5 アセトアミノフェン
*6 ジクロフェナクナトリウム

処方例3（急性副鼻腔炎［中等症または重症］）

サワシリン錠250mg*7	1回1錠（1日3錠）
1日3回　朝昼夕食後	5〜7日分

*7 アモキシシリン水和物

処方例4（急性咽頭炎［A群β溶血性連鎖球菌が検出］）

サワシリン錠250mg	1回1錠（1日3錠）
1日3回　朝昼夕食後	10日分

STEP 1　禁忌疾患の有無を確認する

抗菌薬の過敏症歴に要注意である。また、抗ヒスタミン薬は前立腺肥大などによる排尿障害（尿閉）や閉塞隅角緑内障のある患者、非ステロイド抗炎症薬（NSAIDs）ではアスピリン喘息や胃・十二指腸潰瘍（活動期）のある患者に投与禁忌である。

薬疹歴（特に抗菌薬）

➡あり
- ▶薬疹歴と同一薬剤であれば医師に連絡する。
- ▶ショックの既往歴があればペニシリン系抗菌薬を中止する。
- ▶伝染性単核症の患者には、ペニシリン系抗菌薬（アモキシシリン水和物［商品名サワシリン、パセトシン他］、アンピシリン水和物［ビクシリン］など）

➡なし
- ▶「発疹が出現したら、直ちに服用を中止し受診する」よう指導。

妊娠・授乳の有無

➡あり
- ▶各薬剤の添付文書で、直ちに「投与禁忌」の有無を確認する（NSAIDsは妊婦禁忌が多い）。「有用性が危険性を上回る場合には慎重に投与」の記載がある場合には医師に連絡する。

➡なし

▶投薬した後に妊娠が発覚した場合には製造販売元に問い合わせ、これまでの症例報告の有無などの情報を得て、医師、患者双方にその結果を説明する。

抗ヒスタミン薬の禁忌疾患
➡前立腺肥大症
　▶医師に連絡して対処する。処方の変更がない場合には、排尿障害が出現したら、抗ヒスタミン薬含有製剤(ペレックスなど)の服用を中止し、医療機関を受診するよう指導する。
➡緑内障
　▶患者から聴取または眼科主治医への問い合わせで、閉塞隅角緑内障と判明した場合のみ、処方医に連絡して対処する。

NSAIDsの禁忌疾患
➡アスピリン喘息(NSAIDsで誘発される喘息発作)
　▶「これまでに解熱鎮痛薬(OTC薬を含む)を服用して、喘息発作がひどくなった経験はありますか」と尋ね、経験ありの場合には医師に連絡する(代替薬はアセトアミノフェン[カロナール他])。チアプロフェン酸(スルガム)は喘息およびその既往歴のある患者に禁忌。
➡胃・十二指腸潰瘍
　▶活動期の場合→禁忌であり、直ちに医師に連絡する。
　▶既往歴の場合→慎重投与に該当するため、症状に注意しながら服用するよう指導する。
➡ライ症候群(感染後に起きる原因不明の急性脳症)
　▶サリチル酸系NSAIDsは、水痘、インフルエンザといったウイルス性疾患の15歳未満(小児)の患者に投与しない(原則禁忌)。メフェナム酸(ポンタール他)など他のNSAIDsも同様に注意。
➡インフルエンザ脳症・脳炎
　▶ジクロフェナクナトリウム(ボルタレン他)は投与禁忌。他のNSAIDsも同様に注意。

STEP 2　併用薬・飲食物・嗜好品の有無を確認する

抗菌薬では、マクロライド系抗菌薬による薬物代謝酵素チトクロームP450(CYP)3A4阻害、キノロン系抗菌薬によるCYP3A4阻害、CYP1A2阻害、金属キレート形成、痙攣(NSAIDs併用時)、QT延長に注意する。そのほか、抗菌薬による腸内細菌叢の変化、血糖値、NSAIDsでは抱合、腎排泄、腎毒性、肝毒性(アセトアミノフェン)、血液凝固などが関与する相互作用が問題となる。

A　動態学的
①代謝阻害、誘導

〔併用禁忌〕

➡14員環マクロライド系抗菌薬、ケトライド系抗菌薬
- ▶ピモジド(オーラップ)、エルゴタミン含有製剤(クリアミンなど)→CYP3A4代謝阻害により併用薬の血中濃度が上昇する。

〔原則禁忌〕

➡サリチルアミド(サリチル酸系NSAIDs：PL配合顆粒、ペレックス配合顆粒など)
- ▶塩酸ペンタゾシン(ソセゴン、ペンタジン他)→グルクロン酸抱合競合により両薬剤の血中濃度が上昇する。

〔併用注意〕

➡ノルフロキサシン(バクシダール他)、塩酸シプロフロキサシン(シプロキサン他)
- ▶シクロスポリン(サンディミュン、ネオーラル他)、グリベンクラミド(オイグルコン、ダオニール他)、ジアゼパム(セルシン、ホリゾン他)→CYP3A4酵素阻害作用の可能性。

➡キノロン系抗菌薬
- ▶テオフィリン(テオドール、ユニコン他)→テオフィリン中毒の恐れ。CYP1A2酵素阻害作用が関与。阻害作用は、ピペミド酸水和物(ドルコール)、シプロフロキサシン、トスフロキサシントシル酸塩水和物(オゼックス、トスキサシン他)、ノルフロキサシン、プルリフロキサシン(スオード)で特に注意。

➡マクロライド系抗菌薬
- ▶核内受容体PXR活性化薬(CYP3A4誘導薬：リファンピシン[リファジン他]、ヒダントイン系薬、バルビツール酸系薬、カルバマゼピン[テグレトール他]、副腎皮質ホルモン剤、セント・ジョーンズ・ワート含有の健康食品など)→CYP3A4誘導によりマクロライド系抗菌薬の代謝を促進し、薬効が減弱する。

②金属キレート形成、吸着

〔同時併用禁忌〕

➡キノロン系抗菌薬、テトラサイクリン系抗菌薬、セフジニル(セフゾン他)
- ▶金属含有製剤(セフジニルは特に鉄に注意)→金属カチオンと錯体を形成し、腸管吸収が低下。
- ▶吸着剤→乳酸菌製剤によるテトラサイクリン系薬の吸着。アルミニウム、マグネシウム含有制酸剤によるセフジニルの吸着。

③腸内細菌叢の変化

〔併用注意〕

➡ 抗菌薬全般
  ▶ 抗血栓薬全般（特にワルファリンカリウム[ワーファリン他]）→抗菌薬はビタミンK産生腸内細菌を殺傷し、ビタミンK依存性の凝固因子の作用を抑制する。特にワルファリンの抗凝血作用の増強に注意。14員環マクロライド系薬は肝でのワルファリンの代謝も抑制する。出血傾向に注意。
➡ 抗菌薬全般（特にキノロン系、ペニシリン系、テトラサイクリン系抗菌薬）
  ▶ 経口避妊薬→消化管の再吸収が低下し作用が減弱する。効果減弱による妊娠例の報告もある。他の避妊法を勧める。
➡ 抗菌薬全般（特にマクロライド系、テトラサイクリン系抗菌薬）
  ▶ ジギタリス製剤（ジゴキシン[ジゴシン他]など）→腸内細菌によりジゴキシンが不活性化されているため、抗菌薬投与によって腸内細菌が減少すると血中濃度が上昇し、中毒症状（吐き気、頭痛、徐脈など）を誘発する恐れがある。

④ 溶解性低下
〔併用注意〕
➡ セフポドキシムプロキセチル（バナン他）
  ▶ H₂受容体拮抗薬、プロトンポンプ阻害薬（PPI）→胃内pHの上昇により、セフポドキシムの胃内溶解性が低下し、薬効が減弱する可能性。

⑤ 腎排泄
〔併用注意〕
➡ NSAIDs全般
  ▶ ジギタリス製剤、炭酸リチウム（リーマス他）、メトトレキサート（リウマトレックス他）→NSAIDsのプロスタグランジン合成阻害で糸球体濾過量が減少し、腎で排泄される薬剤の薬効が増強して中毒を誘発する。メトトレキサートでは、NSAIDsによる腎の陰イオン輸送系（OAT）阻害も関与。
➡ アモキシシリン（サワシリン、パセトシン他）
  ▶ プロベネシド（ベネシッド）→プロベネシドによる尿細管分泌阻害作用により、抗菌薬の血中濃度が上昇。

B 薬力学的

① 痙攣
〔併用禁忌〕

➡ キノロン系抗菌薬（プルリフロキサシン[スオード]、ノルフロキサシン[バクシダール他]、塩酸ロメフロキサシン[バレオン]、シプロフロキサシン[シプロキサン他]）
  ▶ フェニル酢酸系NSAIDs、プロピオン酸系NSAIDs→重篤な全身痙攣、意識消失。

②QT延長

〔併用禁忌〕

➡キノロン系抗菌薬(モキシフロキサシン塩酸塩[アベロックス])
　▶抗不整脈薬のクラスⅠa群(ジソピラミド[リスモダン他]など)、クラスⅢ群(アミオダロン塩酸塩[アンカロン他]など)→QT延長・心室性不整脈を誘発。

③血糖値

〔併用禁忌〕

➡キノロン系抗菌薬
　▶糖尿病治療薬→重篤な低血糖・高血糖。

④腎毒性

〔併用禁忌〕

➡インドール酢酸系NSAIDs(インドメタシンファルネシル[インフリー他]など、スリンダク[クリノリル]は除く)、ジクロフェナクナトリウム
　▶トリアムテレン(トリテレン)→トリアムテレンの腎毒性を防御するプロスタグランジン合成が阻害され、腎毒性を誘発する。

⑤肝毒性

〔併用禁忌〕

➡アセトアミノフェン(カロナールなど)
　▶アセトアミノフェンを含む他の医薬品・OTC薬→過量投与による重篤な肝障害(警告あり)。1日総量1500mgを超す高用量で長期投与する場合、定期的な肝機能検査を実施するなど慎重に投与。

⑥血液凝固

〔併用注意〕

➡NSAIDs全般
　▶抗血栓薬(特にワルファリン、低用量アスピリン)→NSAIDsのプロスタグランジン合成阻害により血小板凝集凝固能が低下し、ワルファリンの抗凝血作用が相加され出血が起きやすい。低用量アスピリンとプロピオン酸系・インドール酢酸系NSAIDsとの併用で、アスピリンの抗血小板作用が減弱し心血管リスクが高まる恐れあり。

かぜ症候群

STEP 3 病識・薬識を持たせる

かぜの原因はウイルスであり、薬物治療は対症療法であることを理解させる。抗菌薬は、肺炎などの二次感染を防ぐ目的で投与されたことを説明し、服用を厳守するよう指導する。症状を抑える薬は、その効能・効果および持続時間を説明し、頓服の意味についても十分に理解させる。

病気の原因の説明

➡ かぜの原因はウイルス感染であり、ウイルスを殺傷する薬はないことを理解させる。

説明例

かぜの原因はウイルスで、ウイルスを殺傷する薬はありません。かぜ以外に使われる抗ウイルス薬はありますが、これも増殖を抑えるものでウイルスを殺傷しているのではありません。もし、ウイルスを殺傷できる薬を作ることができたら、たくさんのウイルス性の病気を治せるので、ノーベル賞ものですよ

病気の予後の説明

➡ 一般に、かぜは自然に治るが、細菌の二次感染が問題になることを説明する。

説明例

かぜのウイルスは体の白血球により殺傷されますので、かぜは自然に治ることが多い病気です。ですが、白血球が殺傷を始めるまでには数日（3日程度）掛かり、この間にウイルスに攻撃された体が細菌によって侵されることがあります（二次感染）。例えば、高齢者や病気の後で体力が弱っている方は、白血球が十分に働かないため細菌が増殖しやすく、かぜが長引いてしまう原因となります。特に肺で細菌が増えると肺炎になり、命に関わることがあります

抗菌薬の説明

➡ 服用目的を説明する。細菌は抗菌薬によって殺傷できるので（マクロライド系抗菌薬は静菌作用であるが、あえて説明しない）、肺炎や気管支炎といった二次感染の予防や、症状の増悪を防ぐために抗菌薬が処方されていることを説明する。そして、最も重要な指導は抗菌薬の服用を厳守させることである。

説明例

抗菌薬（抗生物質）は、かぜで増えた細菌を殺傷するお薬です。また、細菌が増えないようにする作用もあります。細菌を殺菌して、かぜが長引かないように、また命に関わることのある肺炎を防ぐために処方されています

説明例

抗菌薬は決して飲み忘れてはならない薬です。自己判断で服用をやめたりすると、生き残った菌が賢くなって薬が効かなくなり（耐性菌）、服用していないのと同じことになるからです

説明例

症状を抑える薬は市販薬としても購入できますが、抗菌薬は医師が処方しないともらえないほど重要な薬ですから、必ず服用してください

➡ 服用期間について説明する。再診時にかぜの症状の改善が認められない場合には、最初の

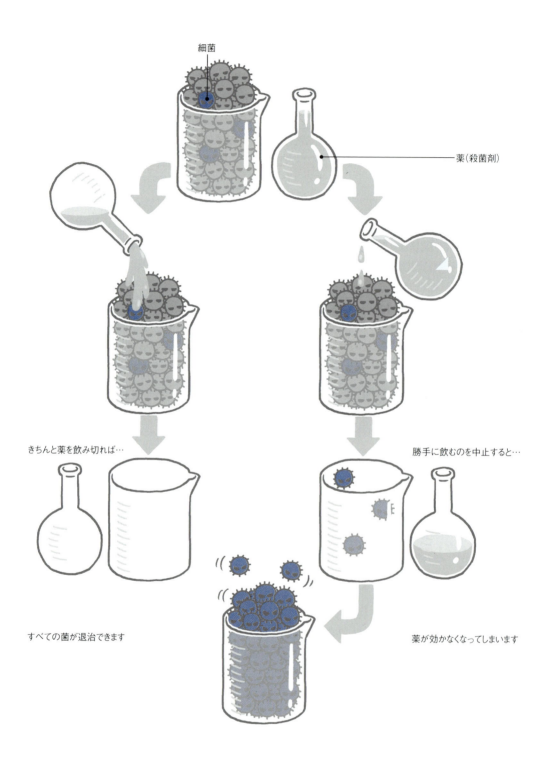

かぜ症候群

抗菌薬が効かない細菌による症状悪化と見なされ、他の抗菌薬に変更になる可能性があること、また副作用があった場合にも他の抗菌薬に変更される場合があることも付け加えるとよい。

説明例

症状にもよりますが、抗菌薬を飲む日数は長くても7日で、それ以上になることはないでしょう。きちんと3日間服用し、3日後にはまた受診してください。そのときの先生の判断で薬が中止されるか、または変更や継続となるでしょう

抗菌薬が出ない時の説明

➡抗菌薬は必要ないという否定的な説明だけでなく、肯定的な説明を行うことが、良好な患者との関係の維持・確立につながると考えられる。

説明例

あなたのかぜには、医師による診察の結果、今のところ抗菌薬は必要ないようです。むしろ、抗菌薬の服用により、下痢などの副作用を生じることがあり、現時点では抗菌薬の服用はお勧めできません。代わりに、症状を和らげるための薬が医師より処方されていますので、お渡しします。ただし、色々な病気の最初の症状が「かぜ」のように見えることがあります。3日以上たっても症状が良くならない、あるいはだんだん悪くなっているような場合や、食事や水分が取れなくなった場合は、もう一度医療機関を受診するようにしてください

症状を抑える薬剤の説明

➡作用と服用目的を説明する。

▶毎食後服用薬

説明例

『ペレックス』はかぜの症状のうち、主に熱、喉・頭・関節などの痛み、鼻の症状を抑える薬で、チペピジン（アスベリン）は主に咳を抑える薬です。一度服用すれば、人によって差はありますが、5〜6時間ほど症状が抑えられるので、1日3回服用すれば1日中効くことになります。飲み忘れると症状が表れますが、また服用すれば症状を5〜6時間抑えてくれるので、服用を厳守しなければならない抗菌薬とは異なります。症状が良くならない場合には1日3回服用をお勧めします

説明例

咳は肺炎とも関連しますので、チペピジンが効かず症状がひどい場合は必ず受診するようにしてください

▶頓服薬、外用薬

説明例

アセトアミノフェン（カロナール他）は主に熱や頭痛を、ジクロフェナク（ボルタレン他）は主に熱・痛みを抑えてくれる薬です。『ペレックス』を服用していてもこれらの症状があって苦しい場合にだけ飲むように、頓服薬として処方されています。頭痛がひどい場合はアセトアミノフェンを服用し、喉や関節の痛みなどが激しい場合はジクロフェナクを使用してみてください。アセトアミノフェンは1回2錠まで服用できるので、頭痛が治まらない場合は2錠服用して様子を見てください

➡熱のある場合

説明例

高熱が出て苦しいとき、例えば38℃以上の熱が出た場合はジクロフェナクを使用し、38℃以下の熱でやや苦しいときはアセトアミノフェンを服用してみてください。アセトアミノフェンを服用して1～2時間たっても熱が下がらず苦しいときは、もう1錠追加して様子を見るか、ジクロフェナクを使用してもよいでしょう。ジクロフェナクでも熱が下がらず苦しい場合は、医療機関を受診することをお勧めします。また、これらの薬は1回で約5～6時間症状を抑えてくれるので、薬の効き目がなくなったと感じたら、最初の使用から5～6時間以上たっていれば服用してもよいでしょう。ただし、1日3回以上使用するような場合は、症状が重いので早く受診してください

➡服用期間

説明例

症状が改善してきたら、これらの薬はご自身で服用回数を減らし、悪いときのみ服用するなど調節して服用されてもよいでしょう

かぜ症候群

> ### STEP 4 服用に当たっての注意事項（副作用、その他）を説明する
> 抗菌薬による発疹、下痢、菌交代現象の説明は必ず行う。また、抗ヒスタミン薬の眠気、NSAIDsの胃腸障害、浮腫にも要注意である。

抗菌薬
➡発疹

説明例

サバなどの食べ物が体に合わなくて蕁麻疹のような症状が出現することがあるように、抗菌薬が合わないために体に湿疹のようなぶつぶつが表れる方が、ごくまれに見られます。もし体にそのような症状が出現したら、薬の服用を中止して、すぐに医療機関を受診してください

➡下痢

説明例

腸内には、便通を調節して腸の調子を整える良い細菌（善玉菌）が存在しています。抗菌薬によって、病原菌と一緒にこれらの善玉菌も殺傷されてしまうので、腸の調子が悪くなり、下痢になる場合があります。症状がひどい場合には、すぐに医療機関を受診してください。腸の調子を整える整腸薬が処方されることになるかもしれません

下痢に関しては、耐性乳酸菌製剤と抗菌薬を併用する際、特に注意する。耐性乳酸菌（ビオフェルミンRなど）はニューキノロン系抗菌薬で失活するので、ニューキノロン系抗菌薬による下痢に使用しても効果がない。このような場合は酪酸菌製剤（ミヤBMなど）を処方してもらう。

➡口腔内の異常
- ▶菌交代現象→カンジダなどの真菌増殖が原因である。

説明例

口の中の良い菌が殺傷され、悪い菌が増えて口の中や舌に異常を感じることがあります

➡セフジニル（セフゾン他）
- ▶赤便・赤尿→セフジニルと鉄剤（鉄イオンを含有）や無機鉄が含まれる粉ミルクなどを併用すると、腸内でセフジニルのヒドロキシイミノ基を介して鉄イオンとの赤色錯体が形成されて、便や尿の色調が赤色に変化することがあるが、全く心配ないことを説明する。

➡マクロライド系抗菌薬
- ▶苦味→酸性飲料（果汁のジュースなど）で服用しないよう指導。
- ▶胃腸運動亢進→14員環マクロライド系薬にはモチリン様作用による消化管運動亢進作用がある。腹痛や下痢の原因になる。
- ▶スティーヴンス・ジョンソン症候群（SJS）、中毒性表皮壊死融解症（TEN）→重篤な皮膚症状に注意。

➡セフェム系・ペニシリン系抗菌薬
- ▶尿の特異臭→薬による臭いなので心配しないよう指導。

➡キノロン系抗菌薬、テトラサイクリン系抗菌薬
- ▶光線過敏症→ロメロフロキサシン（バレオン）服用中は、できるだけ直射日光を避ける。

➡キノロン系抗菌薬、テトラサイクリン系抗菌薬、セフジニル
- ▶味覚障害→亜鉛のキレート（錯体）に起因すると考えられる。

➡キノロン系抗菌薬
- ▶低血糖、高血糖→低血糖は、ATP依存症K^+チャネル遮断作用によるインスリン分泌促進の関与の可能性。
- ▶アキレス腱炎などの腱障害→腱の痛み、浮腫に注意。
- ▶精神症状（錯乱、幻覚、抑うつなど）、横紋筋融解症→観察を十分行い、異常が認められた場合は中止。

症状を抑える薬剤

➡眠気
- ▶サリチルアミド・アセトアミノフェン・無水カフェイン・クロルフェニラミンマレイン酸塩配合顆粒（ペレックス他）、チペピジン（アスベリン）→眠気が強い場合には、服用量を減量するなど調節してもよいことを説明する。

➡胃腸障害
- ▶ペレックス、ジクロフェナク（ボルタレン他）、アセトアミノフェン（カロナール他）→NSAIDsによる胃腸障害の半数は無症状であり、特に高齢者ではその傾向が著しく、消化管出血で死亡することもある。自覚症状（腹痛、吐き気、嘔吐）は投与開始後1週間以内に発現することが多い。患者には胃腸障害について恐怖心を与えないように書面で説明し、少しでも消化器症状が認められる場合には、直ちに処方医、薬剤師に相談するように指導する。特に胃酸分泌を促進する薬剤（コリン作動薬、カフェイン含有食品、炭酸飲料など）や抗凝固薬（消化管出血助長）と併用している場合には要注意である。

説明例

熱や痛みを抑える薬には、多かれ少なかれ胃腸障害が出現します。アセトアミノフェンは空腹時でも胃腸障害が最も少ないので問題ないと思われますが、ご心配なら何か少し食べてから服用してみてください

説明例

『ペレックス』はアセトアミノフェンに比較すると若干、胃腸障害が出現しやすいかもしれません。食後服用を厳守しても調子が悪くなるようでしたら、その程度にもよりますが、受診した方がよいでしょう。もし空腹時に服用するのであれば、アセトアミノフェンと同様にしてみてください

説明例

『ボルタレンサポ』は坐薬ですが、これも胃腸障害が出現する場合があります。一度使用して胃腸障害が出現した場合には、その程度にもよりますが、受診した方がよいでしょう

➡その他
- ▶浮腫→NSAIDs全般。腎プロスタグランジン合成阻害による浮腫や乏尿に注意する。

説明例

熱や痛みを抑える薬が、腎臓の尿を作る作用を抑えてしまうことがあります。このため、尿の量が減って余分な水分が体にたまることがあります。いつも起きるわけではありませんが、もし手や脚、目の上（眼瞼）がむくむことがあれば、ご相談ください

▶赤尿→チペピジン服用中は薬の色の可能性が高いので、心配しないよう指導する。
▶便秘→チペピジンの腸管神経叢におけるアセチルコリン遊離抑制などによる。
▶便秘、口の渇き、尿閉→ペレックスの抗コリン作用による。

インフルエンザ

インフルエンザは冬を中心に流行し、毎年全人口の5～10%が罹患するウイルス性感染症である。突然の高熱と呼吸器症状、関節痛や倦怠感といった激しい全身症状を特徴とする。重症化することもあり、肺炎やインフルエンザ脳症といった致命的な合併症も引き起こすため、高齢者、乳幼児にとって厳重な注意が必要な疾患であり、早期診断・早期治療が重要となる。

薬物治療の目標は、症状の軽減と、重症化や合併症の防止である。外来では主に、インフルエンザウイルスの増殖を抑えるノイラミニダーゼ阻害薬（抗インフルエンザ薬）が、発熱後48時間以内に投与される。場合によっては、肺炎などの合併症予防のために抗菌薬が、また鼻水や高熱といった諸症状を抑える薬も同時に投与されることがある。

服薬指導では、抗インフルエンザ薬の服用意義を十分に理解させるとともに、感染前後の生活習慣やワクチン接種などの感染予防対策についても十分に説明することである。

表1●抗インフルエンザ薬（ノイラミニダーゼ阻害薬）の特徴

商品名	タミフル	リレンザ	イナビル	ラピアクタ
一般名	オセルタミビルリン酸塩	ザナミビル水和物	ラニナミビルオクタン酸エステル水和物	ペラミビル
剤形	内服（カプセル、ドライシロップ）	吸入	吸入	点滴[3]
用法	1日2回、5日間	1日2回、5日間	単回	単回（複数回可）
安全性が確立していない年齢区分	1歳未満（10歳以上の未成年は原則として使用を控える）	4歳以下	乳児以下	低出生体重児、新生児
予防適応	あり	あり	あり	なし
特徴	▶使用実績がある ▶使いやすい ▶エビデンスが豊富 ▶予防の適応がある	▶使用実績がある ▶使いやすい ▶局所投与 ▶エビデンスが豊富 ▶二峰性発熱[2]が生じにくい	▶単回吸入で済む ▶低年齢では吸入不可なこともある ▶使用実績がある	▶1回の点滴で済む ▶即効性がある ▶主に重症患者に用いられる
重症度別薬剤選択[1]	①〜④全て	③、④のみ	③、④のみ	①〜④全て

※1 重症度分類は以下の通り
　①重症で生命の危険がある患者
　②生命に危険は迫っていないが入院管理が必要と判断され、肺炎を合併している患者
　③生命に危険は迫っていないが入院管理が必要と判断され、肺炎を合併していない患者
　④外来治療が相当と判断される患者
※2 二峰性発熱とは、いったん37.5℃未満に解熱後、24時間以降に再び37.5℃以上に発熱すること
※3 剤形は点滴静注液バッグ300mgおよび静注液バイアル150mgがある。成人は通常、1回300mgを15分以上かけて単回点滴静注する。重症化する恐れがある患者には、1回600mg単回点滴静注する。症状に応じて連日反復投与も可能。小児は通常、10mg/kgを15分以上かけて単回点滴静注するが、症状に応じて連日反復投与できる。上限量は1回量として600mgまで

初診時の処方例

抗インフルエンザ薬（抗菌薬、解熱薬などの処方は『かぜ症候群』参照）

処方例1

> タミフルカプセル75[*1]　1回1カプセル（1日2カプセル）
> 1日2回　朝夕食後　5日分

*1 オセルタミビルリン酸塩

処方例2

> タミフルドライシロップ3％[*1]
> 　　　　　　　1回2mg/kg（1日4mg/kg）【原薬量】
> 1日2回　朝夕食後　5日分

処方例3

> リレンザ[*2]　20ブリスター
> 　　　　　　　1回2ブリスター（1日4ブリスター）
> 1日2回　朝夕食後　5日分

*2 ザナミビル水和物

処方例4

> イナビル吸入粉末剤20mg[*3]
> 　1回40mg（10歳以上）　または20mg（10歳未満）
> 単回吸入

*3 ラニナミビルオクタン酸エステル水和物

インフルエンザ

STEP 1 禁忌疾患の有無を確認する

いずれのノイラミニダーゼ阻害薬も、禁忌項目には当該薬剤に対する過敏症の既往歴がある患者と記載されており、過敏症の有無には常に注意する。

薬疹歴
➡ あり
　▶ 本剤の成分に過敏症の既往歴→ノイラミニダーゼ阻害薬の投与を中止。

妊娠・授乳の有無
➡ 妊婦または妊娠している可能性のある女性
　▶ ノイラミニダーゼ阻害薬は有益性が危険性を上回る場合に投与。
➡ 授乳婦
　▶ ノイラミニダーゼ阻害薬は原則中止。

STEP 2 併用薬・飲食物・嗜好品の有無を確認する

臨床的に問題となる相互作用の報告は少ない。

〔併用注意〕
➡ ノイラミニダーゼ阻害薬全般
　▶ 現状では、他の薬剤との相互作用で問題となった事例は少ない。他のかぜ薬同士などで相互作用が問題とならないか注意しておく。
➡ オセルタミビルリン酸塩(タミフル)
　▶ プロベネシド(ベネシッド)→血中濃度時間曲線下面積(AUC)、最高血中濃度(Cmax)がともに2倍上昇。ただしオセルタミビルの投与量を調節するほど臨床的に重要ではない。

STEP 3-1　病識を持たせる

インフルエンザは季節性の疾患で、毎年ウイルスが変異するため繰り返し感染する疾患である。治療薬にはノイラミニダーゼ阻害薬が使用される。多くの患者が罹患するが、高齢者では肺炎を併発してしばしば重篤化するため注意が必要となる。またワクチンを接種する患者が多く、その作用機序、有効期間、接種時期、回数なども十分に説明できるようにしておく。初診時には患者の病状が重いことが多いため、患者個々に応じて必要な情報を抜粋して提供する。

病気の原因・症状・予後などの説明

➡病気について説明する。

説明例

毎年冬になると日本人の約5〜10%の方がかかる病気です。原因はインフルエンザウイルスというウイルスで、これが口や鼻の粘膜や目などから侵入し、1〜4日（平均2日）程度かけて気道（呼吸器：上気道［鼻、喉、咽頭］、下気道［気管、気管支、肺］）の粘膜で増えてから発病します。冬を中心に大流行を繰り返し、人から人へ伝染する能力（伝染性、感染力）も高く、全身に激しい症状が表れます。ですから、感染しないように予防対策をしっかりして、発症したら速やかに医療機関を受診して治療することが重要です

➡診断について説明する。

説明例

インフルエンザはウイルス感染の有無を短時間で検査して診断することができます。鼻、口の粘膜を綿棒でこすって採取される拭い（ぬぐい）液や、鼻水や痰から検査できます。ですが、発症直後（症状が出てから12時間以内）、あるいは4日以降ではウイルス量が少ないために陰性になることがあります。通常は症状が表れてから12〜48時間の間、乳幼児では4日以内の検査が正しい結果を得るのに適しています。また、陽性であっても実はインフルエンザでない場合もあります（偽陽性）。ですから、最終的な診断は患者さんの症状などから医師が総合的に判断します。流行時には検査せずに症状だけで診断されることも少なくありません

➡症状を説明する。

説明例

突然に38℃以上の高熱が出て、寒気（悪寒）、頭痛、全身倦怠感、筋肉痛、関節痛、腰痛、頭痛といった全身の症状が強く表れるのが特徴です。全身症状の後には、鼻水、喉の痛み、咳などの症状（呼吸器症状）も表れますが、子どもでは吐き気、腹痛といった胃腸症状が見られることがあります（特にB型）。熱は3〜5日続いた後に下がりますが、子どもでは熱がいったん下がって、1〜2日後に再び高熱になることがあります（二峰性発熱）。また、これら全ての症状が表れるわけではありません。主な症状は通常、数日で軽くなり、約1週間で治まります

インフルエンザ

インフルエンザの症状には主に、頭痛、発熱、結膜充血、悪寒、全身倦怠感、筋肉・関節痛などがあります

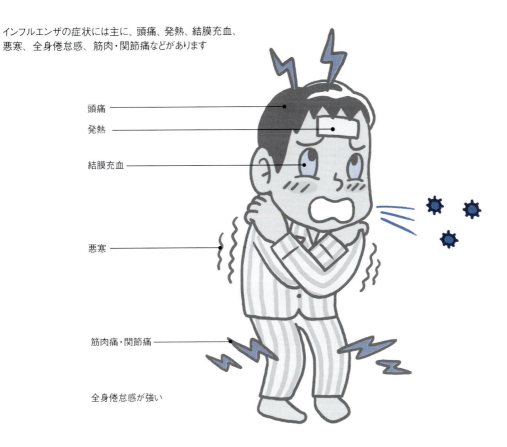

- 頭痛
- 発熱
- 結膜充血
- 悪寒
- 筋肉痛・関節痛
- 全身倦怠感が強い

インフルエンザの注意点

インフルエンザウイルスは飛沫（ひまつ）感染や接触感染で広がります。患者がくしゃみや咳をした際に出るツバなどを吸い込んで粘膜（口や鼻など）に付着したり、患者を触った手で自分の粘膜を触ったりすると感染します

他の人に感染させないために

- 症状があるときにはできるだけ外出しない
- 熱が下がっても2日間は自宅で静養する
- 家族とはなるべく別室で過ごす
- マスクを着用する
- マスクを着用していない場合、咳やくしゃみをするときはハンカチやティッシュペーパーなどで口元を押さえる、顔を背ける、1m以上離れるなどのエチケットを
- 鼻水や痰を含んだティッシュペーパーは蓋付きのゴミ箱などに入れて他人が触れないようにする

自分が感染しないために

- 人混みに行かない
- 手洗いを励行する
- 睡眠をしっかり取る
- 栄養をしっかり取る
- 室内を加湿する
- 外出時にマスクを着用する
- 患者と同居している場合、看病する際にはマスクを着用して、手洗いをきちんと行う

※このイラストは、巻末のイラスト集にカラーで収録されています。患者指導用のツールとしてご活用ください。

➡病気の予後について説明する。

説明例
自然に治ることもありますが、症状が重くなることがあります。特に高齢者、乳幼児、体が弱っている方、喘息などの持病(慢性呼吸器疾患、慢性心疾患、糖尿病、腎機能障害、免疫機能不全)を持っておられる患者さんなどは、持病の悪化や合併症を引き起こしやすく、最悪の場合は死に至ることがあり危険です。主な合併症は、高齢の方では肺炎・気管支炎、乳幼児では脳症です。実は、インフルエンザの流行時期に一致して日本全体の死亡率も高くなっていて、それだけ注意が必要な病気なのです

➡合併症について説明する。
▶肺炎

説明例
毎年、約12万人近くの方が肺炎で亡くなっています。そのほとんどが高齢者の方で、肺炎が日本人の死因の第3位となっています。高齢者の肺炎はかぜ(症候群)やインフルエンザにかかったときに発症することが多いので要注意です。「かぜの症状が治らない」「症状が悪化した」「息切れがある」「胸が痛む」「食欲がない」などの症状が見られたら、直ちに医療機関を受診する必要があります。なお肺炎は、ウイルスあるいは細菌、またその両方の同時感染によって発症しますが、インフルエンザでは主に細菌の二次的な感染が多いことが知られています。これは、インフルエンザウイルスによって気道粘膜(上皮)が傷付けられ細菌が付着しやすいためと考えられています

▶脳症

説明例
脳症は脳が腫れる症状で、主に5歳以下の乳幼児で生じやすく、日本では1年間で100〜200人が発症しています。発熱後1日以内に、意識障害、異常な行動や言動、麻痺、痙攣などの症状が表れます。10人に1人が致命的になることが示されています。その発症の仕組みはよく分かっていません。また、一部の解熱薬でも発症する恐れがありますので、インフルエンザにかかったときに解熱薬を飲む場合は注意が必要です(『かぜ症候群』参照)

➡かぜとインフルエンザの違いを説明する。

説明例
かぜ(症候群)は、様々なウイルスや微生物(細菌、マイコプラズマ、クラミジアなど)が気道で増えるために起きる急性の病気で、ほとんど(8〜9割)はライノウイルス(春と秋)、アデノウイルス(夏)、RSウイルス(冬：特に子ども)などのウイルスが原因です。インフルエンザほど広く伝染して大流行するような病気ではありません。また、鼻水・くしゃみ・喉の痛み・咳(呼吸器症状)、熱などはさほど重くならず、合併症も少ないことが知られています。ですから、かぜとインフルエンザは全く別の病気として考えるべきです

➡インフルエンザの特徴について説明する。
▶季節性

説明例
日本で流行する時期は、例年だいたい12月から翌年の3月です。これは、温度と湿度が低い冬にインフルエンザウイルスが

インフルエンザ

長時間生き残れること、寒さが気道の働きを弱めることなどが関係しています

▶ウイルスの種類

説明例

インフルエンザウイルスには主にA型、B型、C型の3タイプがあります。例年流行するのはほとんどがA型とB型で、C型は主に幼児に感染しますがこれまで大流行はしていません。A型は、ウイルスの表面にある2つの角のような突起（赤血球凝集素ヘマグルチニン[HA]、ノイラミニダーゼ[NA]）の性質の違いから、さらに細かく分けられます（亜型）。A型にはスペイン型（H1N1）、アジア型（H2N2）、香港型（H3N2）、ソ連型（H1N1）、また2009年に出現した新型インフルエンザ（パンデミックインフルエンザ[H1N1]2009ウイルス）があります。いずれも世界的に大流行（パンデミック）し、多くの方が亡くなりました

▶毎年流行する理由

説明例

人の体には免疫という仕組みがあって、ウイルスが一度感染すると、そのウイルスを退治する働きを持った物質（抗体）を作り、それ以降に入ってきたウイルスを撃退します。ですが、インフルエンザウイルスの型は毎年変わってしまいますので、昨シーズンに打ったワクチンや、昨シーズンにインフルエンザにかかった際に得た免疫では感染を防ぐことができません。これは、ウイルス表面にある角（突起）の性質が、毎年少しずつ変化（変異）するためと考えられています。この変化の

程度が大きいほど、免疫で撃退しにくくなります。このような理由から、毎年流行してしまうのです

▶感染経路（飛沫感染、接触感染）

説明例

ウイルスが他の人に感染する期間は、発病前日から発病後3〜7日間といわれています。感染者の咳やくしゃみ、唾液などと一緒に、ウイルスが空気中に飛び散り、これを周囲の人が鼻や口から吸い込むことで感染します（飛沫感染）。また、感染者が触った物からも感染します（接触感染）。例えば、感染者が触ったドアノブを手で触ることでウイルスが手に付き、その手で目や口、鼻を触ると感染してしまいます

予防法や対策の説明

➡ワクチン接種の目的を説明する。

説明例

ワクチンを接種することでインフルエンザによる入院や肺炎などによる死亡の頻度を減らせることが分かっています。また、発病しても重症化しにくいことが知られています。効果は1シーズンのみなので、ワクチン接種は毎年行う必要があります。特に高齢者、小児、喘息や心臓などの持病を持っている方は必ず接種すべきです。また、その家族や介護の方々、医療関係者の方々も接種しておく必要があります。健康な方も、自分自身を守るため、また周囲の人に感染が広がることを避けるためにも、ワクチンの接種が勧められています

➡ワクチンの作用について説明する。

説明例

インフルエンザワクチンは、体がウイルスに感染した場合と同じように体の中に免疫を付けさせる物質で、中身は化学的処理を加えて発病しにくくした弱いウイルス（不活化ワクチン）です。弱いウイルスでも体はきちんと認識しますので、次回から本物のウイルスが感染しても免疫で撃退できるのです。ワクチンに使うウイルスは毎年、専門家による会議で流行を予測して、決定されています。この予測は外れることもあり、その年のワクチンは効果が低くなりますが、それでも健康な成人ではある程度の効果があるとされています（有効率約60％）。ワクチンのウイルスは毎年変わりますので、昨年ワクチンを受けた人も、可能な限り接種した方がよいでしょう

➡接種時期や接種回数を説明する。

説明例

ワクチンの効果には個人差がありますが、一般に接種後2週間から5カ月程度まで効果があるとされています。年によって流行時期は異なりますが、日本では流行が始まる12月頃までに接種することが必要です。接種回数は、生後6カ月以上13歳未満は2回で接種間隔は2～4週。13歳以上は1回または2回で、2回目の接種間隔は1～4週とされていますが、4週間程度の間隔を空けて接種するのが効果的といわれています。また、13歳以上で2回接種するのは、慢性疾患などの持病があり、かつ抵抗力が著しく低下している方に対して、医師が必要と判断した場合です。明らかに熱があるときはワクチン接種を受けることができませんので、注意してください

生活習慣の指導

➡体力強化の必要性を説明する。

説明例

気道にウイルスが侵入しても、インフルエンザを発病するかどうかはその人の免疫力によります。日ごろからバランスの良い食事と十分な睡眠や休養を取り、過労や不摂生を避けて、体力と抵抗力（免疫力）を高めることが大切です

➡感染時の注意点を説明する。

説明例

インフルエンザにかかったら、安静にして十分に休養を取ってください。特に睡眠が大事で、睡眠は最も免疫力を高めるといわれています。特に高齢者、乳幼児、持病（喘息、心臓病など）のある方は重症化に注意が必要です。高熱のために脱水が起きやすいので、十分な水分補給も忘れないでください。また、無理して会社や学校に行くのは避けてください。病状が悪化したり長引いたりして肺炎を合併する危険性も高くなりますし、感染を広めることにもなります。もし他人がいる場所へ行く場合は、感染を広めないためにマスクを着用して、咳やくしゃみによる感染（飛沫感染）を防ぐよう心掛けましょう

▶手洗い、消毒

説明例

インフルエンザが流行したら、感染を避けるため、外出後の手洗いを徹底するとともに、人混みを避ける、マスクをするなどの対策が重要です。外出後は、不潔な手指で顔面を触らないようにし、まず手洗いを行ってください。手洗いはせっけんを使って15秒以上行い、清潔なタオルで水を十分に拭き取るようにします。インフルエンザウイルスはアルコールに弱いため、アルコールによる消毒も効果的です。また、手などに付着したウイルスが感染力を維持できるのは2〜8時間といわれているので、一晩以上たてば感染の可能性はなくなると考えてよいでしょう。

▶外出、マスク、湿度など

説明例

人混みや繁華街への外出を控え、屋内や換気が不十分な所ではマスクを着用しましょう。特に高齢者、乳幼児、疲労がたまった人、睡眠不足の人などは注意してください。屋外では、混み合っていない限りマスクで感染を予防する必要性はないとされていますが、喉や鼻の粘膜が乾燥すると防御機能が低下してインフルエンザにかかりやすくなりますので、やはりマスクをして喉や鼻の乾燥を防ぐのがよいでしょう。部屋には加湿器を設置して、適切な湿度（50〜60％）を保つのも効果的です

▶職場、学校での対策

説明例

流行を防ぐため、職場や学校での対策は重要です。学校健康法では、『解熱後2日を経過するまで』を出席停止期間と定めています。職場でも同様な対策が必要でしょう

STEP 3-2　薬識を持たせる

抗インフルエンザ薬（ノイラミニダーゼ阻害薬）を服用することで、重症化や合併症のリスクを下げ早期に回復することを理解させ、抗インフルエンザ薬それぞれの特徴を説明できるようにしておく。また、抗菌薬や解熱薬などが処方された場合には、それぞれの薬の役割も説明しておいた方がよい。

服用目的の説明

➡ 対症療法であることを説明する。

説明例

インフルエンザのウイルスを直接殺傷する薬はありません。ですが、薬の服用によってウイルスの数が増えるのを抑えて、症状を軽くしたり治るのを早めたりすることができます。また、合併症も防ぐことができます。ただ、発病から2日（48時間）を過ぎると、ウイルスの数が増え過ぎて十分な効果が得られないことがありますので、すぐに薬を服用してください

各薬剤の説明

➡ ノイラミニダーゼ阻害薬全般

説明例

ウイルスはヒトの細胞内で栄養をもらって増えた後、細胞から出て次の細胞へ移りさらに増えようとします。ウイルスが細胞から出る際、ウイルスの表面にある角（突起）の1つであるノイラミニダーゼという物質（蛋白質または酵素）が働くことが分かっています。このノイラミニダーゼの働きを抑えることによって、ウイルスの数が増えないようにするのが、インフルエンザの治療で主に使われているノイラミニダーゼ阻害薬です。現在4種類の薬が販売されていて、飲み薬（オセルタミビル[タミフル]）、吸入薬2種類（ザナミビル[リレンザ]、ラニナミビル[イナビル]）、点滴注射薬（ペラミビル[ラピアクタ]）があり、A型とB型のどちらにも効きます。このうち点滴注射薬のペラミビルは、入院患者さんや薬が飲めない重症の方に病院内で主に使われています。また、オセルタミビルとザナミビルとラニナミビルは予防のためにも処方されることがあります。患者さんの年齢や、薬の安全性、副作用、服用回数、服用方法、使いやすさなどから医師が適切な薬を選びます（表1）

▶ オセルタミビル（タミフル：内服薬）

説明例

治療だけでなく予防にも使われる飲み薬です。通常、1日2回で5日間飲みます。カプセルまたは粉の飲み薬なので、吸入薬が使用しにくい10歳以下の小児と、高齢者の患者さんによく処方されます。特に0〜4歳では吸入薬をうまく吸えないのでよく使われます。10〜19歳では、副作用（STEP4）の報告があるためほとんど使用されません。また、腎臓の働きが良くない方では、薬を尿から排泄しにくく体内で量が増えますので注意が必要です。なお、この薬を感染予防のために使

う場合は、1日1回で7～10日間続けて飲みます。インフルエンザに感染した人に接触してから2日以内に服用を開始する必要があります。予防に使う場合の薬代金は自費となります。原則として予防の対象となる患者さんは、感染者と同居している家族あるいは入院・施設の共同生活者の方で、なおかつ高齢者や、心臓、肺、腎臓などの病気や糖尿病といった持病がある方に限られます

▶ザナミビル（リレンザ：吸入薬）

説明例

治療だけでなく予防にも使われる吸入薬です。治療では1日2回で5日間吸入します。主に、オセルタミビルが使用しにくい10～19歳で最も多く使用されています。同じ吸入薬のラニナミビルは吸入が1回だけですが、ザナミビルは合計10回あるので、一度吸入に失敗してもチャンスが何回もあるため、ザナミビルを優先して使う医師もいます。ザナミビルを予防に使う場合は1日1回で10日間吸入し、インフルエンザに感染した人に接触してから1.5日以内に服用を開始します。予防での使用対象となる患者さんはオセルタミビルと同様で、薬代金も予防の場合は自費になります

▶ラニナミビル（イナビル：吸入薬）

説明例

ザナミビルと同じ吸入薬ですが、吸入が1回きりで済むという利便性があります。確実に吸入しなければなりませんので、主に10歳以上の患者さんでよく使用されています。自宅で吸入すると10歳以上の患者さんでも失敗することがありますので、薬局にあるサンプルを使って吸入の練習をした後、よろしければ目の前で吸っていただこうと思いますが、いかがですか。今は無理なようでしたら、サンプルをお渡ししますので、よく練習をした後に使用するようにしてください

▶ペラミビル（ラピアクタ：点滴注射薬）

説明例

病院で点滴してもらう薬です。主に、入院患者さんや、薬の服用や吸入ができないほど重症の方に使われます。他の抗インフルエンザ薬に比べて効き目が早いのが特徴で、受験生や忙しい人に対して、外来で使われることもたまにあります

➡抗菌薬の説明をする（『かぜ症候群』参照）。

説明例

細菌を殺傷したり増殖を抑えたりする薬です。病院では、血液検査で白血球の数を調べられたと思います。細菌に感染すると一般的に白血球の数が増えますが、インフルエンザでは変わらないか少なくなります。今回の検査では白血球数は増えていなかったのではないでしょうか。ただし、ウイルスで弱った体には細菌が感染しやすく、肺炎などになることも多いので、その予防のために抗菌薬が一緒に処方されることがあります。特に高齢者、持病のある患者さんでは肺炎などのリスクが高いのでよく処方されます

➡️症状を抑える薬の説明をする(『かぜ症候群』参照)。

説明例

熱、鼻水、喉の痛み、咳、痰といった症状がひどい場合は、かぜと同じように、これらの症状を抑える目的で去痰薬や解熱鎮痛薬などの薬が処方されます。もしご自分でこうした薬を買われる場合、解熱鎮痛薬に関してはアセトアミノフェンという名前の薬を服用するようにしてください。これ以外の解熱鎮痛薬では、インフルエンザ脳症、ライ症候群といった危険な病気を引き起こす可能性があるためです

STEP 4 服用に当たっての注意事項(副作用、その他)を説明する

インフルエンザ罹患時には患者の異常行動に注意が必要である。成人でも起き得るが、特に抗インフルエンザ薬服用中の小児や未成年者では、家族に対して見守りを徹底するよう指導する。オセルタミビルは10歳代の未成年者への投与が原則禁忌の扱いとなっている。また異常行動はインフルエンザ脳症によっても起きることも伝えておく。

➡️抗インフルエンザ薬全般
　▶異常行動

説明例

抗インフルエンザ薬にはあまり副作用が見られませんが、オセルタミビル(タミフル)を飲んだ後、異常な行動を起こし、高所から飛び降りるなどの事故が起きたことが知られています。これはオセルタミビルが原因だと決まったわけではありませんが注意が必要です。異常行動は年齢にかかわらず起き得ますが、異常行動の約8割は未成年者で起きています。ですから、特に小児や未成年の方がインフルエンザの薬を飲まれる場合、万が一のことを考えて異常行動による悲劇を予防する必要があります。ご家族の方は、お子さんが家で薬を飲み始めたら、少なくとも2日間は1人にしないように、しっかりと見守ってください。また異常行動は、インフルエンザにかかったときに発症するインフルエンザ脳症でも起きますから注意してください。なお、オセルタミビルは10歳代の患者さんには、特別な理由がある場合を除いて、ほとんど使われません(原則禁忌)

▶消化器症状(腹痛、下痢、吐き気、悪心、嘔吐、口内炎など)、発疹など→症状に応じて投与中止。
▶ショック、アナフィラキシー様症状→蕁麻疹、顔面・喉頭浮腫、呼吸困難、血圧低下などが表れた場合には投与中止。

➡️オセルタミビル(タミフル)
▶肺炎、劇症肝炎・肝機能障害・黄疸、スティーヴンス・ジョンソン症候群(SJS)、中

毒性表皮壊死症（TEN）、急性腎不全、白血球減少・血小板減少、精神神経症状（異常行動など）、出血性大腸炎・虚血性大腸炎→重大な副作用。異常が認められた場合には投与中止。

➡ ザナミビル（リレンザ）
- ▶気管支痙攣・呼吸困難、SJS、TEN→重大な副作用。異常が認められた場合には投与中止。
- ▶嗅覚障害

➡ ラニナミビル（イナビル）
- ▶気管支痙攣・呼吸困難、SJS、TEN、多形紅斑→重大な副作用。異常が認められた場合には投与中止。
- ▶肝機能障害（ALT、AST上昇など）、白血球数増加

➡ ペラミビル（ラピアクタ）
- ▶白血球減少、好中球減少、肝機能障害・黄疸、急性腎不全、肺炎、劇症肝炎、TEN、SJS、血小板減少、精神・神経症状（意識障害、異常行動、せん妄、幻覚、妄想、痙攣など）、出血性大腸炎
- ▶下痢、好中球減少、嘔吐

➡ NSAIDs（『かぜ症候群』参照）
- ▶ライ症候群、インフルエンザ脳症・脳炎、胃腸障害、浮腫など

副鼻腔炎

 副鼻腔炎は、毎年1000万〜1500万人が罹患するありふれた疾患である。顔面骨の4対の空洞(上顎洞、篩骨洞、前頭洞、蝶形骨洞)にある粘膜が炎症を起こし、主に鼻閉、膿性・粘性鼻汁を呈する。かぜ症候群のウイルスや細菌の感染で発症するが、アレルギーや虫歯の合併などによって炎症が繰り返されると、蓄膿症とも呼ばれる慢性副鼻腔炎に移行する。

 薬物治療の目的は、鼻炎症状を治癒・軽減させ、生活の質(QOL)の改善を図ることである。急性期では起炎菌に感受性が高い抗菌薬が投与される。慢性副鼻腔炎では、抗炎症作用を持つ14員環マクロライド系抗菌薬の少量長期療法が行われる。そのほか、排膿促進薬(消炎酵素など)や抗アレルギー薬が適宜併用される。

初診時の処方例

A 抗菌薬（急性副鼻腔炎または慢性副鼻腔炎の急性増悪期）

処方例1

> サワシリン錠250[*1]　1回1錠（1日3錠）
>   1日3回　朝昼夕食後

[*1] アモキシシリン水和物

処方例2

> フロモックス錠100mg[*2]　1回1錠（1日3錠）
>   1日3回　朝昼夕食後

[*2] セフカペンピボキシル塩酸塩水和物

処方例3

> クラビット錠500mg[*3]　1回1錠（1日1錠）
>   1日1回　朝食後

[*3] レボフロキサシン水和物

B 排膿促進薬（消炎酵素・粘液溶解薬など。Aに適宜併用）

処方例

> ムコダイン錠500mg[*4]　1回1錠（1日3錠）
>   1日3回　朝昼夕食後

[*4] カルボシステイン

C 慢性副鼻腔炎に対するマクロライド療法[*5]

処方例

> クラリシッド錠200mg[*6]　またはルリッド錠150[*7]
>   1回1錠（1日1錠）　1日1回　朝食後
> ムコダイン錠500mg　1回1錠（1日3錠）
>   1日3回　朝昼夕食後

[*6] クラリスロマイシン
[*7] ロキシスロマイシン

[*5] マクロライド療法（適応外処方）の特記事項
　①常用量の半量を原則として約3カ月間を目安に投与する。
　②自覚症状、鼻腔内所見、X線写真（原則として自覚症状の改善を重視）において十分な効果が認められた時点で投与を中止し経過を観察する
　③再投与でも前回と同様の効果がある
　④他の治療法（局所療法、手術療法）との併用で効果が高まる
　⑤重症例では最初の数週間は常用量を投与し、その後半量投与を開始する。
　⑥急性期には増量するか他の強力な抗菌薬に変更する

副鼻腔炎

STEP 1 禁忌疾患の有無を確認する

抗菌薬による過敏症の既往者は、マクロライド系抗菌薬、キノロン系抗菌薬が投与禁忌に、ペニシリン系抗菌薬、セフェム系抗菌薬は原則投与禁忌になる。また、キノロン系抗菌薬は妊婦・授乳婦に、マクロライド系抗菌薬、アンブロキソールは授乳婦に投与禁忌である。

薬疹歴
➡ あり
- ▶ **本成分に対し過敏症の既往歴**→次の薬剤は投与中止。キノロン系抗菌薬、14員環マクロライド系抗菌薬（エリスロマイシン[エリスロシン他]、クラリスロマイシン[クラリス、クラリシッド他]、ロキシスロマイシン[ルリッド他]）、粘液溶解薬（L-メチルシステイン塩酸塩[ペクタイト他]）、粘液潤滑剤（アンブロキソール塩酸塩[ムコソルバン他]）、粘液分泌促進薬（ブロムヘキシン塩酸塩[ビソルボン他]）。ペニシリン系抗菌薬、セフェム系抗菌薬は原則投与禁忌。
- ▶ **本成分にショックの既往歴**→ペニシリン系抗菌薬の中止。
- ▶ **伝染性単核症の患者**→ペニシリン系抗菌薬（アモキシシリン水和物[サワシリン、パセトシン他]、アンピシリン水和物[ビクシリン]など）の中止。

➡ なし
- ▶「発疹が出現したら、直ちに受診する」よう指導。初めて服用する患者には特に注意。

妊娠・授乳の有無、小児
➡ 妊婦または妊娠している可能性のある女性
- ▶ キノロン系抗菌薬の中止。ただし、炭疽菌などの重篤疾患には有益性が上回る場合に投与。カルボシステイン（ムコダイン他）は原則投与禁忌。ペニシリン系抗菌薬、14員環マクロライド系抗菌薬、セフェム系抗菌薬（セフジトレンピボキシル[メイアクトMS他]、セフカペンピボキシル塩酸塩水和物[フロモックス他]など）、アンブロキソール塩酸塩（ムコソルバン他）は有益性が上回る場合に投与。

➡ 授乳婦
- ▶ キノロン系抗菌薬、14員環マクロライド系抗菌薬、アンブロキソール塩酸塩（ムコソルバン他）は授乳中止か本剤服用中止。ペニシリン系抗菌薬は原則禁忌。セフェム系抗菌薬は有益性が上回る場合に投与。

➡ 小児
- ▶ キノロン系抗菌薬（ノルフロキサシン[小児用バクシダール]を除く）の投与中止。ただし、炭疽菌などの重篤疾患には有益性が上回る場合に投与。

STEP 2 併用薬・飲食物・嗜好品の有無を確認する

抗菌薬全般では腸内細菌叢変化によるワルファリン、ジギタリス製剤、経口避妊薬との併用に注意。14員環マクロライド系抗菌薬は薬物代謝酵素チトクロームP450（CYP）3A4やP糖蛋白質の阻害に起因する相互作用に、キノロン系抗菌薬はCYP1A2阻害、CYP3A4阻害、キレート形成や痙攣、QT延長、血糖値変動を来す相互作用に留意。腸溶性の排膿促進薬は牛乳や制酸薬との同時摂取を避ける。

A 動態学的
①代謝阻害、誘導
〔併用禁忌〕

➡ 14員環マクロライド系抗菌薬
- ▶ エルゴタミン含有製剤（ジヒデルゴット、クリアミン他）→CYP3A4阻害により血中濃度が上昇し麦角中毒が発現（四肢虚血）。
- ▶ ピモジド（オーラップ）→CYP3A4阻害により血中濃度が上昇し、QT延長・心室性不整脈を誘発。ロキシスロマイシン（ルリッド他）は禁忌でないが、併用は避けた方がよい。

➡ 塩酸シプロフロキサシン（シプロキサン他）
- ▶ チザニジン塩酸塩（テルネリン他）→CYP1A2阻害でチザニジンの血中濃度が10倍になるとの報告。低血圧などが出現。

〔併用注意〕

➡ 14員環マクロライド系抗菌薬
- ▶ CYP3A4で代謝される薬剤（テオフィリン[テオドール他]、ワルファリンカリウム[ワーファリン他]、ジソピラミド[リスモダン他]、カルシウム拮抗薬など多数）→薬効増強。
- ▶ P糖蛋白質（P-gp）の基質となる薬剤（ジギタリス製剤[ジゴキシン]、フェキソフェナジン塩酸塩[アレグラ他]、コルヒチン、シンバスタチン[リポバス他]、アトルバスタチンカルシウム水和物[リピトール他]など多数）→薬効増強。特にジゴキシンの場合は中毒に注意。
- ▶ プレグナンX受容体（PXR）活性化薬、CYP誘導薬、P-gp誘導薬：リファンピシン[リファジン他]など）→マクロライド系抗菌薬の代謝促進による薬効低下。

➡ キノロン系抗菌薬
- ▶ CYP1A2で代謝される薬剤（テオフィリン、チザニジン、オランザピン[ジプレキサ]、ゾルミトリプタン[ゾーミッグ他]）→CYP1A2阻害で薬効増強。テオフィリンとの併用では、ピペミド酸水和物（ドルコール他）、シプロフロキサシン、トスフロキサシントシル酸塩水和物（オゼックス、トスキサシン他）、ノルフロキサシン（バクシダール他）、プルリフロキサシン（スオード）で特に注意。
- ▶ CYP3A4で代謝される薬剤（シクロスポリン[サンディミュン、ネオーラル他]、グリベンクラミド

［オイグルコン、ダオニール他］、ジアゼパム［セルシン、ホリゾン他］）→ノルフロキサシン、シプロフロキサシンではCYP3A4阻害作用もあるため注意。

②金属キレート、吸着、腸溶性の損失
〔同時併用禁忌〕

> ➡キノロン系抗菌薬、テトラサイクリン系抗菌薬
> ▶金属含有製剤→錯体形成で吸収低下。2時間以上空けて服用（レボフロキサシン［クラビット他］では1時間）。
> ➡セフジニル（セフゾン他）
> ▶鉄剤→腸管内で鉄と錯体を形成して吸収が90％低下。服用間隔を3時間空けても血中濃度が36％低下するとの報告あり。
> ▶アルミニウム、マグネシウム含有制酸薬→セフジニルが吸着される（血中濃度40％低下）。服用間隔を2時間以上空ける。
> ➡腸溶製剤（ペクタイト他）
> ▶制酸薬、牛乳→腸溶性が損なわれる（胃内で酸分解され効果減弱の可能性）。原則として制酸薬、牛乳との同時摂取は避けた方がよい（1時間程度空ける）。

③腸内細菌叢変化
〔併用注意〕
➡抗菌薬全般
▶抗血栓薬（特にワルファリン）→薬効の増強（出血傾向の増大）。ビタミンK産生菌の殺傷・減少に起因。14員環マクロライド系抗菌薬では肝でのワルファリン代謝阻害も関与。
▶ジギタリス製剤（ジゴキシンなど）→ジギタリス中毒の誘発。腸内細菌叢の乱れによりジゴキシンの不活性化が抑制（特に14員環マクロライド系抗菌薬、ケトライド系抗菌薬）。マクロライド系抗菌薬ではP-gp阻害によるジゴキシンの排泄抑制も関与。
▶経口避妊薬→避妊効果の減弱。他の避妊法を勧める。腸内細菌叢の乱れにより腸肝循環での再吸収阻害（特にキノロン系抗菌薬、ペニシリン系抗菌薬、テトラサイクリン系抗菌薬）。

B 薬力学的

①痙攣、QT延長、低血糖
〔併用禁忌〕

> ➡キノロン系抗菌薬
> ▶フェニル酢酸系、プロピオン酸系非ステロイド抗炎症薬（NSAIDs）→重篤な全身痙攣、意識消失の誘発。

- ➡️モキシフロキサシン塩酸塩（アベロックス）
  - ▶クラスIa群、Ⅲ群の抗不整脈薬（キニジン製剤、プロカインアミド塩酸塩［アミサリン］、アミオダロン塩酸塩［アンカロン他］など）→QT延長、不整脈の誘発。

STEP 3　病識・薬識を持たせる

副鼻腔炎は粘膜の炎症により発症する疾患であり、かぜに続いて起きる急性副鼻腔炎は抗菌薬などの投与により治療する。一方、慢性副鼻腔炎は体質などが関係するため完治しにくく、適切な治療を早急に行う必要があることを説明する。

病気の原因・症状・予後の説明

➡️病気の原因について説明する。

説明例

鼻の中の穴を鼻腔といいますが、顔の骨には鼻腔を取り囲むように左右対称の4つの骨の空洞があり、これらの空洞を副鼻腔と呼びます。副鼻腔は鼻腔と小さな穴（自然口）でつながっているため、かぜのウイルスが穴を通して入り込むと副鼻腔の粘膜に炎症が起きて、簡単に穴が塞がり膿などがたまって鼻水、鼻詰まりの症状が表れます

説明例

慢性副鼻腔炎は、かぜが治った後も副鼻腔の粘膜で炎症が繰り返されることで、粘膜が厚く硬くなって自然には治りにくくなります。放っておくと、鼻腔の粘膜にこぶ（鼻茸）ができたり、喘息など他の病気（合併症）を起こすことがあるため、早急に治療を開始する必要があります

説明例

慢性副鼻腔炎は、急性副鼻腔炎を治療せずに放置した場合や、アレルギー体質や、鼻腔内が狭く空気の通りが悪い鼻の構造（鼻中隔湾曲）を持っている人に起きやすいと考えられています。副鼻腔のすぐ下にある上の歯の根元の虫歯が原因となることもあります

➡️症状を説明する。

説明例

主な症状は鼻詰まり、鼻水です。鼻水が喉に流れ込むことで、喉の痛みや咳、痰、胃腸障害などが表れたり、鼻水で鼻の上にあるにおいの神経が塞がれ、嗅覚が鈍くなることもあります。また、副鼻腔は額の裏側、両目の間、目の奥、頬の裏側にそれぞれ左右一対あるため、そこでの炎症によって頭痛や頬の痛み、目の奥や下の痛み、歯痛、発熱などを起こすことがあります

副鼻腔炎

横から見たときの解剖図

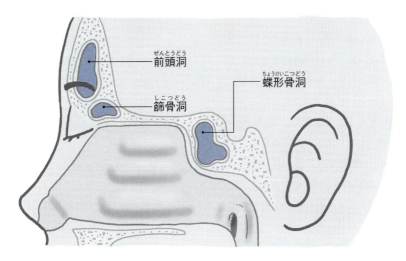

正面から見たときの解剖図

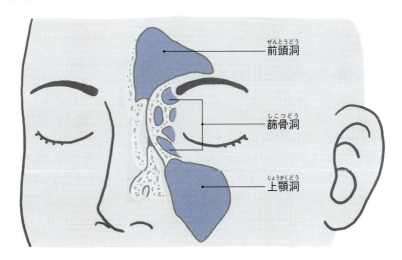

※このイラストは、巻末のイラスト集にカラーで収録されています。患者指導用のツールとしてご活用ください。

➡ 合併症（予後）を説明する。

説明例

副鼻腔炎によって命が脅かされるようなことはありませんが、慢性副鼻腔炎では様々な病気が合併してきます。例えば、鼻茸と呼ばれるキノコ状のブヨブヨしたこぶが鼻腔内にできることが多く、ひどい鼻詰まりの原因となります。薬で良くならない場合は、摘出手術を行う必要があります。また、鼻茸の約3割の患者さんは気管支喘息であることから、慢性副鼻腔炎が喘息の誘因になることも示されています。鼻の癌の約8割は上顎洞という副鼻腔にできる癌なのですが、慢性副鼻腔炎と関係があるといわれています

服用目的の説明

説明例

症状が急性の場合は、ほとんどが自然に治ります。ですが、ウイルスで弱った粘膜で細菌が増えて症状が長引く場合には、抗菌薬を服用して治します

説明例

慢性副鼻腔炎を根本的に治す薬はありませんが、マクロライドと呼ばれる薬を服用することで、煩わしい症状を改善し快適な生活を送れるようにすることができます

治療薬の説明

➡ 抗菌薬全般

説明例

副鼻腔で増えた細菌を殺菌する薬です。症状が出始めたときや、かぜなどで慢性副鼻腔炎の症状が急に悪化した場合に使用します。勝手に薬を中止すると再び細菌が増えて、症状が再発することがあります。また、飲んだり飲まなかったりすると、薬が効かなくなる細菌（耐性菌）が増えて問題になることも知られています。ですから、薬は自己判断で中止せず、用法・用量を守り、服用後は必ず受診してください

➡ 14員環マクロライド系抗菌薬

説明例

この薬は、慢性副鼻腔炎の症状を改善する効果があります。本来は細菌の感染に対して処方される抗菌薬なのですが、慢性副鼻腔炎に対しては、主に炎症を抑える作用で効果を発揮すると考えられています。ただし、通常の抗菌薬として使用される量の半分（場合によっては3分の1）の量を1日1回、約3カ月間をめどに服用し続けなければなりません

➡ 排膿促進薬

説明例

主に副鼻腔にたまった膿やネバネバした鼻水を分解してサラサラにしたり、副鼻腔の粘膜に生えている線毛という細い毛の働きを良くしたりして、鼻水の排泄を促す効果があります。間接的に鼻の粘膜を正常にする効果もあると考えられています

STEP 4 服用に当たっての注意事項（副作用、その他）を説明する

抗菌薬全般に見られる副作用に注意する。14員環マクロライド系抗菌薬の少量長期投与では、重篤な副作用や菌交代現象が問題になったとする報告はなく、排膿促進薬も極めて安全性が高いことから、安心して服用するよう指導する。

➡抗菌薬全般

▶発疹

説明例　抗菌薬が体に合わず、蕁麻疹のような症状を起こす方がまれにおられます。もし体中に蕁麻疹のような症状が表れたときには、直ちに受診してください

▶下痢、口腔内異常（菌交代現象）

説明例　腸には、便通を整えている良い細菌がいます。抗菌薬は悪い菌だけでなく、良い菌も同様に殺菌してしまうため、腸の調子が悪くなり下痢を招くことがあります。また、口の中にいる良い細菌も殺菌されるため、悪い菌、カビなどが増えて、口の中に違和感や舌が白くなるなどの異常が表れることがあります。これらの症状がひどい場合は、薬の服用を中止して必ず受診してください

➡セフェム系抗菌薬

▶セフジニル（セフゾン他）による赤便、赤尿→微量に含まれる鉄との錯体形成で起こることがあるが、心配ないことを説明。

▶横紋筋融解症、PIE症候群（肺好酸球浸潤症候群）→異常が表れたら中止。

➡キノロン系抗菌薬

▶光線過敏症→塩酸ロメフロキサシン（バレオン）ではできる限り直射日光を避ける。

▶低血糖、高血糖→低血糖は、ATP依存症K^+チャネル遮断作用によるインスリン分泌促進の関与の可能性。

▶アキレス腱炎などの腱障害→腱の痛み、浮腫に注意。

▶精神症状（錯乱、幻覚、抑うつなど）、横紋筋融解症→観察を十分行い、異常が認められた場合は中止。

➡14員環マクロライド系抗菌薬

▶消化器症状→モチリン様作用による消化管運動亢進作用があり、腹痛、下痢などが表れることがある。

説明例　抗菌薬を数カ月服用するので、副作用がご心配のことと思います。ですが、通常の半分の量ですし、重い副作用の報告も特にありません。この薬には、胃腸の運動を良くするホルモンに似た作用があり、腹痛や下痢、おなかが鳴るなどの症状が表れることがあります。いずれも薬を中止することで改善しますので、安心して服用してください

▶苦味→かまずに水などで速やかに服用させる。

- ▶心室性頻拍・QT延長、横紋筋融解症、アレルギー性紫斑病→観察を十分に行い、異常が表れたら中止。

➡ **排膿促進薬**
- ▶**不快臭**→システイン系薬ではイオウ臭で吐き気を誘発。
- ▶**内出血など**→消炎酵素では血液凝固阻止作用がある。

帯状疱疹

帯状疱疹は、成人の10～20%が発症するありふれたウイルス感染症である。水痘（水ぼうそう）罹患後または水痘ワクチン接種後に神経節に潜伏していた水痘・帯状疱疹ウイルスが、細胞性免疫の低下などにより再活性化して、疼痛を伴う発疹・水疱が肋間神経（胸、背中）や三叉神経（顔面）などの神経分布領域に沿って帯状に出現する。帯状疱疹の発症から3カ月後で7～25%、6カ月後で5～13%が皮疹消失後も痛みが続く帯状疱疹後神経痛（PHN）を合併し、発症部位が三叉神経の場合、失明や顔面麻痺などの深刻な状況に至ることがある。

薬物療法は、発症時の治療とPHNの治療に大別される。発症時には症状の軽減と重症化の防止を目的に、抗ウイルス薬が早期（皮疹発症後3日以内、最低でも5日以内）に投与され、軽度の疼痛には非ステロイド抗炎症薬（NSAIDs）が併用される。PHNにはNSAIDsが無効であるため、三環系抗うつ薬などの適応外処方により疼痛の緩和が図られる。服薬指導の一番のツボは、抗ウイルス薬や三環系抗うつ薬の服用意義を十分に説明し、アドヒアランスを良好に維持させることである。

初診時の処方例

発症時の治療

A 抗ウイルス薬(内服薬は5〜7日間投与)

処方例1

> バルトレックス錠500*1　1回2錠(1日6錠)
> 　1日3回　朝昼夕食後

*1 バラシクロビル塩酸塩

処方例2

> ゾビラックス顆粒40%*2　1回0.4g(1日2g)
> 　1日5回　4時間ごと

*2 アシクロビル

処方例3

> アラセナ-A軟膏3%またはクリーム3%*3　5g
> 　1日1〜4回　適量を塗布

*3 ビダラビン

B 消炎鎮痛薬*4(主に非ステロイド抗炎症薬[NSAIDs]*5、痛みに応じてAに適宜併用)

処方例1

> ナイキサン錠100mg*6　1回1錠(1日3錠)
> 　1日3回　朝昼夕食後

*6 ナプロキセン

処方例2

> オパイリン錠125mg*7　1回1錠(1日3錠)
> 　1日3回　朝昼夕食後

*7 フルフェナム酸アルミニウム

処方例3

> ソランタール錠100mg*8　1回1錠(1日3錠)
> 　1日3回　朝昼夕食後

*8 チアラミド塩酸塩

処方例4

> コンベック軟膏5%またはクリーム5%*9　10g
> 　1日数回　適量を塗布

*9 ウフェナマート

処方例5

> ジルダザック軟膏3%　10g*10
> 　1日数回　適量を塗布

*10 ベンダザック

処方例6

> スタデルム軟膏5%またはクリーム5%*11　10g
> 　1日数回　適量を塗布

*11 イブプロフェンピコノール

処方例7

> スルプロチン軟膏またはクリーム*12　10g
> 　1日数回　適量を塗布

*12 スプロフェン

*4 疼痛が激しい場合、副腎皮質ホルモン剤やコデインリン酸塩(麻薬)が投与される。神経ブロック療法も併用されることがある
*5 帯状疱疹の適応があるNSAIDsは処方例に挙げた7成分であるが、ロキソプロフェンやジクロフェナクなどが処方されることも多い。症候性神経痛、神経痛に適応のあるNSAIDsは多数

帯状疱疹後神経痛（PHN）の治療

C 三環系抗うつ薬[*12]

処方例

> トリプタノール錠10[*13]　1回1錠（1日1〜3錠）
> 1日1〜3回　食後

[*12] 適応外処方である。国内で使用されている三環系抗うつ薬では、アミトリプチリン塩酸塩とノルトリプチリン塩酸塩がPHNに最も有効とされる
[*13] アミトリプチリン塩酸塩

D 家兎炎症皮膚抽出液製剤

処方例

> ノイロトロピン錠4単位[*14]　1回2錠（1日4錠）
> 1日2回　朝夕食後

[*14] ワクシニアウイルス接種家兎炎症皮膚抽出液含有製剤

E プレガバリン

処方例

> リリカカプセル75mg[*15]　1回1カプセル（1日2カプセル）
> 1日2回　朝夕食後

[*15] プレガバリン。投与後に1週間以上かけて1日用量として300mgまで漸増する。なお、年齢、症状により適宜増減するが、1日最高用量は600mgを超えないこととし、いずれも1日2回に分けて経口投与する

F 鎮痛薬

処方例1

> MS温シップ「タイホウ」[*16]
> 1日1〜2回　貼付

[*16] パップ剤

処方例2

> カプサイシン軟膏0.025%[*17]
> 1日数回　塗布

[*17] カプサイシン軟膏は医薬品としては販売されていない。従って、カプサイシン（試薬）0.125gを無水エタノールで溶解し、親水軟膏と練合し全量500gとしたものを調製し、使用する。痛みを感じる感覚神経終末に存在するカプサイシン受容体の脱感作を引き起こし、鎮痛効果を示すと考えられる

STEP 1　禁忌疾患の有無を確認する

抗ウイルス薬をはじめ、薬剤の過敏症歴に最も注意する。NSAIDsは、アスピリン喘息、消化性潰瘍、重篤な腎障害・肝障害・血液異常などが禁忌となる。神経痛に使われる三環系抗うつ薬（アミトリプチリン、ノルトリプチリン）は、抗コリン作用に起因する禁忌疾患に注意する。

薬疹歴

➡あり

▶本成分に対し過敏症の既往歴→次の薬剤は投与中止。ビダラビン軟膏・クリーム（商品名アラセナ-A他）、フルフェナム酸アルミニウム（オパイリン）、チアラミド塩酸塩（ソランタール）、NSAIDs

軟膏・クリーム(イブプロフェンピコノール[スタデルム、ベシカム]、ウフェナマート[コンベック、フエナゾール]、スプロフェン[スルプロチン、トパルジック、スレンダム]など)、ノルトリプチリン塩酸塩[ノリトレン]、家兎炎症皮膚抽出液含有製剤(ノイロトロピン)、プレガバリン(リリカ)。
- ▶本成分またはアシクロビル(ゾビラックス他)に対し過敏症の既往歴→バラシクロビル塩酸塩(バルトレックス他)の中止。
- ▶本成分またはバラシクロビルに対し過敏症の既往歴→アシクロビルの中止。
- ▶本成分または他のNSAIDsに対し過敏症の既往歴→ナプロキセン(ナイキサン)の中止。
- ▶ケトプロフェン外用薬(モーラス他)、チアプロフェン酸(スルガム他)、フェノフィブラート(リピディル、トライコア他)、オキシベンゾン(紫外線防御薬)に対し過敏症の既往歴→スプロフェン軟膏・クリームの中止(交叉感作性による光線過敏症の誘発)。
- ▶本成分または三環系抗うつ薬に対し過敏症の既往歴→アミトリプチリン塩酸塩(トリプタノール他)、ノルトリプチリンの中止。

➡なし
- ▶「発疹が出現したら、直ちに受診する」よう指導。初めて服用する患者には特に注意。

妊娠・授乳の有無
➡妊婦または妊娠している可能性のある女性
- ▶ナプロキセン(ナイキサン)は、妊娠末期で原則投与禁忌(投与しないことが望ましい)。
- ▶抗ウイルス薬(アシクロビル[ゾビラックス他]、バラシクロビル[バルトレックス他]、ビダラビン軟膏・クリーム[アラセナ-A他])、ナプロキセン、フルフェナム酸アルミニウム(オパイリン)、チアラミド塩酸塩(ソランタール)、アミトリプチリン塩酸塩(トリプタノール他)、ノルトリプチリン塩酸塩(ノリトレン)、家兎炎症皮膚抽出液製剤、プレガバリン(リリカ)は、有益性が危険性を上回る場合に投与。

➡授乳婦
- ▶アシクロビル、ナプロキセン、フルフェナム酸、アミトリプチリンは授乳中止または本剤中止。チアラミド、プレガバリンは原則禁忌(投与しないことが望ましい。投与時は授乳中止)。家兎炎症皮膚抽出液製剤は、有益性が危険性を上回る場合に投与。バラシクロビルは慎重投与。

禁忌疾患
➡アスピリン喘息とその既往歴、消化性潰瘍、重篤な肝障害・腎障害・血液異常
- ▶NSAIDs(ナプロキセン[ナイキサン]、フルフェナム酸アルミニウム[オパイリン]、チアラミド塩酸塩[ソランタール])の投与中止。

➡重篤な心機能不全・高血圧
- ▶ナプロキセンの投与中止。

➡緑内障、尿閉（前立腺肥大など）
  ▶アミトリプチリン塩酸塩（トリプタノール他）、ノルトリプチリン塩酸塩（ノリトレン）の投与中止（抗コリン作用により症状が悪化）。
➡心筋梗塞の回復初期
  ▶アミトリプチリン、ノルトリプチリンの投与中止（症状が悪化）。

STEP 2 併用薬・飲食物・嗜好品の有無を確認する

抗ウイルス薬は腎で排泄されるため、尿細管分泌の競合に起因する相互作用に注意。NSAIDsでは血漿蛋白の結合置換や腎血流量低下、陰イオン輸送系（OAT）阻害、グルクロン酸抱合競合、痙攣、血管収縮などに、三環系抗うつ薬では抗コリン作用や交感神経刺激、薬物代謝酵素チトクロームＰ450（CYP）誘導・阻害などに、プレガバリンでは中枢神経抑制、浮腫などに起因する相互作用に留意する。

A 動態学的

①腎排泄、腎血流低下

〔併用注意〕

➡アシクロビル（ゾビラックス他）、バラシクロビル塩酸塩（バルトレックス他）
  ▶尿細管分泌が競合する薬剤（プロベネシド［ベネシッド］、シメチジン［タガメット他］、ミコフェノール酸モフェチル［セルセプト他］）→血中濃度が上昇（ミコフェノール酸モフェチルとの併用の場合は、双方の血中濃度が上昇する可能性がある）。
➡ナプロキセン（ナイキサン）
  ▶メトトレキサート（リウマトレックス他）、炭酸リチウム製剤（リーマス他）、ジゴキシン（ジゴシン他）→血中濃度上昇。NSAIDsの腎血流量低下、陰イオン輸送系（OAT）阻害によりこれら薬剤の腎排泄が抑制される。
  ▶プロベネシド→NSAIDsの血中濃度上昇。プロベネシドによる腎OAT阻害、肝グルクロン酸抱合阻害に起因。
➡フルフェナム酸アルミニウム（オパイリン）
  ▶炭酸リチウム製剤→血中濃度上昇。腎排泄抑制が関与。
  ▶サイアザイド系利尿薬（トリクロルメチアジド［フルイトラン他］など）→利尿作用減弱。プロスタグランジン（PG）合成阻害による水・ナトリウムの腎排泄抑制、腎血流低下が関与。

②代謝阻害、誘導

〔併用注意〕

➡アシクロビル、バラシクロビル

- ▶テオフィリン(テオドール他)→テオフィリンの血中濃度が上昇。テオフィリンの代謝阻害の可能性。
- ➡ナプロキセン(ナイキサン)
    - ▶ジドブジン(レトロビル、コンビビル[配合薬])→ジドブジンの血中濃度上昇。相互に副作用が増強する恐れもある。グルクロン酸抱合の競合による可能性。
    - ▶プロベネシド→NSAIDsの血中濃度上昇。プロベネシドによる肝グルクロン酸抱合阻害、腎OAT阻害に起因。
- ➡三環系抗うつ薬(アミトリプチリン塩酸塩[トリプタノール他]、ノルトリプチリン塩酸塩[ノリトレン])
    - ▶CYP2D6阻害作用を有する薬剤(選択的セロトニン再取り込み阻害薬[SSRI]、硫酸キニジンなど)→抗うつ薬の血中濃度が上昇し効果増強の可能性。アミトリプチリン、ノルトリプチリンは主にCYP2D6で代謝される。
    - ▶ワルファリンカリウム(ワーファリン他)→抗凝固作用の増強。抗うつ薬によるワルファリンの肝代謝抑制の可能性。
    - ▶リファンピシン(リファジン他)→抗うつ薬の血中濃度が低下し効果減弱。リファンピシンによるCYPおよびP糖蛋白質の誘導に起因。
    - ▶スルファメトキサゾール・トリメトプリム(バクタ、バクトラミン他)→抗うつ薬の血中濃度低下(機序不明)。
- ➡アミトリプチリン
    - ▶プレグナンX受容体(PXR)活性化薬(CYP3A4誘導作用を有する薬剤:カルバマゼピン[テグレトール他])、またはCYP3A4阻害作用を有する薬剤(リトナビル[ノービア]など)→血中濃度低下、または上昇。アミトリプチリンは主にCYP2D6で代謝されるが、CYP3A4でも代謝されるため。

③血漿蛋白結合置換、吸着
〔併用注意〕
- ➡ナプロキセン
    - ▶ヒダントイン系薬(フェニトイン[アレビアチン、ヒダントール他]など)、ワルファリン、スルホニル尿素(SU)薬→薬効の増強。NSAIDs(ナプロキセン)による血漿蛋白の結合置換作用に起因。
- ➡フルフェナム酸アルミニウム(オパイリン)
    - ▶ワルファリン→薬効の増強(出血など)。血漿蛋白の結合置換に起因。
    - ▶サイアザイド系利尿薬(トリクロルメチアジド[フルイトラン他]など)→利尿作用減弱。PG合成阻害による水・ナトリウムの腎排泄抑制が関与。
    - ▶コレスチラミン(クエストラン:陰イオン交換樹脂)→血中濃度低下。コレスチラミンの吸着作用に起因。

④その他
〔併用注意〕
- ➡アミトリプチリン

- ▶バルプロ酸ナトリウム(デパケン、セレニカ他)→アミトリプチリンの血中濃度上昇。P糖蛋白質阻害に起因の可能性。

B 薬力学的
①交感神経刺激
〔併用禁忌〕

> ➡三環系抗うつ薬
> - ▶モノアミン酸化酵素(MAO)阻害薬(セレギリン塩酸塩[エフピー他])→発汗、不穏、全身痙攣、異常高熱、昏睡などを誘発。MAO阻害薬による抗うつ薬の代謝抑制。また、三環系抗うつ薬は活性アミン(NEpなど)の再取り込みを抑制し、MAO阻害薬は活性アミンの分解を抑制するため、交感神経刺激作用が増強。

〔併用注意〕

➡三環系抗うつ薬
- ▶アドレナリン作動薬→交感神経刺激作用の増強。三環系抗うつ薬によるNEpの再取り込み抑制のため。

②痙攣、血管収縮、胃腸障害
〔併用注意〕

➡ナプロキセン(ナイキサン)
- ▶ニューキノロン系抗菌薬→痙攣誘発。
- ▶ACE阻害薬、アンジオテンシンⅡ受容体拮抗薬(ARB)、β遮断薬、利尿薬→降圧・利尿作用が低下。PGを介する血管拡張作用、腎における水・ナトリウムの排泄促進、血流増加作用をNSAIDsが抑制。
- ▶アルコール→消化器系副作用の発現リスクが高まる。

③抗コリン作用、中枢神経抑制、血糖値低下
〔併用注意〕

➡三環系抗うつ薬
- ▶抗コリン作用を有する薬剤→抗コリン作用の増強。口渇、便秘、排尿困難、眼圧亢進などが表れる。
- ▶コリン作動薬→コリン作動薬の効果減弱の恐れ。
- ▶アルコール、中枢神経抑制薬(バルビツール酸誘導体など)→中枢神経抑制作用が増強。アルコールによるアミトリプチリン塩酸塩(トリプタノール)の代謝阻害も考えられる。
- ▶血糖降下薬(インスリン、経口血糖降下薬)→血糖降下作用の増強。機序不明だが、三環系抗うつ薬によるインスリン感受性増強の報告がある。

- ➡ プレガバリン(リリカ)
  - ▶ オキシコドン塩酸塩水和物(オキシコンチン、オキノーム他：麻薬)、ロラゼパム(ワイパックス他)、アルコール(飲酒)→認知機能障害および粗大運動機能障害に対して相加的作用。飲酒は控えるように指導する。
  - ▶ 中枢神経抑制薬(オピオイド系鎮痛薬)→呼吸不全、昏睡。

④その他
〔併用注意〕
- ➡ アミトリプチリン塩酸塩
  - ▶ カリウム製剤(徐放性、腸溶剤)→カリウム製剤の消化管粘膜刺激が表れやすい。抗コリン作用による消化管運動抑制に起因。
  - ▶ トラマドール塩酸塩(トラマール、ワントラム)→痙攣発作の誘発。
- ➡ プレガバリン
  - ▶ 血管浮腫を引き起こす薬剤(ACE阻害薬など)→血管浮腫(顔面・口・頸部の腫脹など)の発症リスクが高まる恐れ。機序不明。
  - ▶ 末梢性浮腫を引き起こす薬剤(チアゾリジン系薬など)→末梢性浮腫の発症リスクが高まる恐れ。体重増加または体液貯留を引き起こし、心不全の発症または悪化が懸念される。機序不明。
- ➡ 家兎炎症皮膚抽出液製剤(ノイロトロピン)
  - ▶ 鎮痛作用を有する薬剤(麻薬性鎮痛薬[モルヒネ塩酸塩など])、ベンズアゾシン系鎮痛薬(塩酸ペンタゾシン[ソセゴン、ペルタゾン、ペンタジン]など)、三環系抗うつ薬(アミトリプチリンなど)、NSAIDs(インドメタシンなど)→鎮痛作用増強の可能性。
  - ▶ 中枢神経抑制作用を有する薬剤(ジアゼパム[セルシン、ホリゾン他]など)、バルビツール酸系静脈注射用麻酔薬(チオペンタールナトリウム[ラボナール]など)→麻酔前に併用した場合に覚醒遅延の可能性(機序不明)。

帯状疱疹

STEP 3-1　病識を持たせる

帯状疱疹は、疲労やストレスなどが誘因となって体力（免疫力）が低下したときに、神経に潜んでいた水痘ウイルスが再活性化して起きるが、早期に治療を行い体力が回復すれば軽快する疾患であることを理解させる。同時に、治療が遅れた場合、症状が長引き、帯状疱疹後神経痛（PHN）に移行する恐れがあることも説明する。

病気の原因・症状・合併症（予後）の説明

➡病気について説明する。

説明例

帯状疱疹は、痛みを伴う赤いブツブツ（発疹）や水膨れ（水疱）が胸や背中、おなか、顔などの神経に沿って帯状に表れます。疲労やストレスで体の抵抗力が落ちたときなどに、10人に1〜2人がかかる身近な皮膚の病気です

➡原因について説明する。

説明例

神経の中に潜んでいた水痘（水ぼうそう）のウイルスによって起きることが知られています。水ぼうそうは多くの人が子どもの頃にかかって治る病気ですが、実は治ったといってもその原因であるウイルスは生き残っていて、疲労やストレスで体の抵抗力（免疫力）が落ちたときなどに再び暴れ出して、神経を伝わり症状を起こすのです。水ぼうそうの予防接種をされた方も、ウイルスに感染しているために起きます

➡症状の部位について説明する。

説明例

痛みや皮膚の症状は、神経のある場所ならどこでも起きますが、体の左右どちらかに起きるのが特徴です。肋間神経がある胸や背中にかけて表れることが多いのですが、おなか、顔、腕、脚、お尻に出る人もいます。ただし、一度に2カ所以上の部位に症状が出ることはほとんどありません

➡症状の経過・予後について説明する。

説明例

まず、ピリピリ、チクチクした痛みが続くことから始まります。1週間くらいすると痛みの部分に赤い帯状のブツブツができて、やがて水膨れになってズキンズキンとした痛みを伴います。ひどい場合には皮膚が潰瘍のような状態になることもあります。通常、早めに治療を行えば、2〜3週間で痛みは治まり、水膨れもかさぶたになって治ります

➡合併症（予後）について説明する。

説明例

再発することはないとされていますが、体の抵抗力（免疫力）がひどく弱った人では、100〜200人に1人の割合で再発することが知られています

説明例

帯状疱疹は、直接命に関わる症状を起こすことはほとんどありませんが、三叉神経と呼ばれる顔の神経に起きると、激しい痛

冷やすと痛みがかえって増します。温湿布やカイロで温めましょう

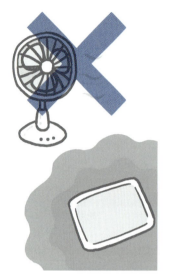

心身ともに疲れているときになりやすい病気です。ゆっくりと体を休めてください

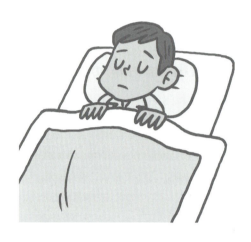

赤ちゃんや妊婦さんには近づかないようにしてください

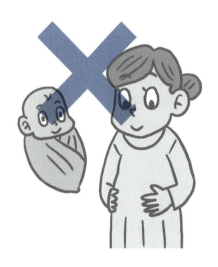

患部への刺激を避けるため、さらしや包帯を巻くのも有効です

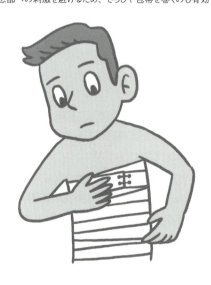

※このイラストは、巻末のイラスト集にカラーで収録されています。患者指導用のツールとしてご活用ください。

帯状疱疹

みを伴うばかりでなく、顔面麻痺になったり、眼球が傷付けられ、最悪の場合、失明したりすることがあります。通常、皮膚症状が消えると痛みもなくなりますが、時にはしつこい痛みが残ります。このような痛みを帯状疱疹後の神経痛といい、長い人では痛みが数年も続きます

帯状疱疹後の神経痛の程度は、患者さんによって違うのですが、発疹が表れているときとは違って、皮膚に少し触れる、また服が少し擦れる程度でもピリピリする痛みを感じることがあり、快適な日常生活を送れなくなってしまいます。中には、痛みのせいでうつ病になる方もおられます。特に高齢の方、皮膚症状がひどくなった方、治療に時間が掛かった方、糖尿病の方は要注意です。治療が遅れたり、治療をしなかった方に起きやすいことも知られていますので、合併症を避けるためにも早急に治療を始めなくてはなりません

寒いときは患部を温めましょう。暑いときは冷たい風を直接当てないでください。患部への刺激を避けるため、さらしや包帯を巻くなどの工夫をしてみるのもよいでしょう。痛みばかりに気が向かないように、趣味に興じたり積極的に外出したりして、上手に病気と付き合うようにしましょう

水膨れが破れると細菌が増えて化膿しやすくなるので、水膨れを破らないように注意してください。破れたところに痕が残ることもあります

帯状疱疹を起こすのは、心身ともに疲れている証拠です。まずは、栄養と睡眠を十分に取り、ゆっくり体を休めて気力と体力を回復させることが大切です

水ぼうそうのウイルスに感染したことがない人と接触すると、水ぼうそうをうつしてしまう可能性がありますので、水膨れが治るまでは、赤ちゃんや子ども、妊婦さんには近づかない方がよいでしょう

日常生活の指導

➡患部のセルフケアについて説明する。

痛いからといって冷やしてはいけません。冷やすとウイルスの働きが活発になり、痛みがかえって増します。温湿布、カイロなどで温めるようにしましょう。ただし、乾燥肌の人は、痒みが表れるため温めないでください

➡入浴の可否について説明する。

帯状疱疹後の神経痛は、打撲による痛みとは違って、温めると和らぐことが知られています。他の病気で入浴が制限されていなければ、入浴回数を増やしてみましょう。ただし、水膨れのある方は入浴によって水膨れが破れやすくなるため、入浴してよいかどうか医師に尋ねてください

STEP 3-2　薬識を持たせる

薬物治療は対症療法であり、発症後早期に抗ウイルス薬を服用して、短期間で症状を回復させ、帯状疱疹後神経痛（PHN）への移行を阻止するのが目的であることを理解させる。PHNに対しては、三環系抗うつ薬などが鎮痛効果や生活の質（QOL）改善効果を期待して適応外処方される場合が多いことを説明する。

服用目的の説明

➡ 対症療法であることを説明する。

説明例

残念ながら、帯状疱疹の原因であるウイルスを直接殺傷する薬はありません。ですが、薬を服用することによってウイルスの数が増えるのを抑えて、皮膚の症状や痛みの治りを早め、快適な日常生活を送れるようになります。帯状疱疹後神経痛という厄介な合併症を防ぐ目的もありますので、痛みが軽いからといって勝手に薬を中止してはいけません

➡ 早期治療の重要性を説明する。

説明例

体の白血球がウイルスの殺傷を始めるまで数日掛かります。つまり、皮膚症状が表れた後の3日間でウイルスが最も増えて活発になるので、症状が表れたら一刻も早くウイルスの数を抑える薬を服用することが重要です

帯状疱疹発症時に用いる薬剤の説明

➡ アシクロビル（ゾビラックス他）、バラシクロビル塩酸塩（バルトレックス他）

説明例

抗ウイルス薬と呼ばれる、治療に最も重要な薬です。ウイルスの遺伝子の働きを邪魔してウイルスが増えないようにすると考えられています。通常5～7日間服用を続けます。これは7日間以上服用しても、効果が変わらないからです。自己判断で飲むのをやめると、薬の本来の効果が得られませんので、必ず医師の指示通り服用してください。処方された外用薬は、皮膚症状の改善にとても効果的です

説明例

特にアシクロビルという薬は腸から吸収されにくいため、1日5回、4時間ごとに服用する必要があります。通常は、朝起きてすぐに1回分を服用し、その後4時間ごとに服用します。飲み方が特殊なので、飲み忘れないように注意してください。飲み忘れた場合は気づいた時点ですぐに服用し、2回分をまとめて服用しないでください

➡ NSAIDs

説明例

ウイルスによって起きる炎症を抑えて痛みを軽減する薬です。プロスタグランジンという炎症物質が作られないようにする作用があり、抗ウイルス薬だけでは痛みが軽減しにくいときに併せて処方されます。

ただし、この薬には帯状疱疹の治りを早める作用はありません。激しい痛み（中等度以上）には効かず、しかも飲む量を増やしても効果が上がらないことが分かっています。ですから、効かないからといって、自己判断で飲む量を増やしてはいけません。痛みが強い場合には、神経ブロック療法や他の鎮痛薬が併用されるので、必ず医師に相談してください

帯状疱疹後神経痛(PHN)に用いる薬剤の説明

➡ 三環系抗うつ薬（アミトリプチリン塩酸塩[トリプタノール]、ノルトリプチリン塩酸塩[ノリトレン]など）

説明例

水膨れがあって痛みのある方では、痛み止めを併用して様子を見ますが、帯状疱疹後の神経痛は、通常の痛み止めが効かないという厄介な病気です。ですが、三環系抗うつ薬と呼ばれる薬がよく効くことが知られています。この薬を服用することによって痛みが軽減し、快適な生活を送れるようになります

説明例

この薬は本来、うつ病の薬として使われているものですが、うつ状態を改善させる作用のほかに、神経痛を抑える効果があります。特に、アミトリプチリン、ノルトリプチリンといった薬は鎮痛効果が高いといわれています。この鎮痛効果は、主に痛みを抑える神経を活発にし、痛みの伝わりを抑えるためと考えられます。個人差はありますが、早ければ1週間程度で効果が表れます。ただし、眠気の副作用があるため、日中の服用は避け、逆に眠気の副作用を利用して十分に睡眠できるように、寝る前に少量を飲むことから始めます。そして、副作用に注意しながら痛みが軽減するまで、徐々に飲む回数と量を増やしていきます。ですから、効かないからといって自己判断で中止せず、医師の指示に従い服用してください

➡ プレガバリン(リリカ)

説明例

この薬は、痛みを起こす脳の神経伝達物質（グルタミン酸など）が分泌されるのを抑えて、帯状疱疹後の神経の痛みに効く薬です。海外では、神経痛への第一選択薬としてよく使われ、てんかんや糖尿病の神経痛にも用いられます。初めて使うときは、1日150mgを1日2回に分けて服用します。その後1週間以上かけて副作用や効果を見ながら1日の服用量を300mgまで増やしていきます。ですから、効果がないからといって自己判断で服用を中止しないでください。なお、主に腎臓から尿中に排泄される薬なので、高齢の方や腎臓の働きが低下している方などは、副作用を避けるために服用量や回数を調整する必要があります(STEP4)

➡ 家兎炎症皮膚抽出液製剤(ノイロトロピン)

説明例

この薬は、慢性的な神経痛を抑える効果があります。この効果は、痛みを抑える神経を活発にする作用や、炎症性物質（ブラジキニン）が増えるのを抑える作用、血液の流れを良くして患部の皮膚の温度を上げる作用などによるといわれています。副作用も少なく安全性の高い薬ですが、効

果の発現も穏やかなため、通常1カ月程度服用する必要があります

➡温湿布

説明例
痛みのある患部に貼る温かい湿布です。温湿布で体が温まると血液の循環が良くなり痛みが和らぎます。ただし乾燥肌の人は、痒みが表れることがありますので、その場合は使用を中止して医師に相談してください

STEP 4 服用に当たっての注意事項（副作用、その他）を説明する

抗ウイルス薬は、精神神経障害（傾眠、感覚鈍麻、頭痛、錯乱など）や腎機能障害に注意。腎で排泄されるため、特に高齢者や腎機能障害の患者に表れやすい。腎機能障害を避けるため、水分を十分に補給させる。三環系抗うつ薬は長期に服用することになるため、抗コリン症状などの副作用をあらかじめ説明しておく必要がある。また、プレガバリンで高頻度に表れる傾眠、浮動性めまい、浮腫などについては必ず伝えておく。

➡アシクロビル（ゾビラックス他）、バラシクロビル塩酸塩（バルトレックス他）

▶精神神経障害→傾眠、感覚鈍麻、頭痛、錯乱など。

説明例
眠気や頭痛のほか、感覚が鈍くなるような症状が表れることがあります。一般に、これらの副作用は服用を中止することで改善しますが、このような症状が表れたら服用を中止し、直ちに主治医に連絡してください

▶腎障害→アシクロビルが溶解度を超えて析出するために起こる。

説明例
腎臓の機能が障害されることがあります。これは、腎臓内で薬が溶けきれず結晶になるためと考えられています。これは水分を十分に補給することで避けられますので、この薬を服用している間は、水分をこまめに摂取してください

▶次の重大な副作用に注意する。アナフィラキシーショック、血液障害（汎血球減少症、無顆粒球症、血小板減少症、播種性血管内凝固症候群、血小板減少性紫斑病）、急性腎不全、精神神経症状、スティーヴンス・ジョンソン症候群（SJS）、中毒性表皮壊死症（TEN）、呼吸抑制、無呼吸、間質性肺炎、肝機能障害、肝炎、黄疸、急性膵炎→投与中は観察を十分に行い、異常が認められた場合には、服用を中止し、直ちに受診するよう指導。

帯状疱疹

➡ NSAIDs
- ▶ 胃腸障害→自覚症状は投与1週間以内の発現が多いが、胃腸障害の過半数が無症状であるため注意が必要。患者には胃腸障害について恐怖心を与えないように説明し、少しでも症状が認められる場合には薬剤師、医師に連絡するよう指導。

説明例

　痛みを抑える薬には、多かれ少なかれ胃腸障害が出ることがあります。できる限り空腹時の服用は避けて、食後または軽く食物を取ってから服用してください。もし、腹痛、吐き気などの症状が出ましたら服用を中止し、受診してください

- ▶ 浮腫→下肢、眼瞼などの浮腫が生じることがある。腎障害も併発する可能性があり、症状が認められたら、服用を中止し直ちに受診するよう指導。
- ▶ 次の重大な副作用に注意する。ショック、好酸球性肺炎、スティーヴンス・ジョンソン症候群（SJS）、胃潰瘍、出血性大腸炎、血液障害、腎不全、腎障害、肝障害など→投与中は観察を十分に行い、異常が認められた場合には、服用を中止し、直ちに受診するよう指導。

➡ 三環系抗うつ薬（アミトリプチリン塩酸塩［トリプタノール］、ノルトリプチリン塩酸塩［ノリトレン］など）
- ▶ 抗コリン症状→口内乾燥、便秘、尿閉など。最も頻度の高い副作用。

説明例

　口の渇きや便秘といった症状が表れることがあります。また、男性の場合、尿の出が悪くなったりすることがあります。これらの症状がひどく表れたり気になった場合には、必ずご相談ください

- ▶ 眠気、倦怠感→比較的頻度の高い副作用。

説明例

　もともと、うつ病に使われる薬ですので、頭の神経に作用して、眠気やふらつきなどを起こすことがあります。一般に、服用を続けると徐々に軽くなることが多いのですが、日中の眠気、ふらつきなどが強い場合は、転倒しやすくなり、また自動車の運転などに危険を伴いますので、必ずご相談ください

- ▶ 離脱症状（退薬症候群）→倦怠感、頭痛、吐き気、筋肉痛など。

説明例

　薬を急にやめると、倦怠感、頭痛、吐き気、筋肉痛やかぜのような症状が表れることがあります。神経痛が軽くなったからといって自己判断で中止してはいけません。中止する場合には、医師の指示に従って、徐々に薬の量を減らすことが必要です

- ▶ 起立性低血圧→ふらつき、めまいなど。

説明例

　立ち上がることによって血圧が急に低下し、ふらつくことがあります。服用を始めてしばらくは、起床時や起立時にはゆっくりと立ち上がるようにしてください。ただし、ふらつきがひどい場合は、服用を中止して直ちに受診してください

- ▶ 次の重大な副作用に注意する。悪性症候群、セロトニン症候群、幻覚、せん妄、精神錯乱、痙攣、血液障害、麻痺性イレウ

ス、不整脈など→投与中は観察を十分に行い、異常が認められた場合には服用を中止し、直ちに受診するよう指導。

➡ プレガバリン(リリカ)
- ▶ 中枢神経系の副作用(傾眠、浮動性めまい)、浮腫、体重増加など

説明例

糖尿病の方の神経痛に使用した場合ですが、およそ4〜5人に1人が眠気、ふらつき、めまい、手足のむくみなどを起こすことが知られています。むくみで体重が増えることもあります。これらの副作用は、服用を始めてから1週間以内に起きやすいことが分かっています。ですから、眠気などを避けるためにも、初診時には1日1回1錠(75mg)を寝る前に処方されることがあります(高齢者は50mg、中等度腎機能障害患者では25mgに減量)。これらの副作用は、服用を続けることで消失することもありますが、表れると大変危険ですので、必ずご相談ください

説明例

強い眠気、ふらつきなどによって自動車事故を起こしたり、転倒して骨折した方などの例が報告されています。ですから、車の運転や危険を伴う機械の操作などは避けてください。特に高齢の方は転倒に注意してください。全く眠気やふらつきなどがなく、かつ、どうしても車の運転が必要な方は、主治医とよくご相談ください

- ▶ 離脱症状(退薬症候群)

説明例

急に服用を中止すると脳が驚いてしまい、不眠や日中の不安、悪心や吐き気、頭痛、下痢、発汗などの症状(離脱症状)が表れる恐れがあります。薬を中止する場合には、少なくとも1週間以上かけて徐々に減らすことが必要です。自己判断で服用を中止しないでください

- ▶ 次の重大な副作用に注意する。心不全・肺水腫、血管浮腫、横紋筋融解症、腎不全、低血糖、間質性肺炎、スティーヴンス・ジョンソン症候群(SJS)、多形紅斑

➡ 家兎炎症皮膚抽出液製剤(ノイロトロピン)
- ▶ 発疹、消化器症状→胃部不快感、悪心・嘔吐、食欲不振など。

水虫

水虫（足・爪白癬症）は白癬菌による感染症である。日本では10人に1人が白癬菌に感染しているといわれ、その内訳は足白癬と爪白癬がそれぞれ64％、17％と大半を占め、残りが体部白癬9％、股部白癬7％となっている。従って、ここでは主に足、爪白癬に処方される抗真菌薬（外用および内用）の服薬指導について述べる。

初診時の処方例

A 足白癬の場合（外用抗真菌薬）

処方例1

> ゼフナートクリーム2％[*1]　10g
> 　1日1回　患部に塗布

[*1] リラナフタート（チオカルバメート系）

処方例2

> メンタックスクリーム1％[*2]　10g
> 　1日1回　患部に塗布

[*2] ブテナフィン塩酸塩（ベンジルアミン系）

処方例3

> ペキロンクリーム0.5％[*3]　10g
> 　1日1回　患部に塗布

[*3] アモロルフィン塩酸塩（モルホミン系）

処方例4

> エクセルダームクリーム1％[*4]　10g
> 　1日2～3回　患部に塗布

[*4] スルコナゾール硝酸塩（イミダゾール系）

B 爪白癬の場合（内用抗真菌薬）

処方例1

> イトリゾールカプセル50[*5]　1回4カプセル（1日8カプセル）
> 　1日2回　朝夕食直後　7日分

[*5] イトラコナゾール（トリアゾール系）

処方例2

> ラミシール錠125mg[*6]　1回1錠（1日1錠）
> 　1日1回　朝食後　7日分

[*6] テルビナフィン塩酸塩（アリルアミン系）

処方例3

> クレナフィン爪外用液10％[*7]　3.56g
> 　1日1回　爪全体に塗布

[*7] エフィナコナゾール（トリアゾール系）

処方例4

> ルコナック爪外用液5％[*8]　3.5g
> 　1日1回　爪全体に塗布

[*8] ルリコナゾール（イミダゾール系）

STEP 1 禁忌疾患の有無を確認する

外用抗真菌薬の投与が禁忌である疾患は、過敏症の既往歴以外にない。一方、内用抗真菌薬であるイトラコナゾール、テルビナフィンの処方時には、特に肝機能および血液障害の有無を確認する。

薬疹歴
- ➡ あり
  - ▶ 本成分に過敏症の既往歴があれば医師に連絡し投与を中止する。
- ➡ なし
  - ▶ 「発疹が出現したら、直ちに受診する」よう指導。初めて服用する患者には特に注意。

妊娠・授乳の有無
- ➡ あり
  - ▶ イトラコナゾール（商品名イトリゾール他）は妊娠の可能性がある場合も含め投与中止。授乳婦にやむを得ず投与する場合は授乳を中止。テルビナフィン塩酸塩（ラミシール他）は有益性が危険性を上回る場合のみ投与可能であるが、医師に連絡し対処。授乳婦にやむを得ず投与する場合は授乳を中止。
- ➡ なし
  - ▶ もし投薬した後に妊娠が発覚した場合には製造販売元に問い合わせ、これまでの症例報告の有無などの情報を得て、医師、患者双方にその結果を説明する。

禁忌疾患の有無
- ➡ 重篤な肝機能障害
  - ▶ イトラコナゾール（イトリゾール他）の投与中止（既往歴の患者も含む）。テルビナフィン塩酸塩（ラミシール他）の投与中止。
- ➡ 血液障害（汎血球減少症、無顆粒球症、血小板減少など）
  - ▶ テルビナフィンの投与中止。

STEP 2 併用薬・飲食物・嗜好品の有無を確認する

外用抗真菌薬に関して問題となる相互作用はないが、内用抗真菌薬の処方時は相互作用に十分な注意が必要である。イトラコナゾールは、①薬物代謝酵素チトクロームP450（CYP）3A4とP糖蛋白質（消化管腔・尿細管腔・胆管腔中への薬物の排泄を行う）の阻害・誘導、②胃内pHの変化——により相互作用を起こす。テルビナフィンは少なくとも7種類のCYP（主に1A2、2C8、2C9、2C19、3A4）によって代謝されるため、CYP代謝に起因する相互作用は受けにくい一方、CYP2D6の阻害効果は強力であるため、CYP2D6の基質となる薬剤との併用には注意する。

内用抗真菌薬
A 動態学的
①代謝阻害、誘導
〔併用禁忌〕

➡ **イトラコナゾール（商品名イトリゾール他）**
以下の薬剤はCYP3A4またはP糖蛋白質の基質となるため、血中濃度が上昇し重篤な副作用発現の恐れ。
- ▶ ピモジド（オーラップ）、抗不整脈薬（キニジン硫酸塩水和物［硫酸キニジン］、ベプリジル塩酸塩水和物［ベプリコール］）→QT延長。
- ▶ トリアゾラム（ハルシオン他）、スボレキサント（ベルソムラ）→過度の鎮静、睡眠。
- ▶ シンバスタチン（リポバス他）→横紋筋融解症。
- ▶ カルシウム（Ca）拮抗薬（アゼルニジピン［カルブロック他］、ニソルジピン［バイミカード他］）、PDE5阻害薬（バルデナフィル塩酸塩水和物［レビトラ］、シルデナフィルクエン酸塩［レバチオ、バイアグラ他］、タダラフィル［アドシルカ、ザルティア］）、エプレレノン（セララ）、アリスキレンフマル酸塩（ラジレス）、リオシグアト（アデムパス）→過度の血圧低下。
- ▶ エルゴタミン製剤（クリアミン［配合薬］など）→麦角中毒。
- ▶ 新規経口抗凝固薬（ダビガトランエテキシラートメタンスルホン酸塩［プラザキサ］、リバーロキサバン［イグザレルト］、チカグレロル［ブリリンタ］）→出血危険性増大。
- ▶ ブロナンセリン（ロナセン）→過度の中枢神経抑制。
- ▶ アスナプレビル（スンベプラ、ジメンシー［配合薬］）→肝臓関連副作用。
- ▶ バニプレビル（バニヘップ）→悪心、嘔吐、下痢。
- ▶ イブルチニブ（イムブルビカ）→出血、感染症。

〔併用注意〕
➡ イトラコナゾール

- ▶CYP3A4の基質となる薬剤：Ca拮抗薬、ベンゾジアゼピン系薬、アトルバスタチンカルシウム水和物（リピトール他）*、抗不整脈薬（ジソピラミド［リスモダン他］、ピルメノール塩酸塩水和物［ピメノール］、アミオダロン塩酸塩［アンカロン他］*、プロパフェノン塩酸塩［プロノン他］*）、ワルファリンカリウム（ワーファリン他）、テオフィリン（テオドール他）、副腎皮質ホルモン（ステロイド）製剤*、カルバマゼピン（テグレトール他）*、ビンカアルカロイド系抗悪性腫瘍薬（ビンクリスチン硫酸塩［オンコビン］など）など多数→CYP3A4の基質となる（*P糖蛋白質の基質にもなる）ため、イトラコナゾールの酵素阻害により、これらの薬剤またはその活性代謝物の血中濃度が上昇する。
- ▶ジギタリス製剤（ジゴシン他）、フェキソフェナジン塩酸塩（アレグラ他）、シメチジン（タガメット他）→P糖蛋白質の基質となるため、イトラコナゾールの酵素阻害によりこれらの薬剤の血中濃度が上昇（フェキソフェナジンとの併用で血中濃度が2倍、シメチジンとの併用で血中濃度時間曲線下面積［AUC］が25％上昇との報告あり）。ジギタリス製剤と併用する場合、投与量を2分の1に減量する。
- ▶CYP3A4阻害薬：14員環マクロライド系抗菌薬、HIVプロテアーゼ阻害薬（リトナビル［ノービア］）、シプロフロキサシン（シプロキサン他）→イトラコナゾールの代謝酵素であるCYP3A4を阻害するため、イトラコナゾールの血中濃度が上昇する。
- ▶プレグナンX受容体（PXR）活性化薬（CYP3A4誘導薬：リファンピシン［リファジン他］、バルビツール酸系薬、ヒダントイン系薬、カルバマゼピン、イソニアジド［イスコチン他］）→CYP3A4の誘導作用によりイトラコナゾールの血中濃度が低下する。
- ▶インジナビル硫酸塩エタノール付加物（クリキシバン）、テラプレビル（テラビック）、ダルナビルエタノール付加物・コビシスタット（プレジコビックス）→これらの薬剤とイトラコナゾールのCYP3A4の阻害作用により、血中濃度が変化する。

➡テルビナフィン（ラミシール他）
- ▶シメチジン、フルコナゾール（ジフルカン他）→非特異的にCYP酵素分子種を阻害するため、テルビナフィンの血中濃度が上昇する。
- ▶リファンピシン→非特異的にCYP酵素分子種を誘導するため、テルビナフィンの血中濃度が低下する。
- ▶ノルトリプチリン塩酸塩（ノリトレン）、イミプラミン塩酸塩（トフラニール他）、アミトリプチリン塩酸塩（トリプタノール他）、マプロチリン塩酸塩（ルジオミール他）、デキストロメトルファン臭化水素酸塩水和物（メジコン他）→CYP2D6の基質となるため、これらの薬剤およびその活性代謝物の血中濃度が上昇する。

② 溶解性
〔同時併用禁忌〕

➡イトラコナゾール
- ▶プロトンポンプ阻害薬（PPI）、H₂受容体拮抗薬、制酸薬（乾燥水酸化アルミニウムゲルなど［マー

ロックス他])→胃内pHを上昇させるため、塩基性であるイトラコナゾールの溶解性が低下し、腸管での吸収量が減少して最終的に薬効が減弱する。やむを得ず併用する場合は、個人差はあるが、炭酸飲料(コーラなど)で服用するなどの対策が必要。H_2受容体拮抗薬では、ファモチジン(ガスター他)を朝夕または就寝前の投与、イトラコナゾールを昼食直後投与として服用間隔を最大限空ければ相互作用を回避できるとの報告あり。制酸薬では、イトラコナゾールの服用後、4時間程度空けて制酸薬を服用すれば問題ないと考えられる。

〔併用注意〕

➡ イトラコナゾール
▶ 酸性飲料(コーラ、ジュースなど)、カフェイン含有飲料(コーヒー、紅茶、緑茶など)→胃酸分泌を促進し胃内のpHを低下させるため、イトリゾールの吸収量が増加し、血中濃度が上昇する可能性がある(コーラとの併用で血中濃度が2倍上昇との報告あり)。特別な場合を除いて、これらの飲料で服用しない方がよい。特別な場合とは、胃全摘患者へのPPI、H_2受容体拮抗薬との併用時など(胃全摘患者の手指爪白癬に、コーラを用いたイトリゾール内服療法が有効であったとの報告がある)。

B その他(機序不明など)

〔併用注意〕

➡ イトラコナゾール(イトリゾール他)
▶ メロキシカム(モービック他)→メロキシカムの消化管吸収が抑制される。メロキシカムの最高血中濃度(C_{max})が64%、AUCが37%低下。

➡ テルビナフィン(ラミシール他)
▶ 経口避妊薬→月経異常(機序不明)。
▶ シクロスポリン(サンディミュン他)→シクロスポリン血中濃度低下(機序不明)。

水虫

STEP 3 病識・薬識を持たせる

水虫（白癬症）は、カビ（真菌）の一種である白癬菌が皮膚の角質、爪などに感染し寄生するために起こる病気で、自然治癒はしないことを理解させる。主な感染経路・寄生部位を説明し、感染・寄生防止対策も指導する。

参考

病識
- ▶白癬菌は角質の成分であるケラチン（アミノ酸）を栄養としている。
- ▶足白癬には、①趾間びらん型（指の間が白くふやけて、皮膚がむけるとじくじくし、細菌の二次感染を伴うことがある）、②小水泡鱗屑型（夏に多く、強い痒みを伴い足底に小さな水泡や鱗屑［りんせつ：小さな角質片］ができる）、③角質増殖型（難治性で足底がガサガサし、皮膚が厚くなり、爪白癬を伴うことが多いが、痒みは強くない）――の3つの型がある。
- ▶白癬の主な感染は人からであるが、ステロイドや抗菌薬の外用薬を長期使用しているケース、免疫力低下時や糖尿病の治療中などでも起きる（日和見感染）。外用ステロイドによる白癬、カンジダ症は、時折見掛ける。
- ▶顔面のひげそり負けも細菌より白癬菌が多い。

薬識
- ▶外用薬のケトコナゾール（ニゾラール他）にのみ脂漏性皮膚炎（フケ症：癜風菌に起因）に適応あり（1日2回塗布）。
- ▶内服薬は、爪白癬以外にも「頭部白癬（しらくも）、角質増殖型白癬」に第一選択として、また「塗り薬で接触皮膚炎を起こしている」「ただれやひび割れがひどく、じくじくしている」「患部が細菌感染を起こし、広範囲に及んでいる」など、塗り薬による治療効果が得られないか、症状の悪化が予測される場合に使用される。
- ▶爪白癬は、内服薬（イトラコナゾール、テルビナフィン）の他に、液体の外用薬（エフィナコゾール外用液［クレナフィン］、ルリコナゾール外用液5%［ルコナック］）を塗布する治療が行われる。ただし、外用薬による有効率は内服に比べて低い。外用薬は爪全体に塗布するが、爪先から爪の下にたらし込むようにも使用する。爪が厚い場合は、やすりで削ったり、先端が尖ったもので爪に穴を開けたりして塗布することも必要である。治療期間は最低でも半年、場合によっては1年以上かかることもある。

病気の原因、予後、防止対策の説明

➡水虫は、カビ（真菌）の一種である白癬菌が皮膚の角質や爪に感染し寄生するために起こる病気で、自然治癒しないこと、放置すると悪化することを説明する。

説明例

水虫は、白癬菌というカビの菌が原因です。お餅に付いた青カビのように皮膚の表面で増えるため、足の裏や指の間、手のひらなどが白くふやけたり、じくじくしたり、痒みや水泡などが生じます。菌が爪に入った場合、爪の先が白や黄白色に濁り、進行すると厚くもろくなります。命を脅かすような病気ではありませんが、人にうつる病気で、自然に治ることはありません。治療せず長く放置しておくと治りにくくなり、時には菌が増えて化膿して腫れ、痛みが出ることもあります

➡水虫は家庭内感染が多いこと、高温多湿で不潔な部位に寄生しやすいことを説明する。

説明例

水虫は人、動物、土から直接うつることもありますが、水虫の人が使ったマット、スリッパ、衣類、床などを介して間接的にうつることが多い病気です。特にお風呂場のようにじめじめとした高温・多湿

バスマット、スリッパは、家族で共用しないようにしましょう

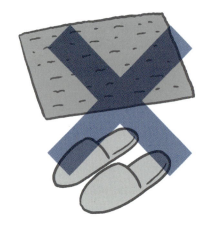

塗り薬は毎日お風呂上がりに塗る習慣を付けましょう

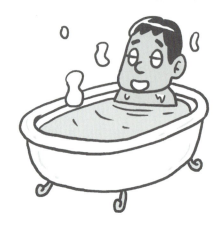

痒いところや赤いところだけでなく、足全体に塗りましょう

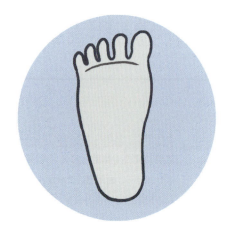

足の水虫では最低でも1カ月!
症状がなくなっても、しばらくは薬を続けましょう

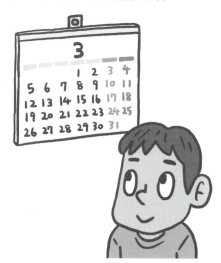

※このイラストは、別冊イラスト集にカラーで収録されています。患者指導用のツールとしてご活用ください。

で不潔な場所が大好きで、梅雨や夏の時期に、汗の出やすい足、脇の下、膝の裏、股間などで増えて悪くなりやすいのです。プール、共同浴場、体育館、柔・剣道場などの人の集まる場所でうつることもありますが、家庭内感染が最も多いようです

➡生活上の感染および寄生防止対策を指導する。

家庭でうつることが多いので、家族に水虫の方がおられたら、一緒に治療しましょう。また、家庭内のスリッパ、足拭きマット、タオルなどからうつるので、その人専用の物を用意して頻繁に取り換え、共用しないようにしましょう。畳や床、じゅうたんに落ちた水虫菌（落屑やチリなどに含まれる）は、数カ月生き続けますので、毎日念入りに掃除をしてください

プール、共同浴場、体育館、柔・剣道場などの人の集まる場所でもうつります。このような場所に行かれた後は、手や足をせっけんでよく洗いましょう。足に付いた水虫菌は、せっけんで普通に洗っただけで簡単に取り除けることが証明されています

水虫菌は湿って不潔なところが大好きです。最低でも1日1回はせっけんで患部をよく洗いましょう。ただし、ごしごしと皮がむけるほどタオルで強く擦る必要はありません。また、洗った後は、きちんと拭いて乾燥させることが重要です

足の指と指の隙間（趾間）は、湿って不潔になりやすいところなので、水虫が大好きな場所です。意外にも入浴時に洗う人は少なく、入浴後もタオルで拭かず湿ったまま放置する方が多いようです（特に男性）。入浴時には指の間を1カ所ずつタオルとせっけんで洗い、入浴後も乾いたタオルで拭くようにしてください。できれば、ドライヤーで乾燥させるとよいでしょう。日本人は足の指と指の隙間が狭い方が多いので、特に要注意です

吸湿性、通気性の良い下着、靴下、靴などを着用し、毎日取り換えるようにしましょう。靴を履いている時間をできるだけ短くし、可能ならスリッパに履き替え、自宅でははだしになるなどしましょう

外用抗真菌薬の説明
➡水虫が治りにくいと悩む患者のほとんどは、症状が消えると治ったと勘違いして薬を塗るのをやめてしまっている。一方、爪白癬では、爪の生え替わりに半年から1年程度かかるため、短期間では治療効果を実感できず、治療を中断するケースがある。指導のポイントは、①毎日入浴後に薬を塗る習慣を身に付ける、②薬を患部より広めに塗る、③症状が消えても薬を中止せず、菌が死滅するまで根気よく継続する、④爪白癬の場合、爪の生え替わりや薬の効果発現には時間がかかることを理解させ、使用を継続させる──ことである。

まずは、毎日お風呂上がりに塗る習慣を付けてください。お風呂上がりは、皮膚が水分を吸って角質が柔らかくなってい

て薬が浸透しやすいからです。患部の皮をむいたり傷付けたりしないように手で薄く塗るようにしてください。もし塗るのを忘れても、思い出した時点ですぐに塗ってください。毎日続けることが大切です

痒い所、赤い所しか塗らない方が多いのですが、実は全く症状がない所、皮がむけているだけの所、皮が厚くなってひび割れているところにも水虫菌が広がっていることが多いのです。症状のある所よりも広く塗るようにしてください。特に、長い間水虫になっている方は、足の裏全体に塗るようにし、症状のない足の指の間、爪にも塗るようにしましょう

薬をしばらく塗ると痒みなどの症状がなくなりますが、治ったと思って自己判断で薬を中止すると、翌年の夏や、冬でも暖房などで再発することがよくあります。これは、水虫菌が薬の届かない皮膚の奥に逃げ込んで生き延びているためです。一般に、皮膚（角質）が新しくなるまで最短でも2週間はかかります（手の水虫）。足の水虫では（趾間びらん型、小水泡鱗屑型）、少なくとも1カ月間は塗り続ける必要がありますが、かかとなどの皮膚の厚いところではそれ以上かかりますので、足は2～3カ月を目安にするとよいでしょう（体部、股白癬なら2～3週間が目安）。いずれにせよ、菌の存在は顕微鏡で確認できますので、医師の指示に従って、症状がなくなっても菌が死滅するまで根気よく塗布を続けましょう

なりたての水虫なら、薬を1カ月塗れば完治する場合もありますが、水虫になって長い方（3年以上）では、症状がない所まで水虫菌が散らばって広がったりしているため、治りにくいことが分かっています。治るまでの期間は個人差がありますが、症状がなくなっても半年間は続けて塗りましょう。1年以上かかった患者さんもおられますので、長期戦となることをご理解ください

爪の水虫の治療に、飲み薬が副作用などで使用できない方には、液体の塗り薬が使われます。爪の中や、爪の下の爪床（そうしょう）と呼ばれる皮膚部分に生存しています。ですから、爪全体、そして爪と皮膚の間にも薬の液を垂らし込んで塗ってください。使用期間は、爪が生え替わるまでの期間を目安としてください。健康な爪が生え替わるのに、足で1年、手で半年かかると言われています。見た目には変化がなくても、爪が生え替わるまで、根気強く長期にわたって塗り続けることが必要です

内用抗真菌薬の説明

➡作用と服用目的

内用薬による爪白癬治療を行う理由を説明する。イトラコナゾールでは、パルス療法（1週間経口投与後3週間休薬することを3回繰り返す）、食後服用の必要性など。テルビナフィンでは、3～6カ月の服用期間となることを説明する。

爪の水虫の治療に飲み薬が使われるのは、塗り薬よりもよく効くからです(有効率は内服薬で約85%、外用薬で約15〜30%)。これは塗り薬に比べて、飲み薬は薬が爪に効率よく到達して、体の内側から爪にいる水虫菌を死滅させることができるためです。また、体の内側から治すので、爪以外の水虫も同時に治すことができ、一石二鳥です。塗り薬のように、塗り残しの心配もありません

➡ 服用時の注意点(STEP2)

イトラコナゾール(イトリゾール他)は胃酸に溶けやすく、胃酸が出ているとよく吸収されることが分かっています。空腹時に服用すると効きが悪くなりますので、食後すぐに服用してください

イトラコナゾールはジュース、コーラなどの酸性飲料やコーヒー、紅茶などのカフェイン含有飲料で服用すると、吸収がよくなり過ぎて胃腸障害などの副作用が出やすくなることがあります。水や白湯、またはカフェインを含んでいない麦茶などで服用してください

➡ 服用方法・期間

イトラコナゾールは、1週間内服した後3週間休むことを3回繰り返して治療するお薬です。少し変わった飲み方ですが、お薬が爪の中によく届き、その量は治療後の3カ月で最も多くなり、約9カ月後まで効果が続くことが分かっています。効果は少しずつ表れてきますので、安心してください。年齢で違いますが、健康な爪が生え替わるのに、足で約1年、手で約半年かかるといわれています。ですから、服用終了後も半年から1年の間、医師の指示に従って服用してください。もし、イトリゾールの効き目が悪い場合には、同じ治療が繰り返されることもあります

テルビナフィン(ラミシール他)の服用期間は個人差がありますが、爪の伸びが早い人で3カ月、遅い人では6カ月が目安です。症状が良くなっても、自分の判断で中止せず、医師の指示に従って継続して服用しましょう

STEP 4 服用に当たっての注意事項(副作用、その他)を説明する

外用抗真菌薬の処方時は、主に接触性皮膚炎(かぶれ)に注意するよう指導する。内用抗真菌薬については、添付文書の「警告」欄で注意が喚起されているように、肝障害の初期症状を十分に説明する必要がある。

外用抗真菌薬
- ➡ 接触性皮膚炎(かぶれ)
  - ▶ 主成分の抗真菌薬や基剤、配合薬の成分に起因する。

説明例

薬を塗ることで、ぶつぶつ、水膨れ(丘疹)などができ、赤いただれ、むくみ、痛みなどがひどくなる場合は、薬が合わない可能性がありますので必ず医師に相談してください。特に、ただれやひび割れがある患部に塗る場合は注意してください

内用抗真菌薬
- ➡ イトラコナゾール(イトリゾール他)
  - ▶ 肝障害→パルス療法以外の長期的投与をする場合は、定期的な肝機能検査が望ましい。食欲不振、悪心、嘔吐、倦怠感、褐色尿などの初期症状があれば、直ちに受診させる。
  - ▶ 胃腸障害→腹痛、胃不快感、嘔吐、吐き気などの症状に注意。
  - ▶ うっ血性心不全、肺水腫→特にCa拮抗薬との併用時に注意。心疾患(弁膜症など)、慢性閉塞性肺疾患(COPD)、腎不全などの患者では出現しやすいので、下肢浮腫、呼吸困難などの症状があれば、直ちに受診させる。
  - ▶ スティーヴンス・ジョンソン症候群(SJS)、中毒性表皮壊死症(TEN)→重篤な皮膚症状に注意。

- ➡ テルビナフィン(ラミシール他)
  - ▶ 肝障害→添付文書の「警告」欄で注意が喚起されている。死亡例あり。初期症状に注意する。投与開始後2カ月間は月1回の肝機能検査を実施し、その後も定期的に肝機能検査を行う必要がある。

説明例

肝臓が悪くなる可能性があることは医師から説明されていると思いますが、疲れやすい、熱、痒みがある、食欲不振、吐き気、下痢、皮膚・白目・尿が黄色になるなど、いつもと違う症状があれば、すぐに医師に連絡し受診するようにしてください。また、これらの症状が表れなくても、飲み始めて2カ月間は月に1回、その後も肝機能検査を定期的に行うことが必要です

  - ▶ 血液障害(汎血球減少症、無顆粒球症、血小板減少など)→添付文書の「警告」欄で注意が喚起されている。死亡例あり。定期的に血液検査(血球数算定、白血球分画など)を行う。皮下・粘膜出血、咽頭痛、頭痛、発熱、顔面蒼白などの初期症状があれば、直ちに受診させる。

説明例

常に起きるわけではありませんが、血液の成分である赤血球、白血球、血小板な

どの数が少なくなるなどの血液障害が表れる可能性があります。ですから、定期的に血液検査を行いますが、内出血、口内炎、発熱、頭痛、喉の痛み、食欲不振、ひどく疲れやすいなどの症状があれば、すぐに連絡してください。かぜの症状とよく似ていますので、たとえ軽い症状のかぜだと思っても、自己判断せずに、必ず受診してください

▶横紋筋融解症→筋肉痛、脱力感、ひきつけに注意。
▶SJS、TEN→重篤な皮膚症状に注意。

花粉症

花粉症は、スギやヒノキなどの花粉を抗原とするⅠ型(即時型)アレルギー性疾患である。発作性反復性のくしゃみ、水性鼻漏、鼻閉、目の痒み、流涙、充血などを主症状とする。我が国では、スギ花粉症が最も多く(有病率26.5%)、スギ花粉の飛散が増える2〜3月に発症し、症状はヒノキ花粉の飛散が終わる5月中旬まで続くことがある。

花粉症の薬物治療は対症療法であり、鼻や目のアレルギー症状を抑え、生活の質(QOL)を改善することが目的となる。「鼻アレルギー診療ガイドライン2016年版」に基づき、各種の花粉症治療薬が、病型や重症度に応じて選択される。第2世代抗ヒスタミン薬、抗ロイコトリエン薬、鼻噴霧用ステロイドの初期療法は、花粉飛散予測日もしくは飛散前であっても症状が少しでも出た時点から開始し、その他の初期療法治療薬は飛散予測日の1週間前から開始する。

症状出現後はくしゃみ・鼻漏型には第2世代抗ヒスタミン薬が、鼻閉型には抗ロイコトリエン薬もしくは第2世代抗ヒスタミン薬・血管収縮薬配合薬が、鼻噴霧用ステロイドとともに主に用いられる。最重症の鼻閉型では、経口ステロイドや点鼻用血管収縮薬が併用される。近年では、舌下投与によるアレルゲン免疫療法によって花粉症の根本治療を含めた長期寛解も期待できるようになった。服薬指導に当たっては、花粉の飛散が完全に終了するまで、これらの服薬アドヒアランスを良好に維持させることである。

表1 ● 花粉症治療薬

1. ケミカルメディエーター（炎症物質）遊離抑制薬※1

トラニラスト（リザベン他、点眼薬）、アンレキサノクス（ソルファ、エリックス、点眼薬）、ペミロラストカリウム（アレギサール、ペミラストン他、点眼薬）、クロモグリク酸ナトリウム（インタール他、点眼薬、点鼻薬）

2. ケミカルメディエーター受容体拮抗薬

a）ヒスタミンH_1受容体拮抗薬（抗ヒスタミン薬）
　第1世代※2：d-クロルフェニラミンマレイン酸塩（ポララミン他）、クレマスチンフマル酸塩（タベジール他）など
　第2世代※3：ケトチフェンフマル酸塩（ザジテン他、点眼薬、点鼻薬）、アゼラスチン塩酸塩（アゼプチン他）、オキサトミド（セルテクト他）、メキタジン（ゼスラン、ニポラジン他）、エメダスチンフマル酸塩（レミカット他）、エピナスチン塩酸塩（アレジオン他）、エバスチン（エバステル他）、セチリジン塩酸塩（ジルテック他）、レボセチリジン塩酸塩（ザイザル）、レボカバスチン塩酸塩（リボスチン他、点鼻薬、点眼薬）、ベポタスチンベシル酸塩（タリオン）、フェキソフェナジン塩酸塩（アレグラ他）、オロパタジン塩酸塩（アレロック他、パタノール点眼薬）、ロラタジン（クラリチン他）、デスロラタジン（デザレックス）、ビラスチン（ビラノア）、イブジラスト（ケタス点眼薬）、ルパタジンフマル酸塩（ルパフィン）
　第2世代／血管収縮薬配合薬：フェキソフェナジン塩酸塩・塩酸プソイドエフェドリン配合薬（ディレグラ）
b）ロイコトリエン受容体拮抗薬（抗ロイコトリエン薬）※4：プランルカスト水和物（オノン他）、モンテルカストナトリウム（キプレス、シングレア他）
c）プロスタグランジンD_2・トロンボキサンA_2（PGD_2・TXA_2）受容体拮抗薬（抗PGD_2・TXA_2薬）※5：ラマトロバン（バイナス）

3. Th2サイトカイン阻害薬※6

スプラタストトシル酸塩（アイピーディ他）

4. ステロイド

a）鼻噴霧用：ベクロメタゾンプロピオン酸エステル（リノコート他）、フルチカゾンプロピオン酸エステル（フルナーゼ他）、モメタゾンフランカルボン酸エステル水和物（ナゾネックス）、フルチカゾンフランカルボン酸エステル（アラミスト）、デキサメタゾンシペシル酸エステル（エリザス）
b）経口用：ベタメタゾン・d-クロルフェニラミンマレイン酸塩配合薬（セレスタミン※7）
c）点眼薬※8：ベタメタゾンリン酸エステルナトリウム（リンデロン点眼薬）など

5. 点鼻用血管収縮薬

トラマゾリン塩酸塩（トラマゾリン点鼻液）

※1 肥満細胞からのケミカルメディエーター遊離を抑制する薬剤としてクロモグリク酸ナトリウム（DSCG）が1967年に開発されて以来、局所用、経口用が開発され、市販されている
※2 1940年代からアレルギー治療薬として用いられ、市販の鼻炎用薬剤にも多用されている。ヒスタミン受容体の競合的拮抗薬であるため、くしゃみ、鼻漏には効果があるが、鼻閉に対する効果は十分ではない
※3 抗ヒスタミン作用が主作用であるが、他に多彩な抗アレルギー作用があるため、抗ヒスタミン作用を持つ抗アレルギー薬といわれていた。新しいものほど眠気、抗コリン作用が軽減されている
※4 ロイコトリエンの鼻粘膜血管透過性亢進、鼻粘膜浮腫に拮抗することから、鼻粘膜の腫脹抑制により鼻閉を改善する。好酸球浸潤抑制による過敏性亢進の軽減、ロイコトリエンD_4による鼻汁分泌を抑制することにより、くしゃみ、鼻汁にもある程度効果を発揮する
※5 トロンボキサンA_2による鼻粘膜血管透過性亢進を抑制し、鼻閉を改善する。また、プロスタグランジンD_2の受容体の一部である$CRTH_2$の遮断により好酸球浸潤を抑制することで鼻粘膜過敏性を減弱し、くしゃみ、鼻漏に対する効果も認められる
※6 ヘルパーT細胞からのインターロイキン（IL）4などのサイトカインの放出阻害による免疫グロブリン（Ig）E抗体産生制御が主作用とされている
※7 セレスタミン1錠中には、プレドニゾロン換算で2.5mg相当量含む
※8 長期使用で、創傷治癒の遅延、角膜ヘルペス、角膜真菌症のほか、眼圧上昇などを引き起こす恐れがあり要注意
出典：「鼻アレルギー診療ガイドライン2016年版『アレルギー性鼻炎治療薬表』」より引用、一部改変

表2● 重症度に応じた花粉症に対する治療法の選択

重症度	初期療法	軽症	中等症		重症・最重症	
病型			くしゃみ・鼻漏型	鼻閉型または鼻閉を主とする充全型	くしゃみ・鼻漏型	鼻閉型または鼻閉を主とする充全型
治療	①第2世代抗ヒスタミン薬 ②遊離抑制薬 ③抗ロイコトリエン薬 ④抗プロスタグランジンD₂・トロンボキサンA₂薬 ⑤Th2サイトカイン阻害薬 ⑥鼻噴霧用ステロイド (くしゃみ・鼻漏には①、②、⑥、鼻閉を主とする充全型には③、④、⑤、⑥のいずれか1つ)	①第2世代抗ヒスタミン薬 ②遊離抑制薬 ③抗ロイコトリエン薬 ④抗プロスタグランジンD₂・トロンボキサンA₂薬 ⑤Th2サイトカイン阻害薬 ⑥鼻噴霧用ステロイド (①から⑥のいずれか1つ。①から⑤で治療を開始したときは必要に応じて⑥を追加)	第2世代抗ヒスタミン薬 ＋ 鼻噴霧用ステロイド	抗ロイコトリエン薬または抗プロスタグランジンD₂・トロンボキサンA₂薬 ＋ 鼻噴霧用ステロイド ＋ 第2世代抗ヒスタミン薬 もしくは 第2世代抗ヒスタミン薬・血管収縮薬配合薬 ＋ 鼻噴霧用ステロイド	鼻噴霧用ステロイド ＋ 第2世代抗ヒスタミン薬	鼻噴霧用ステロイド ＋ 抗ロイコトリエン薬または抗プロスタグランジンD₂・トロンボキサンA₂薬 ＋ 第2世代抗ヒスタミン薬 もしくは 鼻噴霧用ステロイド ＋ 第2世代抗ヒスタミン薬・血管収縮薬配合薬 (必要に応じて点鼻用血管収縮薬を治療開始時の1～2週間に限って用いる。鼻閉が特に強い症例では経口ステロイド薬を4～7日間処方することもある)
			点眼用抗ヒスタミン薬または遊離抑制薬		点眼用抗ヒスタミン薬、遊離抑制薬またはステロイド	
					鼻閉型で鼻腔形態異常の例では手術※9	
			アレルゲン免疫療法※10			
			抗原除去・回避			

※9 花粉シーズン中の手術は避ける。外来で可能な手術の有効性が報告されているが、レーザー・化学剤手術の翌年以後の効果の継続は未確認
※10 治療の選択肢の一つであり、スギの抗原は日本で唯一標準化されている
出典:「鼻アレルギー診療ガイドライン2016年版」

初診時の処方例

花粉飛散前または直後（初期療法：スギ花粉の予想飛散開始日もしくはそれ以前であっても症状が出た日から投与開始）

A　ケミカルメディエーター遊離抑制薬（遊離抑制薬、予想飛散日の1週間前より投与）

処方例

> アレギサール錠5mg*1　1回1錠（1日2錠）
> 　1日2回　朝夕食後（または就寝前）

*1 ペミロラストカリウム

B　第2世代抗ヒスタミン薬（処方例1～3は1日1回投与、4～6は1日2回投与）

処方例1

> エバステル錠10mg*2　1回1錠（1日1錠）
> またはアレジオン錠10*3　1回1錠（1日1錠）
> 　1日1回　夕食後

*2 エバスチン
*3 エピナスチン塩酸塩

処方例2

> ジルテック錠10*4　1回1錠（1日1錠）
> またはビラノア錠20mg*5　1回1錠（1日1錠）
> 　1日1回　就寝前*6

*4 セチリジン塩酸塩
*5 ビラスチン
*6 セチリジンは就寝前、ビラスチンは空腹時服用の指示がある

処方例3

> クラリチン錠10mg*7　1回1錠（1日1錠）
> またはデザレックス錠5mg*8　1回1錠（1日1錠）
> 　1日1回　夕食後*9

*7 ロラタジン
*8 デスロラタジン
*9 ロラタジンの添付文書には食後服用の指示がある

処方例4

> アゼプチン錠1mg*10　1回1錠（1日2錠）
> またはレミカットカプセル1mg*11
> 　　　　　　　　1回1カプセル（1日2カプセル）
> 　1日2回　朝・就寝前

*10 アゼラスチン塩酸塩
*11 エメダスチンフマル酸塩

処方例5

> セルテクト錠30*12　1回1錠（1日2錠）
> またはアレロック錠5*13　1回1錠（1日2錠）
> 　1日2回　朝・就寝前

*12 オキサトミド
*13 オロパタジン塩酸塩

処方例6

> タリオン錠10mg*14　1回1錠（1日2錠）
> またはアレグラ60mg*15　1回1錠（1日2錠）
> 　1日2回　朝夕食後

*14 ベポタスチンベシル酸塩
*15 フェキソフェナジン塩酸塩

花粉症

C 抗ロイコトリエン薬

処方例1

```
オノンカプセル112.5mg*16
        1回2カプセル（1日4カプセル）
    1日2回　朝夕食後*17
```

*16 プランルカスト水和物
*17 添付文書には食後服用の指示がある。

処方例2

```
シングレア錠10mg*18　1回1錠（1日1錠）
またはキプレス錠10mg*18　1回1錠（1日1錠）
    1日1回　就寝前
```

*18 モンテルカストナトリウム

飛散時期（症状出現後に治療開始する場合）

D くしゃみ・鼻漏型
（第2世代抗ヒスタミン薬＋鼻噴霧用ステロイド）

処方例

```
タリオン錠10mg　1回1錠（1日2錠）
    1日2回　朝・就寝前
フルナーゼ点鼻液50μg噴霧用*19　1本
    1回1噴霧　朝両鼻腔　1日2回　朝夕
    （1日最大投与量は8噴霧）
リザベン点眼液0.5%*20　5mL
    1回1点眼　両眼　1日4回　朝昼夕・就寝前
```

*19 フルチカゾンプロピオン酸エステル
*20 トラニラスト

E 鼻閉型
（第2世代抗ヒスタミン薬・血管収縮薬配合薬 ＋ 鼻噴霧用ステロイド）

処方例

```
ディレグラ配合錠*21　1回2錠（1日4錠）
    1日2回　朝夕食前*22
ナゾネックス点鼻液50μg噴霧用*23　1本
    1回2噴霧　両鼻腔　1日1回　朝
```

*21 フェキソフェナジン塩酸塩・塩酸プソイドエフェドリン配合薬
*22 空腹時服用の指示がある
*23 モメタゾンフランカルボン酸エステル水和物

F 最重症の鼻閉型
（抗ロイコトリエン薬＋第2世代抗ヒスタミン薬＋鼻噴霧用ステロイド）

処方例*24

```
アラミスト点鼻液27.5μg噴霧用*25　1本
    1回2噴霧　両鼻腔　1日1回　朝
オノンカプセル112.5mg
        1回2カプセル（1日4カプセル）
    1日2回　朝夕食後
エバステル錠10mg　1回1錠（1日1錠）
    1日1回　夕食後
セレスタミン配合錠*26　1回1錠（1日2錠）
    1日2回　朝・就寝前
トラマゾリン点鼻液0.118%「AFP」*27　1本
    1回1噴霧　両鼻腔　鼻閉が強い時
    （局所ステロイド使用15分前、1日4回まで）
```

*24 治療開始後、鼻粘膜腫脹（鼻閉）が改善した段階で、セレスタミン、トラマゾリンを中止。
*25 フルチカゾンフランカルボン酸エステル
*26 ベタメタゾン・d-クロルフェニラミンマレイン酸塩
*27 トラマゾリン塩酸塩

STEP 1 禁忌疾患の有無を確認する

メキタジン、セチリジン、デスロラタジン、塩酸プソイドエフェドリンは類似化合物の過敏症歴に注意する。妊婦に対しては、原則として妊娠4カ月半ばまではアレルギー性鼻炎治療薬の投与を避けた方が安全である。メキタジン、第1世代抗ヒスタミン薬は抗コリン作用を有するため、緑内障、前立腺肥大などの下部尿路閉塞性疾患に投与禁忌である。

薬疹歴
➡ あり
- ▶本成分に対し過敏症の既往歴→医師に連絡し投与中止。
- ▶フェノチアジン系および類似化合物に対し過敏症の既往歴→メキタジン(商品名ゼスラン、ニポラジン他)の投与中止。
- ▶ピペラジン誘導体(セチリジン塩酸塩[ジルテック他]、レボセチリジン塩酸塩[ザイザル]、ヒドロキシジン塩酸塩[アタラックス])に対し過敏症の既往歴→セチリジン、レボセチリジン、ヒドロキシジンの投与中止。
- ▶ロラタジン(クラリチン他)に対し過敏症の既往歴→デスロラタジン(デザレックス)の投与中止。
- ▶塩酸プソイドエフェドリンと化学構造が類似する化合物(エフェドリン塩酸塩[エフェドリン他]、エフェドリン配合薬[アストモリジン、アストフィリン]またはメチルエフェドリン塩酸塩[メチエフ他])に対し過敏症の既往歴→フェキソフェナジン塩酸塩・塩酸プソイドエフェドリン配合薬(ディレグラ)の投与中止。
- ▶本剤の投与によるショックの既往歴→アレルゲン免疫療法(シダトレンスギ花粉舌下液、シダキュアスギ花粉舌下錠)の投与中止。

➡ なし
- ▶「発疹が出現したら、直ちに受診する」よう指導。初めて服用する患者には特に注意。

妊娠・授乳の有無
➡ 妊婦または妊娠している可能性のある女性
- ▶次の薬剤は投与中止。トラニラスト(リザベン他[内服のみ])、ペミロラストカリウム(アレギサール、ペミラストン他[内服のみ])、オキサトミド(セルテクト他)。
- ▶次の薬剤は原則禁忌。ロラタジン(クラリチン他)、デスロラタジン(デザレックス)、ベポタスチンベシル酸塩(タリオン他)、トラニラスト(点眼薬のみ)、メキタジン(ゼスラン、ニポラジン他)、ルパタジンフマル酸塩(ルパフィン)。ステロイド点眼薬は長期、頻回使用を避ける。他の薬剤は有益性が危険性を上回る場合に投与。

花粉症

➡**授乳婦**
- ▶次の薬剤は授乳中止または投与中止。ケミカルメディエーター遊離抑制薬(トラニラスト[内服のみ]、アンレキサノクス[ソルファ]、ペミロラスト[内服のみ])、第1世代抗ヒスタミン薬(クレマスチンフマル酸塩[タベジール他])、第2世代抗ヒスタミン薬(ケトチフェンフマル酸塩[ザジテン他])の内服と点鼻薬、アゼラスチン塩酸塩[アゼプチン他]、オキサトミド、メキタジン、エピナスチン塩酸塩[アレジオン他]、エバスチン[エバステル他]、セチリジン塩酸塩[ジルテック他]、レボセチリジン塩酸塩[ザイザル]、レボカバスチン塩酸塩[リボスチン他]、フェキソフェナジン塩酸塩[アレグラ他]、オロパタジン塩酸塩[アレロック他、パタノール点眼薬]、ビラスチン[ビラノア]、イブジラスト[ケタス点眼薬])、第2世代抗ヒスタミン薬・血管収縮薬配合薬(フェキソフェナジン・塩酸プソイドエフェドリン配合薬[ディレグラ])、経口ステロイド、Th2サイトカイン阻害薬。
- ▶次の薬剤は原則禁忌(投与時は授乳中止)。エメダスチンフマル酸塩(レミカット他)、ベポタスチン、ロラタジン、デスロラタジン、ルパタジン、ラマトロバン(バイナス)。
- ▶次の薬剤は慎重投与。モンテルカストナトリウム(キプレス、シングレア他)。鼻噴霧用デキサメタゾンシペシル酸エステル(エリザス)は、有益性が危険性を上回る場合に投与。

禁忌疾患

➡**重度腎障害(クレアチニンクリアランス10mL/min未満)**
- ▶セチリジン塩酸塩(ジルテック他)、レボセチリジン塩酸塩(ザイザル)の投与中止。

➡**有効な抗菌薬が存在しない感染症、全身の真菌症**
- ▶鼻噴霧用ステロイドの中止、経口ステロイドの原則投与中止。

➡**緑内障、前立腺肥大などの下部尿路閉塞性疾患**
- ▶メキタジン(ゼスラン、ニポラジン他)、クロルフェニラミンマレイン酸塩(ポララミン、セレスタミン[配合薬]他)、クレマスチンフマル酸塩(タベジール他)の投与中止。

➡**結核性疾患**
- ▶鼻噴霧用ベクロメタゾンプロピオン酸エステル(リノコート他)、経口ステロイドの原則投与中止。

➡**消化性潰瘍、精神病、単純疱疹性角膜炎、後嚢白内障、緑内障、高血圧、電解質異常、血栓症、最近行った内臓の手術創、急性心筋梗塞**
- ▶経口ステロイドの原則投与中止。

➡**低出生体重児・新生児**
- ▶クロルフェニラミンの投与中止(痙攣誘発)。

➡**2歳未満の乳幼児**
- ▶トラマゾリン塩酸塩(トラマゾリン)の投与中止(過量投与で発汗、徐脈)。

➡**狭窄性消化潰瘍または幽門十二指腸閉塞**
- ▶クレマスチンの投与中止(消化管運動抑制による症状悪化)。

➡**てんかんまたはその既往歴**
- ▶ケトチフェンフマル酸塩(ザジテン他)内服薬の投与中止(痙攣閾値の低下)。

➡重症の高血圧、重症の冠動脈疾患、狭隅角緑内障、尿閉、交感神経刺激薬による不眠・めまい・脱力・振戦・不整脈などの既往歴
　▶フェキソフェナジン塩酸塩・塩酸プソイドエフェドリン(ディレグラ)配合薬の投与中止。
➡重症の気管支喘息
　▶アレルゲン免疫療法(シダトレンスギ花粉舌下液など)の投与中止(喘息発作誘発の恐れ)。

STEP 2　併用薬・飲食物・嗜好品の有無を確認する

トラマゾリンとモノアミン酸化酵素(MAO)阻害薬の併用(禁忌)、フェキソフェナジンと制酸薬の併用(同時禁忌)以外は全て併用注意。トラニラスト、オキサトミド、エバスチン、ロラタジン、プランルカスト、モンテルカスト、ステロイドの代謝には薬物代謝酵素チトクロームP450(CYP)が、フェキソフェナジンの輸送には薬物トランスポーター(P糖蛋白質[P-gp]、有機アニオントランスポーターA型[OATP-A])が関与する。飲食物・嗜好品では、特にアルコールや果実ジュースに注意。薬力学的相互作用では、中枢神経抑制、メキタジンの抗コリン作用、光線過敏症、オキサトミドの抗ドパミン作用などに気を付ける。

A　動態学的
①吸着
〔同時禁忌〕

➡フェキソフェナジン塩酸塩(アレグラ他)、フェキソフェナジン・塩酸プソイドエフェドリン配合薬(ディレグラ)
　▶制酸薬(水酸化アルミニウム・水酸化マグネシウム含有製剤)→制酸薬による吸着でフェキソフェナジンの消化管吸収量が低下(血中濃度40%低下)。併用の場合、2時間以上間隔を空ける。

②代謝誘導、阻害
〔併用注意〕
➡経口ステロイド
　▶プレグナンX受容体(PXR)活性化薬(CYP誘導薬：リファンピシン[リファジン他]、フェニトイン[アレビアチン他]など)→経口ステロイドの作用減弱。
　▶シクロスポリン(サンディミュン、ネオーラル他)→シクロスポリンの代謝阻害。
　▶エリスロマイシン(エリスロシン他)→プレドニゾロン(プレドニン他)の代謝阻害。
➡トラニラスト(リザベン他)
　▶CYP2C9で代謝される薬剤(ワルファリンカリウム[ワーファリン他]など)→CYP2C9の代謝競合。ワルファリンの投与では血液凝固能の変動に注意。

花粉症

- ➡ オキサトミド(セルテクト他)
  - ▶ CYP3A4、2D6で代謝される薬剤→代謝競合(相互に血中濃度上昇)。
- ➡ エバスチン(エバステル他)
  - ▶ CYP3A4阻害薬(14員環マクロライド系抗菌薬など)→代謝阻害(エリスロマイシンとの併用で代謝物カレバスチンの血中濃度が2倍上昇。エバスチンは初回通過効果によりカレバスチンとなる)。
  - ▶ リファンピシン→代謝誘導(代謝物の血中濃度が低下)。
- ➡ ロラタジン(クラリチン他)
  - ▶ CYP3A4、2D6阻害作用を有する薬剤(14員環マクロライド系抗菌薬、シメチジン[タガメット他]など)→代謝阻害(血中濃度上昇)。
- ➡ ルパタジンフマル酸塩(ルパフィン)
  - ▶ CYP3A4を阻害する薬(エリスロマイシンなど)、飲食物(グレープフルーツジュース)→代謝阻害(血中濃度上昇)。
- ➡ プランルカスト水和物(オノン他)
  - ▶ CYP3A4阻害薬(イトラコナゾール[イトリゾール他]など)→代謝阻害(血中濃度上昇の可能性)。
  - ▶ CYP3A4で代謝される薬剤(カルシウム拮抗薬、ベンゾジアゼピン系薬など)→代謝競合(血中濃度上昇の可能性)。
- ➡ モンテルカストナトリウム(キプレス、シングレア他)
  - ▶ CYP3A4誘導作用を有する薬剤(フェノバルビタール[フェノバール他])→代謝亢進(血中濃度低下)。モンテルカストはCYP2C8、2C9、3A4で代謝。
- ➡ 鼻噴霧用フルチカゾンプロピオン酸エステル(フルナーゼ他)、フルチカゾンフランカルボン酸エステル(アラミスト)
  - ▶ CYP3A4阻害作用を有する薬剤(リトナビル[ノービア]など)→代謝阻害(ステロイドを全身投与した場合と同様の症状が出現)。

③P-gp阻害、有機アニオントランスポーターA型(OATP-A)阻害
〔併用注意〕
- ➡ フェキソフェナジン(アレグラ他)、フェキソフェナジン・プソイドエフェドリン配合薬(ディレグラ)
  - ▶ マクロライド系抗菌薬(エリスロマイシン、アジスロマイシン水和物[ジスロマック]など)→P-gp阻害によるフェキソフェナジンの腎・胆汁排泄の低下(作用増強)。エリスロマイシン、アジスロマイシンとの併用で血中濃度が2倍、1.7倍に上昇するとの報告がある。
  - ▶ 果実ジュース(グレープフルーツ、オレンジ、アップルなど)→OATP阻害によるフェキソフェナジンの消化管吸収低下。果実100%のジュースで血中濃度が60〜70%低下。果実ジュースでの服用を避ける。

説明例
この薬はオレンジジュースなどの果実ジュースと一緒に服用すると、吸収が低下することがありますので、必ず水か白湯で服用してください

- ➡ビラスチン(ビラノア)
  - ▶エリスロマイシン、ジルチアゼム(ヘルベッサー他)→P-gp阻害によるビラスチンの吸収率増加(血中濃度上昇)。

④血漿蛋白結合置換
〔併用注意〕
- ➡ラマトロバン(バイナス)
  - ▶アスピリン(バイアスピリン他)→血漿蛋白置換によりラマトロバンの遊離型血中濃度が上昇(作用増強)。

⑤その他
〔併用注意〕
- ➡セチリジン塩酸塩(ジルテック他)、レボセチリジン塩酸塩(ザイザル)
  - ▶ピルシカイニド塩酸塩水和物(サンリズム他)→両剤の血中濃度が上昇。ピルシカイニドの副作用の発現。機序不明。
  - ▶リトナビル→セチリジンの曝露量の増加。リトナビルによりセチリジン腎排泄阻害の可能性。
  - ▶テオフィリン(テオドール他)→セチリジンの曝露量の増加。機序は不明。
- ➡レボカバスチン塩酸塩(リボスチン他)
  - ▶オキシメタゾリン塩酸塩(ナシビン点鼻・点眼液)→レボカバスチンの吸収低下。機序不明。
- ➡経口ステロイド
  - ▶サリチル酸誘導体(アスピリンなど)→サリチル酸誘導体の腎排泄、肝代謝促進。ステロイド減量時のサリチル酸中毒に注意。
- ➡ラマトロバン
  - ▶テオフィリン製剤→ラマトロバンの血中濃度の上昇。

B 薬力学的

①交感神経刺激
〔併用禁忌〕

- ➡トラマゾリン点鼻薬(α受容体刺激薬)
  - ▶MAO阻害薬(セレギリン塩酸塩[エフピー]など)→急激な血圧上昇。

〔併用注意〕
- ➡フェキソフェナジン塩酸塩・塩酸プソイドエフェドリン配合薬(ディレグラ)
  - ▶MAO阻害薬→血圧上昇。
  - ▶交感神経刺激薬→心血管作用増強。

▶交感神経抑制作用のある降圧薬(レセルピン[アポプロン他]、メチルドパ[アルドメット、メチルドパ、ユープレスドパ])→降圧作用の減弱。

②中枢神経抑制
〔併用注意〕
➡d-クロルフェニラミンマレイン酸塩(ポララミン、セレスタミン[配合薬]他)、クレマスチンフマル酸塩(タベジール他)、ケトチフェンフマル酸塩(ザジテン他)、オキサトミド(セルテクト他)、メキタジン(ゼスラン、ニポラジン他)、エメダスチンフマル酸塩(レミカット他)、セチリジン塩酸塩(ジルテック他)、レボセチリジン塩酸塩(ザイザル)、ルパタジン塩酸塩(ルパフィン)
　　▶中枢神経抑制作用を有する薬剤(中枢神経系用薬、アルコールなど)→中枢神経抑制の増強。眠気、倦怠感。飲酒は注意。

③抗コリン作用
〔併用注意〕
➡クロルフェニラミン、クレマスチン、メキタジン
　　▶抗コリン作用を有する薬剤→抗コリン作用の増強。口渇、排尿困難など。

④血管収縮、血液凝固抑制
〔併用注意〕
➡クロルフェニラミン
　　▶ドロキシドパ[ドプス他]、ノルアドレナリン→血管収縮作用の増強。
➡ラマトロバン(バイナス)
　　▶抗凝固薬(チクロピジン塩酸塩[パナルジン他]、アスピリン[バイアスピリン他]、ワルファリンカリウム[ワーファリン他]など)→出血助長。ラマトロバンによる血小板トロンボキサンA_2(TXA_2)阻害(血小板凝集阻害)の増強。
➡経口ステロイド
　　▶抗凝固薬(ワルファリンなど)→抗凝固作用の拮抗。

⑤錐体外路、光線過敏症
〔併用注意〕
➡オキサトミド
　　▶錐体外路症状(パーキンソン病など)を引き起こす薬剤(抗ドパミン薬、コリン作動薬など)→振戦、筋硬直。
➡メキタジン
　　▶光線過敏症を誘発する薬剤(メトキサレン[オクソラレン]など)→光線過敏症の発現。

⑥その他のステロイドの相互作用
〔併用注意〕
➡鼻噴霧用ステロイド
　▶レセルピン系薬、メチルドパ製剤などの降圧薬→降圧薬による鼻閉症状でステロイドの効果が減弱。
➡経口ステロイド
　▶経口糖尿病治療薬→血糖低下作用の拮抗。
　▶利尿薬(カリウム保持性を除く)→低カリウム血症。
　▶活性型ビタミンD_3製剤→高カルシウム尿症、尿路結石の出現(機序不明)。定期的な検査が必要。
　▶非脱分極性筋弛緩薬→筋弛緩作用の増減。
　▶アレルゲン免疫療法(シダトレンスギ花粉舌下液など)→ステロイドにより免疫系が抑制され、効果が得られない可能性がある。

⑦その他
〔併用注意〕
➡クロルフェニラミン(ポララミン、セレスタミン[配合薬]他)
　▶MAO阻害薬→クロルフェニラミンの解毒機構に影響を与え作用を増強。
➡アレルゲン免疫療法(シダトレンスギ花粉舌下液、シダキュアスギ花粉舌下錠)
　▶非選択的β遮断薬(プロプラノロール塩酸塩[インデラル他]など)→シダトレンによるアレルギー反応が強く表れる恐れ(β_2遮断薬は肥満細胞からのケミカルメディエーター遊離を促進)。

花粉症

STEP 3-1 病識を持たせる

花粉症は、飛散した花粉（アレルゲン）が鼻や目の粘膜に付着することでⅠ型（即時型）アレルギー反応を招き、鼻炎や結膜炎を起こす疾患である。まず、花粉によって起きるアレルギーとは何かを理解させ、遺伝的因子（アトピー体質）の関与、鼻や目などの症状、予後などについて説明する。また、日本ではスギ花粉が多いことを説明し、スギ花粉を回避するための生活指導を行う。特に花粉の回避は、患者の病気に対する理解を深めるためにも重要である。

服用目的の説明

➡ 花粉症の原因を説明する。

説明例

花粉症の原因は、風とともに飛んできた花粉が鼻や目の粘膜に付いて起きるアレルギー反応です。人の体は、花粉などの異物（抗原）が体に入ってきたとき、『異物が入ってきたぞ』という情報を受けて花粉にぴったり合う抗体を作り（感作）、花粉と結合させて体の外に排除する『免疫』という仕組みを持っています。アレルギーとは免疫が過剰に起きることであり、花粉症の方は花粉の抗体（IgE抗体）ができやすい体質なので、普通の人では全く反応しない花粉に過剰に反応してしまうのです。また、花粉症を悪化させる要因として、ストレス、食生活の欧米化、喫煙、空気中の汚染物質などがあるといわれています

➡ 花粉症の症状を説明する。

説明例

花粉が鼻に入った場合、くしゃみ、鼻水、鼻詰まりなどが生じます。花粉が目に入ると、早くから目が痒くなり、涙が流れ、充血してきます。つまり、体の外に花粉を出そうとするために、くしゃみで吹き飛ばしたり、鼻水、涙で洗い流そうとしているのです。そのほか、鼻で吸収されなかった花粉の成分が喉に流れてしまい、喉の痒みや痛み、咳などを生じたり、鼻詰まりによって頭痛、微熱、だるさなどの症状が出ることもあります

➡ 症状の原因物質を説明する。

説明例

花粉と抗体が結合すると、鼻や目の粘膜にある細胞（肥満細胞）から様々な炎症物質（ケミカルメディエーター）が放出され、鼻や目を刺激して症状が表れます。特に、ヒスタミン、ロイコトリエンと呼ばれる物質が重要です。ヒスタミンは、知覚神経を刺激してくしゃみを起こし、その反射で鼻水を出します（即時相反応）。ロイコトリエンは鼻の粘膜の血管を強力に広げて水分を増やすことで腫れを生じさせ、鼻詰まりを起こします。鼻詰まりは、花粉が入った直後よりも数時間遅れて起きますが、これは、ロイコトリエンを多量に放出する炎症細胞（好酸球など）が粘膜に集まるのに、しばらく時間がかかるためです（遅発相反応）。目の結膜も、鼻の粘膜と同様な仕組みにより痒みや涙などの症状が引き起こされると考えられています

➡ 予後を説明する。

説明例

花粉症は、生命に影響を及ぼす病気ではありませんが、治療せずに放っておくと、アレルギー症状が常に起きている（慢性化）状態になって苦しめられることになります。皮膚にやけどを起こしたときのことを思い出してください。赤くむくんでジクジクして、ちょっと触るだけでも痛いでしょう。これが常に鼻の粘膜などで起きているのです。このような状態になった場合には、薬が効かないばかりでなく、わずかな量の花粉に対しても鼻や目が過敏に反応してしまいます。ひどくなる前に早めに治療することが重要です

花粉とその回避法（生活環境・習慣の改善）の説明

➡ 花粉症を引き起こす植物について説明する。

説明例

花粉症の原因として、およそ60種類の花粉が報告されています。特に、風で花粉が運ばれる植物は、虫などに運ばれる植物よりも多量の花粉を出して遠くまで運ばれるため、花粉症の原因になります。風で花粉が運ばれる植物として、樹木ではスギ、ヒノキ、シラカバ、ケヤキ、クヌギなどが、草本ではイネ科（初夏に飛散するカモガヤ、オオアワガエリなど）やキク科（真夏から秋に飛散するブタクサ、ヨモギなど）の植物が知られています。一方、イチゴ、リンゴ、バラ、ウメなど虫に花粉が運ばれる植物による花粉症も知られていますが、主に職業としてこれらの植物を取り扱う方に多いことが分かっています（職業性花粉アレルギー）

➡ スギ花粉症を説明する。

説明例

花粉症の患者さんの約7割はスギ花粉が原因です。これは、日本の国土に占めるスギ林の面積が大きいためで、国土の約1割、全国の森林の約2割がスギ林とされています。スギ林が極めて少ない沖縄や北海道では、スギ花粉症も少ないといわれています。ただし、北海道ではシラカバ（5〜6月）やイネ科の植物（6〜9月）による花粉症が多いそうです。スギ花粉の飛散時期は、一般に2月から4月にかけてですが、暖冬の年は飛散開始日が少し早まります。また、飛散量は前年の7〜8月の気温が高いほど、日照時間が長いほど多くなります（花粉を飛ばす雄花がよく生育するため）。スギ花粉症の方は、ヒノキの花粉にも反応しやすく、その飛散が終わる5月中旬ごろまで症状が続くことがあります

➡ 花粉回避のための生活方法を説明する。

説明例

少しでも体に花粉が入らないように生活する工夫が必要です。まず、インターネットやテレビなどで花粉飛散情報を確かめてください。天気が良く風が強い日など飛散が多いときには外出を控え、家の窓や戸を閉めて過ごしましょう。外出時は、花粉が付着しやすい毛織物などのコート類は着ないようにして、マスク、眼鏡、帽子を着用してください。コンタクトレンズの使用は避け、眼鏡にしましょう。花粉症用マスクを付けると入ってくる花粉が約1/6に、花粉症用眼鏡では花粉が約1/4に減ることが分かっています。帰宅時には、衣服や髪に付着している花粉

花粉症

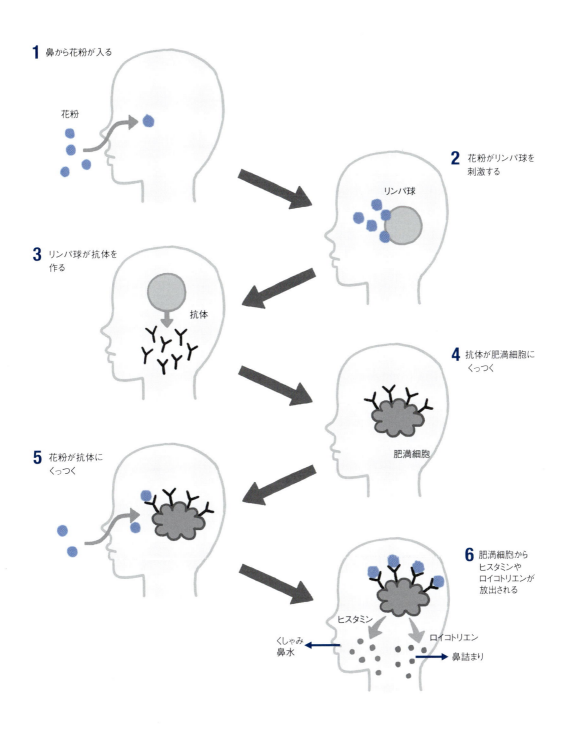

※このイラストは、巻末のイラスト集にカラーで収録されています。患者指導用のツールとしてご活用ください。

をよく払ってから入室し、洗顔、うがいをし、鼻をかむようにしてください。鼻洗浄、シャワー浴、入浴なども効果的です。室内の掃除はこまめに行ってください。喫煙は鼻の粘膜の状態を悪くするため、禁煙をお勧めします。ストレスやかぜ、過労、睡眠不足、飲み過ぎなども花粉症を悪化させます。規則正しい生活を心掛け、軽い運動を行うのもよいでしょう

STEP 3-2　薬識を持たせる

薬物治療は対症療法であり、QOLの向上を目標としていることを説明する。各薬剤の作用機序や使用方法、服用期間などを詳細に説明し、特にスギ花粉の予想飛散開始日もしくはそれ以前であっても症状が出た日、また予想飛散開始日の1週間前から投与開始する「初期療法」を行う患者に対しては、その意義を十分理解させる。一般に内用薬は十分な効果が発現するまで1～2週間かかること、花粉飛散終了まで服用を継続する必要があることを理解させる。毎年重症となる患者に対しては、必要に応じてアレルゲン免疫療法（根治療法）についても説明した方がよい。

参考 ▶レーザー療法：鼻粘膜の表面をレーザーで焼く治療方法である。スギ花粉が飛散するまでには鼻粘膜が修復されなくてはならないため、できれば12月の終わり、遅くとも1月の初めまでには行う必要がある。

服用目的の説明

➡対症療法であることを説明する。

説明例

残念ながら、花粉症を根本的に治す薬はありません。ですが、薬を服用することによって、目や鼻のつらい症状を抑え、快適な日常生活を送れるようになります。ただし、症状が良くなったからといって、自己判断で薬を飲むのをやめてはいけません。やめるとすぐに症状が再発します。薬は必ず医師の指示に従って服用し、花粉が飛ばなくなる時期まで続けてください

➡初期療法について説明する。

説明例

毎年、スギ花粉症で苦しまれている患者さんには、症状が出る前や症状がごく軽い時期から薬を服用する『初期療法』が行われます。これは、予想される花粉の飛散開始日（2月頃）や、飛散前でも症状が表れた時点、また飛散開始予測日の1週間前から服用を開始する方法です。メディアで報道されるスギ花粉飛散開始日とは、地面に置いたスライドガラスに1cm²当たり1個の花粉が連続2日以上付いた最初の日を指します。飛散開始日は例年2月中旬ごろです。しかし、少量ではありますが、花粉は鼻の中に持続的に入ってきています。実は、これが原因で次第に鼻の粘膜が花粉

に過敏となり（鼻粘膜過敏症の亢進）、飛散量が多くなると急激にひどい症状が出現してくるのです。初期療法は、早めに薬を飲むことで鼻の過敏症を抑え、症状を軽くすることができます。また、薬の効果が十分に表れるのも1〜2週間後です。症状が出ていないのに薬を服用することには抵抗があるかもしれませんが、医師の指示通り服用してください

各薬剤の説明

➡第2世代抗ヒスタミン薬

説明例

この薬は、ヒスタミンという炎症物質が神経や血管に作用するのを抑える働きがあります。主にくしゃみ、鼻水を有効に抑え、鼻詰まりにも効果があるため、花粉症の治療薬の中心となる薬です。比較的速く効く薬ですが、効果が十分に表れるまで数日から2週間かかるとされていますので、すぐに効かないからといって中止してはいけません。続けて服用すると、よく効くようになります。ヒスタミンを抑える薬は以前、眠気などの副作用が問題となっていましたが、最近の薬はこのような副作用がかなり少なくなっています。初期療法では、花粉の予想飛散開始日またはそれ以前であっても少しでも症状が出た日から内服を開始します

➡抗ロイコトリエン薬

説明例

この薬は、ロイコトリエンという炎症物質が、神経や血管に作用するのを抑える働きがあります。ロイコトリエンは鼻粘膜の血管を強力に広げて腫れを生じさせ、鼻詰まりの原因となるため、この薬は鼻詰まりによく効きます。くしゃみ、鼻水にもある程度の効果があります。ただし、効果が十分に表れるまで数日から1週間かかるとされていますので、すぐに効かないからといって中止してはいけません。抗ヒスタミン薬や鼻噴霧用ステロイドなどと組み合わせると、さらに優れた効果が認められる薬です。初期療法では、花粉の予想飛散開始日またはそれ以前であっても少しでも症状が表れた日から内服を開始します

➡鼻噴霧用ステロイド

説明例

アレルギー反応や炎症を強力に抑える点鼻薬で、炎症物質（サイトカインやロイコトリエンなど）の産生を抑えたり、鼻の粘膜の細胞（肥満細胞）からケミカルメディエーター（ヒスタミンなど）の放出を抑えます。使用後、1〜2日で鼻の症状が良くなり、スギ花粉症の初期療法から使用することで、飛散ピーク時の症状悪化を防ぎます。アレルギー性鼻炎の症状を、速く確実に抑えることができるため、花粉症のタイプにかかわらず推奨されている大切な薬です。使用方法で最も注意する点は、事前に鼻を十分にかむことです。鼻水が残っていると、薬が粘膜に到達できず、効果が弱まってしまうからです。初期療法では、花粉の予想飛散開始日またはそれ以前であっても少しでも症状が出た日から、点鼻を開始します

➡遊離抑制薬

説明例

ヒスタミン、ロイコトリエンなどの様々な炎症物質が、鼻の粘膜の細胞（肥満細胞）から放出されないようにする薬です。鼻閉にもやや効果があることが示されています。効果が出るまでに1〜2週間かかります。初期療法では、花粉の予想飛散開始日の1週間前から内服を開始します

➡プロスタグランジンD_2・トロンボキサンA_2受容体拮抗薬

説明例

くしゃみ、鼻水の原因物質（プロスタグランジンD_2）、鼻詰まりの原因物質（トロンボキサンA_2）の両方の作用を抑制する薬です。ハウスダストやダニによる通年性のアレルギー性鼻炎の鼻詰まりに使用されることが多いのですが、スギ花粉症の初期療法や鼻詰まりにも用いられることがあります。効果が出るまでに1〜2週間掛かります。初期療法では、花粉の予想飛散開始日の1週間前から内服を開始します

➡Th2サイトカイン阻害薬

説明例

花粉に合う抗体が作られる際には、白血球（ヘルパーT細胞）から放出されるサイトカイン（IL4など）という物質が必要になります。この薬は、サイトカインが白血球から放出されるのを防ぐことで抗体を作らせないようにして、アレルギー症状を抑えます。ただし、効果が出るまでに数週間かかります。スギ花粉症の初期治療や鼻詰まりに用いられることがあります。初期療法では、花粉の予想飛散開始日の1週間

前から内服を開始します

➡経口ステロイド

説明例

重い鼻詰まりに、一時的に用いられる薬です。よく効く薬ですが、使用を続けると全身性の副作用が出る恐れがありますので、服用方法を厳守し、1週間以内の服用が推奨されています。短期間の服用でも、胃の調子が悪い、眠れないなどのいつもと違った症状があれば必ずご相談ください

➡点鼻用血管収縮薬

説明例

ひどい鼻詰まりに、一時的に用いられる薬です。炎症によって広がった粘膜の血管を数分以内に縮め、鼻詰まりをよく改善します。ただし、連続して使用すると徐々に効果が持続する時間が短くなり、逆に血管が広がり鼻詰まりが起きることがあり（薬剤性鼻炎）、使用回数が増えるという悪循環に陥ります。使用は1日4回までを厳守し、絶対に10日間以上は使用しないでください

➡第1世代抗ヒスタミン薬

説明例

昔からあるヒスタミンの作用を抑える薬で、市販薬としても売られています。即効性があり、服用後10〜20分で効果が表れます。鼻詰まりよりも、くしゃみ、鼻水によく効きます。ただ、眠気などの副作用が強いため、症状があまりひどくない人に対して一時的に用いられています。自動車の運転や危険な機械操作には注意してください

➡ アレルゲン免疫療法について説明する。

説明例

毎年ひどい症状に苦しめられている方には、『アレルゲン免疫療法』という治療法もあります。アレルギーの原因になっている花粉のエキス（抽出液）の原液や原末をわずかな量だけ舌の下（舌下）に投与し、少しずつ量を増やしていき、アレルギーが起きないように体を慣らしていく方法です。この治療法により、根本的な体質改善が期待できます。治療薬には舌下液（シダトレン）と舌下錠（シダキュア）があり、どちらも1日1回、1〜2分間舌下に保持した後、飲み込みます。投与後5分間はうがいや飲食はしないでください。投与する量は、舌下液では2週間かけて徐々に増やしていき、3週目からは一定量になりますが、舌下錠では1週間後に1度増量するのみです。治療期間は最低2年、できれば3〜5年続けることが勧められています。これまでの報告では、スギ花粉症で治療を受けた8割の方で症状が軽くなることが示されています。効果が表れるまで3カ月かかりますので、遅くとも11月初めまでに治療を開始する必要があります。この治療法を望まれる場合には、医師や薬剤師に相談してください（適切なアレルギー科または耳鼻科を紹介する）。

STEP 4 服用に当たっての注意事項（副作用、その他）を説明する

第2世代抗ヒスタミン薬、抗ロイコトリエン薬で、肝機能障害や血液障害、膀胱炎様症状、痙攣が表れたときは投与中止。メキタジンは抗コリン作用や光線過敏症に注意。鼻噴霧用ステロイドでは、全身性の副作用がほとんど見られないことを説明して安心させる。点鼻用血管収縮薬や経口ステロイドも、短期間ならば副作用の心配はほとんどない。

➡ 第2世代抗ヒスタミン薬
  ▶ 肝機能障害（ケトチフェンフマル酸塩[ザジテン他]、オキサトミド[セルテクト他]、メキタジン[ゼスラン、ニポラジン他]、エピナスチン塩酸塩[アレジオン他]、エバスチン[エバステル他]、セチリジン塩酸塩[ジルテック他]、レボセチリジン塩酸塩[ザイザル]、フェキソフェナジン塩酸塩[アレグラ他]、オロパタジン塩酸塩[アレロック他]、ロラタジン[クラリチン他]、デスロラタジン[デザレックス]、ルパタジンフマル酸塩[ルパフィン]）→黄疸、肝炎などが表れたら、投与を中止する。定期的な肝機能検査が必要で、肝炎を引き起こす恐れのある薬剤は要注意。
  ▶ 血液障害（セチリジン、レボセチリジン、フェキソフェナジン、オキサトミド、メキタジン、エピナスチン）→白血球数の異常などが表れたら投与を中止。
  ▶ 膀胱炎様症状（ペミロラスト[アレギサール、ペミラストン他]、オキサトミド、ケ

トチフェン、エピナスチン)→頻尿、血尿などが表れたら投与を中止。

説明例
急に何度もトイレに行きたくなる症状が続いたら、服用を中止し受診してください

▶痙攣、てんかん(ケトチフェン、セチリジン、レボセチリジン、ロラタジン、デスロラタジン、ルパタジン)→手足の痙攣、つっぱり、一過性の意識消失などが表れたら投与中止。
▶錐体外路症状(オキサトミド)→オキサトミドの抗ドパミン作用による。痙攣、振戦、口周囲・四肢硬直、女性化乳房が表れたら投与中止。
▶精神神経系症状→眠気、ふらつきなど。ただし、ロラタジン、デスロラタジン、ビラスチン(ビラノア)、フェキソフェナジンは添付文書の基本的注意事項に「眠気」の記載がない。

説明例
眠くなることがありますので、自動車の運転など危険を伴う機械の操作は注意してください

▶抗コリン作用(メキタジン)→便秘、口渇、排尿障害、眼圧上昇など。
▶光線過敏症(メキタジン)→光線感受性を高める作用を有するため注意。

➡抗ロイコトリエン薬
▶肝機能障害(黄疸や肝炎など)→投与中止。モンテルカストナトリウム(キプレス、シングレア他)は劇症肝炎の報告あり。
▶白血球減少(プランルカスト[オノン他])、血小板減少(プランルカスト、モンテルカスト)→発熱、咽頭痛、全身倦怠感、紫斑、鼻出血、歯肉出血などが表れたら投与中止。
▶好酸球性肺炎・間質性肺炎(プランルカスト)→発熱、咳嗽、呼吸困難などが表れたら投与中止。
▶横紋筋融解症(プランルカスト)→筋肉痛、脱力感が表れたら投与中止。
▶アナフィラキシー、血管浮腫(モンテルカスト)→投与中止。
▶中毒性表皮壊死症(TEN)、スティーヴンス・ジョンソン症候群(SJS)、多形紅斑(モンテルカスト)→投与中止。
▶消化器症状→プランルカストは難溶性、脂溶性が高いため。特に下痢、腹痛に注意。吸収低下を避けるため食後服用を厳守。

➡鼻噴霧用ステロイド
▶鼻症状(刺激感、痛み、乾燥感)、鼻出血、不快臭→経口薬とは異なり、これらの局所副作用以外には、ほとんど副作用がないことをよく説明して安心させる。

説明例
ステロイドというと副作用という言葉がすぐに思い浮かぶかもしれませんが、この薬は鼻だけに作用し、副作用はほとんどありません。ただし、鼻や喉に細菌感染のある方、鼻の出血がある方は、症状が悪くなることがありますので医師に相談してください

▶高血圧、高血糖、緑内障(鼻噴霧用ベクロメタゾンプロピオン酸エステル[リノコート他])→全身性副作用として血圧上

昇、血糖値上昇が起きる恐れがあり、高血圧、糖尿病の患者には慎重投与である。また、外国において眼圧亢進、緑内障の報告があるので、注意深く経過を観察する。

➡ 点鼻用血管収縮薬
▶ 血圧上昇、頻脈など（長期投与、過量投与の場合）→交感神経α受容体刺激作用に起因する。また、習慣性、反跳現象（薬剤性鼻炎）の可能性もあるため、花粉症では短期間の使用にとどめる（STEP3-2）。

説明例

長期にわたって使用すると、様々な副作用が表れる可能性があります。ただし、用法・用量をきちんと守り、短期間だけ使用するのであれば、副作用の心配はほとんどありません

➡ 遊離抑制薬
▶ 肝機能障害（トラニラスト）→投与中止。
▶ 白血球減少、腎機能障害、膀胱炎様症状（トラニラスト）→投与中止。

➡ 第1世代抗ヒスタミン薬
▶ 眠気、便秘、口乾燥→抗コリン作用による。
▶ 痙攣、錯乱、再生不良性貧血、無顆粒球症→投与中止。

➡ PGD₂・TXA₂受容体拮抗薬、Th2サイトカイン阻害薬
▶ 肝機能障害→黄疸、肝炎などが表れたら投与中止。

▶ 内出血（PGD₂・TXA₂受容体拮抗薬）→投与中止。
▶ ネフローゼ症候群（Th2サイトカイン阻害薬）→投与中止。

➡ アレルゲン免疫療法
▶ ショック、アナフィラキシー→血圧低下、呼吸困難、全身紅潮、蕁麻疹などが表れたら投与中止。

説明例

蕁麻疹や息苦しくなるなどの重篤な症状が出る恐れがありますので、初めての投与は病院内で行い、投与後少なくとも30分間は安静にして過ごします。2日目からは自宅で投与しますが、いつもと違う症状が表れたときにはすぐに受診してください

▶ 口腔内腫脹、皮膚の瘙痒感、頭痛、腹痛・吐き気などの消化器症状→特に投与開始1カ月間は注意。

説明例

口の中の腫れや皮膚の痒みなどが特に投与後30分以内に出ることがあります。これらの症状は最初、数時間続くことがありますが、薬に慣れると徐々に出なくなることが多い副作用です。通常は何も治療しなくても回復しますが、症状が長時間続く場合には医師に相談してください

▶ 投与前後2時間程度は入浴や飲酒、激しい運動は避ける（吸収促進）。

成人気管支喘息

成人の気管支喘息は「可逆性の気道閉塞と気道過敏性の亢進を伴う慢性炎症疾患」と定義され、発作性の咳（特に夜間、早朝）、喘鳴（ゼーゼー、ヒューヒューと気管が鳴る）および呼吸困難などの症状を示す。特に、春先や秋など季節の変わり目に症状が発現しやすい。人口の約3％（約300万人）に見られ、約半数が40歳以降に発症する。喘息で死亡する患者数は減少傾向にあるが、依然として年間1000人以上が死亡しているとされる。

成人喘息の根治的治療は困難なため、薬物により発作や呼吸困難を予防・緩和することで喘息死を回避し、生活の質（QOL）を向上させることが治療目標となる。「喘息予防・管理ガイドライン2015」（次ページ表）に基づき、治療ステップに応じた薬物療法が長期に行われる。長期管理薬の使用では吸入ステロイドが軸となり、同薬でコントロール不十分な場合などに、テオフィリン徐放製剤、抗ロイコトリエン（LT）薬、長時間作用型β_2刺激薬（LABA）などを併用する。一方、発作治療薬としては、短時間作用型β_2刺激薬（SABA）を頓用で吸入する。

服薬指導の最大のツボは、喘息治療の中心となる吸入ステロイドのアドヒアランスを良好に維持させることである。

表1●成人喘息の重症度分類および段階的薬物治療

治療ステップ		治療ステップ1	治療ステップ2	治療ステップ3	治療ステップ4
喘息症状の特徴[※1]	頻度	週1回未満	週1回以上(毎日ない)	毎日	毎日
	強度	症状は軽度で短い	月1回以上日常生活や睡眠が妨げられる	週1回以上日常生活、睡眠が妨げられる。短時間作用型吸入β_2刺激薬の頓用がほとんど毎日必要	日常生活に制限。治療下でもしばしば増悪
	夜間症状	月2回未満	月2回以上	週1回以上	しばしば
$FEV_{1.0}$ PEF[※2]	%$FEV_{1.0}$ %PEF	80％以上	80％以上	60％以上80％未満	60％未満
	変動	20％未満	20〜30％	30％を超える	30％を超える
長期管理薬	基本治療	吸入ステロイド[※3]（低用量）	吸入ステロイド[※3]（低〜中用量）	吸入ステロイド[※3]（中〜高用量）	吸入ステロイド[※3]（高用量）
		上記が使用できない場合以下のいずれかを用いる ・抗ロイコトリエン薬 ・テオフィリン徐放製剤 （症状がまれであれば必要なし）	上記で不十分な場合に以下いずれか1剤を併用 ・長時間作用型β_2刺激薬（配合薬[※5]の使用可） ・抗ロイコトリエン薬 ・テオフィリン徐放製剤	上記に下記のいずれか1剤、あるいは複数を併用 ・長時間作用型β_2刺激薬（配合薬[※5]の使用可） ・抗ロイコトリエン薬 ・テオフィリン徐放製剤 ・チオトロピウムのソフトミスト製剤	上記に下記の複数を併用 ・長時間作用型β_2刺激薬（配合薬[※5]の使用可） ・抗ロイコトリエン薬 ・テオフィリン徐放製剤 ・チオトロピウムのソフトミスト製剤 上記の全てでも管理不良の場合は下記のいずれかあるいは両方を追加 ・抗IgE抗体[※6] ・経口ステロイド[※7]
	追加治療	抗ロイコトリエン薬以外の抗アレルギー薬[※4]	抗ロイコトリエン薬以外の抗アレルギー薬[※4]	抗ロイコトリエン薬以外の抗アレルギー薬[※4]	抗ロイコトリエン薬以外の抗アレルギー薬[※4]
発作時[※8]		短時間作用型β_2刺激薬[※5]	短時間作用型β_2刺激薬[※5]	短時間作用型β_2刺激薬[※5]	短時間作用型β_2刺激薬[※5]

※1 いずれか1つの症状が認められれば、そのステップとする
※2 症状からの判断では過小評価の可能性があるため測定する
　　%$FEV_{1.0}$（%1秒量）＝（$FEV_{1.0}$測定値/%$FEV_{1.0}$予測値）×100：スパイロ検査（スパイロメーターによる呼吸機能検査で、肺活量と息を吐くときの空気の通りやすさを調べる）によって分かる値で、気道閉塞の程度を客観的に判断できる
　　%PEF＝（PEF測定値/PEF予測値または自己最良値）×100：ピークフロー値（最大呼気流量）。ピークフローメーターで分かる値で、患者が自宅で簡単に測定できる。喘息の状態、発作の予知と予防などが可能。医療機関では、20歳以上の重症喘息患者にピークフロー測定日記などを患者に提供し、治療管理を行った場合、喘息治療管理料を請求できる
※3 低用量（1日量）：フルタイド・アドエア（配合薬）・キュバール・オルベスコ・アズマネックス100〜200μg、パルミコート・シムビコート（配合薬）200〜400μg、パルミコート吸入液0.5mg
　　中用量（1日量）：フルタイド・アドエア（配合薬）・キュバール・オルベスコ・アズマネックス400μg、パルミコート・シムビコート（配合薬）800μg、パルミコート吸入液1.0mg
　　高用量（1日量）：フルタイド・アドエア（配合薬）・キュバール・オルベスコ・アズマネックス800μg、パルミコート・シムビコート（配合薬）1600μg、パルミコート吸入液2.0mg
※4 メディエーター遊離抑制薬、ヒスタミンH_1受容体拮抗薬、トロンボキサンA_2阻害薬、Th2サイトカイン阻害薬を指す
※5 吸入ステロイドとβ_2刺激剤の配合薬：サルメテロール・フルチカゾンプロピオン酸エステル（アドエア）、ブデソニド・ホルモテロールフマル酸塩水和物（シムビコート）、フルチカゾンフランカルボン酸エステル・ビランテロールトリフェニル酢酸塩（レルベア）、フルチカゾンプロピオン酸エステル・ホルモテロールフマル酸塩水和物（フルティフォーム）。シムビコートを長期管理薬と発作治療薬の両方に使用する方法で薬物療法を行っている場合には、シムビコートを発作治療に用いることもできる。長期管理と発作治療を合わせ1日8吸入までとするが、一時的に1日合計12吸入（ブデソニドとして1920μg、ホルモテロールフマル酸塩水和物として54μg）まで増量可能である。ただし、1日8吸入を超える場合は速やかに医療機関を受診するよう患者に説明する
※6 通年性吸入抗原に対して陽性かつ血清IgE値が30〜700 IU/mLの場合に抗IgE抗体（ゾレア皮下注用）が適応となる
※7 経口ステロイドは短期間の間欠投与を原則とする。他の薬剤で治療を強化し、かつ短期間の間欠投与でもコントロールが得られない場合は、必要最小量を維持量とする
※8 高用量を単回使用するより、少量を一定時間ごとに反復投与する方が効果的
出典：日本アレルギー学会「喘息予防・管理ガイドライン2015」より改変引用

初診時の処方例

A 吸入ステロイド（長期管理薬：ステップ1で投与考慮。ステップ2～4で連用）

処方例1

> フルタイド100μgエアゾール60吸入用*1　1本
> またはキュバール100エアゾール*2　1本
> 　1回1噴霧　1日2回　朝夕

*1 フルチカゾンプロピオン酸エステル（エアゾール製剤）
*2 ベクロメタゾンプロピオン酸エステル（エアゾール製剤）

処方例2

> フルタイド100ディスカス*3　60ブリスター
> 　1回1吸入　1日2回　朝夕

*3 ドライパウダー製剤

処方例3

> フルタイド100ロタディスク*3　28ブリスター
> 　1回1吸入　1日2回　朝夕

処方例4

> パルミコート200μgタービュヘイラー56吸入*4　1本
> 　1回1吸入　1日2回　朝夕

*4 ブデソニド

処方例5

> オルベスコ100μgインヘラー56吸入用*5　1本
> 　1回1吸入　1日1回　朝

*5 シクレソニド（エアゾール製剤）

B テオフィリン徐放製剤（長期管理薬：治療ステップ1でAの使用不可時に。ステップ2～4でAと併用）

処方例

> テオドール錠200mg*6　1回1錠（1日2錠）
> 　1日2回　朝夕食後

*6 テオフィリン

C 抗ロイコトリエン薬（長期管理薬：治療ステップ1でAの使用不可時に。ステップ2～4でAと併用）

処方例1

> オノンカプセル112.5mg*7
> 　　　　　　1回2カプセル（1日4カプセル）
> 　1日2回　朝夕食後

*7 プランルカスト水和物

処方例2

> キプレス錠10*8　1回1錠（1日1錠）
> 　1日1回　就寝前

*8 モンテルカストナトリウム

処方例3

> アコレート錠20mg*9　1回2錠（1日4錠）
> 　1日2回　朝食後と就寝前
> 　（高齢者は1日40mgまで）

*9 ザフィルルカスト

D 長時間作用型β₂刺激薬（吸入/貼付/経口、長期管理薬：治療ステップ2～4でAと併用または配合薬〔処方例4、5〕）

処方例1

> セレベント50ディスカス*10　60ブリスター
> 　1回1吸入　1日2回　朝と就寝前

*10 サルメテロールキシナホ酸塩

処方例2

> ホクナリンテープ2mg*11　28枚　1回1枚
> 　1日1回　胸部、背部、上腕部のいずれか

*11 ツロブテロール

処方例3

> メプチン錠50μg*12　1回1錠（1日2錠）
> 　1日2回　朝と就寝前

*12 プロカテロール塩酸塩

処方例4

> アドエア100ディスカス*13　28吸入用　28ブリスター
> 　1回1吸入　1日2回　朝夕

*13 サルメテロールキシナホ酸塩・フルチカゾンプロピオン酸エステル

処方例5

> シムビコートタービュヘイラー30吸入*14 1本
> 　1回1吸入　1日2回　朝夕

*14 ブデソニド・ホルモテロールフマル酸塩水和物

E クロモグリク酸ナトリウム（DSCG、長期管理薬：追加治療）

処方例

> インタールカプセル外用20mg*15　30カプセル
> 　1回1吸入　1日4回　朝昼夕食前と就寝前
> 　（症状緩解後1日2～3カプセルに減量）

*15 クロモグリク酸ナトリウム

F 抗アレルギー薬（長期管理薬：追加治療）

処方例1

> アレギサール錠10mg*16　1回1錠（1日2錠）
> 　1日2回　朝夕食後

*16 ペミロラストカリウム

処方例2

> アレジオン錠20*17　1回1錠（1日1錠）
> 　1日1回　就寝前

*17 エピナスチン塩酸塩

処方例3

> ベガ200mg*18　1回1錠（1日2錠）
> 　1日2回　朝食後と就寝前

*18 オザグレル塩酸塩水和物（トロンボキサンA₂受容体拮抗薬）

処方例4

> ブロニカ錠80*19　1回1錠（1日1錠）
> 　1日1回　夕食後　（高齢者は低用量から開始）

*19 セラトロダスト（トロンボキサンA₂受容体拮抗薬）

G 短時間作用型β₂刺激薬（吸入薬、発作治療薬：全ての治療ステップで発作時に）

処方例

```
メプチンエアー10μg吸入100回*20  1個
  1回1～2吸入  発作時
  （原則として1日4回、8吸入まで）
```

*20 サルメテロールキシナホ酸塩

H 経口ステロイド（長期管理薬：治療ステップ4で、上記全ての薬剤でも管理不良時に）

処方例

```
プレドニン錠5mg*21  6錠  1日1回
  朝食後  3～7日間
```

*21 プレドニゾロン

I 長時間作用型抗コリン薬（吸入、長期管理薬：治療ステップ3、4でAと併用）

処方例

```
スピリーバ1.25μg*22レスピマット60吸入  1本
  1回2吸入  1日1回  朝
```

*22 チオトロピウム臭化物水和物

STEP 1 禁忌疾患の有無を確認する

メキタジン、テオフィリンは類似化合物の過敏症の既往歴にも注意する。妊娠・授乳中の女性に対しては幾つかの抗アレルギー薬が禁忌だが、吸入ステロイドは有益性が上回ると判断される場合に慎重投与する。禁忌疾患として、吸入ステロイドは感染症、抗アレルギー薬は肝疾患や下部尿路閉塞性疾患などに注意する。

薬疹歴

➡ あり
- ▶本成分に対し過敏症の既往歴→医師に連絡し投与中止。
- ▶フェノチアジン系薬および類似化合物に対し過敏症の既往歴→メキタジン（商品名ゼスラン、ニポラジン他）の投与中止。
- ▶キサンチン系薬剤に対し重篤な副作用の既往歴→テオフィリン製剤の投与中止。

➡ なし
- ▶「発疹が出現したら、直ちに受診する」よう指導。初めて服用する患者には特に注意。

妊娠・授乳の有無

➡ 妊婦または妊娠している可能性のある女性
- ▶ペミロラストカリウム（アレギサール、ペミラストン他）、トラニラスト（リザベン他）、オキサトミ

ド(セルテクト他)の投与中止。イブジラスト(ケタス他)は原則投与禁忌。吸入ステロイドなど他の薬剤は有益性が危険性を上回る場合に投与(妊娠中の使用の安全性に関するデータはブデソニド[パルミコート]に多く、優先的に使用)。

➡ 授乳婦
  ▶ 次の薬剤は授乳中止または投与中止。テオフィリン製剤、ザフィルルカスト(アコレート:抗ロイコトリエン薬)、$β_2$刺激薬、抗アレルギー薬(スプラタストトシル酸塩[アイピーディ他]、ペミロラスト、トラニラスト、エピナスチン塩酸塩[アレジオン他]、オキサトミド、ケトチフェンフマル酸塩[ザジテン他]、メキタジン)、トロンボキサンA_2(TXA_2)受容体拮抗薬(セラトロダスト[ブロニカ]、ラマトロバン[バイナス])、経口ステロイド(プレドニゾロン[プレドニン他])。イブジラストは原則禁忌(投与しないことが望ましい)。吸入ステロイド、クロモグリク酸ナトリウム(インタール他)、抗ロイコトリエン薬(プランルカスト水和物[オノン他]、モンテルカストナトリウム[キプレス、シングレア])は慎重投与。オザグレル塩酸塩水和物(ベガ、ドメナン他:TXA_2受容体拮抗薬)は大量投与を回避。

禁忌疾患

➡ 有効な抗菌薬の存在しない感染症、深在性真菌症
  ▶ 吸入ステロイドの投与中止(病状悪化)。
➡ 肝障害の既往歴
  ▶ ザフィルルカストの投与中止(再投与で重度の肝障害)。
➡ 頭蓋内出血後、止血が完成していないと考えられる患者
  ▶ イブジラスト(ケタス)の投与中止(止血の完成を遅延)。
➡ 緑内障、前立腺肥大などの下部尿路閉塞性疾患
  ▶ メキタジン(ゼスラン、ニポラジン他)、チオトロピウム臭化物水和物(スピリーバ)の投与中止(抗コリン作用により悪化)。
➡ 小児など(低出生体重児、新生児、乳児、幼児、小児)
  ▶ オザグレル塩酸塩水和物(ドメナン、ベガ他)の投与中止(安全性が確立していない)。
➡ 結核性疾患(原則禁忌)
  ▶ 吸入ステロイドの投与中止(症状悪化)。

STEP 2 併用薬・飲食物・嗜好品の有無を確認する

テオフィリン製剤では、牛乳やアデノシン注射薬(心疾患診断補助薬)との併用に注意する。薬物代謝酵素チトクロームP450(CYP)による代謝が関与する薬剤は、吸入ステロイド、テオフィリン、プランルカスト、ザフィルルカスト、トラニラスト、オキサトミドである。テオフィリン、β2刺激薬による心悸亢進や、メキタジンの抗コリン作用、光線過敏症、オキサトミドの抗ドパミン作用など薬力学的相互作用にも注意。飲食物・嗜好品は、喫煙とセント・ジョーンズ・ワート含有食品に気を付ける。

A 動態学的

①徐放性の損失
〔同時併用禁忌〕

➡テオフィリン製剤
▶牛乳→徐放性が損なわれる可能性がある。併用の場合、1時間以上間隔を空ける。

②代謝阻害、誘導
〔併用注意〕

➡吸入ステロイド
▶CYP3A4阻害薬(イトラコナゾール[イトリゾール他]など)→血中濃度が上昇し、ステロイドの全身症状が表れる可能性がある。ベクロメタゾンプロピオン酸エステル(キュバール)の添付文書には記載がないが、同様の注意が必要。
▶喫煙→喫煙者では吸入ステロイドの効果が減弱。

➡テオフィリン製剤
▶CYP1A2(主)、3A4、2E1阻害薬(キノロン系抗菌薬、チクロピジン塩酸塩[パナルジン他]、シメチジン[タガメット他]、14員環マクロライド系抗菌薬など)およびCYP誘導薬(リファンピシン[リファジン他]、喫煙、セント・ジョーンズ・ワート含有食品など)→テオフィリンの血中濃度が上昇および低下する可能性。禁煙では血中濃度が上昇。
▶CYP1A2で代謝される薬剤(リルゾール[リルテック他]など)→リルゾールの血中濃度が上昇。
▶ラマトロバン(バイナス)→血中濃度上昇(機序不明)。

➡プランルカスト水和物(オノン他)
▶CYP3A4阻害薬(イトラコナゾールなど)→代謝阻害(血中濃度上昇の可能性)。
▶CYP3A4で代謝される薬剤(カルシウム拮抗薬、ベンゾジアゼピン系薬など)→代謝競合(血中濃度が上昇)。

➡トラニラスト(リザベン他)
▶CYP2C9で代謝される薬剤(ワルファリンなど)→CYP2C9阻害によるワルファリンの血中濃度上昇。

➡オキサトミド(セルテクト他)
　▶CYP3A4、2D6で代謝される薬剤→代謝競合により相互に血中濃度上昇の可能性。

③血漿蛋白結合置換
〔併用注意〕
➡セラトロダスト(ブロニカ)、ラマトロバン(バイナス)
　▶アスピリン→血漿蛋白の置換によりセラトロダスト、ラマトロバンの非解離型の血中濃度が上昇し、作用が増強する。

B 薬力学的
①血管拡張
〔併用禁忌〕

➡テオフィリン製剤
　▶アデノシン注射薬(アデノスキャン：心疾患診断補助薬)→テオフィリンやカフェインなどのメチルキサンチン類はアデノシン受容体に拮抗するため、アデノシンの作用を減弱させる(心疾患の診断に影響)。アデノシン注射薬と併用する場合は、少なくとも12時間の間隔を空ける。

②中枢神経
〔併用注意〕
➡テオフィリン製剤
　▶中枢神経興奮薬(エフェドリン、マオウなど)→中枢神経興奮増強。
➡オキサトミド(セルテクト他)
　▶中枢神経抑制作用を有する薬剤(アルコール、鎮静薬、催眠薬など)→眠気、倦怠感(相加的)。
➡メキタジン(ゼスラン、ニポラジン他)
　▶中枢神経抑制作用を有する薬剤(アルコール、バルビツール酸系薬、鎮静薬、催眠薬など)→眠気など。

③交感神経刺激、痙攣、低カリウム血症
〔併用注意〕
➡テオフィリン製剤
　▶交感神経刺激薬(β_2刺激薬など)→心悸亢進(頻脈、不整脈など)、低カリウム血症。
　▶ハロタン(フローセン：麻酔薬)→不整脈の出現。
　▶ケタミン塩酸塩(ケタラール：麻酔薬)→痙攣の誘発、頻度上昇。
➡β_2刺激薬
　▶交感神経刺激薬(カテコールアミン類：エピネフリンなど)→心悸亢進(不整脈、心停止)。

▶低カリウム血症誘発薬（キサンチン系[テオフィリンなど]、ステロイド、利尿薬など）→低カリウム血症による不整脈の発現。

④抗コリン作用
〔併用注意〕
➡メキタジン（ゼスラン、ニポラジン他）
▶抗コリン作用を有する薬剤（抗うつ薬など）→口渇、排尿困難など（抗コリン作用の増強）。
➡経口抗コリン薬
▶気管支拡張薬の内服では口渇や気道粘膜分泌抑制のため、喘息患者への投与は要注意。

⑤錐体外路症状、光線過敏症
〔併用注意〕
➡オキサトミド
▶錐体外路症状（パーキンソン病など）を来す薬剤（抗ドパミン薬、コリン作動薬など）→振戦、筋硬直など。
➡メキタジン（ゼスラン、ニポラジン他）
▶光線過敏症を誘発する薬剤（メトキサレン[オクソラレン]など）→光線過敏症の発現。

⑥その他
〔併用禁忌〕

➡麻薬性鎮痛・鎮咳薬（モルヒネ、コデイン、ペチジン塩酸塩など）
▶喘息発作時の投与禁忌（気道粘液分泌抑制、気管支収縮作用があるため）。

〔併用注意〕
➡イブジラスト（ケタス）、トロンボキサンA_2（TXA_2）阻害・拮抗薬
▶抗血栓薬（チクロピジン、アスピリン、ワルファリンなど）→出血の助長、血小板TXA_2阻害増強。イブジラストはプロスタサイクリン増強作用あり。
➡セラトロダスト（ブロニカ）
▶溶血性貧血が報告されている薬剤（セフェム系抗菌薬など）→溶血性貧血の危険性増大。
➡気管支収縮作用のある内服薬剤（コリン作動薬、β遮断薬など）
▶喘息患者への投与注意。

STEP 3-1　病識を持たせる

喘息は、遺伝的因子（アレルギー体質）と環境因子（アレルゲン、増悪因子）が複雑に絡み合って発症すると考えられている。成人喘息の多くは非アトピー型であり、発症原因が明らかでない。ただし、気管支粘膜では何らかの原因で炎症細胞が常に浸潤して慢性的な炎症が繰り返され、徐々に肥厚して非可逆的な狭窄が起き（気道リモデリング）、ありふれた刺激物質（たばこの煙、排気ガス、冷たい空気など）でも過敏に反応して発作が起きるという発症メカニズムが判明している。患者に対しては、このような喘息の発症機序を分かりやすく説明し、喘息症状および予後についても理解させる。また、薬物治療のみならず、発作を起こす様々な誘因を回避（予防）するための生活指導を行うことも必要である。

病気の原因・症状・予後の説明

➡喘息の原因を説明する。

説明例

喘息の原因にはアレルギー体質が関係しています。実際、子どもの喘息の多くが、アトピーと呼ばれる生まれつきアレルギーを起こしやすい体質が原因です。一方、大人の喘息の場合、アレルギー体質とは関係なく、アレルゲンという原因物質も特定できないことがほとんどです。ただ、喘息の患者さんでは、空気の通り道である気管支に炎症が常に起きており、健康な人なら反応しないような弱い刺激でも気管支が敏感に反応することで発作が起きることが分かっています。炎症とは、皮膚にやけどを起こしたときのように、赤くむくんで、ジクジクしてちょっと触っただけでも痛みを感じるような状態です。これが常に気管支で起きていると思ってください

説明例

気管支が様々な刺激に敏感に反応し、気管支を狭くする炎症物質が増えた結果、空気の流れが悪くなり、ゼーゼーと気管支が鳴る『喘鳴』と呼ばれる症状や、発作的な咳、呼吸困難などが起きます

➡予後を説明する。

説明例

子どもの喘息は自然に治る場合が多いのですが、大人の喘息は慢性化しやすく、治療せず放っておくと、炎症のため気管支の壁がどんどん厚くなってきます。このような状態になると、治療によっても元に戻りづらくなり、発作を繰り返すことになります。最悪の場合、発作が命に関わることもあります

喘息発作の予防法（生活環境・習慣の改善）の説明

喘息発作は、治療以外にも様々な誘因（環境因子）を回避することで予防できる。かぜ、ストレス、過労、薬物（アスピリンなど）、喫煙、飲食物（アルコール、食品添加物など）、運動、大気汚染、気象（気圧、温度）、職業（職業上取り扱う物質）などの誘因が知られている。全ての誘因を避けることは困難だが、重要な誘因については生活指導も含めて説明する。

➡室内、屋外環境

説明例

喘息発作の誘因として、室内ではちり、ダ

ニ、ペット、カビ、屋外では花粉、カビ、昆虫類などが挙げられます。ダニは気温の高い8月に繁殖し、秋に死骸と排泄物が増えます。カビは湿気の多い梅雨や秋雨の時期に繁殖します。また、春にはスギ、ヒノキ、秋にはブタクサ、ヨモギなどの花粉が飛び、春先、秋口は気象の変化も起きやすい時期です。これらの時期には、喘息発作が最も起きやすくなります。予防策として、こまめに室内の掃除を行い、布団類は定期的に日に当てて乾燥させてください。屋外では花粉や冷たい空気などを避けるため、マスクをしてみてください。また、ペットを家で飼っている場合には、屋外で飼うなどして様子を見てください

➡喘息死の三大誘因（かぜ、疲労、ストレス）

説明例

命に関わるほどのひどい発作が起きる誘因として、かぜ、過労、ストレスの3つが挙げられています。特にかぜを引かないように十分な対策をしてください。夜更かしをしない、十分な睡眠を取るなど規則正しい生活を心掛け、無理な仕事をせず疲れを残さないようにしてください。精神的なストレスは、神経やホルモンのバランスを崩し喘息を悪化させます。ストレスが続く場合には、医師に相談して精神が安定する薬などを処方してもらうのもよいでしょう

➡薬物（アスピリンなど）

説明例

喘息の発作は、痛み止めの服用によっても起き、喘息患者さんの約1割で起きることが知られています。薬を買う場合や歯科など他の医療機関を受診する場合は、喘息であることを必ず伝えてください。このタイプの喘息発作は、食品やビール、ワインなどに含まれる添加物、防腐剤によっても起きることがあるため、飲食物を摂取する際は注意してください

➡喫煙

説明例

喫煙は喘息の症状を悪化させるばかりでなく、命に関わる発作を誘発することが知られています。また、吸入ステロイドが全く効かなくなるなど喘息の薬の作用を弱めることも分かっていますので、禁煙することをお勧めします。たばこの煙が発作の引き金になることもありますので、家庭や職場の人たちにも禁煙に協力してもらいましょう

➡アルコール

説明例

日本人の喘息患者の約半数は、飲酒により発作が起きます。アルコールの摂取により、炎症を起こすヒスタミンという物質が増えるためです。喘息の重症度にもよりますが、特にお酒に弱い方は、禁酒された方がよいでしょう。仕事の関係でどうしてもお酒を飲まなくてはいけない場合は、必ず医師に相談してください。医師の判断で、抗ヒスタミン薬や短時間作用型β_2刺激薬の吸入など、飲酒前に発作を予防する薬が処方されるかもしれません

➡運動誘発性喘息

説明例

運動をすると喘息発作が起きることがあ

ります。かぜを引いた後や季節の変わり目では、急ぎ足で歩く、階段を上るだけでも発作が起きることがあります。医師から許可を受けた運動でも、事前にウォーミングアップを十分にして、夜間や冬季の運動時にはマスクを使い、鼻で呼吸して気管支の冷えや乾燥を防ぐようにしてください。それでも息苦しい場合には、医師に相談してください（発作予防には、運動前に気管支拡張薬や抗アレルギー薬を吸入する方法などがある）

STEP 3-2 薬識を持たせる

薬物治療は対症療法であること、薬には長期管理薬と発作治療薬の2種類あることを理解させる。特に吸入ステロイドについては、服用意義、使用方法、注意事項などを詳細に説明する。一方、発作治療薬は、用法・用量を厳守するよう指導し、発作治療薬が無効な際の対応も説明する。これらの薬物治療を適切に行うには、患者自身が喘息の状態を把握することが重要で、ピークフロー値の測定を勧める指導も行った方がよい。

服用目的の説明

➡薬物治療は対症療法であることを説明する。

説明例

残念ながら、喘息を根本的に治す薬はありませんが、気管支で常に起きている炎症を抑えて発作を防ぐ薬はあります。喘息をたき火に例えると、薪（原因）を取り除くことは難しいですが、水（薬）を掛けて炎（炎症）を弱めることはできます。薬によって炎症が弱まり、多少の刺激では喘息症状が起きなくなれば、快適な日常生活を送れるようになります

➡長期管理薬と発作治療薬の2種類があることを理解させる。

説明例

喘息の薬には、気管支の炎症を抑える薬（長期管理薬）と喘息発作を止める薬（発作治療薬）があります。炎症を抑える薬は、喘息症状がないときでも毎日規則正しく使用しなくてはいけません。ただし、炎症を抑える薬は急に起きる発作を速やかに抑えることはできません。そのような喘息発作時には気管支が極端に狭くなっており、ひどい場合には命にかかわることがありますので、喘息発作を止める薬を素早く吸入して気管支を広げる必要があります

吸入ステロイドの説明

➡吸入ステロイドの服用意義を説明する。

説明例

この薬は、副腎皮質ホルモン（ステロイド）の吸入薬で、気管支などで常に起きて

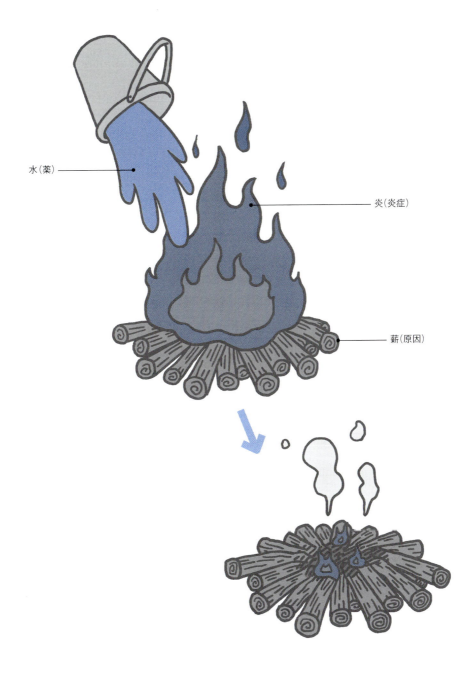

※このイラストは、巻末のイラスト集にカラーで収録されています。患者指導用のツールとしてご活用ください。

いる炎症を抑えて症状を改善します。炎症を誘発する様々な物質の生成を、遺伝子の段階から抑制することによって効果を発揮すると考えられており、喘息治療には欠かせない薬です。ただ即効性はなく、効果が表れ始めるまで2～3日、気管支の炎症をしっかり抑えるまでには2～3週間かかるとされています

説明例

症状が良くなったからといって自己判断で中止したり、使用回数を減らしてはいけません。症状がないのに薬を続けることに抵抗があるかもしれませんが、症状がないのは薬が効いているからです。自己判断で使用をやめてしまうと、ある日突然にひどい発作が起きて、命取りになる場合があります。血圧や糖尿病などの薬と一緒です。血圧や血糖値が下がったからといって薬を中止しませんよね。必ず医師の指示に従って用法・用量を守り、毎日吸入を続けてください(ただし、3カ月以上喘息の症状がない場合、医師の判断により減量や中止を行う場合がある)

➡吸入ステロイドの使用方法を説明する。簡便性があり、残量の確認も容易なのがドライパウダー製剤。吸入力が弱い患者や局所副作用(口腔内)ではエアゾール製剤が適している。副作用防止のため、吸入後は必ずうがいをさせる。

▶ドライパウダー製剤

説明例

この薬は、粉を吸うタイプの吸入薬です。使用方法が簡単で持ち運びにも便利です。また、残量も分かりやすくなってい ます。ただし、粉を吸う力が弱い場合には、効果が十分表れないので、必ず医師にお話しください(『フルタイド』にはロタディスクとディスカスがあるが、ディスカスの方が操作が簡便で、ある程度吸入力が弱くても吸入できる)

▶エアゾール製剤

説明例

このお薬は、気体を吸うタイプの吸入剤です。ボンベを押すことができない(フルタイドエアゾールは特に硬い)、臭いが気になる(キュバールはアルコール臭がある)などの場合はご相談ください。このまま吸入することもできますが、吸入補助器具を使うことをお勧めします。補助器具を使えばゆっくり吸入できるので、効率よく気管支へ薬が到達し、吸う力が弱くても心配ありません。また、口の中や喉に薬が残ることも少なく、副作用も軽減することができます。ただ注意していただきたいのは、薬の残量が分かりにくいことです。容器を振っても残量は分かりません。薬袋に、この吸入薬1本で使用できる日数と終了する日付をメモしておきますね

その他の薬剤の説明

➡吸入ステロイドと併用する薬剤

説明例

これらの薬は、気管支を広げる作用(あるいはアレルギー反応を抑える作用)があり、吸入ステロイドを適切に使用しているにもかかわらず、喘息症状が安定しない場合に追加して処方される薬です。吸入ステロイドとの併用で効果が認められ

れば継続して服用します。場合によっては、吸入ステロイドの減量が可能になることがあります

➡気管支拡張薬（テオフィリン徐放製剤、長時間作用型β₂刺激薬、長時間作用型抗コリン薬）

テオフィリン（テオドール他）は、気管支を狭くするカルシウムの量を減らすなどして効果を発揮すると考えられています。また、炎症を抑える働きもあります

気管支を広げる神経には交感神経がありますが、この薬（長時間作用型β₂刺激薬）は、交感神経をゆっくりと刺激して気管支を広げる薬です。即効性はありませんが、持続的にゆっくりと効果が表れるので、副作用も少なくなっています。ただ、炎症抑制作用は全くないので、吸入ステロイドとの併用が原則です。長時間作用型β₂刺激薬には、吸入、貼付、経口の3種類ありますので、使いやすいものを医師と相談して選ばれるとよいでしょう

気管支を狭める神経には交感神経と正反対に働く副交感神経がありますが、この薬（長時間作用型抗コリン薬）は、副交感神経をゆっくり抑えることで気管支が狭くなるのを防ぐ働きがあります。比較的症状の重い患者さんに使われますが、炎症を抑える作用はありませんので、吸入ステロイドと併用が原則です。緑内障（閉塞隅角）や前立腺肥大の方は使用できませんので、注意が必要です

➡抗アレルギー薬

喘息では、気道から様々な炎症物質が分泌されています。これらの物質の作用を抑える薬剤は、喘息症状を改善する可能性があるため、吸入ステロイドと併用されることがあります。薬には、炎症物質のロイコトリエン、サイトカイン、ヒスタミン、トロンボキサンなどの作用を主に抑える薬、またこれら様々な炎症物質の作用を同時に抑えるメディエーター遊離抑制薬と呼ばれる薬もあります。アレルギー反応の際にも同様な物質が分泌されるため、これらの薬剤を総称して抗アレルギー薬と呼んでいます。特に、ロイコトリエンは気管支を最も強力に収縮させるため、その作用を阻害する薬は有用であることが分かっています。ただ注意していただきたいのは、これらの薬が効果を発揮するには時間がかかることです。一般に、効果の判定はロイコトリエン、トロンボキサンの薬で2〜4週間、サイトカインの薬で6〜8週間、その他では4〜6週間です。薬が効かないからといって服薬を中止しないでください

➡発作治療薬（短時間作用型β₂刺激薬）

急に喘息発作が起きたときに吸入する薬ですので、常に携帯してください。発作時にはよく振り混ぜて1〜2回吸入してください。素早く気管支を広げるので、普通は吸入後数分で効きます。症状が治まらない場合、最初の1時間は20〜30分置きに1回、以後1時間に1回を目安として追加吸入してください。もし3時間以内

説明例

に発作が軽くならない、治まらない場合は、直ちに救急外来を受診してください

原則として1日4回以上は吸入しないでください（プロカテロール［メプチンエアー他］では1回2吸入、1日4回までが原則）。頻繁に使用していると、重篤な副作用が表れ、薬の効きも悪くなります。使用回数が多いということは、現在の治療方法が適切ではなく喘息が悪化していることを示しています。薬を使用した日付と1日の使用回数をメモしておき、必ず医師に報告してください

➡ピークフローメーター（PEF）による自己管理の勧め

説明例

薬による喘息治療では、患者さん自身が現在の喘息症状を知ることが極めて大切です。症状のみの判断では、自分が良いと思っても悪い状態の場合もあるからです。喘息の正確な状態は、ピークフローメーターという携帯用測定器で簡単に調べることができます。この測定器で毎日定期的に測定し、日記として記録してください。測定した記録を医師に見せることで、薬物治療が適切に行われていることが確認でき、また患者さん自身も喘息の状態が分かるため、たとえ症状がなくても悪い場合は、早めに受診して治療を受けることができます

STEP 4　服用に当たっての注意事項（副作用、その他）を説明する

吸入ステロイドは、経口薬とは異なり全身性の副作用が極めて少なく、口腔内の局所副作用以外にはほとんどないことをよく説明して安心させる。テオフィリン製剤によるテオフィリン中毒、短時間作用型β_2刺激薬の頓用による心停止には特に注意させる。抗アレルギー薬では、肝機能障害や抗コリン作用による副作用などを念頭に置く。

➡吸入ステロイド

▶口腔内カンジダ症、嗄声→口内や喉に残存した主成分の作用に起因する。

説明例

ステロイドは副作用が多いと思われがちですが、喘息に用いる吸入薬は成分が気管支から吸収されるため、気管支のみに作用するようになっています。ですので、飲み薬で見られるような副作用はほとんどありません。ただ、吸入時には口の中にも薬が残ることがあり、これが原因で口の中にカビが増え、赤い斑点ができたり、舌が白くなったり、喉が痛む、味覚がおかしいなどの症状が出ることがあります。また、カビが原因ではありませんが、声帯や喉の筋肉が影響を受け、声が枯れ

ることがあります。従って、吸入後は必ずうがいを行ってください。うがいをしているにもかかわらず、これらの症状が表れる場合には、吸入薬の中止や減量、種類の変更で元に戻りますので、医師や薬剤師に相談してください

▶副腎皮質の縮小、骨代謝の抑制→高用量の吸入ステロイドを長期に使用した場合の全身への影響として報告されている。経口薬よりは副作用が少ないが、注意深く経過を観察する必要がある。

▶テオフィリン中毒→血中濃度の上昇に起因する。主な症状は、①消化器症状(特に、悪心、嘔吐、しゃっくりなど)、②精神神経症状(頭痛、不眠、めまい、振戦、しびれなど)、③循環器症状(動悸、不整脈、頻脈、顔面潮紅など)、④低カリウム血症(痙攣、振戦、ミオパチー、横紋筋融解症、不整脈など)、⑤電解質異常――などであり、突然重篤な症状が発現することがある。高齢者、てんかん、甲状腺機能亢進、心疾患、肝障害のある患者では注意が必要。

説明例

薬を服用中に、吐き気、むかつき、頭痛がひどい、また心臓がドキドキする、手足のふるえやひきつけなどがある場合は、薬が効き過ぎている可能性があります。必ず医師、薬剤師にご連絡ください

▶尿蛋白増加(急性腎炎では特に注意)、尿酸値上昇、貧血、頻尿、鼻出血、浮腫など

➡長時間作用型または短時間作用型β₂刺激薬
　▶心血管症状(頻脈、動悸、心電図異常、火照り、血圧上昇など)、精神神経症状(頭痛、振戦、痙攣、手のしびれ、眠気、冷汗など)、消化器症状(吐き気・嘔吐など)、低カリウム血症(不整脈など)、血糖値上昇→高齢者、甲状腺機能亢進、高血圧、心疾患、糖尿病の患者への投与は注意する。特に短時間作用型は、過度の使用により不整脈や心停止などの重篤な副作用が発現する危険性があることを必ず理解させる。

説明例

神経を介して気管支を広げる薬では、手足が震える、ドキドキする(動悸)、吐き気がするなどの症状が表れることがあります。喘息発作時に吸入する薬では、発作がすぐに治まるからといって頻繁に使用すると、心臓が止まってしまい、致命的となります。これは、薬が交感神経という神経を刺激して気管支を広げているからです。この神経は心臓にもつながっていて動きを強めるため、頻繁に吸入薬を使用していると、心臓に大きな負担が常に掛かってしまい、くたびれて突然動かなくなるのです。医師の指示に従って、用法・用量を厳守してください

➡長時間作用型抗コリン薬
　▶心不全、心房細動、期外収縮、消化器症状(イレウス、便秘、口渇など)、眼圧上昇(閉塞隅角緑内障)、泌尿器症状(尿閉、血尿、排尿障害など)、皮膚症状(発疹、蕁麻疹など)、中枢神経症状(めまい、不眠)、好酸球数増多、白血球数減少、呼吸器症状(嗄声、咳嗽など)→抗コリン作用によ

る心疾患、イレウス、緑内障、尿閉などの副作用には特に注意する。

➡抗アレルギー薬
　▶肝機能障害(抗ロイコトリエン薬、Th2サイトカイン阻害薬、抗ヒスタミン薬、トロンボキサンA_2拮抗薬)→すぐに投与を中止する。定期的な肝機能検査が必要で、肝炎を引き起こす可能性のある薬剤は特に注意する。免疫と関係する薬が多いため、血液障害も起こしやすく、血小板減少などによる内出血の有無を確認する。
　▶錐体外路症状(オキサトミド[セルテクト他])→オキサトミドの抗ドパミン作用による。
　▶一過性の意識消失、痙攣・興奮(ケトチフェンフマル酸塩[ザジテン他])
　▶白血球減少・血小板減少、好酸球増多を伴う好酸球肺炎・間質性肺炎(プランルカスト水和物[オノン他])
　▶無顆粒球症、好酸球増多を伴う好酸球肺炎(ザフィルルカスト[アコレート])
　▶血小板減少(イブジラスト[ケタス他]、エピナスチン塩酸塩[アレジオン他]、オキサトミド、メキタジン[ゼスラン、ニポラジン他])→イブジラストは抗血栓作用があり止血を遅らせるため注意。

脂質異常症

空腹時の血液検査の結果、①LDLコレステロール値が140mg/dL以上、②HDLコレステロール値が40mg/dL未満、③中性脂肪（トリグリセリド）値が150mg/dL以上——のいずれかの場合に「脂質異常症」と診断される。以前の「高脂血症」という病名では低HDLコレステロール血症を説明しにくいため、「動脈硬化性疾患予防ガイドライン2007年版」で疾患名が改められ、総コレステロール値も診断基準から外された。

本症は加齢とともに増え、30歳以上の男性、50歳以上の女性の約半数に見られる。放置すると心筋梗塞や脳梗塞などの動脈硬化性疾患を招く。治療は、まず食事や運動など生活習慣の改善を行い、その後に薬物治療を考慮する。薬物療法では、HMG-CoA還元酵素阻害薬（スタチン系薬）、陰イオン交換樹脂、フィブラート系薬、ニコチン酸誘導体などが個々の病態に応じて選択される。また、スタチン系薬の効果が不十分な時には、併用薬としてプロ蛋白質転換酵素サブチリシン/ケキシン9型（proprotein convertase subtilisin/kexin type9：PCSK9）阻害注射薬が使用される。

服薬指導では、自覚症状がなくても脂質異常症により動脈硬化が進めば、重大な心・脳血管疾患を引き起こすことを十分に説明し、服薬アドヒアランスを良好に維持させることが重要である。

表1 ● リスク区分別脂質管理目標値

治療方針の原則	管理区分	脂質管理目標値（mg/dL）			
		LDL-C	HDL-C	TG	non HDL-C
1次予防※1 まず生活習慣の改善を行った後、薬物療法の適用を考慮する	低リスク群	<160	≧40	<150	<190
	中リスク群	<140			<170
	高リスク群	<120			<150
2次予防※2 生活習慣の是正とともに薬物治療を考慮する	冠動脈疾患の既往	<100			<130

LDL-C：LDLコレステロール、HDL-C：HDLコレステロール、TG：トリグリセリド
※1 糖尿病、慢性腎臓病（CKD）、非心原性脳梗塞、末梢動脈疾患（PAD）のある患者は高リスク群。低HDL-C血症、早発性冠動脈疾患家族歴（第1度近親者かつ男性55歳未満、女性65歳未満）、耐糖能以上がある場合は中～高リスク群。それらがない場合、収縮期血圧、喫煙の有無、年齢、総コレステロール値によって低～高リスク群に分類される
※2 冠動脈疾患の既往がある場合
- これらの値はあくまでも到達努力目標値である。LDL-Cは20～30％の低下を目標とすることも考慮する
- non HDL-Cの管理目標は、高TG血症の場合にLDL-Cの管理目標を達成した後の二次目標である。TGが400mg/dL以上および食後採血の場合は、non HDL-Cを用いる
- いずれのカテゴリーにおいても管理目標達成の基本はあくまでも生活習慣の改善である
- 低リスク群における薬物療法の適用を考慮するLDL-Cの基準は180mg/dL以上とする

出典：日本動脈硬化学会「動脈硬化性疾患予防ガイドライン2012年版」

初診時の処方例

高LDLコレステロール血症の治療（処方例1～12のいずれかで治療開始。効果不十分の場合、併用療法を考慮）

処方例1
```
メバロチン錠10*1　1回1～2錠（1日1～2錠）
　1日1回　夕食後
```
*1 プラバスタチンナトリウム

処方例2
```
ローコール錠20mg*2　1回1～3錠（1日1～3錠）
　1日1回　夕食後
```
*2 フルバスタチンナトリウム

処方例3
```
リバロ錠1mg*3　1回1～4錠（1日1～4錠）
　1日1回　夕食後
```
*3 ピタバスタチンカルシウム

処方例4
```
リポバス錠5*4　1回1～4錠（1日1～4錠）
　1日1回　夕食後
```
*4 シンバスタチン

処方例5
```
リピトール錠5mg*5　1回1～4錠（1日1～4錠）
　1日1回　夕食後
```
*5 アトルバスタチンカルシウム水和物

処方例6
```
クレストール錠2.5mg*6　1回1～4錠（1日1～4錠）
　1日1回　夕食後
```
*6 ロスバスタチンカルシウム

処方例7
```
コレバインミニ83％*7　1回1包（1日2包）
　1日2回　朝夕食前
```
*7 コレスチミド（陰イオン交換樹脂）

処方例8
```
ロレルコ錠250mg*8　1回1錠（1日2錠）
　1日2回　朝夕食後
```
*8 プロブコール

処方例9

> ペリシット錠250mg*9　1回1錠（1日3錠）
> 　1日3回　朝昼夕食直後

*9 ニセリトロール（ニコチン酸誘導体）

処方例10

> コレキサミン錠200mg*10　1回2錠（1日6錠）
> 　1日3回　朝昼夕食後

*10 ニコモール（ニコチン酸誘導体）

処方例11

> ユベラNソフトカプセル200mg*11
> 　1回1カプセル（1日3カプセル）
> 　1日3回　朝昼夕食後

*11 トコフェロール酢酸エステル

処方例12

> ゼチーア錠10mg*12　1回1錠（1日1錠）
> 　1日1回　夕食後

*12 エゼチミブ（小腸コレステロールトランスポーター阻害薬）

高トリグリセリド血症の治療（処方例1〜4のいずれかで治療開始）

処方例1

> ベザトールSR錠200mg*13　1回1錠（1日2錠）
> 　1日2回　朝夕食後

*13 ベザフィブラート（フィブラート系薬）

処方例2

> リピディル錠80mg*14　1回1錠（1日1錠）
> 　1日1回　夕食後

*14 フェノフィブラート（フィブラート系薬）

処方例3

> エパデールS300*15　1回2包（1日6包）
> 　1日3回　朝昼夕食直後

*15 イコサペント酸エチル（EPA）

処方例4

> パルモディア錠0.1mg*16　1回2錠（1日2錠）
> 　1日2回　朝夕

*16 ペマフィブラート（フィブラート系薬）

〈参考〉
　主な処方例のみを示したが、上記以外にも脂質異常症に適応のある薬剤は、クロフィブラート（高脂質血症）、ガンマオリザノール（ハイゼット他：高脂血症）、ポリエンホスファチジルコリン（EPL：高脂質血症）、エラスターゼ製剤（エラスチーム他：高脂質血症）、コレスチラミン（クエストラン：高コレステロール血症）、デキストラン硫酸ナトリウムイオウ18（MDSコーワ：高トリグリセリド血症）、パントテン酸製剤（パンテチン［パントシン他］：高脂血症によるパントテン酸欠乏または代謝障害）などがある。
　また、他の経口脂質低下症で効果不十分または忍容性が不良な場合には、ロミタピドメシル酸塩（ジャクスタピッド；ただし適応はホモ接合体家族性高コレルテロール血症に限定）が、家族性高コレステロール血症、高コレステロール血症で心血管イベントの発現リスクが高く、スタチン系薬の効果が不十分な場合には、PCSK9阻害注射薬（アリロクマブ［プラルエント］皮下注、エボロクマブ［レパーサ］皮下注）との併用が考慮される。

STEP 1　禁忌疾患の有無を確認する

プラバスタチンを除くスタチン系薬とフェノフィブラートは肝障害、ベザフィブラートは重篤な腎障害、コレスチミドは胆道閉塞、プロブコールは心室性不整脈に要注意。

薬疹歴

➡ あり
　▶ 本成分に対し過敏症の既往歴→医師に連絡し投与中止。

➡なし
▶「発疹が出現したら、直ちに受診する」よう指導。初めて服用する患者には特に注意。

妊娠・授乳の有無
➡妊婦または妊娠している可能性のある女性
▶スタチン系薬、PCSK9阻害注射薬(スタチン系薬と併用のため)、フィブラート系薬、プロブコール(商品名シンレスタール、ロレルコ他)、ロミタピドメシル酸塩(ジャクスタピッド)の投与中止。ニセリトロール(ペリシット)、ニコモール(コレキサミン他)は原則禁忌(投与しないことが望ましい)。コレスチミド(コレバイン)、エゼチミブ(ゼチーア)、イコサペント酸エチル(EPA[エパデール他])は有益性が危険性を上回る場合に投与。

➡授乳婦
▶スタチン系薬、PCSK9阻害注射薬(スタチン系薬と併用のため)、フィブラート系薬、プロブコールは授乳中止または本剤中止。エゼチミブ、EPA、ロメタピドは原則禁忌(投与しないことが望ましい。投与時は授乳中止)。

禁忌・原則禁忌疾患の有無
➡重篤な肝障害
▶フルバスタチンナトリウム(ローコール他)、シンバスタチン(リポバス他)、ピタバスタチンカルシウム(リバロ他)の投与中止。エゼチミブは原則投与中止。エゼチミブとスタチン系薬との併用は中止。

➡肝代謝能が低下していると考えられる急性肝炎、慢性肝炎の急性増悪、肝硬変、肝癌、黄疸
▶アトルバスタチンカルシウム水和物(リピトール他)、ロスバスタチンカルシウム(クレストール他)の投与中止。

➡肝障害、胆嚢疾患、中等度以上の腎機能障害
(目安として血清クレアチニン値が2.5mg/dL以上)
▶フェノフィブラート(トライコア、リピディル他)の投与中止。

➡人工透析患者(腹膜透析を含む)、腎不全などの重篤な腎疾患、血清クレアチニン値が2.0mg/dL以上
▶ベザフィブラート(ベザトール、ベザリップ他)の投与中止。

➡重篤肝障害、肝障害(Child-Pugh分類BまたはC)、胆道閉塞、胆石、中等度以上の腎機能障害(目安として血清クレアチニン値が2.5mg/dL以上)
▶ペマフィブラート(パルモディア)の投与中止。

➡胆道の完全閉塞、胆道閉塞
▶コレスチミド(コレバイン)、ピタバスタチンの投与中止。

➡腸閉塞
▶コレスチミドの投与中止。

➡重篤な心室性不整脈(多源性心室性期外収縮の多発)
▶プロブコールの投与中止。

➡重症低血圧症または動脈出血

▶ニセリトロール(ペリシット)、ニコモール(コレキサミン)の中止。
➡中等度または重度の肝機能障害および血清中トランスアミラーゼ高値が持続
　　▶ロメタピドの投与中止。
➡出血している患者(血友病、毛細血管脆弱症、消化管潰瘍、尿路出血、喀血、硝子体出血など)
　　▶EPAの投与中止。
➡腎機能障害(臨床検査値異常)
　　▶スタチン系薬とフィブラート系薬との併用は原則中止。
➡中等度または重症の肝障害
　　▶エゼチミブ(ゼチーア)の原則投与中止。

STEP 2 併用薬・飲食物・嗜好品の有無を確認する

横紋筋融解症が表れやすい併用薬に最も注意する。脂溶性スタチン(シンバスタチン、アトルバスタチンなど)、ペマフィブラート、ロメタピドは、薬物代謝酵素チトクロームP450(CYP)代謝に起因する相互作用に要注意。水溶性スタチン(プラバスタチン、ロスバスタチン)は、肝臓の有機アニオントランスポーター(OATP2)阻害により肝分布が抑制されやすい。陰イオン交換樹脂では、吸着されやすい薬剤との併用に注意する。アトルバスタチンのHbA1c上昇作用、フィブラート系薬の血糖値低下作用、フェノフィブラートの光線過敏症による薬力学的相互作用にも気を付ける。

A 動態学的
①代謝阻害、誘導
〔併用禁忌〕

➡シンバスタチン(リポバス他)
　　▶CYP3A4阻害薬(イトラコナゾール[イトリゾール他]、ミコナゾール[フロリード他]、アタザナビル硫酸塩[レイアタッツ]、サキナビルメシル酸塩[インビラーゼ])、テラプレビル[テラビック]、コビシスタット含有製剤[スタリビルド]、オムビタスビル水和物・パリタプレビル水和物・リトナビル[ヴィキラックス])→シンバスタチンの血中濃度が上昇し副作用が増強。
　　▶シクロスポリン(サンディミュン、ネオーラル他)→スタチン系薬の血中濃度が上昇し副作用が増強。シクロスポリンによるOATP2阻害(ピタバスタチンカルシウム[リバロ他]の血中濃度時間曲線下面積[AUC]、ロスバスタチンカルシウム[クレストール他]のAUCがそれぞれ4.6倍、7倍に上昇)。プラバスタチンナトリウム(メバロチン他)でもAUCが20倍上昇した例があり要注意。
➡ペマフィブラート(パルモディア：CYP2C8、2C9、3A4、OATP1B1[2]、1B3[8]の基質)
　　▶シクロスポリン→ペマフィブラートの血中濃度が上昇し、副作用が増強(ペマフィブラートのAUCが14倍に上昇)。シクロスポリンによるCYP2C8、2C9、3A4阻害。OATP2、8阻害も関与。

- ➡ロミタピドメシル酸塩(ジャクスタピッド：CYP3Aの基質)
  - ▶強いCYP3A阻害薬(グレープフルーツジュース、クラリスロマイシン[クラリシッド、クラリス他]、イトラコナゾール、ボリコナゾール[ブイフェンド他]、サキナビル、ネルフィナビルメシル酸塩[ビラセプト]、インジナビル硫酸塩エタノール付加物[クリキシバン]、テラプレビル、コビシスタット含有製剤、リトナビル含有製剤[ノービア、カレトラ、ヴィキラックス])→ロミタピドの血中濃度が著しく上昇。
  - ▶中程度のCYP3A阻害薬(エリスロマイシン、シプロフロキサシン塩酸塩[シプロキサン他]、フルコナゾール[ジフルカン]、ミコナゾール、ジルチアゼム塩酸塩[ヘルベッサー他]、ベラパミル塩酸塩[ワソラン他]、トフィソパム[グランダキシン他]、イストラデフィリン[ノウリアスト]、アプレピタント[イメンド]、イマチニブメシル酸塩[グリベック他]、アタザナビル、ホスアンプレナビルカルシウム水和物[レクシヴァ])→ロミタピドの血中濃度が著しく上昇。

〔併用注意〕
- ➡スタチン系薬
  - ▶フィブラート系薬、ニコチン酸誘導体、OATP2阻害薬(シクロスポリンなど)、エリスロマイシン、ダナゾール[ボンゾール]、アゾール系抗菌薬→横紋筋融解症の恐れ(危険因子：重篤な腎障害)。
- ➡フルバスタチンナトリウム(ローコール他：CYP2C9、3A4で代謝、2C9に高い親和性)
  - ▶CYP2C9・3A4阻害薬(シメチジン[タガメット、カイロック他]、ラニチジン塩酸塩[ザンタック他]、オメプラゾール[オメプラゾン、オメプラール他]、フルコナゾール[ジフルカン他]、ホスフルコナゾール[プロジフ]など)、ベザフィブラート(ベザトール、ベザリップ他)→フルバスタチンの血中濃度上昇(肝代謝阻害)。
  - ▶ワルファリンカリウム(ワーファリン他)→抗凝固作用の増強。CYP2C9阻害。
  - ▶ジゴキシン(ジゴシン他)→ジゴキシンの最高血中濃度(Cmax)が上昇。
  - ▶プレグナンX受容体(PXR)活性化薬、CYP2C9、3A4誘導薬：リファンピシン(リファジン他)など)→フルバスタチンの血中濃度低下。
- ➡シンバスタチン(CYP2C9、3A4で代謝、主にCYP3A4)
  - ▶CYP3A4阻害薬(アゾール系抗菌薬、14員環マクロライド系抗菌薬、ケトライド系抗菌薬、シクロスポリン、HIVプロテアーゼ阻害薬など)→シンバスタチンの血中濃度上昇。
  - ▶ワルファリン→抗凝固作用の増強。CYP2C9阻害。
  - ▶CYP3A4誘導薬(エファビレンツ[ストックリン]など)→シンバスタチンの血中濃度低下。
- ➡アトルバスタチンカルシウム水和物(リピトール他：CYP3A4で代謝)
  - ▶CYP3A4阻害薬(14員環マクロライド系抗菌薬など)→アトルバスタチンの血中濃度上昇。
  - ▶CYP3A4の基質となる薬剤(経口避妊薬)→経口避妊薬の血中濃度上昇(19～28%上昇)。代謝競合。
- ➡アトルバスタチン、シンバスタチン
  - ▶グラゾプレビル水和物(グラジナ；抗HCV薬)→スタチン系薬の血中濃度が上昇。グラゾプレビルによる腸管CYP3A阻害、腸管BCRP阻害も関与。

➡ ベザフィブラート
　▶ フルバスタチン→血中濃度上昇。ベザフィブラートによる肝代謝阻害の可能性。
➡ ペマフィブラート
　▶ クロピドグレル(プラビックス他)→ペマフィブラートの血中濃度上昇。CYP2C8阻害。OATP2、8阻害作用も関与。ペマフィブラート減量考慮。
　▶ クラリスロマイシン、HIV阻害薬→ペマフィブラートの血中濃度上昇。CYP3A4阻害。OATP2、8阻害作用も関与。ペマフィブラート減量考慮。
　▶ フルコナゾール→ペマフィブラートの血中濃度上昇。CYP2C9、3A4阻害。
　▶ CYP3A誘導薬(PXR活性化薬)→ペマフィブラートの血中濃度低下。CYP3A誘導に起因。
➡ ロメタピド
　▶ 弱いCYP3A阻害薬(アトルバスタチン、シロスタゾール[プレタール他]、シメチジン、経口避妊薬など)→ロメタピドの血中濃度上昇。
　▶ CYP3Aの基質となる薬剤(シンバスタチン、ロスバスタチン、トリアゾラム[ハルシオン他])→CYP3Aの基質の血中濃度上昇。ロメタピドによるCYP3A阻害。
　▶ ワルファリン→ワルファリンの血中濃度上昇。ロメタピドによるCYP2C9阻害。
　▶ CYP3A誘導薬(PXR活性化薬)→ロメタピドの血中濃度低下。

② トランスポーター阻害(OATP、P糖蛋白質[P-gp]、BCRP)
〔併用禁忌〕

➡ ペマフィブラート(CYP2C8、2C9、3A4、OATP2、8の基質)
　▶ シクロスポリン→ペマフィブラートの血中濃度が上昇し、副作用が増強(ペマフィブラートのAUCが14倍に上昇)。シクロスポリンによるOATP2、8阻害。CYP2C8、2C9、3A4阻害も関与(上記①参照)。
　▶ リファンピシン→ペマフィブラートのAUCが10倍上昇。リファンピシンによるOATP2、8阻害。

〔併用注意〕
➡ アトルバスタチン、ロミタピド
　▶ P-gpの基質となる薬剤(ジゴキシンなど)→P-gpの基質の血中濃度上昇。ジゴキシンでは副作用、中毒発現。P-gp阻害による基質の排泄低下に起因。
➡ ペマフィブラート
　▶ クロピドグレル、クラリスロマイシン、HIV阻害薬→ペマフィブラートの血中濃度上昇。OATP2、8阻害。CYP2C8、3A阻害も関与(上記①参照)。ペマフィブラート減量考慮。
➡ スタチン系薬
　▶ グラゾプレビル→スタチン系薬の血中濃度が上昇。グラゾプレビルによる腸管のBCRP阻害。アトルバスタチン、シンバスタチンでは腸管のCYP3A阻害も関与(上記①参照)。

③吸着
〔同時併用禁忌〕

> ➡コレスチミド(コレバイン：陰イオン交換樹脂)
> ▶吸着される高脂血症治療薬(フルバスタチン、ピタバスタチン、フィブラート系薬、エゼチミブ[ゼチーア])、酸性薬剤(ワルファリン、ベンチルヒドロクロロチアジド[ベハイド]など)、ジギタリス、甲状腺ホルモン製剤、ケノデオキシコール酸(チノ)、テトラサイクリン系抗菌薬、バルビツール酸系薬、ロメタピド→血中濃度低下(吸収低下による)。コレスチミド投与前1時間あるいは投与後4〜6時間以上、または可能な限り間隔を空ける。

〔併用注意〕
➡コレスチミド
▶**脂溶性ビタミンおよび葉酸**→血中濃度低下。長期投与ではビタミン補給を考慮する。脂溶性ビタミンの吸収に必要な胆汁酸がコレスチミドにより吸着されるため。
▶**ペマフィブラート**→血中濃度低下。可能な限り間隔を空けて投与が望ましい。
➡ロスバスタチン
▶**制酸薬**→ロスバスタチンの血中濃度が50％低下。2時間後に制酸薬を投与した場合、血中濃度が20％低下。

④血漿蛋白結合置換、その他
〔併用注意〕
➡ベザフィブラート
▶**スルホニル尿素(SU)薬、ナテグリニド(スターシス、ファスティック他)**→低血糖症状。血漿蛋白置換によりSU薬などの遊離型濃度が上昇(作用増強)。
➡エゼチミブ
▶**シクロスポリン**→相互に血中濃度上昇(機序不明)。
➡プロブコール(シンレスタール、ロレルコ他)
▶**シクロスポリン**→血中濃度低下(機序不明)。
➡ロメタピド
▶**抗凝固薬(ワルファリン他)、血栓融解薬(ウロキナーゼ他)、血小板凝集抑制作用のある薬剤(アスピリン、クロピドグレル他)**→出血の危険性。ロメタピドによりビタミンKの吸収低下に起因。

B 薬力学的

①横紋筋融解症
〔原則併用禁忌〕

> ➡ スタチン系薬
> ▶ フィブラート系薬→急激な腎機能悪化を伴う横紋筋融解症が表れやすい。腎機能に関する臨床検査値に異常が認められる患者には原則として併用しない。

②安全性が確立されていない
〔原則併用禁忌〕

> ➡ エゼチミブ(ゼチーア)
> ▶ フィブラート系薬→併用しないことが望ましい(国内での有効性および安全性が確認されていないため)。

③血糖値、血液凝固抑制
〔併用注意〕

➡ アトルバスタチンカルシウム水和物(リピトール他)
　▶ 糖尿病治療薬→効果減弱。アトルバスタチンは脂肪細胞への分化抑制、HbA1c上昇作用が報告されている。

➡ ロスバスタチンカルシウム(クレストール他)
　▶ ワルファリンカリウム(ワーファリン他)→抗凝固作用の増強(機序不明)。

➡ フィブラート系薬
　▶ 抗凝固薬(ワルファリンなど)→抗凝固薬の作用増強。フィブラート系薬はビタミンK代謝に影響。
　▶ 糖尿病治療薬(インスリン、SU薬、ナテグリニド[スターシス、ファスティック他]など)→低血糖症状。フィブラート系薬にインスリン感受性の増強作用。

➡ EPA (エパデール他)
　▶ 抗凝固薬(ワルファリンなど)、血小板凝集抑制薬(アスピリン、チクロピジン塩酸塩[パナルジン他]、シロスタゾール[プレタール他]など)→相加的に出血傾向の増強。

④光線過敏症、その他
〔併用注意〕

➡ フェノフィブラート(トライコア、リピディル他)
　▶ ベンゾフェノン系薬(ケトプロフェン[モーラス、ミルタックス他]、スプロフェン[スルプロチン、スレンダム、トパルジック]、チアプロフェン酸[スルガム他])→光線アレルギー誘発で皮膚炎。

- ➡ フィブラート系薬
  - ▶ シクロスポリン→腎障害（相互に増強）。
- ➡ プロブコール（シンレスタール、ロレルコ他）
  - ▶ クロフィブラート→著しいHDLコレステロール低下。
- ➡ エゼチミブ
  - ▶ ワルファリン→プロトロンビン時間国際標準比（PT-INR）の上昇（機序不明）。

STEP 3-1　病識を持たせる

脂質異常症は、血中の悪玉（LDL）コレステロールまたはトリグリセリド（TG）が増加した状態、あるいは善玉（HDL）コレステロールが低下した状態であり、自覚症状はないものの、放置していると心筋梗塞や脳梗塞などの致命的な動脈硬化性疾患が起きることを十分説明する。食べ過ぎや運動不足も大きな原因であり、生活習慣の改善も大切であることを理解させる。

病気の原因・症状・予後の説明

➡ 病気・動脈硬化について説明する。

説明例

脂質異常症とは、血液中の『あぶら』（脂質）であるコレステロールや中性脂肪が増え過ぎる病気です。脂質は、ビーフステーキを例にすると、白い脂の部分が中性脂肪で、赤い肉の中に白く点々とあるのがコレステロールです。中性脂肪やコレステロールは水に溶けにくいので、血液中では水溶性の蛋白質と結合した粒子（リポ蛋白）となって運ばれるのですが、その粒子は大きく分けて、悪玉と呼ばれるLDLコレステロールと、善玉と呼ばれるHDLコレステロールの2種類があります。悪玉は余ったコレステロールを血管の壁に置いていくのですが、善玉は血管にたまったコレステロールを回収してくれます。つまり、悪玉が増えて善玉が減ると、血管の内側に脂肪分がたまり、動脈硬化を起こしてしまうのです

説明例

悪玉のコレステロールは、血管内側（壁）にたまると、徐々に腐ったような状態になります。これを取り除こうとして、白血球（マクロファージ）が壁に集まり、血管の壁に脂肪の塊（アテローム：不安定なプラーク）ができて、血管は狭く固くなります。この塊の中では炎症が常に起きていますから、じゅくじゅくした『おかゆ（粥）』のような状態となっています。しかも、『塊』が破れると血管が詰まってしまいます。このような血管の状態が悪玉コレステロールによる動脈硬化で、アテローム性の動脈硬化（粥状硬化）とも呼ばれています

説明例

診断基準では、悪玉コレステロール値が140mg/dL以上になることや、善玉コレステロール値が40mg/dL未満になることを基準にした方が、動脈硬化の危険性を正しく判断できることが分かってきました。一方、中性脂肪も悪玉を増やし善玉を減らす

脂質異常症

ため、血中の中性脂肪値が150mg/dL以上は問題となります。最近では、善玉が少ないことも病気であることをきちんと認識してもらうために、高脂血症は『脂質異常症』と呼ぶようになりました

➡原因について説明する。

説明例

体質などの遺伝的な要因や他の病気が原因で起きることもありますが、脂質異常症の8割以上は、食べ過ぎや欧米型の食事、運動不足、飲み過ぎ、ストレス、喫煙など悪い生活習慣に関連して起きることが分かっています。ですから、肥満や高血圧、糖尿病と同じく、年齢とともに増える代表的な生活習慣病なのです

➡予後について説明する。

説明例

脂質異常症の怖いところは、症状がほとんどないため、高血圧や糖尿病などに比べ病気という自覚を持ちにくく、放っておくとコレステロールがどんどん血管の内側にたまり、動脈硬化が進んでしまうことです。動脈硬化が進行すると、血液の流れが悪くなり、細い血管のある心臓や脳に十分な栄養を送れなくなります。最初は、胸が苦しくなる（狭心症）、頭痛やふらつきなど（一過性脳虚血症）の症状が表れてきますが、血管が詰まってしまうと、ある日突然命に関わる心臓発作（急性冠症候群：不安定狭心症や急性心筋梗塞など）や脳卒中を起こしてしまいます

説明例

日本での死因の第1位は癌ですが、2位、4位は動脈硬化によって起きる心臓や脳

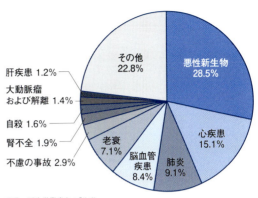

図5●主な死因別死亡数の割合（2016年）

出典：厚生労働省ウェブサイト

の病気なのです。また、運良く救命できても、心臓や脳に障害が残って不自由な生活を送ることになりやすいです。ですから、動脈硬化が進まないように、脂質異常症の段階で早く見つけて対処することが必要なのです。脂質異常症の他にも、動脈硬化を起こす生活習慣病には肥満、高血圧、糖尿病（耐糖能異常：糖尿病との境界も含む）などがありますが、これら全てが同時に発症すると、正常な人の約30倍以上の確率で心臓や脳の病気が起きるといわれています

➡他の合併症を説明する。

説明例

脂質の濃度が著しく高い場合（家族性高コレステロール血症など）は、アキレス腱やまぶた、皮膚にコレステロールが沈着してできる腫れ物（黄色腫）が表れたり、目の白目と黒目の境界に白色の輪（角膜輪）ができることがあります。中性脂肪値が著しく高くなると（2000mg/dL以上）、急激に

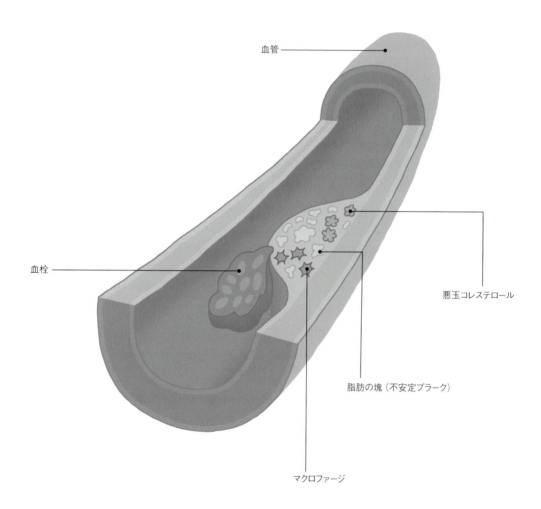

※このイラストは、巻末のイラスト集にカラーで収録されています。患者指導用のツールとしてご活用ください。

背中からおなかにかけて激しい痛みが表れる、急性膵炎を起こすことがあります

➡家族性高コレステロール血症（LDL受容体異常症）について説明する。

説明例

血液中の悪玉コレステロール値が高くなる遺伝的な病気です。親から遺伝して、血液中の総コレステロール値が260mg/dL以上と高くなり、極端な場合、2000mg/dLを超えるようなこともあります。特徴的な症状として、アキレス腱が太くなったり、皮膚やまぶたに黄色腫と呼ばれるコレステロールの塊ができやすいことが知られています

生活習慣の改善に関する説明

➡食事指導

説明例

治療の中心は食事療法です。まず、食べ過ぎないようにしてください。間食はできる限り避けましょう。肥満の方は、体重を1kg減らすと血中総コレステロール値が約10mg/dL減るといわれています

説明例

食事の基本は、いろいろな栄養素をバランスよく取ることです。特に、ビタミンやミネラル、食物繊維を多く含む野菜、こんにゃく、海藻類、キノコ類などをしっかり取りましょう。ただし、甲状腺の病気がある方は、海藻（特にコンブ）の食べ過ぎに注意してください

説明例

コレステロールの高い方は肉より魚を取り、コレステロールの多い食品は控えましょう。中性脂肪の多い人は、甘い飲食物や果物の食べ過ぎに注意しましょう。お酒は、適量ならば善玉コレステロールを増やす効果がありますが、飲み過ぎは中性脂肪を増加させます。適量とは、日本酒1合、焼酎0.4合、ビール中瓶1本、ウイスキーダブル1杯（シングル2杯）、赤ワイングラス2杯です。まずは週2回ほど休肝日を作り、アルコールをこれまでの半量にすることから始めてみましょう

➡運動指導

説明例

運動には、取り過ぎたエネルギーを消費し、脂肪の分解を進めて肥満を解消するだけでなく、悪玉コレステロールを減らして善玉コレステロールを増やすことで動脈硬化を防ぎ、血管を広げて血液の流れを良くするなど様々な効果があります。特に、善玉コレステロールが低くて中性脂肪が高い方は、運動が効果的です

➡喫煙、ストレス

説明例

喫煙は、善玉コレステロールの量を減らして、中性脂肪の原料（遊離脂肪酸）を増やし、動脈硬化を早めることが知られています。また、タバコの成分であるニコチンは、交感神経の作用を強めて心臓の動きを早くしたり、血圧や血糖値を上げることが知られています。ですから、1日も早く禁煙することをお勧めします。また、ストレスが掛かると、食べ過ぎや飲み過ぎになり、交感神経も刺激します。十分な睡眠を取り、旅行や運動などの気分転換をするなど、ストレス発散を心掛けましょう

STEP 3-2　薬識を持たせる

高LDLコレステロール血症には主にスタチン系薬を、高トリグリセリド血症にはフィブラート系薬を使用することにより、LDLコレステロール値や中性脂肪値を目標値まで低下させ、動脈硬化性疾患を防ぐことが目標となる。自覚症状がなくても、薬物治療を行わなければ動脈硬化が進行し、致命的な心・脳血管疾患を招く恐れがあることを十分に理解させる。

服用目的の説明

説明例

生活習慣の改善を3〜6カ月続けても、血液検査の結果、脂質の異常が改善されていない場合には、薬の服用を開始します。残念ながら脂質異常症を根本的に治す薬はありません。ですが、薬を服用することによって、血液中の悪玉コレステロールや中性脂肪を減らし、心臓や脳の致命的な病気を防ぐことができます。自覚症状が全くないのに薬を服用することには抵抗があるかもしれませんが、医師の指示通りに服用してください

各薬剤の説明

➡ スタチン系薬

説明例

最も広く使われている、悪玉コレステロールを下げる薬です。体のコレステロールの約7割は肝臓で作られますので、この薬は主に肝臓でコレステロールができるのを抑えて効果を発揮します。つまり、肝臓のコレステロール量が減ると、これを補うために、コレステロールを多く含むLDLが血液から肝臓に多く取り込まれるため、血液中の悪玉コレステロールが低下するのです。一般にコレステロールは、体を動かさない睡眠時に最も生成されますので、薬は主に夕食後に服用します

➡ フィブラート系薬

説明例

中性脂肪の多い方に対して、主に肝臓で中性脂肪が作られるのに必要な酵素などの作用を抑えて効果を発揮します。また、血中の善玉コレステロールを増やす効果があることも知られています

➡ コレスチミド（コレバイン）

説明例

コレステロールの多い方に対して、主に腸管内で胆汁酸と結合して効果を発揮します。胆汁酸は肝臓でコレステロールから作られ、脂肪の消化吸収に必要なものですが、この薬が腸内で胆汁酸と結合し、胆汁酸の排泄を促進すると、肝臓内の胆汁酸の量が減ることになります。その結果、コレステロールから胆汁酸ができるのを促し、肝臓のコレステロール量が減ることになります。肝臓のコレステロール量が減ると、これを補うために、コレステロールを多く含むLDLが血液から肝臓に多く取り込まれるため、血液中の悪玉コレステロールが減るのです

脂質異常症

➡プロブコール(シンレスタール、ロレルコ他)

説明例

コレステロールの多い方や皮膚に腫れ物(黄色腫)のある方に使用される薬です。薬の吸収を良くするため食後に服用します。肝臓での酵素の働きを強めて、コレステロールから胆汁酸ができるのを促す作用や、血管壁に付着した悪玉コレステロールの酸化を抑える作用があるようです。善玉コレステロールを減らすことがあるため、善玉の低い方は要注意です

➡ニコチン酸系薬(トコフェロールニコチン酸エステル[ユベラN他]、ニセリトロール[ペリシット]、ニコモール[コレキサミン])

説明例

主に中性脂肪の多い方に使用されます。肝臓以外の組織にあるリパーゼという酵素の働きを抑えることで、中性脂肪の原料である脂肪酸が肝臓に集まるのを防ぐため、肝臓での中性脂肪の生成が抑えられると考えられています。また、血中の悪玉コレステロールを減らし善玉コレステロールを増やす作用もあるため、コレステロールの多い方にも使用されることがあります。そのほか、血管を広げる作用もあるため、手足の血の流れが悪い方に使われることがあります。副作用や食事の影響を防ぐため、指示された服用時期(食後)を必ず守ってください

➡エゼチミブ(ゼチーア)

説明例

腸でのコレステロールの吸収を抑える薬で、比較的新しい薬です。これまでのコレステロールを下げる薬は、肝臓でのコレステロールの合成を抑えたり、コレステロールや胆汁酸の便中への排泄を促進するものばかりでした。ですが、コレステロール値の高い方では、腸での吸収も増えていることが知られていました。この薬は腸管でコレステロールを吸収するために働いている酵素を強力に阻害して効果を示すので、これまでの薬とは作用機序が異なります。スタチン系薬などの効果が不十分な場合に、組み合わせて服用することが勧められています

➡EPA(エパデール他)

説明例

魚の油が主成分の薬で、中性脂肪の多い方に使用されます。1カプセル(300mg)にはイワシ1匹分の魚の油が入っているといわれています。魚の油は不飽和脂肪酸とも呼ばれ、悪玉コレステロールや中性脂肪の値を下げる作用があります。また、血管の弾力性を保ち、血栓を防ぎ、炎症も抑える作用があるため、動脈硬化の予防も期待できます。特に、肉中心の食事を取っている人は、魚の油の摂取が不足していますので、体質を変えてくれる薬と考えて気長に服用されるとよいでしょう

➡PCSK9阻害注射薬

説明例

体内にあるPCSK9と呼ばれる物質(酵素)の働きを抑えて、血中の悪玉コレステロール(LDL)を下げる新しい注射薬です。肝臓でコレステロールが作られるのを抑える薬(スタチン系薬)の効果が不十分な場合に、一緒に使われます。PCSK9は、血液中のLDLを肝臓に取り込む受け

皿(LDL受容体)を壊して、その受け皿の数を減らす働きがあります。この薬(抗体)は、PCSK9(抗原)に結合することによってPCSK9の働きを抑える結果、肝臓にある受け皿の数が増えてLDLが血中から肝臓に多く取り込まれるため、血中の悪玉コレステロールが低下するのです

➡ロミタピドメシル酸塩（ジャクスタピッド）

説明例

これまでの薬とは全く違った作用によって、血液の悪玉コレステロール(LDL-C)値を下げる薬です。現在は、LDLコレステロール値が正常の6倍にもなる「ホモ接合体家族性高コレステロール血症」というまれな病気の治療において、他の薬の効果が不十分、または副作用などで継続して服用できない(忍容性不良)場合に使われています。中性脂肪やコレステロールは水に溶けにくいため、肝臓や小腸の細胞の中において、蛋白質と結合して水に溶けやすい粒子(リポ蛋白質)となります。これが血液中の悪玉や善玉コレステロールの元になっているのですが、この薬は悪玉コレステロールの元になる粒子が作られないようにして効果を表します。

STEP 4　服用に当たっての注意事項（副作用、その他）を説明する

最も注意すべき副作用は筋肉障害であり、重篤な横紋筋融解症は、腎機能障害のある患者にスタチン系薬やフィブラート系薬を投与した場合に起きやすい。そのほか、アトルバスタチンによる血糖値上昇、スタチン系薬による肝障害、フェノフィブラートによる肝障害、胆石症、光線過敏症、プロブコールによるQT延長などにも注意を払う。コレスチミドは、常温の水で速やかに嚥下させる。

➡高脂血症治療薬（主にスタチン系薬、フィブラート系薬）
　▶筋肉障害：横紋筋融解症、ミオパチー（筋肉炎）など→①クレアチニンキナーゼ(CK)上昇を伴わない筋肉痛、②無症状で正常の10倍以上のCK上昇、③CK上昇を伴う筋肉症状、④正常の10倍以上のCK上昇で筋肉症状があり、ミオグロビン血症(血中・尿中ミオグロビン上昇：赤または褐色尿)、腎機能障害を伴うもの——に分けられ、③はミオパチー、④は横紋筋融解症と定義されている。「筋肉が溶けるような副作用がある」というような患者の服薬アドヒアランスを低下させるような説明は避け、主に筋肉痛、脱力感、手足のひきつりなどの筋肉障害に注意させる。

説明例

薬が筋肉に影響を与えることがあります。手足がつる、痛む、力が入らないなどの症状があれば、必ずお知らせください。畑仕事や運動のし過ぎによる筋肉痛や手足のひきつりはしばらくすると治ります

が、薬による場合は、ひきつりなどが週に2～3回以上の頻度で続けて起きますのでご注意ください

➡**スタチン系薬**

▶**肝障害**→プラバスタチンナトリウム（メバロチン他）、シンバスタチン（リポバス他）は十分な観察が必要。他の薬は、投与開始または増量後12週以内に月に1回、それ以降は定期的に肝機能検査などを行う。

説明例

薬が肝臓に影響を与えることがあります。疲れやすい、熱、痒みがある、食欲不振、悪心、嘔吐、下痢、皮膚・白目・尿が黄色になるなどの症状があれば、すぐに連絡してください。また、医師の指示に従って定期的に採血して、肝機能検査を受けてください

▶**血小板減少症**→投与中止。紫斑、皮下出血などを伴う重篤な症例も報告されている。

▶**低カルシウム血症**→骨吸収の抑制に起因する。痙攣、しびれ、テタニー（痛みを伴う筋肉痙攣）、QT延長などを引き起こす。カルシウム薬の点滴を行う。

▶**末梢神経障害**→四肢の感覚鈍麻、しびれ感・冷感などの感覚障害、筋力低下などが見られたら投与中止。

▶**消化器症状**→腹痛や吐き気、嘔吐、食欲不振、下痢、便秘、鼓腸放屁、消化不良など。

▶**高血糖、糖尿病**（アトルバスタチンカルシウム水和物[リピトール他]）→前駆細胞から脂肪細胞の分化抑制、脂肪細胞におけるグルコーストランスポーター（GLUT4）発現抑制、ヒトでのHbA1c上昇が報告されている。脂肪細胞でのアトルバスタチンの強力なHMG-CoA還元酵素阻害作用によるプレニル基供給不足に起因する可能性。

➡**フィブラート系薬**

▶**肝障害**（フェノフィブラート[トライコア、リピディル他]、ベザフィブラート[ベザトール、ベザリップ他]、ペマフィブラート[パルモディア]）→フェノフィブラートでは、投与開始3カ月までは月1回、その後は3カ月ごとの肝機能検査を実施し、AST（GOT）、ALT（GPT）が継続して正常上限の2.5倍あるいは100単位を超えた場合には投与中止。

説明例

肝臓が悪くなる可能性がありますので、いつもと違う症状（本項の『スタチン系薬』参照）があれば、直ちに連絡してください。また、症状が全く表れないことがありますので、飲み始めて3カ月間は月に1回、その後は3カ月ごとに肝機能検査を行う必要があります

▶**胆石症、光線過敏症、膵炎**→フェノフィブラートの投与中止。

▶**LDLコレステロール値上昇**→ペマフィブラート投与中は定期的に検査実施。

➡**コレスチミド（コレバイン）**

▶**消化器症状**→便秘、腹部膨満感、吐き気、腹痛、腸管穿孔・腸閉塞（頻度不明）など。

説明例

おなかの中で膨らむため、便秘、腹痛、吐き気などの症状が表れることがありま

す。これらの症状がひどい、または気になる場合には、必ずご相談ください

- ▶脂溶性ビタミン、葉酸の欠乏→補給を考慮。
- ▶その他：常温の水で速やかに嚥下する→薬の膨張を防ぐため。

説明例

温かいお茶、お湯などで服用しないでください。また、口の中に長くとどめないようにしてください。どちらの場合でも、薬が口で膨らんで服用できなくなるためです。ですから、薬は常温の水で速やかに飲み込むようにしてください

➡プロブコール(シンレスタール、ロレルコ他)
- ▶QT延長・心室性不整脈→定期的に心電図を測定することが望ましい。副作用としての頻度は低いが、QT延長が報告されている(因果関係不明を含めて死亡例あり)。
- ▶消化器症状→下痢、腹痛などに注意。

➡ニコチン酸誘導体(ペリシット、ニコモール他)
- ▶顔面紅潮、頭痛、瘙痒感→血管拡張作用に起因。空腹時服用では紅潮、熱感などの発現が多くなる(食直後服用を指示)。
- ▶糖尿病増悪→インスリン抵抗性悪化。

➡エゼチミブ(ゼチーア)
- ▶消化器症状→便秘、下痢、腹痛、腹部膨満感および悪心・嘔吐などに注意。スタチン系薬との併用で副作用が増強するという報告はない。
- ▶肝機能障害→γGTP、CK、ALT上昇。
- ▶血糖値上昇→HbA1cは変化なし。
- ▶横紋筋融解症→筋肉痛、脱力感、手足のひきつりなど。

➡EPA(エパデール他)
- ▶消化器症状→下痢などに注意。
- ▶出血傾向→血小板凝集抑制作用による。
- ▶その他→食直後服用(吸収低下を防ぐため)や高温での保管(カプセルの外側のゼラチンが溶けるため)を避ける。

➡ロミタピド(ジャクスタピッド)
- ▶消化器症状→重度の下痢、胃腸障害などに注意。胃腸障害を防ぐため、服用時期(夕食後2時間以上の間隔を空けての服用)を順守するよう、また低脂肪食を摂取するよう指導する。
- ▶肝機能障害→肝機能検査は必ず服用前に行う。服用後も1年間は月1回もしくは増量前、2年目以降は少なくとも3カ月に1回かつ増量前には必ず検査を実施。

高血圧

高血圧は、我が国で4000万人以上の患者がいると推定される、代表的な生活習慣病である。数回の受診時血圧測定で、収縮期血圧が140mmHg以上または拡張期血圧が90mmHg以上を示す場合に高血圧と診断される。なお、米国では2017年に高血圧治療ガイドラインが改訂され、高血圧の定義が「140／90mmHg以上」から「130／80mmHg以上」に変更されている。

高血圧は、原因疾患が存在する二次性と原因不明の本態性に分類されるが、高血圧の90％以上は本態性である。放置していると動脈硬化が進んで、脳卒中や心筋梗塞、腎不全、眼底出血を起こしたり、心肥大を来して心不全に至る。

治療の目標は生活習慣の改善を前提に薬物療法を行い、血圧管理と同時に心血管系合併症の発症・進展を防ぐことである。薬物治療では第一選択薬を、カルシウム拮抗薬（C）、アンジオテンシンⅡ受容体拮抗薬（ARB）またはアンジオテンシン変換酵素（ACE）阻害薬（A）、利尿薬（サイアザイド系、サイアザイド類似）（D）の4種類とし、これら（C）＋（A）＋（D）の3剤併用にもかかわらず血圧コントロールが不良の治療抵抗性高血圧にはβ遮断薬、α遮断薬、アルドステロン拮抗薬、さらに他の種類の降圧薬が併用される。服薬指導のツボは、自覚症状に乏しいが致命的な合併症を起こす病気であることを説明し、アドヒアランスを良好に維持させることである。

表1●成人における血圧値の分類

分類			収縮期血圧		拡張期血圧
正常域血圧	至適血圧	心血管病のリスクが最も低い値	<120	かつ	<80
	正常血圧	維持すべき正常な値	120〜129	かつ/または	80〜84
	正常高値血圧	生活習慣の見直しが必要な値	130〜139	かつ/または	85〜89
高血圧	Ⅰ度高血圧	将来、心血管病などを起こす危険がある値	140〜159	かつ/または	90〜99
	Ⅱ度高血圧	糖尿病・心血管病を合併している可能性がある値	160〜179	かつ/または	100〜109
	Ⅲ度高血圧	直ちに生命に危険を及ぼす値	≧180	かつ/または	≧110
	(孤立性)収縮期高血圧		≧140	かつ	<90

出典:日本高血圧学会「高血圧治療ガイドライン2014」より改変引用

表2●高血圧による臓器障害/心血管病(合併症)

体の部分	疾患
脳	脳出血・脳梗塞、無症候性脳血管障害、一過性脳虚血発作、認知機能障害
心臓	左心室肥大、狭心症・心筋梗塞、心不全
腎臓	蛋白尿、腎障害・腎不全(血清クレアチニン男性≧1.3mg/dL、女性≧1.3mg/dL)
血管	動脈硬化プラーク、頸動脈—中膜肥厚>0.9mm、大動脈解離、閉塞性動脈疾患
眼底	高血圧性網膜症

表3●主要な降圧薬(6種類)[※1]の名称とその積極的適応

降圧薬	一般名(主な商品名)	積極的適応
Ca拮抗薬	ジルチアゼム(ヘルベッサー他;非ジヒドロピリジン系薬)、ニフェジピン(アダラート他)、アゼルニジピン(カルブロック)、アラニジピン(サプレスタ、ベック)、ニルバジピン(ニバジール他)、ニソルジピン(バイミカード他)、フェロジピン(スプレンジール、ムノバール他)、ベニジピン(コニール他)、ニカルジピン(ペルジピン他)、アムロジピン(ノルバスク、アムロジン他)	狭心症、CKD(蛋白尿−)、脳血管障害慢性期、左室肥大、頻脈(非ヒドロピリジン系薬)
ARB(アンジオテンシンⅡ受容体拮抗薬)	ロサルタン(ニューロタン他)、カンデサルタン(ブロプレス)、バルサルタン(ディオバン)、テルミサルタン(ミカルディス)、オルメサルタン(オルメテック)、イルベサルタン(アバプロ、イルベタン)、アジルサルタン(アジルバ)	左室肥大、心不全[※2]、心筋梗塞後、CKD(蛋白尿−、+)脳血管障害慢性期、糖尿病、メタボリックシンドローム、誤嚥性肺炎(ACE阻害薬)
ACE阻害薬	カプトプリル(カプトリル他)、エナラプリル(レニベース他)、キナプリル(コナン)、シラザプリル(インヒベース他)、イミダプリル(タナトリル他)、アラセプリル(セタプリル他)	
利尿薬(主にサイアザイド系薬、サイアザイド類似薬)	カリウム喪失性利尿薬 ループ利尿薬(フロセミド[ラシックス他]など)、サイアザイド系(トリクロルメチアジド[フルイトラン他]など)、サイアザイド類似(インダパミド[テナキシル、ナトリックス])、メフルシド[バイカロン他]、メチクラン[アレステン]、トリパミド[ノルモナール]) カリウム保持性利尿薬 アルドステロン拮抗薬(スピロノラクトン[アルダクトンA他]、エプレレノン[セララ])、トリアムテレン[トリテレン]	サイアザイド系薬;心不全、CKD(蛋白尿−)、脳血管障害慢性期、骨粗鬆症
β遮断薬	アテノロール(テノーミン他)、プロプラノロール(インデラル他)、ニプラジロール(ハイパジール)、アセブトロール(アセタノール)、セリプロロール(セレクトール他)、ピンドロール(カルビスケン他)、カルテオロール(ミケラン他)、ベタキソロール(ケルロング他)、メトプロロール(セロケン、ロプレソール他)、ナドロール(ナディック)、ビソプロロール(メインテート、ビソノテープ他)、αβ遮断薬(カルベジピン[アーチスト他]、アロチノロール[アロチノロール塩酸塩「DSP」他]、ラベタロール(トランデート他)、アモスラロール[ローガン]、ベバントロール[カルバン])	心不全[※2]、頻脈、狭心症、心筋梗塞後
α遮断薬	ドキサゾシン(カルデナリン他)、ブナゾシン(デタントール)、ウラピジル(エブランチル)など	脂質異常症、前立腺肥大

[※1] 近年では上記の配合薬が相次いで登場した。ARB(ロサルタン、カンデサルタン、テルミサルタン、バルサルタン、イルベサルタン)とサイアザイド系利尿薬のヒドロクロロチアジドとの配合薬(プレミネント、エカード、ミコンビ、コディオ、イルトラ)が販売され、単独投与よりも有効性、安全性(血清カリウム値、尿酸値など)に優れるとして期待されている。また、ARB(イルベサルタン、バルサルタン、カンデサルタン、テルミサルタン、アジルサルタン)とアムロジピン(Ca拮抗薬)との配合薬(アイミクス、エックスフォージ、ユニシア、ミカムロ、ザクラス)、オルメサルタンとアゼルニジピン(Ca拮抗薬)の配合薬(レザルタス)、バルサルタンとシルニジピン(Ca拮抗薬)の配合薬(アテディオ)、さらにテルミサルタンとアムロジピンとクロロチアジドの配合薬(ミカトリオ)も販売されている
[※2] 少量から開始し、注意深く漸増する

表4 ● 妊婦に投与可能な降圧薬

メチルドパ（アルドメット他；中枢作動薬）、ヒドララジン塩酸塩（アプレゾリン；血管拡張薬）、ラベタロール塩酸塩（トランデート他；αβ遮断薬）、長時間作用型ニフェジピン*（アダラートL、アダラートCR、セパメットR；Ca拮抗薬）

*妊娠20週以降のみに投与可能

表5 ● 授乳が可能と考えられる降圧薬

Ca拮抗薬（ニフェジピン［アダラート他］、ニカルジピン塩酸塩［ペルジピン他］、アムロジピンベシル酸塩［アムロジン、ノルバスク他］、ジルチアゼム塩酸塩［ヘルベッサー］）、ACE阻害薬（カプトプリル［カプトリル］、エナラプリルマレイン酸塩［レニベース他］）、ラベタロール塩酸塩（トランデート他；αβ遮断薬）、プロプラノロール塩酸塩（インデラル他；β遮断薬）、メチルドパ（アルドメット他；中枢作動薬）、ヒドララジン塩酸塩（アプレゾリン；血管拡張薬）

初診時の処方例

初期療法[*1]（積極的適応がない場合、以下の処方例1～3のいずれかを選択または併用。3剤併用にもかかわらず血圧コントロール不良の治療抵抗性高血圧には処方例4あるいは5など他の種類の降圧薬を併用する）

処方例1

> アムロジン錠2.5mg[*2]　1回1錠（1日1錠）
> 1日1回　朝食後

*2 アムロジピンベシル酸塩（Ca拮抗薬）

処方例2

> ミカルディス錠20mg[*3]またはコバシル錠2mg[*4]
> 1回1錠（1日1錠）　1日1回　朝食後

*3 テルミサルタン（ARB）
*4 ペリンドプリルエルブミン（ACE阻害薬）

処方例3

> フルイトラン錠2mg[*5]　1回0.5錠（1日0.5錠）
> 1日1回　朝食後

*5 トリクロルメチアジド（サイアザイド系利尿薬）

処方例4

> メインテート錠2.5[*6]　1回1錠（1日1錠）
> 1日1回　朝食後

*6 ビソプロロールフマル酸塩（β遮断薬）

処方例5

> カルデナリン錠1mg[*7]　1回1錠（1日1錠）
> 1日1回　朝食後

*7 ドキサゾシンメシル酸塩（α遮断薬）

*1 降圧薬の使い方（図1、2参照）
　①単剤を少量から開始し、副作用が出現したり、ほとんど降圧効果が得られない場合は、他剤に変更する
　②降圧効果が不十分の場合、増量するか、もしくは他の種類の降圧薬を少量併用投与する
　③Ⅱ度以上の高血圧の場合は、通常用量の単剤もしくは少量の2剤併用から開始してもよい
　④2剤併用しても降圧目標に達しない場合は、3剤を併用する。さらに必要により、4剤を併用する
　⑤降圧速度は、降圧目標に数カ月で到達するくらいの緩徐な方が副作用もなく望ましい。ただし、心血管病発症リスクが高い患者においては、数週以内に降圧目標に達することが望ましい
　⑥コントロール不良および治療抵抗性高血圧は、臓器障害を有する者や高リスクの患者を多く含むため、適切な時期に高血圧専門医へ紹介することが望ましい

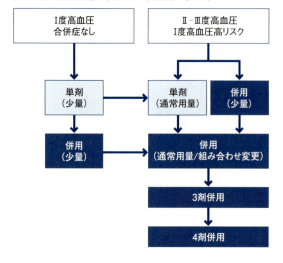

図1●降圧目標を達成するための降圧薬の使い方

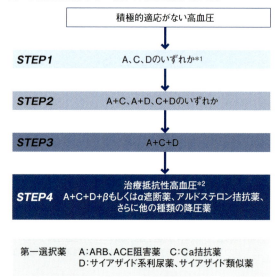

図2●積極的適応がない場合の高血圧治療の進め方

第一選択薬　A：ARB、ACE阻害薬　C：Ca拮抗薬
　　　　　　D：サイアザイド系利尿薬、サイアザイド類似薬

*1　高齢者では常用量の1/2から開始、1〜3カ月の間隔で増量
*2　「高血圧治療ガイドライン2014」の5節「治療抵抗性高血圧およびコントロール不良高血圧の対策」を参照

STEP 1　禁忌疾患の有無を確認する

利尿薬を除くほとんどの降圧薬が妊婦に禁忌である。ACE阻害薬は血管浮腫の既往歴に、カルシウム（Ca）拮抗薬やβ遮断薬は心臓疾患に、アンジオテンシンⅡ受容体拮抗薬（ARB）は重度の肝障害に注意。β遮断薬では重度の末梢循環障害や糖尿病性ケトアシドーシス、気管支喘息などにも留意する。α遮断薬は過敏症の既往歴以外の禁忌疾患はほとんどない。

薬疹歴

➡ あり

▶ **本成分に対し過敏症の既往歴**→次の薬剤は医師に連絡して投与中止。Ca拮抗薬（ジルチアゼム塩酸塩[商品名ヘルベッサー他]、ニフェジピン[アダラート他]、アゼルニジピン[カルブロック]、アラニジピン[サプレスタ、ベック]、ニルバジピン[ニバジール他]、ニソルジピン[バイミカード他]、フェロジピン[スプレンジール他]）、アルドステロン拮抗薬（スピロノラクトン[アルダクトンA他]、エプレレノン[セララ]）、ACE阻害薬、ARB、β遮断薬（アテノロール[テノーミン他]、ビソプロロールフマル酸塩[メインテート、ビソノテープ他]、ベタキソロール塩酸塩[ケルロング他]、プロプラノロール塩酸塩[インデラル他]、アセブトロール塩酸塩[アセタノール]、セリプロロール塩酸塩[セレクトール他]、カルテオロール塩酸塩[ミケラン他]）、αβ遮断薬（ベバントロール塩酸塩[カルバン]、アモスラロール塩酸塩[ローガン]を除く）、α遮断薬。

高血圧

- ▶ジヒドロピリジン系薬に過敏症の既往歴→アムロジピンベシル酸塩（アムロジン、ノルバスク他）の投与中止。
- ▶本成分または他のβ遮断薬に対し過敏症の既往歴→メトプロロール酒石酸塩（セロケン、ロプレソール他）、ピンドロール（カルビスケン他）の投与中止。
- ▶スルホンアミド誘導体に過敏症の既往歴→ループ利尿薬、サイアザイド系利尿薬、非サイアザイド系利尿薬の投与中止。
- ▶血管浮腫の既往歴→ACE阻害薬の投与中止。

➡なし
- ▶「発疹が出現したら、直ちに受診する」よう指導。初めて服用する患者には特に注意。

妊娠・授乳の有無

➡妊婦または妊娠している可能性のある女性
- ▶Ca拮抗薬、ACE阻害薬、ARB、β遮断薬（アテノロール[テノーミン他]、プロプラノロール塩酸塩[インデラル他]を除く）、αβ遮断薬（ラベタロール塩酸塩[トランデート他]を除く）は中止。メチクラン（アレステン）、プロプラノロールは原則中止。利尿薬（メチクランを除く）、アテノロール、ラベタロール、α遮断薬は有益性が危険性を上回る場合に投与。

➡授乳婦
- ▶Ca拮抗薬、ARB、ACE阻害薬、利尿薬（メフルシド[バイカロン他]、トリアムテレン[トリテレン]を除く）、β遮断薬、αβ遮断薬、ウラピジル（エブランチル）は授乳中止または本剤中止。α遮断薬（ウラピジルを除く）は授乳中止が望ましい。メフルシドは有益性が危険性を上回る場合に投与。

禁忌疾患

➡急性心筋梗塞
- ▶ニフェジピン（アダラート他：カプセルのみ）の中止。

➡2度以上の房室ブロック、洞不全症候群
- ▶ジルチアゼム塩酸塩（ヘルベッサー他）の中止。

➡頭蓋内出血急性期、脳卒中急性期で頭蓋内圧が亢進している患者
- ▶Ca拮抗薬（ニルバジピン[ニバジール他]、ニカルジピン塩酸塩[ペルジピン他]）の中止。

➡心原性ショック
- ▶Ca拮抗薬（ニフェジピン、ニソルジピン[バイミカード他]、フェロジピン[スプレンジール他]、ベニジピン塩酸塩[コニール他]）、β遮断薬、αβ遮断薬の中止。

➡うっ血性心不全
- ▶β遮断薬、αβ遮断薬（カルベジロール[アーチスト他]を除く）、ジルチアゼムの中止。

➡房室ブロック、洞房ブロック
- ▶β遮断薬、αβ遮断薬の中止。

➡高度徐脈、肺高血圧による右心室不全
  ▶β遮断薬、αβ遮断薬の中止。
➡洞不全症候群
  ▶β遮断薬（ベタキソロール塩酸塩［ケルロング他］、ニプラジロール［ハイパジール］、アセブトロール塩酸塩［アセタノール］を除く）、アロチノロール塩酸塩の中止。
➡異型狭心症
  ▶β遮断薬（プロプラノロール塩酸塩［インデラル他］、ナドロール［ナディック］、ピンドロール［カルビスケン他］）の中止。
➡非代償性の心不全
  ▶β遮断薬（ビソプロロール［メインテート、ビソノテープ他］、カルベジロール［アーチスト他］）の中止。
➡デキストラン硫酸固定化セルロース、トリプトファン固定化ポリビニルアルコールまたはポリエチレンテフタレートを用いた吸着器によるアフェレーシスを施行中、アクリロニトリルメタリルスルホン硫酸ナトリウム膜を用いた血液透析施行中の患者
  ▶ACE阻害薬の中止。
➡急性腎不全
  ▶利尿薬（フロセミド［ラシックス、オイテンシン他］）の中止。
➡高カリウム血症
  ▶アルドステロン拮抗薬、カリウム保持性利尿薬の中止。
➡腎結石
  ▶トリアムテレン（トリテレン）の中止。
➡無尿、体液中のナトリウム、カリウムの著明な減少
  ▶利尿薬の中止。
➡微量アルブミン尿、蛋白尿を伴う糖尿病、中等度以上の腎障害
  ▶エプレレノン（セララ）の中止。
➡糖尿病性ケトアシドーシス、代謝性アシドーシス
  ▶β遮断薬、αβ遮断薬の中止。
➡重度の末梢循環障害
  ▶β遮断薬（アテノロール［テノーミン他］、ビソプロロール、メトプロロール酒石酸塩［セロケン、ロプレソール他］、プロプラノロール、ピンドロール）の中止。
➡未治療の褐色細胞腫
  ▶β遮断薬、αβ遮断薬（アモスラロール塩酸塩［ローガン］、ラベタロール塩酸塩［トランデート他］を除く）の中止。
➡気管支喘息、気管支痙攣
  ▶非選択性β遮断薬、αβ遮断薬（ベバントロール［カルバン］を除く）の中止。
➡慢性閉塞性肺疾患（COPD）

高血圧

▶ナドロール（ナディック）の中止。

➡重篤な肝障害
▶テルミサルタン（ミカルディス他）、ロサルタンカリウム（ニューロタン他）、エプレレノンの中止。

➡胆汁分泌の極めて悪い患者
▶テルミサルタンの中止。

➡肝性昏睡
▶利尿薬（フロセミド、メフルシド［バイカロン他］）の中止。

➡腹水を伴う肝硬変
▶シラザプリル水和物（インヒベース他）の中止。

➡アジソン病（慢性副腎皮質機能低下症）
▶スピロノラクトン（アルダクトンA他）の中止。

➡長時間絶食状態
▶プロプラノロールの中止。

➡アリスキレンフマル酸（ラジレス；直接レニン阻害薬）を投与中の糖尿病患者（ただし他の降圧治療を行ってもなお血圧コントロールが著しく不良の者は除く）
▶ACE阻害薬、ARBの中止。

STEP 2 併用薬・飲食物・嗜好品の有無を確認する

Ca拮抗薬では薬物代謝酵素チトクロームP450（CYP）3A4が関与する相互作用に注意。血管拡張・収縮に起因する相互作用は降圧薬全般で注意するべきだが、アルドステロン拮抗薬、ARB、ACE阻害薬では高カリウム血症を起こす薬剤、β遮断薬では徐脈や血管収縮を起こす薬剤との併用にも気を付ける。グレープフルーツジュース、アルコール、喫煙が降圧薬の作用に影響を与える。

A 動態学的
①代謝阻害
〔併用禁忌〕

➡アゼルニジピン（カルブロック他）、ニソルジピン（バイミカード他）、エプレレノン（セララ）
▶アゾール系抗真菌薬（イトラコナゾール［イトリゾール他］、ミコナゾール硝酸塩［フロリード他］、フルコナゾール［ジフルカン他］）→降圧効果増強。CYP3A4阻害による血中濃度上昇。

➡アゼルニジピン、エプレレノン
▶HIVプロテアーゼ阻害薬→降圧効果増強。CYP3A4阻害に起因。

- ➡ アゼルニジピン
  - ▶ オムビタスビル水和物・パリタプレビル水和物・リトナビル（ヴィキラックス配合錠）→降圧効果増強。CYP3A4阻害に起因。

〔併用注意〕
- ➡ Ca拮抗薬（主にジヒドロピリジン系）
  - ▶ CYP3A4を阻害する薬（アゾール系抗真菌薬、マクロライド系抗菌薬など）、飲食物（グレープフルーツジュースなど）、CYP3A4で代謝される薬剤（イマチニブメシル酸塩［グリベック他］など）→降圧作用増強。CYP3A4阻害により血中濃度上昇。代謝が競合した場合、相互に血中濃度上昇の恐れ（シンバスタチン［リポバス他］、ベンゾジアゼピン系薬、経口黄体・卵胞ホルモン、シクロスポリン［サンディミュン、ネオーラル他］、タクロリムス水和物［プログラフ、グラセプター他］など）。
  - ▶ CYP3A4誘導薬（リファンピシン［リファジン他］、フェニトイン［アレビアチン、ヒダントール］など）→降圧作用減弱。肝代謝誘導により代謝が促進。
  - ▶ メトプロロール酒石酸塩（セロケン、ロプレソール他）→メトプロロールの血中濃度上昇。肝血流量増加に伴う初回通過効果の低下。フェロジピン（スプレンジール他）で注意。
  - ▶ グレープフルーツジュースとCa拮抗薬の併用

説明例

グレープフルーツの成分には、この薬（ジヒドロピリジン系薬；ニフェジピン［アダラート他］、ニソルジピン［バイミカード他］、フェロジピン、ニトレンジピン［バイロテンシン他］、ニカルジピン塩酸塩［ペルジピン他］、アゼルニジピン［カルブロック他］）の作用を強くして急な血圧低下、頭痛、動悸などを引き起こすものが含まれています。一度飲むと数日間影響が残ってしまいますので、この薬の服用中はグレープフルーツやそのジュースを飲まないでください、処方を変更するなどの回避策もありますので、どうしても飲むのが避けられなければ必ず相談してください

- ➡ β遮断薬
  - ▶ CYP2D6阻害薬（抗不整脈薬、シメチジン［タガメット、カイロック他］、選択的セロトニン再取り込み阻害薬［SSRI］、抗ヒスタミン薬、ミラベグロン［ベタニス］）→血中濃度上昇。
  - ▶ CYP2D6で代謝される薬剤（クロルプロマジン塩酸塩［コントミン、クロルプロマジン］など）→相互に血中濃度上昇の可能性。
  - ▶ リファンピシン→血中濃度低下。CYP2D6誘導に起因。P糖蛋白質（P-gp）阻害の関与も。
  - ▶ リドカイン（ペンレス他）→リドカインの血中濃度上昇。β遮断作用により、肝血流量低下で代謝阻害。
  - ▶ アルコール→血中濃度変動。アルコールによる吸収、代謝変化に起因の可能性。
  - ▶ ワルファリンカリウム（ワーファリン他）→血中濃度上昇。CYP1A2阻害に起因。
- ➡ メトプロロール、プロプラノロール塩酸塩（インデラル）
  - ▶ ヒドララジン塩酸塩（アプレゾリン）→血中濃度上昇。肝血流量を増加させて、初回通過効果を減少させる。

高血圧

- ➡ カルベジロール(アーチスト他：主にCYP2D6、2C9で代謝)
    - ▶ アミオダロン塩酸塩(アンカロン他)→血中濃度上昇。
    - ▶ シクロスポリン→シクロスポリンの血中濃度上昇。
    - ▶ リファンピシン→血中濃度低下。
- ➡ ブナゾシン塩酸塩(デタントール)
    - ▶ リファンピシン→血中濃度低下。代謝の促進。

② P-gp阻害
〔併用注意〕
- ➡ Ca拮抗薬(主にジヒドロピリジン系)
    - ▶ ジゴキシン(ジゴシン他)→ジゴキシンの血中濃度上昇。P-gpの阻害。アムロジピンベシル酸塩(アムロジン、ノルバスク他)、エホニジピン塩酸塩エタノール付加物(ランデル)、ニルバジピン(ニバジール他)を除く。
- ➡ スピロノラクトン(アルダクトンA他)
    - ▶ ジギタリス製剤→ジギタリス中毒の恐れ。P-gp阻害に起因。

③ 腎排泄(尿酸排泄も含む)
〔併用注意〕
- ➡ カリウム喪失性利尿薬
    - ▶ リチウム製剤(炭酸リチウム[リーマス]他)→リチウムの中毒発現。腎排泄抑制。
    - ▶ 尿酸排泄促進薬(ベンズブロマロン[ユリノーム他]など)→尿酸排泄作用の減弱。尿酸再吸収の増大。
    - ▶ アマンタジン塩酸塩(シンメトレル他)→アマンタジン作用増強。腎排泄阻害。
    - ▶ シクロスポリン→尿酸値上昇。シクロスポリンには尿酸排泄遅延作用あり。
- ➡ カリウム保持性利尿薬、ACE阻害薬、ARB
    - ▶ リチウム製剤→リチウム血中濃度上昇。腎排泄抑制。

④ 吸着、金属キレート
〔同時併用禁忌〕

> - ➡ カリウム喪失性利尿薬(フロセミド[ラシックス他]、インダパミド[テナキシル、ナトリックス]、トリパミド[ノルモナール]を除く)
>   - ▶ コレスチラミン(クエストラン)→利尿作用の減弱。コレスチラミンの吸着による。

〔併用注意〕
- ➡ キナプリル塩酸塩(コナン)

▶テトラサイクリン系抗菌薬→抗菌作用減弱。キナプリルに含まれる炭酸マグネシウムとのキレート形成。
➡バルサルタン(ディオバン他)
▶ビキサロマー(キックリン)→血中濃度が約30〜40％低下。吸収遅延あるいは減少させる可能性。

B 薬力学的

①血清カリウム値

〔併用禁忌〕

➡スピロノラクトン(アルダクトンA他)、トリアムテレン(トリテレン)
▶タクロリムス水和物(グラセプター、プログラフ他)、エプレレノン(セララ)→高カリウム血症の発現(協力作用)。
▶ミトタン(オペプリム)→ミトタンの作用阻害。

〔原則禁忌〕

➡ACE阻害薬またはARBを服用中の糖尿病患者、eGFRが60mL/min/1.73m²未満の腎機能障害のある患者
▶アリスキレンフマル酸塩(ラジレス；直接レニン阻害薬)→高カリウム血症、腎機能障害、低血圧誘発。レニン・アンジオテンシン系阻害作用が増強される可能性。

〔併用注意〕

➡Ca拮抗薬(主にジヒドロピリジン系)
▶ダントロレンナトリウム水和物(ダントリウム)→心室細動、循環虚脱の報告。ベラパミル塩酸塩(ワソラン他)などで報告(動物実験)。高カリウム血症関与の可能性。
➡カリウム喪失性利尿薬
▶ジギタリス製剤→ジギタリス中毒(低カリウム血症)。
▶糖尿病治療薬→血糖降下作用の減弱。低カリウム血症によるインスリン分泌低下の可能性。
▶副腎皮質ホルモン製剤、グリチルリチン(甘草)含有製剤→低カリウム血症誘発。
➡カリウム保持性利尿薬
▶ACE阻害薬、ARB、シクロスポリン(サンディミュン、ネオーラル他)、カリウム製剤→高カリウム血症の発現。
▶コレスチラミン(クエストラン)、塩化アンモニウム→高カリウム血症の誘発。代謝性アシドーシスが発現。
▶乳酸ナトリウム→乳酸ナトリウムのアルカリ化作用を減弱することがある。
➡ACE阻害薬、ARB
▶カリウム製剤→高カリウム血症の発現。

➡ ACE阻害薬
- ▶ ARB→腎機能障害、高カリウム血症および低血圧を起こす恐れ。併用により、レニン・アンジオテンシン系阻害作用が増強される可能性。

➡ バルサルタン(ディオバン他)
- ▶ ドロスピレノン・エチニルエストラジオールベータデクス(ヤーズ)→血清カリウムが上昇することがある。ドロスピレノンの抗ミネラルコルチコイド作用が関与。
- ▶ シクロスポリン→血清カリウムが上昇することがある。高カリウム血症の副作用が相互に増強。

② 腎毒性
〔併用禁忌〕

➡ トリアムテレン
- ▶ インドメタシンナトリウム(インダシン)、ジクロフェナクナトリウム(ボルタレン他)→急性腎不全の発現。トリアムテレンの腎毒性を防御するプラスタグランジン(PG)合成阻害などのため。

〔原則禁忌〕

➡ ACE阻害薬またはARBを服用中の糖尿病患者、eGFRが60mL/min/1.73m²未満の腎機能障害のある患者
- ▶ アリスキレン→高カリウム血症、腎機能障害、低血圧誘発。レニン・アンジオテンシン系阻害作用が増強される可能性。

〔併用注意〕

➡ ACE阻害薬、ARB
- ▶ 非ステロイド抗炎症薬(NSAIDs)→腎毒性、降圧作用減弱。脱水や腎機能障害、心不全ではアンジオテンシン、PGによる腎保護効果が減弱し、急性腎不全を来す恐れ。

➡ ACE阻害薬
- ▶ ARB→腎機能障害、高カリウム血症および低血圧を起こす。レニン・アンジオテンシン系阻害作用が増強される可能性。

③ 血管拡張(血圧低下)、収縮(血圧上昇)
〔併用禁忌〕

➡ プロプラノロール塩酸塩(インデラル他；β遮断薬)
- ▶ リザトリプタン安息香酸塩(マクサルト他)→血管収縮作用増強。プロプラノール投与中止後24時間(徐放製剤[インデラルLA他]は48時間)以内の併用禁忌。A型モノアミン酸化酵素(MAO)の代謝競合の可能性あり。A型MAOで代謝される他のトリプタン系薬(ゾルミトリプタン[ゾーミッグ他]、スマトリプタンコハク酸塩[イミグラン他])も併用しない方がよい。

- ➡ ニプラジロール(ハイパジール；β遮断薬)
  - ▶ ホスホジエステラーゼ(PDE)5阻害薬(シルデナフィルクエン酸塩[レバチオ、バイアグラ他]など)→降圧作用増強。cGMPを介する血管拡張作用増強(ニプラジロールおよびPDE5阻害薬は、それぞれcGMP産生促進および分解抑制作用を有するため)。
  - ▶ グアニル酸シクラーゼ刺激作用を有する薬剤(リオシグアト[アデムパス])→降圧作用増強。ともにcGMPの産生を促進することから両剤の併用により、cGMPの増大を介するニプラジロールの降圧作用が増強する。

〔併用注意〕
- ➡ 降圧薬全般
  - ▶ 他の降圧薬、血管拡張薬(ニトログリセリン、カリジノゲナーゼ製剤、アドレナリン作動性ニューロン遮断薬など)→降圧作用の増強。
  - ▶ 血圧上昇作用のある薬(カテコールアミン系薬など)、血管収縮作用のある薬(NSAIDsなど)→降圧作用の減弱。
- ➡ Ca拮抗薬(主にジヒドロピリジン系薬)
  - ▶ タンドスピロンクエン酸塩(セディール他)→降圧作用増強。協力作用(セロトニン受容体を介した中枢性降圧作用)。
- ➡ カリウム喪失性利尿薬
  - ▶ 昇圧アミン(エピネフリンなど)→昇圧アミンの作用減弱。血管壁の反応性低下による。
  - ▶ バルビツール酸系薬、アヘンアルカロイド、アルコールなど→起立性低血圧の誘発。血管拡張作用による。
- ➡ β遮断薬
  - ▶ クロニジン塩酸塩(カタプレス)→投与中止後のリバウンド現象が増強。
  - ▶ 麻酔薬→過剰な交感神経抑制の恐れ。
  - ▶ 血管収縮作用のある薬剤(麦角アルカロイド製剤、トリプタン系薬など)→末梢循環障害の恐れ。
  - ▶ 交感神経抑制薬→協力作用。
- ➡ αβ遮断薬
  - ▶ 交感神経抑制薬→協力作用。
- ➡ α遮断薬
  - ▶ PDE5阻害薬→過度の血圧低下。

④ 血糖値

〔併用注意〕
- ➡ カリウム喪失性利尿薬
  - ▶ 糖尿病治療薬→血糖降下作用の減弱。低カリウム血症によるインスリン分泌低下の可能性。
- ➡ ACE阻害薬、ARB

高血圧

▶糖尿病治療薬→血糖降下作用の増強。特にテルミサルタン(ミカルディス他)、イルベサルタン(アバプロ、イルベタン)はPPARγ刺激でインスリン感受性が増強。
➡β遮断薬、αβ遮断薬
▶血糖降下薬→血糖降下作用増強による低血糖。

⑤不整脈
〔併用注意〕
➡β遮断薬、αβ遮断薬
▶Ⅰa群抗不整脈薬、アミオダロン塩酸塩(アンカロン他)→過度の心機能抑制の恐れ。
▶ジルチアゼム塩酸塩(ヘルベッサー他)、ベラパミル塩酸塩(ワソラン他)→徐脈、心不全の恐れ。
▶ジギタリス製剤→心刺激伝導障害。
▶フィンゴリモド塩酸塩(ジレニア、イムセラ)→重度の徐脈や心ブロックの恐れ。

⑥副作用など
〔併用注意〕
➡Ca拮抗薬(主にジヒドロピリジン系)
▶シクロスポリン→歯肉肥厚。相加的な作用。
➡カリウム喪失性利尿薬
▶NSAIDs→利尿作用の減弱(腎PG合成阻害作用)。
▶トレミフェンクエン酸塩(フェアストン他；乳癌治療薬)→高カルシウム血症。
➡ループ系利尿薬
▶アミノグリコシド系抗菌薬、シスプラチン(ランダ、ブリプラチン他)→腎・内耳神経障害の誘発。
▶カルバマゼピン(テグレトール他)→症候性低ナトリウム血症の誘発。
➡カプトプリル(カプトリル他)、アラセプリル(セタプリル他)
▶アロプリノール(ザイロリック他)→スティーヴンス・ジョンソン症候群(SJS)の発症頻度上昇。
➡ベナゼプリル塩酸塩(チバセン他)
▶ビルダグリプチン(エクア；DPP-4阻害薬)→血管浮腫の発現頻度が上昇。

C その他
〔併用注意〕
➡エナラプリルマレイン酸塩(レニベース他)
▶リファンピシン(リファジン他)→降圧効果減弱(機序不明)。
➡テルミサルタン(ミカルディス他)
▶ジゴキシン(ジゴシン他)→ジギタリス中毒の恐れ(機序不明)。
➡ラベタロール塩酸塩(トランデート他)
▶三環系抗うつ薬→振戦発現(機序不明)。

STEP 3-1 病識を持たせる

大部分の高血圧は原因不明だが、生活習慣が深く関わっており、放置していると冠動脈や脳血管の動脈硬化が進み、ある日突然に心筋梗塞や脳卒中などを起こす恐ろしい病気であることを説明する。それらの重大な疾患を予防するためには、生活習慣の改善と早期からの血圧管理が重要であることをしっかり理解させる。

病気の原因・症状の説明

➡高血圧について説明する。

説明例

血圧とは、ポンプの働きをする心臓から送り出された血液が動脈の壁を押す力のことです。高血圧は、何らかの原因によって動脈の内側が狭くなったり、体の血液量が増えた結果、心臓からの血液が流れにくくなって動脈に常に強い圧力が掛かっている状態です

説明例

血圧の値は、心臓のポンプが最も縮んで血管への圧力が最大となったときの最高血圧（収縮期血圧）と、逆に心臓が緩んで圧力が最低になったときの最低血圧（拡張期血圧）の2種類を測定します。数回の診察で最高血圧が140mmHg以上または最低血圧が90mmHg以上を示した場合、高血圧と診断されます。家庭で測る場合は最高血圧が135mmHg以上、あるいは最低血圧が85mmHg以上だと高血圧と見なされます

➡高血圧の原因について説明する。

説明例

腎臓病などの病気や体質などの遺伝が原因で起きることもあります。もしご両親が高血圧である場合には要注意です。また、年齢とともに手足の血管（動脈）が硬く細くなり、最高血圧が高くなるため、50歳以降の方も注意が必要です。ですが、ほとんどの高血圧はストレスを背景に、食べ過ぎや飲み過ぎ、運動不足、喫煙など悪い生活習慣が関係していることが分かっています。日本人の3人に1人がかかっている、国民病ともいえる生活習慣病なのです

➡様々なタイプの高血圧症があることを説明する。

説明例

①白衣高血圧、仮面高血圧
家庭での血圧は正常なのに、外来では高血圧になる場合を『白衣高血圧』、これと逆に外来では正常であっても、家庭では高血圧である場合を『仮面高血圧（逆白衣高血圧）』といいます。白衣高血圧は、医師や看護師の前で精神的に緊張することで起きます。今のところ有害か無害かははっきりしていませんが、一般的には治療せずに様子を見ます。しかし、仮面高血圧の方では、早朝高血圧（以下参照）にもなりやすいため、治療が必要です

説明例

②早朝高血圧
体の中の様々な臓器の働きは、自律神経である交感神経と副交感神経によって無

意識に調節されています。例えば、昼間は主に交感神経が心臓や血管に働き血圧を上昇させますが、夜間では逆に副交感神経が心臓や血管の働きを抑えるため血圧は低下し、睡眠中には昼間より10〜20％下がり（ディッパー）、人によっては20％以上も下がる場合もあります（エキストラ・ディッパー）。起床時に血圧が高い早朝高血圧の方は、起床後に急激に血圧が上昇する方（モーニングサージ）と、睡眠中でも血圧が高い方のどちらかに分かれます。後者では睡眠中に血圧の下がり方が少ない場合（昼間の0〜10％となる：夜間非降下型、ノン・ディッパー）と、昼間より血圧が上昇する場合があります（夜間昇圧型、インバース・ディッパー）。これらの高血圧は、自律神経が不安定なため起きると考えられていますが、特に早朝高血圧は心血管病になりやすく、早急な治療が必要です

➡高血圧の予後について説明する。

説明例

頭痛や肩凝り、めまい、動悸などの症状が表れる方もいますが、ほとんどの患者さんは自覚症状がありません。ですが、高血圧を放置していると、知らないうちに動脈硬化などが進んで、心臓や脳、腎臓、眼の奥などの血管が狭くもろくなって、ある日突然、命に関わる心筋梗塞や脳卒中などを引き起こします。このような怖さから、高血圧は『沈黙の殺人者（サイレントキラー）』とも呼ばれています

合併症の説明

➡動脈硬化による心血管疾患について説明する。

説明例

高血圧で長い間、動脈に圧力が掛かると血管がいつも張りつめた状態となり、血管の壁が厚くなり弾力性を失います。さらに血管の内壁（内皮）も傷付きやすくなり、傷から悪玉コレステロールが染み込んで、動脈の内壁にこぶ（アテローム：不安定プラーク）ができて、動脈が狭くなります。このように動脈に弾力がなくなり、内側が狭くなった状態が動脈硬化です

説明例

硬くなった動脈にさらに強く圧力が掛かると、内壁にできたこぶが突然破れ、血管の中に血栓という血の塊ができて血の流れを塞ぎ、心筋梗塞や脳梗塞の原因となります。また、血管のもろくなった部分（特に血管が枝分かれしている所はもろい）が風船のように膨らんでこぶのようになり（動脈瘤）、突然外側に破れて大量に出血し、脳出血やクモ膜下出血、大動脈瘤破裂の原因となります。これらの合併症が日本人の死因の2位、3位を占めており、高血圧のコントロールがいかに重要かお分かりいただけると思います

生活習慣

➡食事指導

説明例

塩分の取り過ぎは高血圧の原因の1つです。日本人は味噌やしょうゆ、漬物など塩分の多い食品をたくさん食べているため、塩分を控えることが大切です。日本人の1日当たりの平均塩分摂取量は9.2〜11g

塩分摂取量に注意しましょう

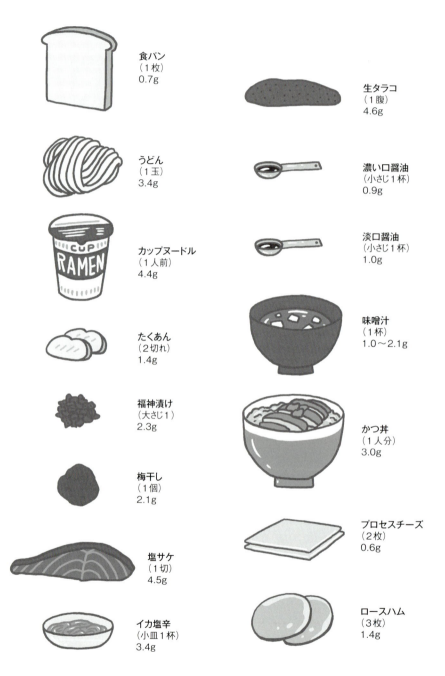

ですが、高血圧の方はこの半分程度の6gに減らしましょう

説明例

食事の基本は色々な栄養素をバランスよく取ることです。炭水化物、蛋白質、脂質、ビタミン、ミネラルの5大栄養素、食物繊維を多く含む野菜、こんにゃく、海藻類、キノコ類をしっかり摂取することが大切です。特にカリウム、マグネシウム、カルシウムには、塩分を排出し血圧を下げる作用があるため、それらのミネラルが豊富に含まれる野菜、果物、牛乳を積極的に取りましょう。肉（飽和脂肪酸）の摂取は動脈硬化を進ませるため、魚（不飽和脂肪酸）を食べましょう

➡適正体重の維持（肥満解消）

説明例

太り過ぎ（肥満）は体にとってストレスとなるため、交感神経という自律神経を刺激して血圧が上がり、心臓にも負担が掛かります。太り過ぎの方は、ぜひ減量を始めてください。まずは食べ過ぎをやめ、間食を控え、規則正しい食事をして体重が標準近くになるよう毎日体重を測定してみましょう。正しい減量方法を栄養士から教わることも必要です。定期的な運動も減量に効果的です

➡運動指導

説明例

運動すると筋肉に栄養を送る血管が広がって血液の流れが良くなり、血圧が下がります。取り過ぎたエネルギーが消費され、体脂肪の分解も進みます。悪玉コレステロールを減らして善玉コレステロールを増

やしますし、ストレスの発散にもなります。まず、毎日30分程度の軽い散歩から始めてみましょう。毎日が無理なら1日置きでも1週間に2〜3日でも構いません。気楽に続けて習慣にすることが大切です

➡禁煙・節酒指導

説明例

たばこに含まれるニコチンは、交感神経という自律神経を刺激して心臓の動きを速めて血圧を上げます。また同時に血糖値を上げ、中性脂肪を増やします。ですから、1日も早く禁煙することをお勧めします

説明例

飲み過ぎも血圧を上げ、中性脂肪を増加させます。日本酒1合、ビール中瓶1本、ウイスキーダブル1杯、赤ワイングラス2杯までが適量です（エタノール量20〜30mL/日以下）。女性は男性よりアルコールを分解する力が弱いため、これよりもやや少なめが適量です（同10〜20mL/日以下）。まずは週2日ほど休肝日を作ることから始めてみましょう

➡日常生活の指導

説明例

寒い時期は心筋梗塞や脳卒中の発生率が高いことが知られています。例えば、寒い日の夜中、トイレに立った際に脳卒中を起こして倒れたという話はよく聞きますね。これは、寒いと体温が下がらないように自律神経が働いて血管が急に縮まるためです。ですから、寒い日に外出するときは十分な防寒対策をしてください。浴室やトイレも暖房することをお勧めします。トイレの便座にヒーターを取り付けるだけでも

効果があります。また、排便時のいきみにより血圧が上昇しますので、普段から便秘を予防し、和式便器をお使いの場合は洋式に替えるとよいでしょう

入浴の際も、浴室が寒かったり湯温が高かったりする場合は要注意です。熱い湯に入ると、自律神経が刺激されて血圧が30～40mmHgも上がることや、熱さで汗が出て血液の水分が少なくなり、血管が詰まりやすくなるからです。38～40℃くらいのお湯に5～10分間くらい浸かり、汗が出る前に出るようにしましょう。掛け湯は必ず行い、心臓の負担を軽くするため、半身浴を心掛けてください

➡家庭での血圧測定を勧める。

外来での月に2～3度の測定より、家庭で血圧を測定することが大事です。白衣高血圧なのか、恐い早朝高血圧なのか、また薬は効いているのかなどを知るのに、大変役に立つからです。また、診察室の血圧と家庭血圧の間に差がある場合は、家庭血圧の値を優先します。家庭血圧計は上腕を使用し、座った姿勢で、朝と夜、それぞれ測定します。また、体調が悪い時も測定します。測る前は落ち着くまで安静にし（1～2分）、高くても低くても2回だけ測り、その平均値を血圧としてください。何度も測ってはいけません。また測定時間は、朝は起床後1時間以内のトイレ後で、朝食や朝の薬の服用の前にしてください。夜は、寝る前です。人によって血圧に左右差がありますが、10mmHg以上違う場合は高い方の腕にします。毎日測定するかどうかは、医師と相談してください。少なくとも週3日、薬を初めて服用する、変更になったような場合は週に少なくとも5日が原則です。また、自己判断はせずに、測定時刻、測定結果は、脈拍数とともに血圧手帳などに記録して、次回の診察時に必ず医師に見せるようにしてください

高血圧

STEP 3-2　薬識を持たせる

生活習慣の改善でうまく血圧が下がらなければ、薬物治療を始めるのが一般的である。高血圧の根治療法はないが、降圧薬の使用により血圧を可能な限り下げて、心血管系疾患を防ぐことが目標となる。治療は長期にわたるため、薬の作用機序などを十分説明し、服薬の意義を理解させることが肝要である。

服用目的・方法の説明

➡服用目的について説明する。

説明例

残念ながら、高血圧を根本的に治す薬はありません。ですが、血圧を下げる薬を服用することによって、動脈硬化の発症や進行が抑えられ、命に関わる心臓や脳の合併症を防ぐことができます。自覚症状が全くないのに薬を服用することには抵抗があるかもしれませんが、医師の指示通りに服用してください

➡服用方法について説明する。

説明例

薬による治療は一般に、1日に1回服用する薬を少量から始め、副作用や効果を見ながら徐々に増やし、2～3カ月かけて血圧をゆっくり下げていきます。ですから、効かないからといって薬を自己判断で中止してはいけません。血圧が目標値に達しない場合には、薬の量を増やしたり、作用の異なる薬に変更したり、それらを併用することなどが行われます。また、薬を飲んだり飲まなかったりすると、血圧が上下に大きく変動するため、心臓や脳の合併症が起きやすくなることが分かっています。薬の効果や副作用など、何か不安に思うことがありましたら、医師や私ども薬剤師に気軽にご相談ください

➡服用し忘れた際の対処法について説明する。

説明例

うっかり飲み忘れることもあるかと思います。そのような場合、1日1回の薬では6～7時間以内、1日2回の薬では3～4時間以内、1日3回の薬では1～2時間以内であれば、気が付いた時点で1回分を服用して問題ありません。この時間以降に気付いた場合は飲み忘れ分は服用せず、次回からきちんと服用してください。飲み忘れたからといって、2回分まとめて服用すると副作用が強く表れますので絶対にしないでください

薬剤の説明

➡降圧薬全般

説明例

血圧が高くなる理由には、血管が狭くなることと、血液量が増えることがあります。浮き輪にポンプ（心臓）で空気（血液）を入れることを想像してください。浮き輪の空気を入れる穴（血管）が小さいと、ポンプ（心臓）を強い力（血圧）で押し込まないと空気が入らないのと同じで、血管が狭いと血圧が上がるのです。また、体を流れている血液の量が増えると、心臓が多くの血液を送り出し血圧が上がります。ですから、血圧を下げる薬には、血管

「服薬指導のツボ」虎の巻 第3版　**163**

を広げる作用を持つタイプ（Ca拮抗薬、ARB、ACE阻害薬、α遮断薬）と、血液量を減らすために尿を多く出させるタイプ（利尿薬）、心臓の働きをゆっくりにするタイプ（β遮断薬）があります

➡ Ca拮抗薬

説明例

血管を縮めるというカルシウムの働きを抑えて、血管を広げる薬です。これによって血液の流れが良くなり血圧が下がります。心臓、脳、腎臓、手足などの血管の血液の流れを良くして動脈硬化の進行も抑制することが証明されています。日本で最も多く用いられている薬で、特に合併症のない方でよく用いられています

➡ ARB

説明例

血管を強力に収縮させるアンジオテンシンという物質が血管に働くのを抑える薬です。効果を発揮するまで2〜4週間かかりますが、血圧を下げる効果のほかに心臓や腎臓を守る効果も証明されています。この種の薬の中には、糖尿病を改善する作用のあるもの（テルミサルタン[ミカルディス]、イルベサルタン[アバプロ、イルベタン]：核内受容体PPARγ刺激作用）、心臓の機能を良くするもの（カンデサルタン[ブロプレス]など：インバースアゴニスト活性を有する）、尿酸値を下げて腎臓の機能を良くするもの（ロサルタン[ニューロタン他]、イルベサルタン）があり、このような病気を合併している方にも処方されています。また、他の血圧の薬と一緒に使われることが多い薬です

➡ ACE阻害薬

説明例

体内で血管を縮めて血圧を上げるアンジオテンシンという物質ができないようにして血圧を下げる薬です。アンジオテンシンが血管に働くのを抑えるARBと同じく、心臓、腎臓を守る効果が証明されています。ただし、咳の副作用が出ることがあります。この咳の副作用を逆手に取って、血圧を下げるだけでなく、高齢者に多く見られる誤嚥性肺炎の予防効果を期待して、この薬を用いることがあります

➡ 利尿薬

説明例

水分や塩分（ナトリウム）を尿の中に多く出すことにより、血液量（体内循環量）を減らして血圧を下げる薬です。心臓のむくみを取るためにも使われることがあります。他の血圧の薬と一緒に使用すると、効果が高まることが知られているため、併用されることが多い薬です。また副作用が表れないように少量で服用することが多い薬です。最近では、利尿薬（サイアザイド系）に高齢の高血圧の方の骨折を予防する効果があることが報告されました。骨粗鬆症を合併されている方への使用が推奨されています

➡ β遮断薬

説明例

交感神経という自律神経の作用（β作用）を抑制し、心臓をゆっくりと動かして血液が送り出される量（拍出量）を減少させる薬です。主に脈拍数の多い方に使用さ

高血圧

れますが、慢性心不全という病気に少量で使われることもあります

➡ α遮断薬

説明例

交感神経という自律神経の作用（α作用）を抑えて、血管の緊張を緩めて血圧を下げる薬です。特に、交感神経が深く関与している早朝に血圧が上がるタイプ（早朝高血圧）や、診察室よりも家庭で血圧が上がるタイプ（仮面高血圧）の方は、就寝前に服用すると効果があることが示されています。また、前立腺肥大により尿が出にくくなる症状にも効果があります

STEP 4　服用に当たっての注意事項（副作用、その他）を説明する

降圧薬の服用は長期にわたるため、副作用が起きると服薬アドヒアランスに影響する。従って、過度の血圧低下によるめまい・立ちくらみ、Ca拮抗薬による頭痛・顔面紅潮、ACE阻害薬による空咳など比較的頻度の高い副作用は、その症状の程度や対処法を事前に十分説明しておく必要がある。

➡降圧薬全般
▶急激な血圧低下→めまいやふらつきなど。

説明例

薬の服用で急に血圧が低下すると、ふらつき、めまいなど低血圧の症状が表れることがあります。そのような症状が表れた場合は、無理をせず横になって安静にし、治まってから受診するようにしてください。また、薬の服用中は高い所での作業や車の運転など、危険を伴う機械の操作には十分に注意してください。一般に、血圧が低い場合でもその症状が表れなければ中止せずに服用を続けますが、家庭で測定した最高血圧が90〜100mmHg以下に低下した場合や、症状が続くような場合は医師や薬剤師に必ずご相談ください

➡Ca拮抗薬
▶顔面紅潮（フラッシング）、頭痛、上下肢のむくみ、動悸、便秘→血管拡張作用による、比較的頻度の高い副作用。

説明例

血管を広げる作用が顔や頭の血管に強く表れると、顔のほてりや頭痛が表れることがあります。また、血圧が低下すると反射的に血圧を上げようとして、心臓が速く動いてドキドキしたり、尿の出が抑えられ、むくみが表れることがあります。さらに、血管の筋肉と同じように、腸の筋肉も緩んで便秘になることがあります。しばらく薬を服用していればなくなることもありますが、これらの症状がひどく表れる、また気になる場合には、医師や薬剤師に相談してください

- ▶歯肉肥厚→特徴的な可逆的副作用。上顎より下顎、舌側より頬側で表れやすく、歯茎が厚くなっていないか、時折チェックする。

➡ARB、ACE阻害薬
- ▶急性腎不全→心不全、腎機能障害者、または服用中に下痢や食欲不振、発熱などで脱水となった場合、腎機能維持に働くアンジオテンシンの効果が失われ、腎前性急性腎不全となる可能性があるため注意。腎機能の異常が認められた場合などは投与を中止する。

➡ARB
- ▶ふらつき、立ちくらみ、頭痛、発疹、むくみなど→頻度は少ない。臨床試験ではプラセボ使用時と同等の頻度で、めまい、動悸などを認める程度。

➡ACE阻害薬
- ▶空咳→服用患者の20〜30%に見られるため、薬剤交付時に必ず説明する。

説明例

最も多い副作用は、空咳と呼ばれる痰の絡まない咳です。薬の作用によって気管支を収縮する物質（ブラジキニン、サブスタンスP、エンケファリンなど）が増えるため、咳が出ると考えられています。この咳が命に関わることはなく、薬を中止すれば元に戻りますが、症状がひどい、また気になる場合には必ずご相談ください

- ▶血管浮腫（呼吸困難）→呼吸困難を伴う血管浮腫はまれであるが、致命的になり得るため、時折「唇、舌、喉、顔、皮膚が腫れることはないか」と尋ねる必要がある。

- ▶味覚異常→苦みなど。
- ▶発疹など

➡利尿薬
- ▶低カリウム血症、脂質異常症、痛風、耐糖能異常（糖尿病）、血液濃縮（脱水に起因）など→サイアザイド系利尿薬、ループ利尿薬に共通する副作用。利尿作用（ナトリウム喪失）により代償的にアルドステロン作用部位でのナトリウム・カリウム交換促進（低カリウム血症誘発）、尿酸再吸収促進（痛風）。低カリウム血症によるインスリン分泌低下（糖尿病）などが原因。定期的な血液検査でチェックする。

➡サイアザイド系利尿薬
- ▶光線過敏症→症状が表れたら投与中止。
- ▶骨髄抑制

➡ループ系利尿薬
- ▶膵炎→血清アミラーゼの上昇に注意。
- ▶発疹

➡アルドステロン拮抗薬
- ▶女性化乳房、勃起不全、乳房痛、月経痛

➡カリウム保持性利尿薬（トリアムテレン[トリテレン]）
- ▶腎結石、腎機能低下

➡β遮断薬
- ▶徐脈、咳、呼吸困難、喘息発作誘発→息切れ、倦怠感、咳、呼吸困難。

説明例

薬が効き過ぎると、心臓の動きがゆっくりとなり、脈拍数が極端に減ることがあります。1分間の脈拍が50回以下で、体

がきつい、息切れしやすいなどの症状があるときは、必ずご連絡ください。また、この薬は気管支を広げる神経（交感神経）を抑える作用もあるため、呼吸困難や咳が表れることがあります

- ▶ うつ病→気分が落ち込む。
- ▶ 睡眠障害→脂溶性β遮断薬の血液脳関門（BBB）通過に起因。
- ▶ 低血糖発作の発見遅れ→低血糖による頻脈をマスクするため。
- ▶ 中断症候群→狭心症誘発、一過性の血圧上昇など。

➡ α遮断薬
- ▶ 起立性低血圧→立ちくらみ、めまいなど。高所作業や自動車の運転など危険な作業をする場合には注意。

説明例

立ち上がると血圧が急に低くなり、立ちくらみやめまいなどが表れやすい薬です。特に、服用を始めたときに起きやすいことが知られています。服用中はゆっくりと立ち上がるようにし、危険を伴う作業を行う際には特に注意してください

- ▶ 術中虹彩緊張低下症候群→$α_{1A}$遮断に起因。眼科に通院している場合は、眼科医にα遮断薬を服用していることを伝えるよう指導する。
- ▶ 射精障害→逆行性射精。$α_{1A}$遮断に起因。健康に害はない。
- ▶ 口渇、下痢軟便、鼻閉→$α_{1A}$遮断に起因。

2型糖尿病

糖尿病はインスリンの作用不足による慢性の高血糖状態を主徴とする疾患。インスリン依存性の1型と非依存性の2型に分かれるが、日本では2型が95％以上を占める。2型発症時は自覚症状に乏しいが、放置すると口渇、多飲、多尿、体重減少が表れる。さらに放置し続けると細小血管障害（網膜症、腎症、神経障害）や大血管障害（心筋梗塞、脳梗塞、閉塞性動脈硬化症）を招く。

2型糖尿病の治療はまず食事・運動療法を行い、目標の血糖値に達しなければ経口血糖降下薬を使用する。インスリン以外の薬物療法によっても血糖コントロールができない場合や、高血糖による糖毒性を解除する必要がある場合にはインスリン治療を行う。経口薬では、スルホニル尿素（SU）薬、速効型インスリン分泌促進薬、ビグアナイド系薬、チアゾリジン系薬、αグルコシダーゼ阻害薬（αGI）、ジペプチジルペプチダーゼ（DPP）-4阻害薬、ナトリウム・グルコース共輸送体（SGLT）2阻害薬が、注射薬ではグルカゴン様ペプチド（GLP）-1アナログ製剤、インスリン製剤が個々の病態に応じて使われる。中でもDPP-4阻害薬とSGLT2阻害薬は、近年頻用されており、それぞれ異なる体内動態や使用上の注意などを頭に入れておく必要がある。

服薬指導の一番のツボは、治療しなければ重篤な合併症を招くことを説明するとともに、低血糖時の対応を十分指導することである。

図1●糖尿病の臨床診断のフローチャート

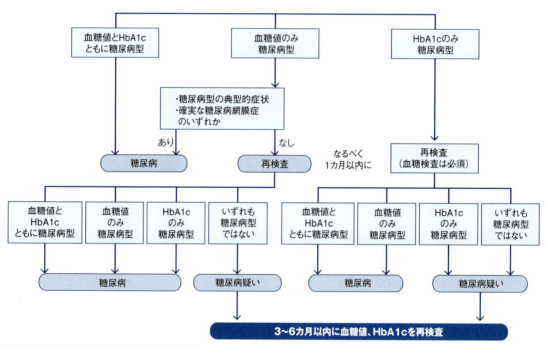

出典:日本糖尿病学会「糖尿病治療ガイド2016-2017」

表1●糖尿病の血糖コントロール目標※4

目標	血糖正常化を目指す際の目標※1	合併症予防のための目標※2	治療強化が困難な際の目標※3
HbA1c（%）	6.0未満	7.0未満	8.0未満

治療目標は年齢、罹病期間、臓器障害、低血糖の危険性、サポート体制などを考慮して個別に設定する
※1 適切な食事療法や運動療法だけで達成可能な場合、または薬物療法中でも低血糖などの副作用なく達成可能な場合の目標とする
※2 合併症予防の観点からHbA1cの目標値を7%未満とする。対応する血糖値としては、空腹時血糖値130mg/dL未満、食後2時間後血糖値180mg/dLをおおよその目安とする
※3 低血糖などの副作用、その他の理由で治療の強化が難しい場合の目標とする
※4 いずれも成人に対しての目標値であり、また妊娠例は除くものとする
出典:日本糖尿病学会「糖尿病治療ガイド2016-2017　血糖コントロール改訂版」

2型糖尿病

表2● DPP-4阻害薬とSGLT2阻害薬の薬物動態のプロファイルと使用上の注意

適応症	一般名(商品名)	尿中排泄率	相互作用(血糖値変化を起こす薬剤以外)	腎機能障害患者への投与 中等度	腎機能障害患者への投与 重度/末期	肝機能障害患者への投与
DPP-4阻害薬 / 2型糖尿病	シタグリプチンリン酸塩水和物（ジャヌビア、グラクティブ）	79～88%	ジゴキシン（P糖蛋白質[P-gp]基質）、シクロスポリン（P-gp阻害薬）、OAT3阻害薬（シメチジンなど）	半量～通常量	1/4～半量	特記なし
	ビルダグリプチン（エクア）	23%（糞中は5%）	ACE阻害薬	半量など		肝機能障害患者は慎重投与、重度肝機能障害患者は禁忌
	アログリプチン安息香酸（ネシーナ）	72.80%		半量	1/4量	特記なし
	リナグリプチン（トラゼンタ）	5%（主に胆汁中排泄）	リトナビル、リファンピシン、シンバスタチン	通常量		特記なし
	テネリグリプチン臭化水素酸塩水和物（テネリア）	21.0～22.1%	QT延長を起こす恐れのある薬剤	通常量		高度の肝機能障害患者は慎重投与
	アナグリプチン（スイニー）	49.90%	ジゴキシン	通常量	半量	特記なし
	サキサグリプチン水和物（オングリザ）	サキサグリプチンとして15.8% 主要代謝活性物として22.2%	CYP3A4/5阻害薬	半量		特記なし
	トレラグリプチンコハク酸塩（ザファテック）	76.1～76.6%		半量	禁忌	特記なし
	オマリグリプチン（マリゼブ）	約74%			半量	特記なし
SGLT2阻害薬 / 2型糖尿病（今後、1型糖尿病への適応が追加される見通し）	イプラグリフロジン L-プロリン（スーグラ）	67.9%（糞中は32.7%）	利尿作用を有する薬剤		投与しない	重度肝機能障害は低用量から開始
	トホグリフロジン水和物（アプルウェイ、デベルザ）	76.2%（糞中は21.4%）	利尿作用を有する薬剤、プロベネシド		投与しない	重度肝機能障害は慎重投与
	ダパグリフロジンプロピレングリコール水和物（フォシーガ）	75%（糞中は21%）	利尿作用を有する薬剤		投与しない	重度肝機能障害は慎重投与
	ルセオグリフロジン水和物（ルセフィ）	44.2%（糞中は50%）	利尿作用を有する薬剤		投与しない	特記なし
	カナグリフロジン水和物（カナグル）	32.5%（糞中は60.4%）	利尿作用を有する薬剤、ジゴキシン（P-gp基質）、UGT1A9およびUGT2B4誘導薬（リファンピシン、フェニトインなど）		投与しない	特記なし
	エンパグリフロジン（ジャディアンス）	54.4%（糞中は41.2%）	利尿作用を有する薬剤		投与しない	重度肝機能障害は慎重投与

初診時の処方例

発症時の治療

A　HbA1c10％以上（糖毒性解除が必要な肝機能障害、腎機能障害を有する例）

処方例1

> トレシーバ注フレックスタッチ*1
> 　1日1回　就寝前　6単位

*1 持効型溶解インスリンアナログ（インスリンデグルデグ）注射液

B　インスリン分泌低下型

処方例1

> ジャヌビア錠50mg*2　1回1錠（1日1錠）
> 　1日1回　朝食後

*2 シタグリプチンリン酸塩水和物、他のDPP-4阻害薬でも可

処方例2

> グリミクロンHA錠20mg*3　1回1錠（1日1錠）
> 　1日1回　朝食後

*3 グリクラジド

処方例3

> アマリール0.5mg錠*4　1回1錠（1日1錠）
> 　1日1回　朝食後

*4 グリメピリド

C　インスリン抵抗性型

処方例1

> メトグルコ錠250mg*5　1回1錠（1日2錠）
> 　1日2回　朝夕食後

*5 メトホルミン塩酸塩

D　食後高血糖型

処方例1

> セイブル錠25mg*6　1回1錠（1日3錠）
> 　1日3回　朝昼夕食直前

*6 ミグリトール

処方例2

> シュアポスト錠0.5mg*7　1回1錠（1日3錠）
> 　1日3回　朝昼夕食直前

*7 レパグリニド

STEP 1 禁忌疾患の有無を確認する

インスリンを除くほとんどの血糖降下薬に共通する禁忌は、薬剤の過敏症歴、重症ケトーシス、糖尿病性昏睡・前昏睡、1型糖尿病、重症感染症、手術前後、重篤な外傷である。そのほかスルホニル尿素（SU）薬では重篤な肝・腎障害、胃腸障害が、チアゾリジン系薬では心不全が、ビグアナイド系薬では脱水症、高齢者、軽度腎障害、過度のアルコール摂取者が、DPP-4阻害薬ではビルダグリプチンが重度の肝障害、トレラグリプチンでは重度の腎機能障害・透析が、GLP-1アナログ製剤ではエキセナチドが重度腎機能障害に禁忌となる。

薬疹歴
➡ あり
- ▶本成分に対し過敏症の既往歴→その薬剤の投与中止（糖尿病治療薬すべてに記載あり）
- ▶スルホンアミド系薬に過敏症の既往歴→SU薬（グリメピリド［商品名アマリール他］、グリベンクラミド［オイグルコン、ダオニール他］、グリクラジド［グリミクロン他］、クロルプロパミド［アベマイド］、アセトヘキサミド［ジメリン］、グリクロピラミド［デアメリンS］）の投与中止。
- ▶ビグアナイド系薬に過敏症の既往歴→ビグアナイド系薬（メトホルミン塩酸塩［メトグルコ、グリコラン他］、ブホルミン塩酸塩［ジベトンS、ジベトス］）の投与中止。
- ▶インスリングラルギンに過敏症の既往歴→インスリングラルギン製剤（ランタス注、ランタスXR注、インスリングラルギンBS注）の投与中止。

➡ なし
- ▶「発疹が出現したら、直ちに受診する」よう指導。初めて服用する患者には特に注意。

妊娠・授乳の有無
➡ 妊婦または妊娠している可能性のある女性
- ▶SU薬、速効型インスリン分泌促進薬（ナテグリニド［ファスティック、スターシス］、ミチグリニドカルシウム水和物［グルファスト他］、レパグリニド［シュアポスト］）、αGI（アカルボース［グルコバイ他］、ミグリトール［セイブル他］）、チアゾリジン系薬（ピオグリタゾン塩酸塩［アクトス他］）、ビグアナイド系薬の投与中止（グリメピリド［アマリール他］、グリベンクラミド［オイグルコン、ダオニール他］、アセトヘキサミド［ジメリン］、ナテグリニド、レパグリニド、メトホルミン塩酸塩［メトグルコ、グリコラン他］は動物実験で催奇形性の報告あり）。ビルダグリプチン［エクア］、SGLT2阻害薬（イプラグリフロジンL-プロリン［スーグラ］、トホグリフロジン水和物［アプルウェイ、デベルザ］、ダパグリフロジン［フォシーガ］、カナグリフロジン水和物［カナグル］、ルセオグリフロジン水和物［ルセフィ］、エンパグリフロジン［ジャディアンス］）、GLP-1アナログ製剤（リラグルチド［ビクトーザ］、エキセナチド［バイエッタ、ビデュリオン］、リキシセナチド［リキスミア］、

デュラグルチド[トルリシティ])は原則投与中止。その他のDPP-4阻害薬(シタグリプチンリン酸塩水和物[ジャヌビア、グラクティブ]、アログリプチン安息香酸塩[ネシーナ]、サキサグリプチン水和物[オングリザ]、アナグリプチン[スイニー]、リナグリプチン[トラゼンタ]、テネグリプチン臭化水素酸塩水和物[テネリア]、トレラグリプチンコハク酸塩[ザファテック]、オマリグリプチン[マリゼブ])、ボグリボース(ベイスン他)は、有益性が危険性を上回る場合に投与。

➡授乳婦
▶グリベンクラミド、グリクラジド(グリミクロン他)、アセトヘキサミド、速効型インスリン分泌促進薬、メトホルミン、DPP-4阻害薬、ピオグリタゾン、SGLT2阻害薬、GLP-1アナログ製剤は授乳中止または本剤中止。グリメピリド、クロルプロパミド(アベマイド)、グリクロピラミド(デアメリンS)、αGIは原則禁忌(投与しないことが望ましい。投与時は授乳中止)。インスリン製剤、ブホルミン塩酸塩(ジベトス、ジベトンS)は添付文書に記載なし。

禁忌疾患
➡1型糖尿病
▶SU薬、速効型インスリン分泌促進薬、ビグアナイド系薬、ピオグリタゾン塩酸塩(アクトス他)、DPP-4阻害薬、GLP-1アナログ製剤は投与中止。

➡低血糖症状
▶インスリン製剤は投与中止(重篤な低血糖の恐れ)。

➡心不全
▶ピオグリタゾンは投与中止(心不全憎悪の恐れ)。
▶ビグアナイド系薬は投与中止(乳酸アシドーシスを誘発)。

➡重篤な外傷
▶経口糖尿病治療薬は全て投与中止(インスリンの適応)。

➡高齢者(ただし、年齢は明確ではない)
▶メトホルミン塩酸塩(グリコラン、メトホルミン塩酸塩錠250mg「トーワ」、メトホルミン塩酸塩錠250mg「SN」、メタクト配合錠LD/HD)、ブホルミン塩酸塩(ジベトス、ジベトンS)は投与中止(乳酸アシドーシスを誘発)。

➡重症ケトーシス、糖尿病性ケトアシドーシス、糖尿病性昏睡・前昏睡、重症感染症、手術前後
▶SU薬、速効型インスリン分泌促進薬、αGI、ビグアナイド系薬、ピオグリタゾン、DPP-4阻害薬、SGLT2阻害薬、GLP-1アナログ製剤の投与中止。

➡肝機能障害
▶メトホルミン、ブホルミンは投与中止(乳酸アシドーシスを誘発)。

➡重篤な肝機能障害
▶SU薬、メトホルミン、ピオグリタゾン、ビルダグリプチン(エクア)は投与中止。

➡腎機能障害
▶メトホルミン(グリコラン、メトホルミン塩酸塩錠250mg「トーワ」、メトホルミン塩酸塩錠250mg「SN」、メタクト配合錠LD/HD)、ブホルミンは投与中止(乳酸アシドーシスを誘発)。

➡中等度腎機能障害
　　▶メトホルミン(メトグルコ他)は投与中止(乳酸アシドーシスを誘発)。
➡重度腎機能障害
　　▶エキセナチド(バイエッタ、ビデュリオン)、SU薬、ナテグリニド(スターシス、ファスティック他)、ピオグリタゾン、トレラグリプチンコハク酸塩(ザファテック)は投与中止。
➡透析患者
　　▶ビグアナイド系薬は投与中止(乳酸アシドーシスを誘発)。
　　▶トレラグリプチンは投与中止。
➡下痢・嘔吐などの胃腸障害
　　▶SU薬は投与中止(低血糖の恐れ)。
　　▶ビグアナイド系薬は投与中止(乳酸アシドーシスを誘発)。
➡乳酸アシドーシスの既往
　　▶ビグアナイド系薬は投与中止(乳酸アシドーシスを誘発)。
➡ショック、心筋梗塞、肺塞栓症など心血管系、肺機能に高度の障害
　　▶ビグアナイド系薬は投与中止(乳酸アシドーシスを誘発)。
➡栄養不良状態、飢餓状態、衰弱状態、脳下垂体機能不全、副腎機能不全
　　▶ビグアナイド系薬は投与中止(低血糖の恐れ)。

STEP 2 併用薬・飲食物・嗜好品の有無を確認する

グリベンクラミドとボセンタンの併用は禁忌である。SU薬では、血漿蛋白結合置換、腎排泄、肝代謝に起因する相互作用に注意し、GLP-1アナログ製剤は、胃内容物排出遅延作用による、ワルファリン、抗菌薬、経口避妊薬、ロスバスタチンへの薬物動態への影響、SGLT2阻害薬では、利尿作用による脱水、ビグアナイド系薬との併用による乳酸アシドーシス発症に注意する。そのほか、血糖値に影響を与える薬剤、飲食物、嗜好品(特にたばこ)にも留意が必要である。

A 動態学的
①胆汁酸排泄阻害(肝毒性)、肝分布
〔併用禁忌〕

➡グリベンクラミド(オイグルコン、ダオニール他)
　　▶ボセンタン水和物(トラクリア他:非選択的エンドセリン拮抗薬)→肝機能障害を誘発(肝酵素値上昇の発現率が2倍に)。胆汁酸塩の排泄を行う胆汁酸塩トランスポーター(BSEP)を両薬剤が競合的に阻害することで肝細胞内に胆汁酸塩が蓄積し、肝毒性が発現する。

〔併用注意〕
- ➡レパグリニド(シュアポスト)
  - ▶シクロスポリン(サンディミュン、ネオーラル他)→低血糖の可能性。有機アニオントランスポーター(OATP2)阻害によりレパグリニドの肝取り込み抑制で血中濃度上昇。薬物代謝酵素チトクロームP450(CYP)3A4阻害も関与。

②血漿蛋白結合置換、肝代謝抑制、肝代謝誘導、腎排泄抑制
〔併用注意〕
- ➡SU薬・速効型インスリン分泌促進薬
  - ▶非ステロイド抗炎症薬(NSAIDs)、プロベネシド(ベネシッド)、クマリン系薬、クロラムフェニコール(クロロマイセチン、クロマイ他)、サルファ薬、フィブラート系薬、アゾール系抗真菌薬→血漿蛋白結合置換、肝代謝抑制、腎排泄抑制などにより薬効増強。ただし、ミチグリニドカルシウム水和物(グルファスト他)は腎排泄、肝代謝抑制に起因する相互作用は少ない。
- ➡ナテグリニド(ファスティック、スターシス他：主にCYP2C9で代謝)
  - ▶エパルレスタット(キネダック他)→ナテグリニドの血中濃度1.5倍に上昇。CYP2C競合の可能性。
- ➡レパグリニド(シュアポスト：主にCYP2C8、一部3A4で代謝)
  - ▶CYP2C8阻害薬(デフェラシロクス[エクジェイド]、イソニアジド[イスコチン、ヒドラ他]、クロピドグレル硫酸塩[プラビックス他]、ST合剤[バクタ他])→低血糖。
  - ▶CYP3A4阻害薬(シクロスポリンなど)→レパグリニド血中濃度上昇(低血糖)。シクロスポリンによる肝OATP2阻害も関与。
  - ▶プレグナンX受容体(PXR)活性化薬(リファンピシン[リファジン他]など)→レパグリニド血中濃度低下(血糖降下作用の減弱)。CYP誘導に起因。
- ➡サキサグリプチン水和物(オングリザ：CYP3A4/5で代謝)
  - ▶CYP3A4/5阻害薬(イトラコナゾール[イトリゾール他]など)→サキサグリプチン血中濃度上昇(低血糖)。
- ➡グリベンクラミド
  - ▶シプロフロキサシン塩酸塩(シプロキサン他)、クラリスロマイシン(クラリス、クラリシッド他)→血糖降下作用の増強。グリベンクラミドは主にCYP3A4で代謝され、シプロフロキサシン、クラリスロマイシンはCYP3A4を阻害するためと考えられる。
- ➡ピオグリタゾン塩酸塩(アクトス他)
  - ▶CYP2C8を誘導する薬剤：リファンピシンなど→薬効低下。ピオグリタゾンの代謝が促進され、血中濃度曲線下面積(AUC)が54％低下。
- ➡クロルプロパミド(アベマイド)
  - ▶アロプリノール(ザイロリック他)→血糖降下作用増強。尿細管分泌の競合？
- ➡ビグアナイド系薬
  - ▶腎毒性の強い抗菌薬(ゲンタマイシン硫酸塩[ゲンタシン他]など)、ヨード造影剤→乳酸アシドーシ

ス発症。ビグアナイド系薬の腎排泄抑制のため。
- ➡ カナグリフロジン水和物(カナグル)
    - ▶ PXR活性化薬(リファンピシンなど)→カナグリフロジンの最高血中濃度(Cmax)およびAUCが28％および51％低下。グルクロン酸転移酵素(UGT)1A9およびUGT2B4の誘導により、カナグリフロジンの代謝が促進される。
    - ▶ ジゴキシン(ジゴシン他)→ジゴキシンの最高血中濃度(Cmax)およびAUCが、それぞれ36％及び51％低下。カナグリフロジンのP糖蛋白質(P-gp)阻害作用による。

③消化管吸収低下、胃内排出遅延、機序不明
〔併用注意〕
- ➡ アカルボース(グルコバイ他)、ミグリトール(セイブル他)
    - ▶ ジゴキシン→ジゴキシンの血中濃度低下。消化管運動が亢進し、ジゴキシンの吸収が抑制される。
- ➡ ナテグリニド
    - ▶ エパルレスタット→ナテグリニドの血中濃度が1.5倍上昇(機序不明)。
- ➡ シタグリプチンリン酸塩水和物(ジャヌビア、グラクティブ)、アナグリプチン(スイニー)
    - ▶ ジゴキシン→ジゴキシン血中濃度がわずかに上昇するとの報告あり(機序不明)。P糖蛋白質阻害関与か。
- ➡ GLP-1アナログ製剤(エキセナチド[バイエッタ、ビデュリオン]、リキシセナチド[リキスミア]、デュラグルチド[トルリシティ])
    - ▶ ワルファリンカリウム(ワーファリン他)→ワルファリンの最高血中濃度到達時間(Tmax)の延長、プロトロンビン時間(INR)の増加。胃内容物排泄遅延による。
- ➡ エキセナチド、リキシセナチド
    - ▶ 抗菌薬、経口避妊薬など→抗菌薬、経口避妊薬の作用発現が遅延。GLP-1アナログ製剤投与1時間前、もしくは11時間以上後に服用する。
- ➡ エキセナチド
    - ▶ ロスバスタチンカルシウム(クレストール他)→ロスバスタチンのAUC40％、Cmax28％、Tmax4時間遅延。胃内容物排泄遅延作用による。
- ➡ トホグリフロジン水和物(アプルウェイ、デベルザ)
    - ▶ プロベネシド(ベネシッド)→トホグリフロジンのCmaxが1.22倍、AUCが2.33倍に増加(機序不明)。

B 薬力学的
①血糖値変動
〔併用注意〕
- ➡ 糖尿病治療薬全般
    - ▶ 糖尿病治療薬、血糖降下作用を有する薬剤(サリチル酸系薬、β遮断薬、モノアミン酸化酵素[MAO]

阻害薬、α遮断薬、クラスⅠa群抗不整脈薬、キノロン系抗菌薬、サルファ薬、ACE阻害薬、アンジオテンシンⅡ受容体拮抗薬[ARB]、フィブラート系薬、テトラサイクリン系抗菌薬、三環系抗うつ薬、ステロイドなど)→血糖降下作用の増強。
- ▶血糖上昇作用を有する薬剤(交感神経刺激薬、キサンチン系薬、グルカゴン、副腎皮質ホルモン、サイアザイド系利尿薬、ループ利尿薬、フェノチアジン系薬、ブチロフェノン系薬、多元受容体標的化抗精神病薬[MARTA]、セロトニン・ドパミン拮抗薬[SDA]、経口避妊薬、フェニトイン(アレビアチン、ヒダントール)、イソニアジド(イスコチン、ヒドラ)、ピラジナミド(ピラマイド)、甲状腺ホルモン製剤、ブセレリン酢酸塩[スプレキュア他]、アトルバスタチンカルシウム水和物[リピトール他]、ニコチン酸系薬)、喫煙→血糖降下作用の低下。
- ▶アルコール→血糖値の変動。

➡アセトヘキサミド(ジメリン)
- ▶ビンポセチン(脳代謝改善のサプリメントに含有)→血糖降下作用の増強。

②心機能
〔併用注意〕

➡テネリグリプチン臭化水素酸塩水和物(テネリア)
- ▶QT延長誘発薬(クラスⅠa群抗不整脈薬:キニジン硫酸塩水和物など、クラスⅢ群抗不整脈薬:アミオダロン塩酸塩[アンカロン他]など)→QT延長の恐れ(相互に誘発)。

③その他
〔併用注意〕

➡アカルボース(グルコバイ他)
- ▶ラクツロース(モニラック、ラクツロース他)、ラクチトール水和物(ポルトラック)→消化器系副作用(腸内ガス増加など)の増強。未消化の他の二糖類とともに下部消化管に移行するため。
- ▶炭水化物消化酵素薬(ジアスターゼなど)→両薬剤の薬効に影響。炭水化物消化酵素薬はαアミラーゼ活性を有し、アカルボースがαアミラーゼ活性を阻害するため。

➡ミグリトール(セイブル他)
- ▶プロプラノロール塩酸塩(インデラル他)→プロプラノロールの薬効低下(機序不明)。
- ▶ラニチジン塩酸塩(ザンタック他)→ラニチジンの薬効低下(機序不明)。

➡ビルダグリプチン(エクア)
- ▶ACE阻害薬→血管浮腫の発現頻度上昇(機序不明)。

➡ビグアナイド系薬
- ▶SGLT2阻害薬、利尿薬→脱水による乳酸アシドーシス発症。

➡SGLT2阻害薬
- ▶利尿薬→利尿作用増強。

STEP 3-1　病識を持たせる

２型糖尿病はインスリンの作用不足により慢性的に高血糖状態となる病気であることを説明する。発症には遺伝的要因も関係しているが、生活習慣が深く関わっており、放置していると網膜症、腎症、神経障害、動脈硬化などを引き起こすことを理解させる。また、食事・運動療法など生活習慣改善の指導も重要である。

病気の原因・症状の説明

➡病気について説明する。

説明例

糖尿病は、血糖値を下げるインスリン（膵臓から分泌される）というホルモンの作用が、何らかの原因で不足し、血糖値がずっと高くなったままになる病気です。血糖値とは血液中のブドウ糖の量を示します。ブドウ糖は体を動かすためのエネルギー源ですが、血液中に増え過ぎると、尿が多く出る、喉が渇く、痩せる、だるくなる、息が臭くなるなどの症状が表れ、昏睡といって突然意識がなくなることもあります

➡原因について説明する。

説明例

体質などの遺伝的な要因で起きることもありますが、ほとんどの糖尿病は、食べ過ぎや飲み過ぎ、運動不足、喫煙などの悪い生活習慣により、インスリンの作用が不足するために起きると考えられています。ですから、肥満や高血圧、脂質異常症と同じく、食事療法や運動療法が欠かせない代表的な生活習慣病なのです

➡予後について説明する。

説明例

病状が軽いうちはほとんど自覚症状が表れない病気ですが、放っておくと目や腎臓、神経に栄養を送る細い血管が次第に狭くもろくなって、網膜症、腎症、神経障害という三大合併症を引き起こします。これらの合併症は、糖尿病になってから5〜15年たつと表れやすいことが知られています。また、心臓や脳、足の血管の動脈硬化も進みやすく、命に関わる心筋梗塞や脳梗塞、さらに他の要因も加わって足先が壊死を起こします。このような合併症にならないように、症状がなくても早期に治療を始めることが必要です

三大合併症の説明

➡糖尿病網膜症について説明する。

説明例

目の底には、カメラでいえばフィルムに当たる網膜という部分がありますが、糖尿病網膜症は、この網膜にある細い血管が詰まったり破れたりして視力が低下する合併症です。最初は自覚症状がほとんどないのですが、急激に進行し、ひどい場合は失明することもあり、中高年の失明原因の第2位となっています。ですか

網膜症

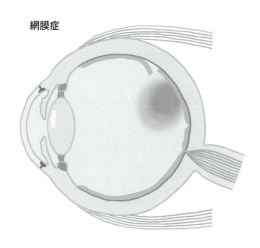

腎症

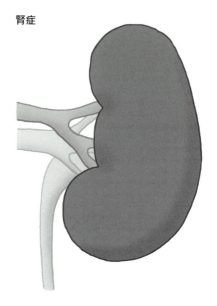

神経障害
立ちくらみ、手足のしびれなど

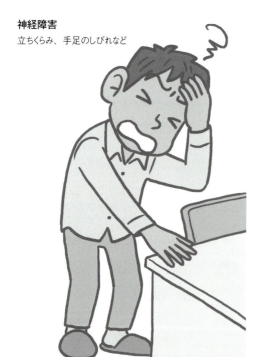

壊疽

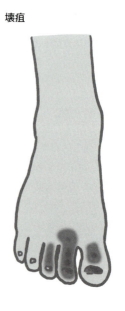

※このイラストは、巻末の別冊イラスト集にカラーで収録されています。患者指導用のツールとしてご活用ください。

2型糖尿病

ら、糖尿病と診断されたら必ず眼科を受診し、症状がなくても最低でも年に1回は眼科検診を受けることをお勧めします

➡糖尿病腎症について説明する。

説明例

腎臓の糸球体と呼ばれる部分の細い血管が悪くなり、尿が作れなくなる合併症です。進行すると、不要な血液成分を機械で濾過して尿を作る『人工透析』という治療を週に2～3回受けなくてはなりません。透析は痛みを伴い、時間的な制約や水分・食事摂取制限なども受けるため、快適な生活を送れなくなります。透析になる原因の第1位は糖尿病腎症で、透析を始めてからの余命は短いことが知られています（透析導入後5年生存率60％、10年生存率36％）

➡糖尿病神経障害について説明する。

説明例

最も早く表れる合併症です。神経は脳と脊髄の中枢神経と、末端の末梢神経（体性・自律神経）に分かれますが、糖尿病では主に末梢神経に障害が表れます。末梢神経には痛みを感じたり、筋肉を動かしたり、血圧、体温、発汗、心臓・胃腸などの機能を調節する役割があります。ですから、糖尿病神経障害になると、手足がしびれる、ジンジンする、けがをしても痛みを感じないなどの感覚異常や筋力低下、立ちくらみ、便秘・下痢、勃起不全など、色々な症状が表れて快適な生活が送れなくなります

生活習慣の改善に関する説明

➡食事指導

説明例

食事・運動療法は糖尿病治療の基本です。食事ではまず、間食、食べ過ぎ、肉などの脂肪分の取り過ぎといった、悪い食習慣を改善してください。基本的には、①3度の食事を規則正しく取る、②腹八分目を心掛ける、③食品の種類を多くする、④脂肪を控えて食物繊維（野菜、海藻、きのこなど）を多くする、⑤ゆっくりかんで食べることです。厳密なカロリー制限を行う食事療法では、『食品交換表』に従って食事の量を決めますが、栄養士から指示されている食事内容を、毎日の生活の中で実践することをお勧めします

➡運動指導

説明例

運動はインスリンの作用を強めて血糖値を下げ、減量にも効果的です。そのほか骨粗鬆症の予防や高血圧・脂質異常症の改善、ストレスの発散にもなります。まずは、毎日うっすらと汗をかく30分程度の軽い散歩などから始めてみましょう。毎日が無理なら1日おきでも、1週間に2～3日でも構いません。通勤ではエレベーターを使わないとか、1駅分歩くなど、ちょっとした運動を心掛けましょう

➡禁煙・節酒指導

説明例

喫煙は動脈硬化を早めることが知られています。また、成分のニコチンが交感神経を刺激して心臓の動きを速め、血糖値や血圧を上げ、中性脂肪の原料（遊離脂肪

酸)を増やします。さらに、喫煙者では非喫煙者に比べて、インスリンの量が30倍も必要であることが示されています。ですから、1日も早く禁煙することをお勧めします。アルコールも血糖値に影響を与えますので、飲酒はできるだけ少量にとどめましょう。またストレスが掛かると、喫煙やお酒が増え、交感神経を刺激します。十分な睡眠を取ったり、旅行や運動などをしたりして気分転換を図り、ストレスを発散することが大切です

STEP 3-2 薬識を持たせる

薬物治療の目標は、血糖値を可能な限り正常値に近づけ、合併症の発症と増悪を防ぐことである。患者には、自覚症状に乏しい病気であるが、薬剤を服用し続けないと重篤かつ致命的な合併症を引き起こす恐れがあることを十分に理解させ、長期にわたって服用を継続する必要性を説明する。

参考 ▶ 生活指導や内服薬によって治療を行っても高血糖が持続する場合は、インスリン投与を考慮する。インスリンによって高血糖やインスリン分泌能、インスリン抵抗性が改善された場合(糖毒性の解除)、インスリンから内服薬に戻せる可能性がある。インスリン投与患者の血糖測定は保険適用となっており、インスリン導入時に併せて指導する。

服用目的の説明

説明例

生活習慣の改善や食事・運動療法を2～4カ月続けても血糖値が改善されない場合には、薬の服用を始めます。残念ながら、糖尿病を根本的に治す薬はありませんが、薬の服用によって血糖値が下がり、合併症を予防できます。自覚症状が全くないのに薬を服用することに抵抗があるかもしれませんが、医師の指示通り服用してください

説明例

薬は一般に少量から開始し、定期的な血液検査によって、食後や空腹時の血糖値、過去の一定期間の血糖値を反映するヘモグロビンA1c(HbA1c)の値を観察しながら増量し、3カ月服用しても目標値に達しない場合は、他の薬を併用することがあります。目標値は空腹時血糖値が130mg/dL未満、食後血糖値が180mg/dL未満で、HbA1cは7.0％未満です。当然のことですが、服薬を中止すると、元の血糖値に戻ってしまいますので、勝手に薬を飲むのをやめてはいけません

各薬剤の説明

➡ SU薬

説明例

膵臓に直接作用して、インスリンの分泌量を増やし血糖値を下げる薬です。昔から使われている薬ですが、血糖値を下げる作用は強く、三大合併症を防ぐことが臨床試験で証明されています。食前でも食後の

2型糖尿病

服用でも効果に差はないといわれていますが、効果が持続するので、食事を抜いたり、服用を忘れたりしたからといって一度に2回分を服用すると、低血糖を起こす恐れがあります。3度の食事を規則正しく取り、1回分の服用量は必ず守ってください

➡ 速効型インスリン分泌促進薬

この薬は膵臓に直接作用してインスリンの分泌量を増やします。服用後の効果は短時間ですが、速やかに表れるという特徴があります。食後の血糖値の増加は動脈硬化症の進行に関係するといわれており、食後高血糖になる方に、食後のインスリンの分泌を良くして血糖値を下げる目的でよく処方されています。食後に飲んだり食事30分以上前に飲むと本来の効果が全く得られないばかりか、低血糖を起こす恐れもありますので、必ず食事の直前に服用してください

➡ αGI

この薬は、糖分の消化を遅らせてブドウ糖の腸からの吸収を抑えることで食後の高血糖を抑える薬で、食後に高血糖になる方に適します。この薬は飲食物と十分に混ぜる必要があるため、必ず食事の直前に服用する必要があります。もし食直前に服用し忘れた場合は、食事中に飲めばある程度血糖値を下げますので、気づいた時点ですぐに服用してください

➡ ビグアナイド系薬、チアゾリジン系薬

インスリンの量は十分出ているのに、うまく作用しない人に使われる薬です。インスリン分泌を直接的に促進する作用はないので、低血糖が起きにくいことが知られています。動脈硬化の合併症を抑えることが報告されています

ビグアナイド系薬は、筋肉でのインスリン作用を高めるとともに、肝臓からブドウ糖が血液中に放出されるのを抑える作用(糖新生抑制)もあります。体重増加の副作用があまり起きないので、肥満のある方に適しており、SU薬の効果が不十分な人に併用されることがあります。一方、チアゾリジン系薬は主に肥満の方の脂肪から分泌される悪玉物質の作用を抑えて、インスリン作用を増強する薬です。肥満の方やインスリン分泌が高い方に適しています

➡ DPP-4阻害薬

食後には小腸からインクレチンというホルモンが分泌され、インスリン分泌量を増やすなどして血糖値を下げているのですが、インクレチンはすぐに酵素(DPP-4)によって分解されることが知られています。この薬は、その分解酵素が働かないようにして、インクレチンの作用を増大し血糖値を下げる薬です。空腹時では作用しにくいため、低血糖を起こす恐れが少なく、食欲を抑制する作用もあるようで、肥満の方にも適しています。また、糖尿病の初期の方や、他の薬の効果が不

十分な場合には、併用されることも多い薬です

➡GLP-1アナログ製剤

説明例

この薬は、インクレチン（前述参照）と呼ばれる小腸から分泌されるホルモンと同じ作用を持つものです。つまり、血糖値が高い状態の時にのみ、膵臓の細胞に作用してインスリンの分泌を促して血糖値を下げる薬です。血糖値が低いときに作用しにくいため低血糖を起こす可能性が低く、食欲を抑えて満腹感を高める作用もあるため、体重を減少させる効果も期待されます

➡SGLT2阻害薬

説明例

腎臓に作用する初めての糖尿病の治療薬です。通常、健康な人では尿中にブドウ糖が出ることはありませんが、糖尿病では高血糖のため、尿中に糖が出るようになります。この薬は『尿中に糖が出るのが悪い』という糖尿病の常識を覆すもので、血液中の過剰なブドウ糖を、尿から積極的に排泄させることによって、血糖値を下げます。これは尿から血液中にブドウ糖を取り込む働きをしている腎臓の酵素（SGLT2）を抑制するためです。インスリンの分泌とは全く関係のない作用なので、低血糖の心配がなく、本来体内で脂肪を作るために使用されるブドウ糖を強制的に尿へ排出するため、体重減少の効果も期待できます。また、利尿作用があるため脱水に注意しますが（STEP4）、高血圧やむくみがある場合には効果が期待できます

2型糖尿病

STEP 4 服用に当たっての注意事項（副作用、その他）を説明する

低血糖は全ての血糖降下薬に共通する重篤な副作用であり、患者に対しては低血糖症状とその際の対応をしっかりと指導する必要がある。特にインスリン、SU薬では注意する。また、シックデイと思われる症状があれば、必ず主治医に連絡するように常に指導しておく。体重増加、腸閉塞、浮腫、脱水など、他の特徴的な副作用にも注意する。

➡経口血糖降下薬全般
　▶低血糖症状→発汗、動悸、ふるえ、頭痛など。

説明例

最も多い副作用は、薬の効き過ぎによる低血糖です。特にSU薬では、作用持続時間（6～24時間）が長いため低血糖が起きやすく、注意が必要です。主な症状は、汗が出る、動悸がする、手が震える、急におなかが減る、頭痛、目がかすむ、あくびが出るなどです。ひどい場合には意識がなくなり、痙攣が起きることがあります。用法・用量を守らなかったり、食事を抜いたり、激しい運動をした場合などに起きやすいので注意してください

説明例

低血糖の気配を感じたら、お渡ししてある携帯用のブドウ糖を直ちに摂取してください。ブドウ糖の携帯を忘れた場合には、代わりにコーラや果実ジュースなど5～10gのブドウ糖を含む飲料水や、少し多めの砂糖（ブドウ糖の2倍量を摂取）を口に入れてください。これ以外の糖は、効果が弱いため低血糖への対処には適しません。念のために、糖尿病患者であることを示すIDカードを携帯した方がよいでしょう

▶シックデイ→治療中にインフルエンザ、腸炎などの感染症にかかることで、発熱、下痢・嘔吐、食欲不振などを来し、食事が取れない状態になることをシックデイと呼ぶ。カテコールアミンや、コルチゾールなどのインスリン拮抗ホルモンの分泌が増加することで、高血糖となることが多い。

説明例

糖尿病患者さんがインフルエンザやウイルス性腸炎など感染症にかかることで、発熱や吐き気、下痢などの症状が続き、食事ができない状態になることがあります。この状態をシックデイと呼びます。食事が取れないにもかかわらず、ストレスにより体内のホルモンが増加し血糖値が著しく高くなることがありますので、このような症状が表れた場合は、脱水を予防するために水分を十分に摂取し、自己判断で薬の調節をせずに必ず主治医に連絡してください

➡SU薬
　▶体重増加

説明例

SU薬を飲んでいると体重が増えることがあります。これは、インスリンに脂肪を増やす作用があることや、血糖値の低下による空腹感で食欲が増進することな

どが原因と考えられます。体重が増えた場合には、必ずご相談ください。当然のことですが、運動・食事療法がおろそかになったときに体重が増えやすいので注意が必要です

- ▶そのほか次の副作用に注意する。血液異常（再性不良性貧血［スルホンアミド系薬で報告あり］、無顆粒球症、汎血球減少症、溶血性貧血）、肝機能障害（黄疸・肝炎）、光線過敏症、便秘など→投与中は観察を十分に行い、異常が認められた場合には服用を中止し、直ちに医療機関を受診するよう指導する。

➡ 速効型インスリン分泌促進薬
- ▶肝機能障害→黄疸などに注意。
- ▶心筋梗塞、突然死（ナテグリニド［スターシス、ファスティック他］）
- ▶消化器症状→吐き気、放屁、下痢、腹痛など。

➡ αGI
- ▶腸閉塞様の症状→腹部膨満感、腹鳴、腹痛、便秘、下痢、食欲不振、嘔吐、胸やけなど。

説明例

おならが出る、おなかが張る・痛む、便秘・下痢になるなどの腹部症状が表れることがあります。これは、薬が腸での糖分の消化を抑えるため、消化吸収されない糖分が増えるからです。服用を続けると徐々に少なくなる傾向がありますが、症状がひどい、頻繁に起きる、または気になる場合には必ずご相談ください

- ▶肝機能障害→黄疸など。原因不明だが、ごくまれに重症化する。アカルボース（グルコバイ他）では、肝機能検査などの観察を行う。
- ▶高アンモニア血症→重篤な肝硬変例で注意。

➡ DPP-4阻害薬
- ▶腸閉塞（αGIと同様の説明）→高度の便秘、腹部膨満感、持続する腹痛などの異常があれば、DPP-4阻害薬は全て中止する。
- ▶急性膵炎→持続的な激しい腹痛、嘔吐などの異常があれば、DPP-4阻害薬は全て中止する。
- ▶肝炎・肝機能障害→ビルダグリプチン（エクア）は重度肝機能障害への投与禁忌。
- ▶肝機能障害・黄疸→シタグリプチンリン酸塩水和物（ジャヌビア、グラクティブ）、アログリプチン安息香酸塩（ネシーナ）。
- ▶QT延長→テネリグリプチン臭化水素酸塩水和物（テネリア）。
- ▶間質性肺炎、横紋筋融解症→ビルダグリプチン、シタグリプチン、アログリプチン。
- ▶皮膚粘膜眼症候群→シタグリプチン、アログリプチン。
- ▶血管浮腫→ビルダグリプチン。
- ▶血小板減少→シタグリプチン。
- ▶類天疱瘡→テネリグリプチン、シタグリプチン、リナグリプチン（トラゼンタ）、アログリプチン、ビルダグリプチン、サキサグリプチン（オングリザ）、アナグリプチン（スイニー）。

2型糖尿病

➡ チアゾリジン系薬
- ▶ 浮腫→7.6%の頻度（女性11.2%、男性3.9%）。尿細管Na/K-ATPase活性が上昇し、ナトリウム再吸収促進のため。女性では少量から服用を開始する。

説明例
水分を体にためる作用により、手足や心臓がむくむことがあります。女性で多く、短期間で表れることも知られていますので注意してください。むくみが生じたら必ずご相談ください。特に心臓のむくみは心臓の働きを悪くしますので、定期的に心電図検査を行う必要があります

- ▶ 体重増加（脂肪蓄積）→PPARγ刺激による小型脂肪細胞への分化促進のため。食事療法を厳守するよう指導する。
- ▶ そのほか次の副作用に注意する。心不全、肝機能障害（黄疸など）、横紋筋融解症、胃潰瘍の再燃、貧血など。

➡ ビグアナイド系薬
- ▶ 乳酸アシドーシス→適応を誤らない限り乳酸アシドーシスの危険性はほとんどないが、吐き気、下痢などの消化器症状、全身倦怠、筋肉痛などに留意する。
- ▶ そのほか次の副作用に注意する。肝機能異常、黄疸、ビタミンB_{12}吸収低下、貧血、胃腸障害など。

➡ SGLT2阻害薬
- ▶ 脱水

説明例
尿の量や、排尿の回数が増えることがあります。薬によって血液中のブドウ糖が尿から積極的に排泄されるのと同時に、多くの水分が一緒に排泄されるためです。特に気にする必要はありませんが、水分摂取を制限している場合や、利尿剤を服用中の方、喉の渇きを感じにくい高齢の方、運動や仕事で汗をかく場合、下痢や嘔吐が続く場合などでは、脱水を起こす可能性が高いので、いつもより積極的に水分を取るよう心掛けてください。水分摂取の際は、糖分やカフェイン（利尿作用）を含まないものにしましょう

- ▶ 尿路感染症・性器感染症

説明例
尿中にブドウ糖が増えるため、これを栄養にして細菌が増えて多くなり、膀胱炎などの尿路感染症、カンジダ症などの尿路や性器の感染症を起こしやすくなります。排尿時の痛みや残尿感、または陰部の痒み、発赤、異臭などの症状がある場合は、医師の診察を受けるようにしてください

- ▶ ケトアシドーシス→脂肪酸代謝亢進により血糖コントロールが良好な場合でも、ケトアシドーシスが起こる可能性がある。インスリン製剤の減量や中止、過度な糖質制限、脱水、感染症によりリスクが高まる。通常の糖尿病性ケトアシドーシスと異なり、著しい血糖の上昇を伴わない場合があるため、悪心・嘔吐、食欲減退、腹痛、過度な口渇、倦怠感、意識障害などの症状に留意する。

➡ GLP-1アナログ製剤
- ▶ 膵炎（DPP-4阻害薬と同様の説明）→持続的な激しい腹痛、嘔吐などの異常があれば、GLP-1アナログ製剤は全て中止する。

- ▶**腸閉塞**→（αGIと同様の説明）→高度の便秘、腹部膨満感、持続する腹痛などの異常があれば、GLP-1アナログ製剤は全て中止する。
- ▶**腎不全**→エキセナチド(バイエッタ、ビデュリオン)。

虚血性心疾患
(狭心症、心筋梗塞)

　虚血性心疾患は、心臓に酸素や栄養を送る冠(状)動脈の狭窄や閉塞によって引き起こされる病態であり、心筋の壊死を伴う「心筋梗塞」と、壊死を伴わない「狭心症」がその代表である。いずれも胸の痛み・圧迫感などを主訴とし、心機能不全により死に至る可能性が高い。日本人の主な死因の1つとなっており、患者数は今後も増加すると予測されている。

　虚血性心疾患の診断には、心電図、心エコー、冠動脈CT、心筋シンチグラフィーといった様々な検査が行われるが、確定診断は主にカテーテルによる冠動脈造影検査(CAG)によってなされる。

　冠動脈が狭窄または閉塞する主な原因は、動脈にできた粥腫(プラーク)の拡大や、その破綻に伴う血栓の形成である。他に冠動脈の一時的な異常収縮(冠攣縮)が原因となる場合もある。プラーク破裂によって血栓が形成され、冠動脈の狭窄・閉塞が急激に起きて症状が出た場合は、急性心筋梗塞または不安定狭心症と診断され、両者を総称して急性冠症候群と呼ぶこともある。一方、胸部症状があるものの1カ月以上などの長期間にわたって安定している病態を慢性虚血性心疾患と呼び、陳旧性心筋梗塞や安定狭心症などに分けられる。

　薬物治療に関しては、胸痛発作時の血管拡張・心負荷軽減を目的とした硝酸薬・硝酸類似薬、プラークの縮小や血栓予防のための抗血小板薬・スタチン、冠攣縮を予防するためのカルシウム(Ca)拮抗薬、生活習慣病の改善を目的とした各種治療薬などが投与される。また、カテーテルを用いた血行再建術(経皮的冠動脈形成術:PCI)を受けた患者では、抗血小板薬の服用が非常に重要となる。

　服薬指導のツボは、致命的となる虚血性心疾患の診断や治療方針などを説明して理解させ、服薬アドヒアランスを良好に維持させることである。

表1●急性冠症候群に対する初期一般治療

硝酸薬	初期診療は救急外来で行われることが多いが、問診および心電図所見により、急性心筋梗塞を疑った場合は、診断的治療も兼ねて硝酸薬の舌下投与を行う。酸素の投与もルーチンで行う
抗血小板薬	・急性心筋梗塞であれ、不安定狭心症であれ、いずれの病態も血栓性機序が関与すると考えられるので、抗血小板薬の投与も合理的である ・急性心筋梗塞の再灌流療法を前提として緊急冠動脈造影を行った際に、PCI適応と判断したら、ステント植込みとなるので、2剤の抗血小板薬を投与する。このため、作用発現までの時間が短いプラスグレル(エフィエント)をカテーテル台の上で投与する。PCI終了後、翌日からは維持量を継続投与し、アスピリンと併用する

「今日の治療指針 2018年版」を基に作成(医学書院、2018年)

表2●急性冠症候群(非ST上昇型急性心筋梗塞、不安定狭心症)における短期リスク評価

評価項目	高リスク (少なくとも下記のうち1つが存在)	中等度リスク (高リスクの所見がなく、少なくとも下記のうち1つが存在)	低リスク (高リスク・中等度リスクの所見がなく、下記のどれかが存在)
病歴	・48時間以内に急激に進行している	・心筋梗塞、末梢血管疾患、脳血管障害、冠動脈バイパス術の既往 ・アスピリン服用歴	
胸痛の特徴	・安静時胸痛の遷延性持続(20分以上)	・遷延性(20分以上)の安静時狭心症発作があったが現在は消失しており、冠動脈疾患の可能性が中等度〜高度 ・夜間狭心症 ・安静時狭心症(20分以内または安静かニトログリセリン舌下により寛解) ・安静時狭心症(20分以上)はなく過去2週間にCCS※1クラスⅢまたはⅣの狭心症の新規発症または増悪があり、冠動脈疾患の可能性が中等度〜高度である	・持続時間、頻度、強度が増悪している狭心症 ・より低い閾値で生じる狭心症 ・過去2週間〜2カ月以内の新規発症の狭心症
臨床所見	・恐らく虚血と関連する肺血腫 ・新規または増悪する僧帽弁逆流音 ・Ⅲ音または新規・増悪するラ音 ・低血圧、徐脈、頻脈 ・年齢75歳以上	・年齢70歳以上	
心電図	・一過性のST変化(>0.05mV)を伴う安静時狭心症 ・新規または新規と思われる脚ブロック ・持続性心室頻拍	・T波の変化 ・異常Q波または安静時心電図で多くの誘導(前胸部、下壁、側壁誘導)におけるST下降(<0.1mV)	・正常または変化なし
心筋マーカー	・心筋トロポニンT、Iの上昇(>0.1ng/mL)、またはCK-MBの上昇	・心筋トロポニンT、Iの軽度上昇(0.01〜0.1ng/mL)、CK-MBの上昇	・正常

※1 CCS:カナダ心臓血管学会の狭心症重症度分類
出典:日本循環器学会「非ST上昇型急性冠症候群の診療に関するガイドライン(2012年改訂版)」

虚血性心疾患（狭心症、心筋梗塞）

図1●虚血性心疾患検査の流れ

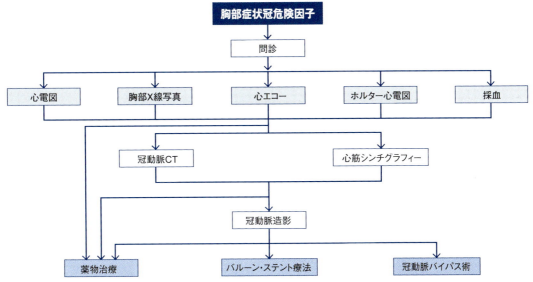

図2●緊急PCIが施行可能な施設におけるSTEMI（ST上昇型急性心筋梗塞）への対応アルゴリズム

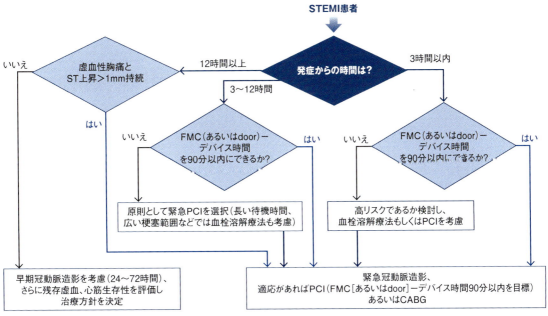

心原性ショック（または進行した左心不全）の場合、発症36時間以内かつショック発現18時間以内はPCI、外科手術を検討する。
FMC：first medical contact
出典：日本循環器学会「ST上昇型急性心筋梗塞の診療に関するガイドライン（2013年改訂版）」

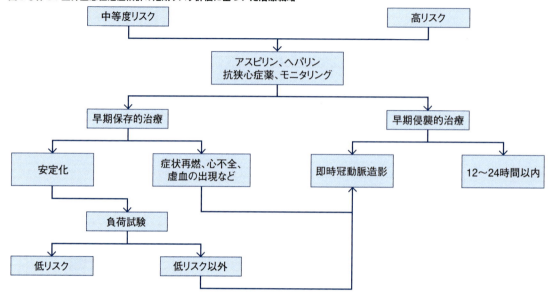

図3●非ST上昇型急性冠症候群の短期リスク評価に基づいた治療戦略

出典:日本循環器学会「非ST上昇型急性冠症候群の診療に関するガイドライン(2012年改訂版)」

初診時の処方例

A 狭心症発作時(いずれかを選択)

処方例1

```
ニトロペン舌下錠0.3mg*1
    1回1錠  発作時  舌下
```

*1 ニトログリセリン

処方例2

```
ミオコールスプレー0.3mg*2
    1回1噴霧(0.3mg)  発作時  舌下
```

*2 ニトログリセリン

B 安定狭心症

①予後改善薬

処方例1(全例に処方)*3

```
バイアスピリン錠100mg*4  1回1錠(1日1錠)
またはプラビックス錠75mg*5  1回1錠(1日1錠)
    1日1回  朝食後
```

*3 通常、バイアスピリンを全例に投与するが、アスピリン喘息などで投与できない場合にはプラビックスが投与される
*4 アスピリン(抗血小板薬として)
*5 クロピドグレル硫酸塩

処方例2*6

```
リピトール錠10mg*7  1回1錠(1日1錠)
またはクレストール錠2.5mg*8  1回1錠(1日1錠)
またはリバロ錠1mg*9  1回1錠(1日1錠)
    1日1回  夕食後
```

*6 脂質異常がある場合はスタチン系薬が積極的に処方される。スタチン系薬と同様の効果を期待してイコサペント酸エチル(EPA)製剤が単独あるいは併用して処方される場合もある
*7 アトルバスタチンカルシウム水和物
*8 ロスバスタチンカルシウム
*9 ピタバスタチンカルシウム

虚血性心疾患(狭心症、心筋梗塞)

処方例3[*10]

> ブロプレス錠8[*11] 1回1錠(1日1錠)
> またはレニベース錠5[*12] 1回1錠(1日1錠)
> 　1日1回　朝食後

[*10] 高血圧、心筋梗塞、心不全、慢性腎臓病などがある場合、ACE阻害薬、アンジオテンシンⅡ受容体拮抗薬(ARB)を積極的に併用する
[*11] カンデサルタンシレキセチル(ARB)
[*12] エナラプリルマレイン酸塩(ACE阻害薬)

② 発作予防・症状改善薬
(単独または組み合わせ。処方例1～3の併用で症状が改善されない場合は処方例4を追加。処方例4は処方例2に代用可能)

処方例1

> アイトロール錠20mg[*13]　1回1錠(1日2錠)
> 　1日2回　朝夕食後
> またはミリステープ5mg[*14]　1回1枚
> 　1日1回　発作が起きやすい時間に6～8時間貼付

[*13] 一硝酸イソソルビド(長時間型硝酸薬)
[*14] ニトログリセリン

処方例2

> メインテート錠2.5mg[*15]　1回1錠(1日1錠)
> 　1日1回　朝食後

[*15] ビソプロロールフマル酸塩(β遮断薬)

処方例3

> ノルバスク錠5mg[*16]　1回1錠(1日1錠)
> またはヘルベッサーRカプセル100mg[*17]
> 　　　　　　　　　　1回1カプセル(1日1カプセル)
> またはアダラートCR錠40mg[*18]　1回1錠(1日1錠)
> 　1日1回　朝食後
> またはコニール錠4[*19]　1回1錠(1日2錠)
> 　1日2回　朝夕食後

[*16] アムロジピンベシル酸塩(Ca拮抗薬)
[*17] ジルチアゼム塩酸塩
[*18] ニフェジピン
[*19] ベニジピン塩酸塩

処方例4

> シグマート錠5mg[*20]　1回1錠(1日3錠)
> 　1日3回　朝昼夕食後

[*20] ニコランジル(冠動脈拡張薬)

C 冠攣縮性狭心症

(一般に、冠攣縮性発作の予防・症状改善にはCa拮抗薬が効果的であり、これに長時間型硝酸薬やニコランジルが併用される)

発作予防・症状改善薬

(冠攣縮性発作の好発する時間帯[深夜〜早朝]に合わせて就寝前に投与するのが基本であり、早朝の発作には起床直後の投与が行われることもある)

処方例1

```
ヘルベッサーRカプセル100mg
        1回1〜2カプセル(1日1〜4カプセル)
  1日1〜2回  就寝前(1日2回なら起床時と就寝前)
またはアダラートCR錠40mg  1回1錠(1日1錠)
  1日1回  就寝前
またはコニール錠4  1回1〜2錠(1日1〜4錠)
  1日1〜2回  就寝前(1日2回なら起床時と就寝前)
またはバイミカード錠5mg[*21]  1回1〜2錠(1日1〜4錠)
  1日1〜2回  就寝前(1日2回なら起床時と就寝前)
```

*21 ニソルジピン

処方例2

```
アイトロール錠20mg  1回1〜2錠(1日1〜2錠)
  1日1〜2回  就寝前(1日2回なら起床時と就寝前)
またはミリステープ5mg  1日1枚
  1日1回  発作が起きやすい時間に6〜8時間貼付
```

処方例3

```
シグマート錠5mg  1回1錠(1日3錠)
  1日3回  朝昼食後、就寝前
```

処方例4

```
ローコール錠20mg[*22]  1回1錠(1日1錠)
  1日1回  就寝前
```

*22 フルバスタチンナトリウム(脂質異常のある場合はスタチン系薬を併用する。脂質改善のほか、冠攣縮の抑制効果があるとされる)

D 陳旧性心筋梗塞

①再発予防薬

処方例1(全例に処方)

```
バイアスピリン錠100mg[*23]  1回1錠(1日1錠)
  1日1回  朝食後
```

*23 心筋梗塞既往例では再発予防のためアスピリンが生涯にわたり適応となる

処方例2

```
クレストール錠2.5mg[*24]  1回1錠(1日1錠)
  1日1回  夕食後
```

*24 脂質異常がある場合は積極的にスタチン系薬が使用される

②心不全合併症に対する例(予後改善薬)

(心筋梗塞後の左心室リモデリング[慢性心不全、生命予後に影響する]を抑制する目的で、早期からACE阻害薬、ARB、β遮断薬が投与される。β遮断薬は少量から開始し漸増する)

処方例1

```
アーチスト錠10mg[*25]  1回0.5錠(1日0.5錠)
  1日1回  朝食後
```

*25 カルベジロール(β遮断薬)

処方例2

```
ブロプレス錠8  1回1錠(1日1錠)
またはレニベース錠5  1回1錠(1日1錠)
  1日1回  朝食後
```

③ 心筋梗塞後狭心症（発作予防・症状改善薬）

（血管プラークが関与する例では『B 安定狭心症』と同様の発作予防薬［β遮断薬、Ca拮抗薬、硝酸薬、ニコランジル］が、また冠攣縮の関与が大きい例では『C 冠攣縮性狭心症』と同様な発作予防薬［Ca拮抗薬、硝酸薬、ニコランジル］が適宜使用される）

処方例1

```
メインテート錠2.5mg*26  1回1錠（1日1錠）
  1日1回  朝食後
```

*26 β遮断薬は冠攣縮を悪化させる可能性があり、高齢者では徐脈も懸念される。また急速に増量した場合には心不全を誘発しやすい。このため少量からの投与が推奨される

処方例2

```
コニール錠4  1回1錠（1日2錠）
  1日2回  朝夕食後
```

処方例3

```
シグマート錠5mg  1回1錠（1日3錠）
  1日3回  朝昼夕食後
```

E 経皮的冠動脈形成術（PCI）後

（ステント血栓症の予防を目的とする抗血小板薬の2剤併用による治療を、ベアメタルステント［BMS］では少なくとも1カ月、薬剤溶出ステント［DES］では少なくとも12カ月間継続する。DESの場合は特に、ステント留置後2～3年で発症する超遅発性ステント血栓症の報告があり、最低でも1剤の抗血小板薬を無期限に投与することが推奨されている）

処方例

```
バイアスピリン錠100mg  1回1錠（1日1錠）
プラビックス錠75mgまたはエフィエント錠3.75mg*27
                    1回1錠（1日1錠）
  1日1回  朝食後
またはパナルジン錠100mg*28  1回1錠（1日2錠）
  1日2回  朝夕食後
```

*27 プラスグレル塩酸塩（抗血小板薬）
*28 チクロピジン塩酸塩（抗血小板薬）

F 冠動脈バイパス術（CABG）後

処方例*29

```
バイアスピリン錠100mg  1回1錠（1日1錠）
ヘルベッサーRカプセル100mg
              1回1カプセル（1日1カプセル）
  1日1回  朝食後
リピトール錠10mg  1回1錠（1日1錠）
  1日1回  夕食後
```

*29 基本的にアスピリンは継続する。橈骨動脈（腕）、右胃大網動脈などの動脈グラフトは攣縮を起こしやすいのでCa拮抗薬を投与する

STEP 1 禁忌疾患の有無を確認する

硝酸薬、アスピリン、クロピドグレル、チクロピジン、プラスグレルの薬疹歴に注意する。ニコランジルは妊婦には原則投与中止、アスピリンは出産予定の12週前に投与中止となる。亜硝酸アミルには記載はないが、硝酸薬は原則として授乳婦への投与は避ける。また、硝酸薬では閉塞隅角緑内障、アスピリンではアスピリン喘息と消化性潰瘍について、必ず尋ねる必要がある。カルシウム（Ca）拮抗薬、β遮断薬、ACE阻害薬、アンジオテンシンⅡ受容体拮抗薬（ARB）は『高血圧』、スタチン系薬は『脂質異常症』を参照のこと。

薬疹歴
➡あり
- 硝酸・亜硝酸エステル系薬剤に対し過敏症の既往歴→硝酸薬（一硝酸イソソルビド［商品名アイトロール他］、硝酸イソソルビド［ニトロール、フランドル他］、ニトログリセリン［ニトロペン舌下錠、ミオコールスプレー、ミリステープ、ニトロダームTTS他］、亜硝酸アミル）は投与中止。
- 本成分またはサリチル酸系製剤に対し過敏症の既往歴→低用量アスピリン製剤（バイアスピリン他）は投与中止。
- 本剤の成分に過敏症の既往歴→クロピドグレル硫酸塩（プラビックス他）、チクロピジン塩酸塩（パナルジン他）、プラスグレル塩酸塩（エフィエント）は投与中止。

妊娠・授乳の有無
➡出産予定日12週以内の妊婦
- アスピリン（バイアスピリン他）は投与中止。

➡妊婦または妊娠している可能性のある女性
- ニコランジル（シグマート他）、チクロピジン塩酸塩（パナルジン他）は原則投与中止。
- 硝酸薬、アスピリン、クロピドグレル硫酸塩（プラビックス他）、プラスグレル塩酸塩（エフィエント）は有益性が危険性を上回る場合に投与。

➡授乳婦
- ニトログリセリンは投与中止。
- 硝酸イソソルビド（ニトロール、フランドル他）、一硝酸イソソルビド（アイトロール他）、アスピリン、クロピドグレル、チクロピジン、プラスグレルは原則投与中止。
- 亜硝酸アミル、ニコランジルは記載なし。

禁忌・原則禁忌疾患の有無
➡重篤な肝障害（肝障害は原則禁忌）
- チクロピジン塩酸塩（パナルジン他）は投与中止。

➡白血球減少症、チクロピジンによる白血球減少症の既往歴のある患者
　　▶チクロピジンは投与中止。
➡重篤な低血圧または心原性ショック、閉塞隅角緑内障、頭部外傷または脳出血、高度貧血
　　▶硝酸薬、亜硝酸アミルは投与中止。
➡消化性潰瘍、出血傾向、アスピリン喘息またはその既往歴、低出生体重児、新生児または乳児
　　▶アスピリン(バイアスピリン)は投与中止。
➡出血(血友病、頭蓋内出血、消化管出血、尿路出血、喀血、硝子体出血など)
　　▶クロピドグレル硫酸塩(プラビックス他)、チクロピジン、プラスグレル塩酸塩(エフィエント)は投与中止。

STEP 2　併用薬・飲食物・嗜好品の有無を確認する

硝酸薬の血管拡張、収縮に関与する相互作用には注意を要し、特にホスホジエステラーゼ(PDE)5阻害薬との併用は禁忌である。アスピリンは、血漿蛋白結合置換、腎排泄、血管拡張・収縮、血液凝固異常、胃腸障害、腎障害などが関与する様々な相互作用に留意する。クロピドグレル、チクロピジンは出血傾向に注意するほか、薬物代謝酵素チトクロームP450(CYP)で代謝されて活性体になるため、CYP阻害薬との併用によって抗血小板作用が減弱しやすい点も要注意である。なお、Ca拮抗薬、β遮断薬、ACE阻害薬、ARBは『高血圧』、スタチン系薬は『脂質異常症』を参照すること。

A　動態学的
①血漿蛋白結合置換
〔併用注意〕
➡アスピリン(バイアスピリン他)
　　▶ワルファリンカリウム(ワーファリン他)、スルホニル尿素(SU)薬(グリメピリド[アマリール他]など)、フェニトイン(アレビアチン、ヒダントール他)、バルプロ酸ナトリウム(デパケン、セレニカ他)、炭酸脱水酵素阻害薬(アセタゾラミド[ダイアモックス]など)、ラマトロバン(バイナス)、メトトレキサート(リウマトレックス他)→薬効増強。アスピリンの血漿蛋白結合力が強いため、併用薬の血漿蛋白との結合を置換して併用薬の遊離型濃度が上昇する。

②腎排泄
〔併用注意〕
➡アスピリン
　　▶メトトレキサート、リチウム製剤(炭酸リチウム[リーマス他])→作用増強。アスピリンの腎血流量低下作用により腎糸球体濾過機能が低下する(血中濃度上昇)。

- ▶サイアザイド系利尿薬(ヒドロクロロチアジド[ヒドロクロロチアジド])、ループ利尿薬(フロセミド[オイテンシン、ラシックス他])→利尿作用減弱。アスピリンは腎のプロスタグランジン(PG)の合成を抑制して、水や塩類の体内貯留を増やすため利尿作用と拮抗する。
- ▶副腎皮質ホルモン(ステロイド)→アスピリンの薬効減弱。ステロイドは糸球体濾過を促進する可能性がある。アスピリン(高用量)との併用時にステロイドを減量するとサリチル酸中毒を起こすことが報告されている。胃腸障害(消化管出血)の恐れあり。ステロイドによる肝代謝促進も関与。

③代謝阻害
〔併用注意〕

- ➡クロピドグレル硫酸塩(プラビックス他:CYP3A4、1A2、2C19、2B6により活性代謝物[H4]となる)
  - ▶CYP3A4、1A2、2C19、2B6阻害薬→抗血小板効果減弱の恐れ。特にCYP2C19阻害薬に注意。CYP2C19を競合阻害するオメプラゾール(オメプラゾン、オメプラール他)では、クロピドグレルの活性代謝物(H4)の濃度が46%低下したと報告されている。ただし他のプロトンポンプ阻害薬(PPI)では報告なし(オメプラゾールまたはクロピドグレルを中止して他の治療法も考慮)。PPIは主にCYP3A4、2C19で代謝される(ラベプラゾールナトリウム[パリエット他]は部分的に代謝される)。なお、患者のCYP2C19遺伝子多型が影響して薬効が減弱することも報告されている。
  - ▶CYP3A4、1A2、2C19、2B6誘導薬(プレグナンX受容体[PXR]活性化薬、構成的アンドロスタン受容体[CAR]活性化薬、芳香族炭化水素受容体[AhR]活性化薬など)→抗血小板効果増強の可能性あり。
  - ▶CYP2C9で代謝される薬剤(グリメピリドなど)→CYP2C9で代謝される薬の効果増強の恐れ。CYPではなく肝臓のエステラーゼによる代謝で生成する非活性代謝物(SR26334)はCYP2C9阻害効果を示す。
  - ▶CYP2C8で代謝される薬剤(レパグリニド[シュアポスト])→CYP2C8で代謝される薬の効果増強の恐れ。クロピドグレルのグルクロン酸抱合体によるCYP2C8阻害(共有結合)。
- ➡チクロピジン塩酸塩(パナルジン他:CYP1A2、2B6、2C19、2D6、3A4により活性代謝物となる)
  - ▶CYP2C19(フェニトイン[アレビアチン、ヒダントール]、バルビツール酸誘導体)、CYP1A2(テオフィリン[テオドール、アプネカット、ユニコン、ユニフィルLA他]、チザニジン塩酸塩[テルネリン他])→これら薬剤の血中濃度上昇の恐れ。フェニトイン中毒(運動失調など)の恐れ。

④代謝誘導
- ➡チクロピジン(PXR活性化薬)
  - ▶シクロスポリン(サンディミュン、ネオーラル他:CYP2C19、2B6、1A2、2D6、3A4で代謝)→シクロスポリンの血中濃度減少。

B 薬力学的

①血管拡張および収縮

〔併用禁忌〕

➡硝酸薬(一硝酸イソソルビド[アイトロール他]、硝酸イソソルビド[ニトロール、フランドル他]、ニトログリセリン[ニトロペン舌下錠、ミオコールスプレー、ミリステープ、ニトロダームTTS他])、ニコランジル(シグマート他)
- ▶ホスホジエステラーゼ(PDE)5阻害作用を有する薬剤(PDE5阻害薬:シルデナフィルクエン酸塩[バイアグラ、レバチオ他]、バルデナフィル塩酸塩[レビトラ]、タダラフィル[アドシルカ、ザルティア])→血管拡張作用の増強(過度の血圧低下)。硝酸薬は血中のサイクリックGMP(cGMP)濃度を上昇させ血管を拡張するが、cGMPを分解するPDE5を阻害する薬剤を投与すると、cGMP濃度がさらに上昇して血管拡張作用が増強する。
- ▶グアニル酸シクラーゼ刺激作用を有する薬剤(リオシグアト[アデムパス])→降圧作用増強。硝酸薬とグアニル酸シクラーゼ刺激作用を有する薬剤は、ともにcGMPの産生を促進することから、両剤の併用によりcGMPの増大を介する硝酸薬の降圧作用が増強する。

〔併用注意〕

➡硝酸薬
- ▶アルコール、利尿薬、血管拡張薬、硝酸・亜硝酸エステル系薬→血圧低下の恐れ。過度の血圧低下が起きた場合には、減量または投与を中止し、下肢の挙上あるいは昇圧薬の投与など、適切な処置を行う。

➡ニトログリセリン
- ▶非ステロイド抗炎症薬(NSAIDs)→硝酸薬の作用減弱。NSAIDsは血管拡張作用を有する血管内皮プロスタグランジン(PG)I2合成を阻害する。

➡アスピリン(バイアスピリン他)
- ▶β遮断薬(プロプラノロール塩酸塩[インデラル他]など)、ACE阻害薬(エナラプリルマレイン酸塩[レニベース他]など)、サイアザイド系利尿薬(ヒドロクロロチアジドなど)、ループ利尿薬(フロセミド[オイテンシン、ラシックス他])→降圧薬の効果減弱。アスピリンは血管拡張作用を有する腎PGの合成を阻害する。
- ▶ニトログリセリン製剤→硝酸薬の作用減弱(拮抗)。PG合成阻害により冠動脈が収縮する。

②血液凝固の抑制または促進

〔併用注意〕

➡アスピリン
- ▶血小板凝集抑制作用を有する薬剤(チクロピジン[パナルジン他]、シロスタゾール[プレタール他]など)、血栓溶解薬(ウロキナーゼなど)、ヘパリン製剤、トロンボキサン合成阻害薬(オザグレルナ

トリウム[カタクロット、キサンボン他])、PGE₁製剤、PGI₂誘導体、イコサペント酸エチル[エパデール他)、抗凝固薬(ワルファリンカリウム[ワーファリン他]、リバーロキサバン[イグザレルト])、抗トロンビン薬(ダビガトランエテキシラートメタンスルホン酸塩[プラザキサ])、血液凝固阻止薬(トロンボモデュリンアルファ[リコモジュリン])→出血傾向が増強する恐れあり。

- ▶選択的セロトニン再取り込み阻害薬(SSRI：フルボキサミンマレイン酸塩[デプロメール、ルボックス他] など)→出血傾向が増強する恐れあり。SSRIは血小板のセロトニン取り込みを抑制して凝集阻害作用を示す。
- ▶アルコール→消化管出血の恐れ。アルコールによる胃粘膜障害とアスピリンによるPG合成阻害が相加的に消化管出血のリスクを増強させる。
- ▶イブプロフェン(ブルフェン他)、ナプロキセン(ナイキサン)、ピロキシカム(バキソ、フェルデン、フルカム他)→アスピリンの血小板凝集抑制作用が減弱する可能性あり。イブプロフェンが血小板のシクロオキシゲナーゼ(COX)1活性部位に結合して、アスピリンとの結合を阻害する。
- ▶NSAIDs (インドメタシン[インフリー]、ジクロフェナクナトリウム[ボルタレン他])→出血傾向。腎機能低下。

➡クロピドグレル硫酸塩(プラビックス他)、チクロピジン
- ▶抗凝固薬(ワルファリン、リバーロキサバンなど)、血小板凝集抑制作用を有する薬剤(アスピリンなど)、血栓溶解薬(ウロキナーゼなど)→出血助長の恐れ。

➡プラスグレル塩酸塩(エフィエント)
- ▶抗凝固薬、血小板凝集抑制作用を有する薬剤、NSAIDs (ロキソプロフェンナトリウム水和物[ロキソニン他]、ナプロキセンなど)→出血助長の恐れ。

③胃腸障害
〔併用注意〕

➡アスピリン
- ▶ドネペジル塩酸塩(アリセプト他)→消化管潰瘍の可能性。コリン系賦活による胃酸分泌促進。
- ▶副腎皮質ホルモン(ステロイド)→胃腸障害(消化管出血)の恐れ、およびアスピリンの薬効減弱の可能性あり。ステロイドは糸球体濾過を促進する可能性がある。アスピリン(高用量)との併用時にステロイドを減量するとサリチル酸中毒を起こすことがある。肝代謝促進も関与。

➡クロピドグレル
- ▶NSAIDs (ナプロキセン、インドメタシンなど)→消化管出血を助長する恐れ。

④腎障害
〔併用注意〕

➡アスピリン
- ▶タクロリムス水和物(プログラフ、グラセプター他)、シクロスポリン(サンディミュン、ネオーラル他)→腎障害の恐れ。相互に腎障害の副作用あり。

C その他

〔併用注意〕

➡ アスピリン

▶ 尿酸排泄促進薬(プロベネシド[ベネシッド]、ベンズブロマロン[ユリノーム他])→これら薬剤の作用減弱。アスピリン高用量投与時は、これら薬剤と尿酸排泄に拮抗する。

STEP 3-1 病識を持たせる

虚血性心疾患の症状、発作、原因、予後などについて詳しく説明し、命に関わる病気であることを十分に理解させる。虚血性心疾患には狭心症、心筋梗塞があるが、様々なタイプ(器質性と冠攣縮性、安定と不安定、労作性と安静時といった狭心症の分類や、急性冠症候群[ST上昇型・非ST上昇型急性心筋梗塞、不安定狭心症]、陳旧性心筋梗塞など)があることを伝え、これらのタイプを診断する様々な検査や、冠動脈血行再建術などの治療法についても説明できるようにすべきである。患者が実際に経験する検査や治療について詳細に説明することは、よりよい服薬指導につながる。

病気全般と病態の説明

➡ 病気・予後について説明する。

説明例

日本人の死因のうち、1位の癌(約30%)に次いで多いのが心臓病(約15%)で、心臓病による死亡者のうち約40%を占めるのが、虚血性心疾患に属する、心筋梗塞や重症の狭心症といわれています。心筋梗塞が起きると、不整脈、心不全、心臓破裂といった致命的な心臓の症状が出て、5～10%の方が亡くなります。死亡者の約半数は、発作が起きてから3～4時間以内に亡くなられています。また、幸いにも命を取り留めた方でも、約1割の方は1年以内に亡くなるとされています。このように、虚血性心疾患は命に関わる恐ろしい病気なのです

➡ 虚血性心疾患の病態について説明する(イラスト1、イラスト2)。

説明例

心臓は心筋と呼ばれる筋肉によってできていて、体の全身に酸素や栄養を含んだ血液を送り出すポンプの役割をしています。心臓が動くためには心臓自体にも酸素や栄養が必要で、そのために心臓の周りには冠(状)動脈と呼ばれている血管が冠状に取り巻いています。心臓はこの冠動脈から酸素や栄養をもらって動いているのです。健康な冠動脈は、血管が広く保たれて血液がスムーズに流れています。何らかの原因で、この血管が細く狭くなったり、詰まったりすると、心臓への血液が不十分(虚血)となり心臓が十分に動けなくなり、発作が起きてしまいます。このように冠動脈の異常によって心

イラスト1 ●心臓と冠動脈

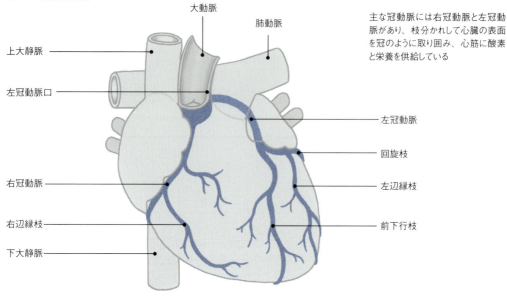

主な冠動脈には右冠動脈と左冠動脈があり、枝分かれして心臓の表面を冠のように取り囲み、心筋に酸素と栄養を供給している

イラスト2 ●狭心症の原因と分類

【器質性の】安定狭心症

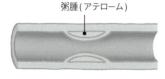

冠動脈に動脈硬化による粥腫があるが、被膜はしっかりしていて血栓が生じにくいタイプ

【器質性の】不安定狭心症

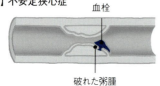

粥腫が破れやすく、血栓が生じることで、狭窄部位をさらに狭めて不安定な症状を引き起こしている

急性心筋梗塞

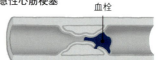

粥腫が破れて血栓ができ、狭窄部位を完全に詰まらせて強い症状を引き起こしている

冠攣縮性狭心症

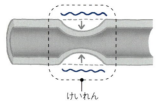

冠動脈が急に激しく痙攣して細くなり、そこを流れる血流が少なくなるタイプ

※このイラストは、巻末のイラスト集にカラーで収録されています。患者指導用のツールとしてご活用ください。

虚血性心疾患（狭心症、心筋梗塞）

筋への血液の供給量が不足して起きる病気を、虚血性心疾患と呼んでいます

▶ 狭心症と心筋梗塞

説明例

虚血性心疾患には、冠動脈の詰まり具合から、狭心症と心筋梗塞の2つに分かれます。狭心症は、冠動脈の血管が狭くなって血液の流れが悪くなり、心筋の酸素と栄養が不足した状態です。一方、冠動脈の血管が極度に狭くなる、あるいは詰まることで血液が送られなくなり、心筋が死んでしまった状態が心筋梗塞です。また、狭心症の中にも、冠動脈が詰まって心筋梗塞になる寸前のものもあるため厳重な注意が必要です。心筋梗塞によって一度死滅した心筋は二度と元に戻りません。ですから、心筋梗塞にならないよう、狭心症やその原因となる疾患を一刻も早く治療することが必要です

病気の原因と分類の説明（イラスト2）

➡ 器質性狭心症と冠攣縮性狭心症の違いを説明する。

説明例

冠動脈が狭くなったり詰まったりする最大の原因は、冠動脈の動脈硬化です。動脈硬化が原因で起きる狭心症を『器質性狭心症』と呼びます。一方、冠動脈が急に痙攣して狭くなる場合もあり、これは『冠攣縮性狭心症』と呼びます。器質性と冠攣縮性の両方が同時に起きる場合もあります

➡ 安定狭心症と不安定狭心症の違いを説明する。

説明例

安定狭心症とは、発作の時期（タイミング）や持続時間、症状の強さや出る条件などが決まっていて、安定しているものをいいます。一方、不安定狭心症では症状の強さやタイミング、持続時間などが一定ではありません。以前は安静時や軽い運動では出なかった症状が出るようになった場合は不安定狭心症が疑われます

➡ 労作性狭心症と安静時狭心症の違いを説明する。

説明例

坂や階段を上る、走るなど、運動によって心臓に負担を掛けたときに起きるタイプを『労作性狭心症』といいます。動脈硬化によって起きる器質性狭心症でよく見られます。一方、安静時に発作が起きるタイプの狭心症もあり、『安静時狭心症』と呼ばれています。特に、冠動脈が痙攣して起きる冠攣縮性狭心症の方でよく起きます。安静時狭心症も、重症になれば運動の有無に関係なく起きることもありますので注意が必要です

➡ 動脈硬化について説明する（『脂質異常症』参照）。

説明例

動脈硬化は、血管の内側に脂肪分がたまることで起きます。食べ過ぎや運動不足などによって血中に悪玉コレステロールが増えると、血管の内側（壁）に入り込んでたまってきます。これを取り除こうとして、白血球（マクロファージ）がその部

分に集まり、血管の壁が膨らんで脂肪の塊（プラーク）を形成して、血管が狭く、硬く、もろくなります。この塊の中は常に炎症が起きている状態で、じゅくじゅくした粥状になっているので、『粥腫（動脈硬化巣）』と呼ばれています。このように、血管に粥腫ができて血管が狭く硬くなった状態を『動脈硬化』といいます

➡動脈硬化巣（粥腫）の性質について説明する。

説明例

動脈硬化の原因である粥腫は、その性質によって2つに分けられます。粥腫を覆っている血管壁の一部（被膜）が破れにくいタイプと、破れやすいタイプです。破れにくいタイプは、粥腫が硬く頑丈になっている（石灰化）ので、安定狭心症になっていることが多く、症状は一定量以上の酸素が心臓に必要になったときに決まって表れやすく、安静にしていれば治ることが多いことが知られています。一方、破れやすいタイプは、粥腫の膜がもろくて、膜が破れたときに、それを修復するために血小板が集まり、血が固まって血栓ができます。この血栓はとても厄介で、冠動脈の血管を塞いで心筋に十分な血液が送られなくなってしまいます。この場合、発作の強さや頻度などはできた血栓の大きさによって様々で、病状もあまり安定しません。このため、破れやすい粥腫は不安定狭心症の原因になりやすいと考えられます

▶急性冠症候群（不安定狭心症、急性心筋梗塞）

説明例

不安定狭心症と急性心筋梗塞は、血管が完全に詰まるか詰まらないかの紙一重の差で呼び名が異なりますが、病態が似ているので、両者を併せて『急性冠症候群』と呼ぶこともあります。不安定狭心症は、冠動脈がほぼ詰まりかけた、心筋梗塞の一歩手前の危険な状態と考えてください。実際、不安定狭心症になった方の多くは、発作が起きてから数週間〜3カ月以内に急性心筋梗塞を発症することが知られています。なお、初めて狭心症の発作を起こした人は危険度が不明であるために、病院ではまず不安定狭心症として治療が始まります

▶冠攣縮性狭心症

説明例

欧米人に比べると日本人では多いといわれている狭心症のタイプです。動脈硬化の有無に関係なく、冠動脈の血管が突然に痙攣して縮まるために起きます。普段は正常な冠動脈が突然狭くなって発作を繰り返し、重症になると急性心筋梗塞になって亡くなる可能性もありますので、とても注意が必要です。発作は、深夜から早朝など安静にしているときに起きることが多いのが特徴です（安静時狭心症：後述）。早朝に胸の痛みで目が覚めるような場合が典型例です

説明例

注意していただきたいのは、喫煙者に多いことです。他に、飲酒、寒さ、精神的なストレスが引き金になることもあります。患者さんの家族も冠攣縮性狭心症になることもあるため、冠動脈の痙攣には遺伝が関係するともいわれています

発作や症状の説明（イラスト3）

➡ 狭心症発作・症状について説明する。

説明例

狭心症の発作は突然に起き、症状としては『胸が痛い』『胸が締め付けられる』『胸が圧迫される』といった、胸の苦しさが主です。そのほかにも『喉、顎、歯の痛み』『左肩、左腕の痛み』『肩、背中の痛み』『胸やけ』『みぞおちの痛み』などもあります。痛みや重苦しさ以外の症状としては、突然に激しく汗が出る、息切れする、大きな動悸を感じるなどもあります。発作は数分〜15分ほど続きますが、安静にしていると症状は治まってきます。ただし、こうした発作が初めて表れたときには、必ず医療機関を受診してください。また、『今までの症状よりも強い』『発作回数が増えた』『前よりも軽い運動で発作が起きた』『安静時も発作が起きるようになった』などは、とても危険なサインです。不安定狭心症が重症化している可能性があるため、早めに受診してください

➡ 心筋梗塞発作・症状について説明する。

説明例

心筋梗塞の発作は狭心症よりも激烈で、我慢できないくらい強い痛みが、15〜20分以上、時には30分近く続きます。発作中は死の恐怖と強い不安を感じられる方が多いようです。発作が多いのは、曜日としては月曜日が多く、時間としては早朝や夜間が多いことが知られています。ですから、胸に強い痛みが15分以上続くような発作があれば、早朝や夜間だからといって我慢しないで、早急に救急車を呼んでください

注意していただきたいことは、心筋梗塞が起きても胸の痛みを全く感じない方が3割ほどいることです（無症候性心筋虚血）。そういう方は糖尿病、脳卒中、心不全、高齢の方々などに多く、理由としては痛みを感じる神経が鈍くなっているためと考えられています。ですから、このような方は、心臓の異常に気付きにくいので注意してください。ただ、全く無症状というわけではありません。吐き気がする、気分が悪い、少し息苦しいなど、いつもと違うと感じたら直ちに医療機関を受診することが大切です

虚血性心疾患の検査方法の説明

虚血性心疾患を診断するための検査としては、一般的には血圧測定、心電図、胸部X線写真、心エコー、血液検査などが行われるほか、正確な診断のために冠動脈CT、心筋シンチグラフィーが加わることもあり、確定診断のために冠動脈造影検査（カテーテル検査）が行われることも多い。これらの検査は医療機関で内容を説明されるが、患者の理解が不十分なこともあり、必要に応じて薬局でも説明できるようにしておく。

➡ 検査の流れについて説明する（図1）。

説明例

先生からは、症状について詳しく聞かれた後（問診）、聴診器などで心臓の音などを調べられた（診察）と思います。他にも、心電図、胸部X線写真、心エコー、血液検査などで心臓の様々な状態を調べられたと思います。ですが、検査時に明らかな症状がなければ、これらの検査で虚血性心疾患と診断することはできません。そ

イラスト3 ●狭心症・心筋梗塞の症状

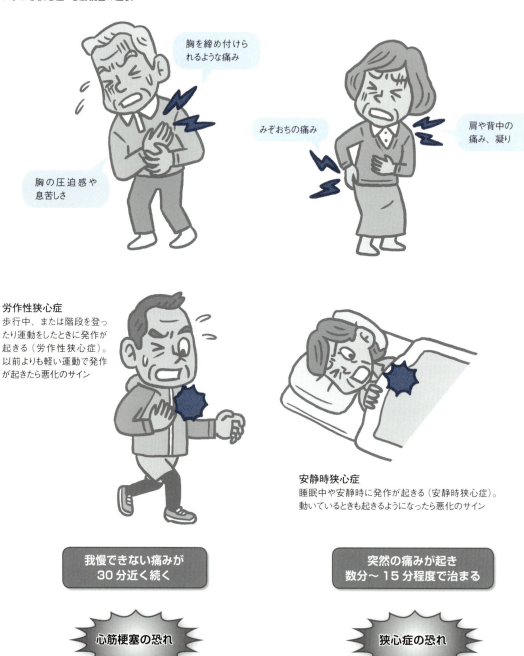

※このイラストは、巻末のイラスト集にカラーで収録されています。患者指導用のツールとしてご活用ください。

のため、診断の精度を高めるために、運動時の心電図を調べる検査（運動負荷心電図）を行います。さらにもっと精度を高めるために、冠動脈CTや心筋シンチグラフィーという検査があり、冠動脈の血管の状態や心臓の虚血の状態を確かめます。そして、冠動脈に異常が認められた場合は、体にチューブを入れて行う冠動脈造影検査で診断を確定し、治療方針を決定していきます。こうした様々な検査については、既に医療機関から説明を受けられたと思いますが、治療内容やその疑問点などありましたらお尋ねください

➡ 基本的な問診・診察内容について説明する。
▶ 問診

説明例

初めての診察では、先生が患者さんに色々な質問をして病気を診断していきます。これを問診といいます。胸の痛みなどの症状で循環器内科を受診したときの問診の内容としては、以下のような内容を質問されると思います。これらの点について、医師に詳しく伝えてください
① どのような症状か、どれくらい続いたか、いつ起きたか、どれほどの頻度か、以前と比べて悪化しているのか
② 症状が起きたのは安静時か運動時か
③ 今までに心臓病の病歴はあるか、他に大きな病気を経験しているか
④ 家族や親戚に心臓病の人がいるか
⑤ 生活習慣（喫煙、飲酒、食生活、運動など）について

▶ 診察（視診、触診、聴診）

説明例

問診に続き、視診、触診、聴診が行われます。視診では、顔色、まぶたの裏の色、胸の形、静脈の膨らみ具合などを目で観察します。また触診では、心臓の鼓動、脈拍、むくみなどを直接体に触れて調べます。例えば、むくみは足のすねの骨の上を押さえて調べます。聴診は、聴診器を胸や背中に当てて心臓の音（鼓動、弁の開閉の音、血の流れる音）や呼吸の音などを聞きます。これらの診察で、心臓の働き具合や大きさなどの様子を予測していきます

➡ 一般検査（血圧測定、胸部X線写真、血液検査、心電図、心エコー）について説明する。
▶ 血圧測定、胸部X線写真

説明例

高血圧は心疾患の大きな原因となりますので、血圧測定は必ず行われる基本的な検査です。また、胸部X線写真は、X線で心臓と肺全体を撮影して、心臓の大きさや形、周辺の血管（大動脈、肺動脈）の状態などを調べます。胸痛などの発作が、心臓と肺のどちらによるものかを推測します

▶ 血液検査

説明例

心筋細胞が壊れたり死んだりすると、心筋細胞内の成分（心筋マーカー）が血液中に漏れてきます。血液検査でそうした成分の量を検査することで、心臓の損傷の状態が推測できます。急性心筋梗塞を早期に診断する際には、血液検査は必ず行

われます。代表的な成分としては、クレアチニンキナーゼ（CK-MB）やトロポニンなどがあります。そのほか、心臓の働きが衰えることで起きる心不全という病気では、脳性ナトリウム利尿ペプチド（BNP）という成分の量が増えてくることが分かっています

▶心電図検査

説明例

心臓の中は、右心房、右心室、左心房、左心室と呼ばれる4つの部屋に分かれています。心臓は右心房の上にある特定の場所（洞結節）から電気信号を発信し、それが心房から心室へと伝わることで、伸びたり縮んだりしています。この電気信号を体の表面から測定して、波形として記録するのが心電図検査です。虚血性心疾患や不整脈、心不全など、心臓に障害があれば心電図の波形に変化が出ることが分かっています。例えば、心電図のS波やT波と呼ばれる波形が上昇すれば心筋梗塞の疑いが強まるなど、心電図検査は心臓病の診断にとても役立ちます

①安静時心電図

説明例

ベッドに仰向けになり、心臓の電気信号を検知する電極を、両手首、両足と胸部に貼って心電図を測定します。この検査は15秒程度で終わります。ただし、狭心症や心筋梗塞などの発作が起きていないときは波形に特徴が出ませんので、その場合はホルター心電図、運動負荷心電図と呼ばれる検査が行われます

②ホルター心電図、運動負荷心電図

説明例

ホルター心電図は、携帯用の心電図を装着して普段通りの生活をしながら、24時間続けて心電図を測定する方法です。発作が夜間に起きる方（安静時狭心症、冠攣縮性狭心症に多い）では重要な検査です。一方、運動負荷心電図は、労作時の狭心症が疑われる場合などに行われます。階段を上り下りする（マスター2段階法）、自転車のような機械のペダルをこぐ（エルゴメーター法）、ベルトコンベヤーのような装置の上を歩く（トレッドミル法）といった運動を行い、運動中や運動前後に心電図を測定します

▶心エコー検査（心機能の確認）

説明例

体の表面から心臓に超音波を当てて、反射してくる超音波を画像にして見る検査法です。虚血や心筋の壊死によって、心臓の動きが悪くなっていないかを調べます。心房や心室の形、大きさ、心臓の壁の厚さを主に調べるほか、心房と心室の間にある弁（三尖弁、僧帽弁）の動きや、心室に血栓がないかを調べることもあります。心臓内の血液の流れも調べられる方法（カラードップラー法）もあり、弁、中隔（左右二組の心房と心室を隔てる壁）の異常などの診断に役立ちます。簡単で安全性が高く、体にも負担が少ない検査です

➡️より正確に診断するための検査を説明する。
▶冠動脈CT検査（冠動脈病変の確認）

説明例

コンピューター断層撮影（CT）検査は、X線を体に当てて体を輪切りにした断面を画像で見る検査です。冠動脈CT検査では、造影剤という注射剤を使って血管の形が分かりやすいように映し、冠動脈の狭さや詰まり具合などの状態を調べることができます。以前はカテーテル検査でしか調べられなかったものが、CTの進歩で調べられるようになりました。入院する必要もなく、外来で狭心症や心筋梗塞を正確に診断することができます

▶心筋シンチグラフィー検査（虚血部位の確認）

説明例

放射線を出す特殊な薬（放射性医薬品：ラジオアイソトープを用いた医薬品）を注射して画像を見る方法です。心筋に集まりやすい薬を使うのですが、血流が滞った心筋の部分にはその薬が届かないので、心筋が虚血状態なのかそうでないかを確認できます。トレッドミルのように運動した後、もしくは安静時に行います

➡️確定診断を下すための検査（カテーテル検査）を説明する（冠動脈病変部診断、冠攣縮診断）。

説明例

虚血性心疾患の確定診断と、その治療方針を決定する大変重要な検査です。普通は2～3日入院して行われます。虚血性心疾患に対して行われるカテーテル検査は冠動脈造影検査とも呼ばれ、脚の付け根や腕の血管からカテーテルと呼ばれる細くて柔らかい管を入れて冠動脈まで送り込み、カテーテルの先端から造影剤を流してその様子をX線で撮影します。すると血管の影が撮影画面に浮かび上がり、冠動脈の狭くなっている位置やその程度、数、詰まり具合、攣縮の有無（アセチルコリンによる誘発）などが分かります。日本全国では1日当たり4000人といわれるほど多数の方がカテーテル検査を受けています

説明例

カテーテル検査は、カテーテルを心臓内に送り込むので、心臓の内部も調べることができます。例えば、心臓が送り出す血液の量（心拍出量）、心房、心室、大血管、肺血管の様子（内圧測定など）も調べることができます。カテーテル検査は他にも、不整脈の原因となっている部分を見つけるための検査（電気生理学的検査）、心筋組織の一部採取検査（心筋生検）、血管内エコー検査などに使われているほか、冠動脈造影検査を行った後そのままカテーテルを用いた治療（バルーン療法、ステント療法）へと進むこともあります

狭心症の診断、治療について説明

➡️狭心症の診断について説明する。

説明例

一般に、狭心症は問診によって8割以上が診断されています。例えば、労作性の狭心症発作は通常2～3分、長くて15分くらい持続し、安静にしていれば症状が軽くなるのが特徴です。運動時に発作があれば労作性狭心症、安静時に発作があ

れば安静時狭心症が疑われます。検査では、ホルター心電図、運動負荷心電図などで狭心症発作を確認することができます。さらに、心エコー検査、冠動脈CT検査、心筋シンチグラフィー検査によって、心臓の虚血状態や冠動脈の異常が確認できます。最終的にはカテーテル検査による冠動脈造影を行い、冠動脈の異常部位（狭窄部分、攣縮など）を確認してから、治療方針が決められます

➡狭心症の治療について説明する。

狭心症は主に薬で治療していきますが、重症で急性心筋梗塞に発展しそうな場合には、カテーテルを使って血管を内から広げる治療（カテーテル治療）や、外科手術で詰まった血管のバイパスを作る治療（冠動脈バイパス術）が行われます。これらの治療を『冠動脈血行再建術』といいます。重症の狭心症とは、症状が一定しない（不安定狭心症）、冠動脈の狭窄部分が何カ所もある、発作が改善しない、左心室の上にある大切な冠動脈（左冠動脈）が狭くなっているというような例です。左心室は、全身に血液を送り出すポンプの役目を担っている、心臓の最も大切な部分ですから、左心室に血液を送る冠動脈が狭くなった狭心症は非常に危険です

▶冠動脈血行再建術（カテーテル治療、冠動脈バイパス術）
（1）カテーテル治療（バルーン療法、ステント療法、ロータブレーター）
①バルーン療法、ステント療法（イラスト4）

カテーテル治療は、別名として経皮的冠動脈インターベンション（PCI）、経皮的冠動脈形成術（PTCA）などと呼ばれます。主なカテーテル治療には『バルーン療法』と『ステント療法』があります。バルーン療法は、風船（バルーン）の付いたカテーテルを冠動脈の狭くなった部分まで持っていき、風船を膨らませて血管を内側から押し広げます。その後は風船をしぼませて、カテーテルと一緒に抜きます。ステント療法はバルーン療法を応用したもので、バルーン療法に使う風船に、ステントと呼ばれる円筒形の金属製の網を被せて、冠動脈の狭くなっている部分まで持っていきます。そこで風船を膨らませると、ステントが血管を支える形になります。そして、ステントを残したまま風船はしぼませてカテーテルと一緒に回収します。昔はバルーン療法に頼っていましたが、しばらく（術直後～6カ月以内）すると血管がまた狭くなる現象（再狭窄）が起き、狭心症や心筋梗塞が再発する問題がありました。しかし、1990年代にステント療法が使われるようになり、再狭窄するケースは大幅に減ったのです

②薬剤溶出ステント

冠動脈の中に残ったステント（金属）は、体にとって異物ですから、体はそれを無害なものにしようとして、ステントの表面に血管の壁を作ります（平滑筋細胞増殖）。すると、この壁の厚みにより血管が再狭窄する問題が生じます。そこで、金属製の網の表面に薬（免疫抑制薬など）を含ませた樹脂を塗り込み、血管の壁がで

虚血性心疾患（狭心症、心筋梗塞）

きないようにするステント（薬剤溶出ステント）が2000年代になって登場しました。薬剤溶出ステントによって、再狭窄してしまう頻度は通常のステントよりもさらに減りました

説明例

ステント療法はバルーン療法に比べて再狭窄する頻度がかなり少なく有用な治療法ですが、ごく一部の患者さんでステント血栓症という合併症が起きることも分かっています。ステント血栓症とは、ステントを置いた部分に血栓ができて冠動脈を再度詰まらせてしまうことをいいます。通常のステントを使用した場合は術後30日以内に、薬剤溶出ステントを使用した場合は30日以降もステント血栓症を起こすことがありますので、ステントを入れた方は、血栓ができないようにする薬を飲む必要があります

③ロータブレーター

説明例

冠動脈にある粥腫が硬くなる現象（石灰化）が起きて、バルーンで広げることができない場合があります。このような場合、カテーテルの先に『ロータブレーター』というドリルのような器具を付けて、高速で回転させて、硬くなった粥腫を削り取る治療法が行われることがあります

(2) 冠動脈バイパス術

説明例

狭くなった冠動脈の迂回路（バイパス）を作る外科手術で、冠動脈バイパス術（CABG）と呼ばれています。胸や腕、足などから取ってきた血管を冠動脈に縫い付けて、新しく血液の通る道を作ります。道路でいえば、市街地の渋滞を回避して先に進むために迂回路を作るのと同じです。バイパスには、体から取っても機能的に問題ない血管が使われます

説明例

胸を切り開いて行う大きな手術なので、高齢の方や重い持病がある方にはあまり行われません。ですが、安全性が確立されている治療法で、血管の再狭窄や心筋梗塞の再発が起きる可能性が、一般にステント療法に比べて低いというメリットがあります。冠動脈が複数の箇所で狭くなっている方や、何度も狭心症の発作を起こしている方、左心室の上の大切な冠動脈（左冠動脈）が狭くなっている方などに対して行われます。以前は心臓をいったん止めて手術を行っていましたが、最近では心臓を動かしたまま行うことができるようになり、体への負担も少なくなりました

急性冠症候群（急性心筋梗塞、不安定狭心症）の診断と治療

➡診断方法を説明する。

説明例

発症から3日以内のものを急性心筋梗塞、1カ月以上経過したものを陳旧性心筋梗塞と呼びます。陳旧性心筋梗塞は病状が安定しているので、治療は主に薬によって行われます。一方、命に関わる急性心筋梗塞では、早急な診断と治療が必須です。診断は主に、特徴的な発作症状（強くて持続する胸痛：イラスト3）、心電図検査、血液検査によって行われます

イラスト4●カテーテル治療（バルーン療法、ステント療法）の概要

カテーテル治療の方法

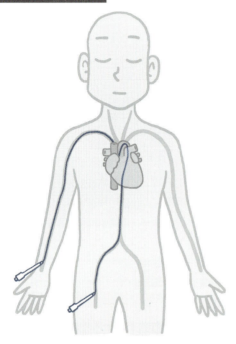

脚の付け根や手首の動脈からカテーテルを入れて心臓まで送り込み、冠動脈の狭窄部位を調べた後、必要があればバルーンやステントを送り込んで治療する

バルーン療法

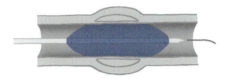

カテーテルの先端に付いたバルーンを狭窄部位まで送り込む

バルーンを膨らませて狭窄部位の血管を押し広げる

ステント療法

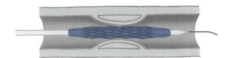

バルーンにステント（金属製の網目状の筒）を被せて狭窄部位まで送り込む

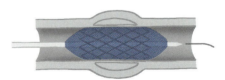

バルーンを膨らませて狭窄部位の血管を押し広げる

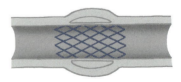

バルーンをしぼませて抜き取り、残ったステントが血管を内側から支える

※このイラストは、巻末のイラスト集にカラーで収録されています。患者指導用のツールとしてご活用ください。

▶ 心電図の特徴（ST上昇型急性心筋梗塞と非ST上昇型急性心筋梗塞の鑑別診断）

説明例

典型的な急性心筋梗塞の心電図は、発作直後にT波と呼ばれる部分が上向きに伸びて、発作の2〜3時間後にはSTという部分が上がるのが特徴です。さらに時間がたつと異常Q波という波が見られるようになり、数日後にはT波のくぼみ（冠性T波）が新しく出るようになります。ただし、一部の心筋梗塞では2〜3時間後にST部分が上昇しないタイプもあり、ST上昇型と非ST上昇型と分けて呼んでいます。特にST上昇型急性心筋梗塞では、心電図が心筋の損傷を示しており、極めて危険な状態といえます

▶ 非ST上昇型急性心筋梗塞と不安定狭心症の鑑別診断

説明例

心筋が損傷を受けると、心筋細胞内の成分が血液中に増えてきます。具体的には、クレアチニンキナーゼ（CK）、心筋に特異的に存在するCK（CK-MB）、アスパラギン酸アミノ基転移酵素（AST［GOT］）、乳酸脱水素酵素（LDH）、心筋トロポニン（トロポニンTまたはI）などがあります。このうちトロポニンとCK-MBは、発作後数時間で血液中に表れ、少なくとも2〜3日間は検出できますので、診断によく活用されます。ただし、発作から1時間以上経過しないと出てきませんので、発症直後に検査して陰性だったとしても、心筋梗塞を否定することはできません。一般に、トロポニンなどの上昇があれば非ST上昇型急性心筋梗塞、上昇がなければ不安定狭心症と診断されることが多いです

➡ 急性心筋梗塞の治療を説明する。

▶ ST上昇型急性心筋梗塞（図2）

説明例

ST上昇型急性心筋梗塞と診断されたら、詰まった冠動脈の血管に再び血液が流れるよう、直ちにカテーテル治療を行わなくてはいけません。カテーテルによる冠動脈造影を行い、狭くなった血管が確認できれば、そのままカテーテル治療を始めます。発作から6時間以内に血流を再開させることが大切で、一般に病院到着から90分以内に再開させることが目標になっています。発症から病院に到着するまでの時間が24時間を過ぎると、カテーテル治療は手遅れになるといわれています。カテーテル治療は冠動脈バイパス術より迅速にできるため、急性心筋梗塞の治療に主に用いられています

説明例

発作から3時間以内の患者さんで、カテーテル治療まで時間が掛かる場合やカテーテル治療ができない場合には、薬による血栓の溶解を行うことがあります（血栓溶解療法：アルテプラーゼ［アクチバシン、グルトパ］、モンテプラーゼ［クリアクター］）

▶ 非ST上昇型急性心筋梗塞、不安定狭心症（表1、表2、図3）

説明例

両者とも冠動脈は完全には詰まっていませんが、辛うじて血流がある状態で、いずれST上昇型急性心筋梗塞になる危険性が高いといえます。簡単にいえば、ST

上昇型急性心筋梗塞ではカテーテル治療の緊急度が『病院到着後90分以内』というレベルなのに対し、非ST上昇型急性心筋梗塞や不安定狭心症では『今日か明日中に』というレベルです

説明例

特殊な集中治療室(CCU：冠疾患集中治療室)に入院して、まずは心臓死を防ぐために、酸素とともに薬物投与を開始します。硝酸薬(舌下または静注：血圧に注意しながら使用)、アスピリン(バイアスピリン他：162〜325mg錠剤をかみ砕いて服用)、クロピドグレル(プラビックス：300mgを服用)、ヘパリン静注、鎮痛薬(モルヒネ静注)などの初期治療を行い(表1)、病状(胸苦など)を安定させます。錠剤をかみ砕くのは、吸収しやすくして効果を早めるためです。薬物投与と同時に心臓の状態を評価して、危険性が高い、中等度、低いという3段階に分け(表2)、治療の方針を決めていきます。治療方針は、冠動脈造影とカテーテル治療を実施する時期によって2つに分けられます。入院後すぐに冠動脈造影を行ってカテーテル治療を行う場合(早期侵襲的治療)と、薬による治療で様子を見ながら、必要性をじっくり判断してカテーテル治療を実施する場合(早期保存的治療)です(図3)

STEP 3-2 薬識を持たせる

虚血性心疾患では、QOL向上、予後改善、再発予防のために薬物治療が必須であることを十分に理解させる。QOL向上には硝酸薬、β遮断薬、Ca拮抗薬が使用され、予後改善と再発予防には抗血小板薬、ACE阻害薬、ARB、スタチン系薬などが用いられることを伝える。各薬剤の作用機序、適応となる虚血性心疾患のタイプ、ステント治療後の薬の服用意義などを説明する。また、生活習慣病の改善を目的とした治療や生活習慣の改善も十分に指導する。

服用目的の説明

➡服用目的について説明する。

説明例

狭心症や心筋梗塞の治療に薬は必須です。カテーテル治療や冠動脈バイパス術を受けた方は、必ずといっていいほど薬を飲まなくてはなりません。薬を飲む目的は主に2つあり、1つは病状の悪化や再発を予防するためで、もう1つは発作が起きた場合の苦しさを軽くすることです。処方される主な薬は、血管を広げる薬、心臓の負担を減らす薬、血液をサラサラにする薬に分けられます。これらに加えて、動脈硬化がある方はその進行を予防して治療するための薬が重要です。また、普段から生活習慣の改善も必要で、過食や肥満、運動不足、喫煙などがあれば、改めていきましょう

虚血性心疾患（狭心症、心筋梗塞）

薬剤の説明

➡ QOL改善薬

▶ 硝酸薬

説明例

硝酸薬は、胸が苦しいなどの狭心症発作を抑えるための薬です。発作が起きる可能性のある方に用いられます。硝酸から出てくる一酸化窒素という成分（気体）が、冠動脈や全身の血管を強力に広げます。血管を広げたり攣縮を抑えたりして心筋の虚血を改善し、発作を抑えます。また全身の血管も広げますので、心臓に戻る血液の量が減るほか、血圧も下がり、心臓の負担が軽くなる効果もあって発作が和らぎます。ですから、狭心症全般によく効く薬です。硝酸薬には、発作を止めるために使う速効性の薬と、発作を予防するために使う持続性の薬があります。なお、急性心筋梗塞の場合は、血圧低下に注意しながら硝酸薬を注射したり口の中にスプレーすることがあります

①発作時に使用する硝酸薬（ニトログリセリン［ニトロペン舌下錠、ミオコールスプレー他］、硝酸イソソルビド［ニトロール錠、ニトロールスプレー］）

説明例

発作時に使う薬は、胸が苦しいなどの発作が起きたらすぐに使えるように、常に携帯してください。錠剤は舌下錠と呼ばれ、発作が表れたら舌の下側に置いて溶かします。舌の下の粘膜からすぐに薬が吸収され、わずか1分ほどで効き始めて20～30分ほど効果が続きます。ですから、飲み込んだり舌の上側に置いたりすると即効性がなくなり、うまく効きません。口の中が渇いていて溶けにくいときは、水で舌を湿らせるか、かみ砕いてから舌の下側に置いてください。高齢の方など口の中がいつも乾燥している方には、舌の下側に噴霧するスプレー式の薬もありますのでご相談ください

説明例

舌の下側に置く錠剤には、ニトログリセリン（ニトログリセリン舌下錠、ニトロペン舌下錠）と硝酸イソソルビド（ニトロール錠）という名前の薬があります。1錠を使ってから5分たっても症状が治まらない場合には、さらに1錠を使ってください。スプレー式の薬にもニトログリセリン（ミオコールスプレー）と硝酸イソソルビド（ニトロールスプレー）があります。1回スプレーして、3分たっても効かない場合はもう1回スプレーします。1回の発作につき、『ニトログリセリン舌下錠』は3錠、『ニトロール錠』では2錠、スプレーは2回までにしてください。それでも症状が良くならない場合には、心筋梗塞の可能性もあるため、直ちに医師に連絡するか、救急車を呼んでください。発作時に使う薬は、血圧の低下によるめまい、ふらつきなどを起こしやすいため（STEP4）、使用する際には、横になるか座った姿勢を取ってください

②持続性硝酸薬（硝酸イソソルビド［フランドル錠、ニトロールRカプセル他］、一硝酸イソソルビド［アイトロール他］、ニトログリセリン貼付薬［ミリステープ、ニトロダームTTS他］）

発作を予防するためには、1回飲むと長く効く持続性の薬が使われます。飲み薬では一硝酸イソソルビドや硝酸イソソルビドがよく使われます。これは、ニトログリセリンよりも硝酸（一硝酸）イソソルビドの方が長時間作用するためです。また、基本は飲み薬を使いますが、テープ型の貼り薬を使うことがあります。貼り薬は長く使用し続けていると、薬が効かなくなってしまうことがあります（耐性化*）。ですから、テープは発作が起きやすい時間を狙って貼るなど、医師の指示に従って使用してください

* 硝酸薬に対して耐性が生じる機序は詳しくは判明していない。耐性の生じやすさには、成分や剤形、投与量、投与方法によって差があることが報告されている

▶ β遮断薬（『高血圧』参照）

心臓の交感神経という自律神経の作用を抑えることで、心臓をゆっくりと動かし、送り出す血液の量（拍出量）を減少させる薬です。脈が減り心臓の縮まる力（収縮力）も抑えられ、心臓の負担が軽くなるため、狭心症の発作を予防することができます。ですから、運動などで心臓に負担が掛かったときに発作を起こしやすい労作性狭心症に適しています。また、β遮断薬には心筋梗塞の予防効果や、心臓による死亡率を低下させる効果が報告されています（予後改善効果）。さらに、β遮断薬を少量服用すると、心臓が正常に働かなくなる心不全を防ぐ効果もあります。ただし、副作用として冠動脈の痙攣を悪化させる作用（β2遮断による血管拡張抑制）があるほか、高齢者では脈が少なくなる、増量によって心不全になりやす

いなどの作用が知られています。突然に服用を中止すると動悸や狭心症の発作などが出ることもあります。ですから、使用開始時には少量から飲み始め、中止する場合には徐々に飲む量を減らす必要があります

▶ Ca拮抗薬（『高血圧』参照）

血管を縮めるカルシウムの働きを抑えて、血管を広げる薬です。心臓の冠動脈や全身の血管を広げるので、心臓への負担を軽くする効果があります。ですから、狭心症発作の予防に処方されています。特に、冠動脈の痙攣を抑える作用があるため、冠攣縮性狭心症の発作の予防には必ずといっていいほど使われます。また、冠動脈バイパス術の後は、バイパスに使った血管（グラフト）の種類によっては、痙攣を起こすことが知られていますので（特に橈骨動脈、右胃大網動脈）、これを防ぐために処方されることがあります。Ca拮抗薬は血圧を下げる薬としてもよく使われ、心臓、脳、腎臓、手足などの血液の流れを良くして動脈硬化の進行を抑える効果も証明されています

Ca拮抗薬のうち、ベラパミル（ワソラン他）には、心臓の脈拍を減らす作用や心臓が縮まる力を抑える作用があります。また、ジルチアゼム（ヘルベッサー他）にも、ベラパミルよりは弱いものの同様の作用があります。ですから、ベラパミルとジルチアゼムは、運動時に発作を起こしやすい労作性狭心症に適しています

虚血性心疾患（狭心症、心筋梗塞）

▶冠血管拡張薬（ニコランジル[シグマート他：硝酸エステル型のニコチンアミド誘導体]）

説明例

硝酸薬と似ていて、冠動脈や体中の血管を広げる作用があります。硝酸薬との違いは、冠動脈を広げる割には血圧をあまり下げない点です。労作性安定狭心症の方に対する延命効果（予後改善）も証明されています。硝酸薬の代わりに使用されたり、狭心症の症状が他の薬で改善されない場合に、追加して処方されることが多い薬です

➡予後改善、再発予防（二次予防）、ステント血栓症予防薬

▶抗血小板薬：アスピリン（バイアスピリン他）、クロピドグレル硫酸塩（プラビックス他）、チクロピジン塩酸塩（パナルジン他）、プラスグレル塩酸塩（エフィエント）

説明例

血液を固める血小板の働きを抑えて、血栓ができるのを防ぐ薬です。動脈硬化による心筋梗塞を予防する効果が証明されています。最も使われるのはアスピリンという薬ですが、少量（81～100mg）を服用します。血栓の生成を抑制するのに使われるため、原則的には一生服用する必要があります。アスピリンで喘息発作などが起こる方（STEP1）やアスピリンが合わない方には、クロピドグレルが代わりに処方されます

説明例

冠動脈バイパス術を受けた方は、低用量アスピリンを継続して服用する必要があります。ステント療法を受けた方は、ステント血栓症を防ぐためにアスピリンと抗血小板薬（クロピドグレル、チクロピジン、プラスグレルのいずれか）を一緒に飲む必要があります。両薬剤は、血小板に対して異なる仕組みで作用しますので、併用することで血栓を阻止する効果が強力になります。単純な金属製のステント（ベアメタルステント：BMS）が使われた方は少なくとも1カ月、薬剤が塗り込まれたステント（薬剤溶出ステント：DES）が使われた方はだいたい1年以上、これらを併用して飲む必要があります。特に薬剤溶出ステントは、治療を受けてから2～3年後でもステント血栓症（超遅発性ステント血栓症）が起きることがありますので、どちらか1種類は生涯にわたって服用を続けなくてはなりません。なお、魚の油から作られるイコサペント酸エチル（EPA：エパデール他）という薬にも、血小板で血液が固まるのを抑える作用などがあり（『脂質異常症』参照）、狭心症発作を予防するために使用することがあります

説明例

クロピドグレルは、投与開始は300mgを1日1回の服用から始め、その後75mgを1日1回服用を維持します。なお、ステント療法の前から4日間、75mgを1日1回服用すれば、施行後も75mgの1日1回の服用で開始できます。クロピドグレルは肝臓で処理を受けてから効果を発揮するので、肝臓での処理を抑える薬と一緒に服用すると十分に作用しなくなり、飲んでないのと同じになってしまうことがあります。例えば、胃潰瘍を治すオメプラゾール（オメプラール、オメプラゾン他）

を併用すると、クロピドグレルは半分ほどしか肝臓で処理されなくなり、血栓形成を抑える作用が弱くなってしまいます。他にも様々な薬との飲み合わせで同様の影響が出ることが知られています。クロピドグレルは、命に関わる虚血性心疾患が再発しないように、長い間服用する薬です。ですから、他の薬や健康食品などを使われる場合は、必ず薬剤師や医師にご相談ください（STEP2）

説明例

チクロピジンもクロピドグレルと同様に肝臓での処理を受けてから効果を発揮する薬です。また、この薬は重篤な肝・血液障害の副作用が報告されていることから、定期的な検査をしながら服用する必要があります（STEP4）。なお、肝臓が悪い方は服用できません

説明例

プラスグレルは、投与開始日は20mgを1日1回から始め、その後3.75mgを1日1回服用を維持します。なお、ステント療法前から5日間3.75mgを1日1回服用すれば、施行後も3.75mgの1日1回服用で開始できます。肝臓での処理を受けてから効果を発揮する薬ですが、その影響を受けにくい特徴があります。飲み合わせの心配のない使いやすい薬と考えられています

▶ ACE阻害薬、ARB（『高血圧』参照）

説明例

体内にはアンジオテンシンという物質があって、血管を強力に収縮することで心臓や腎臓に悪影響を及ぼしますが、その働きを防ぐ薬がACE阻害薬とARBです。これらは血圧を下げる薬としてなじみがあると思います。狭心症発作の予防というよりも、心臓が原因で死亡する確率を減らす効果や、心筋梗塞後の心機能の低下（心不全）を防ぐ作用があるため、寿命を延ばす効果を期待して使用されています（予後改善、保険適用外）。心筋梗塞後には心臓が血液を送る力が低下しますので、それを補うために徐々に心臓が大きくなり、さらに心機能が落ちてしまいます。このことを『心臓のリモデリング』と呼びますが、ACE阻害薬やARBにはリモデリングを抑える作用があります。ですから、陳旧性心筋梗塞に有用です。また、他の心臓病（心不全、左心室肥大など）、高血圧、糖尿病、腎臓病などの合併症がある方では、積極的に処方されます。一般には体内でアンジオテンシンが作られないようにするACE阻害薬が使われますが、空咳などの副作用が出て飲めないような方には、アンジオテンシンを受け取る細胞の表面の場所（アンジオテンシン受容体）に蓋をして働くARBが使われます

▶ スタチン系薬、エゼチミブ（ゼチーア）（『脂質異常症』参照）

説明例

この薬は肝臓でコレステロールが作られるのを抑えて、血液中の悪玉コレステロールを減らす作用があります。ですから、心筋梗塞の原因となる冠動脈の粥腫（プラーク）をできにくくします。また、冠動脈の痙攣を抑える効果もあると考えられており、狭心症や心筋梗塞、冠動脈血行再建術後の方などに広く処方されています。

特に、破れやすい粥腫を安定化する作用があることから、急性冠症候群（急性心筋梗塞、不安定狭心症）の予防、あるいはその再発を防ぐために積極的に使われています（保険適用外）。日本のガイドラインによると、一度急性冠症候群を発症した方は、血中の悪玉コレステロールの量を100mg/dL未満にすることが目標になっていますが、一部では70mg/dL未満にすべきとの意見もあります。

なお最近では、腸でコレステロールの吸収を抑えるエゼチミブ（ゼチーア）をスタチン系薬と一緒に使うことで、陳旧性心筋梗塞の患者の予後が改善されたという臨床試験もあり、併用による効果が期待されています

STEP 4　服用に当たっての注意事項（副作用、その他）を説明する

硝酸薬、ニコランジルの血管拡張作用に起因する副作用、抗血小板薬全般による出血、アスピリンによるプロスタグランジン（PG）合成阻害に起因する副作用、クロピドグレルによる胃腸障害、肝障害、血液障害、チクロピジンによる重篤な肝障害、無顆粒球症、血栓性血小板減少性紫斑病（TTP）については、必ず患者に説明する必要がある。また硝酸薬の貼付薬は、皮膚障害を防ぐため毎回貼付部位を変えるように指導する。なお、Ca拮抗薬、β遮断薬、ACE阻害薬、ARBについては『高血圧』を、スタチン系薬は『脂質異常症』の項を参照。

➡硝酸薬、ニコランジル（シグマート他）
　▶頭痛、顔面紅潮、ほてり、熱感、血圧低下、動悸、下肢浮腫など→血管拡張作用に起因。

説明例

頭や顔、手足の血管が広がって、頭痛が起きたり、顔が真っ赤に紅潮したり、体がほてることがあります。また、血圧も低下することがあるため、ふらつき、めまいなどが表れることがあります。特に立ち上がるときは急激に血圧が下がる（起立性低血圧）恐れがありますので、ゆっくりと立ち上がるようにしてください。また、頭痛、ふらつきなどで集中力や注意力が低下することがありますので、車の運転などにも十分に気を付けてください。慣れてくる方もいらっしゃいますが、これらの症状がたとえ軽くても、気になる場合は必ずご相談ください。そのほか、血圧の低下を補うために反射的に脈が速くなって動悸がしたり、水分を体に増やそうとしてむくみが起きることもあります。一般に、ニコランジルは硝酸薬に比べて血圧を下げる作用が弱いことが知られています

➡ニトログリセリン（ニトロペン舌下錠、ミオコールスプレー、ミリステープ、ニトロダームTTS他）

- ▶脳貧血、悪心・嘔吐、発汗、尿失禁、便失禁など
- ➡亜硝酸アミル
  - ▶メトヘモグロビン血症、チアノーゼ、溶血性貧血
- ➡硝酸イソソルビド(ニトロール、フランドル他)
  - ▶肝機能障害(ALT、AST)上昇→投与中止。
  - ▶悪心、嘔吐、腹痛、食欲不振、全身倦怠感、耳鳴りなど
- ➡一硝酸イソソルビド(アイトロール他)
  - ▶肝機能障害(ALT、AST、LDH[乳酸脱水素酵素]上昇)・黄疸→投与中止。
  - ▶CPK、BUN、クレアチニン上昇、不眠、口内乾燥、腹部膨満感、鼓腸、下痢など。
- ➡ニコランジル
  - ▶肝機能障害(ALT、AST上昇)・黄疸、潰瘍(口内潰瘍[口内炎]、舌潰瘍、肛門潰瘍、消化管潰瘍)、血小板減少→投与中止。
  - ▶全身倦怠感、悪心、嘔吐、食欲不振など
- ➡外用薬：硝酸イソソルビド、ニトログリセリン
  - ▶皮膚障害(色素脱失斑、一次刺激性の接触性皮膚炎[刺激症状、発赤、瘙痒感]、かぶれ、びらんなど)

説明例

毎回同じ場所に貼ると皮膚炎の原因になってしまい、かぶれや痒み、赤みが出てきます。ですから、貼る場所は毎回変えてください。貼る際は、できる限り汗などを拭き取って清潔にしてから貼ってください。これらは心臓の薬ですが、胸の近くに貼る必要はありません。皮膚から薬の成分が染み込んで体の血管の中に入り、体全身を回って心臓に作用するからです。胸、おなか、背中などに貼ってください。もし貼った際にテープにしわができたら、伸ばして貼り直してください

- ➡抗血小板薬(低用量アスピリン製剤[バイアスピリン他]、クロピドグレル硫酸塩[プラビックス他])
  - ▶出血
  - (1) アスピリン
    - ①脳出血などの頭蓋内出血→投与中止。初期症状の頭痛、悪心・嘔吐、意識障害、片麻痺などに注意する。
    - ②肺出血、消化管出血、鼻出血、眼底出血など→投与中止。
  - (2) クロピドグレル
    - ①脳出血などの頭蓋内出血、硬膜下血腫(0.1%未満)など→投与中止。初期症状の頭痛、悪心・嘔吐、意識障害、片麻痺などに注意する。
    - ②吐血、下血、胃腸出血、眼底出血、関節血腫、腹部血腫、後腹膜出血など→投与中止。

説明例

血液が固まりにくくなりますので、当然ながら出血しやすくなります。皮膚の内出血(手足に斑点のような出血や青あざ)や、歯茎からの出血などが起きやすくなります。血便や月経過多、けがなどによる出血には常に注意してください。また、頭痛、吐き気、めまい、目が見えにくい、意識が遠くなるといった症状があれば、脳出血の初期症状である可能性もありますので、いつもと様子が違うなどと感じたら服用を中止して、直ちに医療機関を

虚血性心疾患(狭心症、心筋梗塞)

受診してください。また、主治医以外の先生に診てもらう際は、必ず抗血小板薬を服用していることを伝えてください。また、抜歯や手術の際には、出血が止まらないと困る場合がありますので、必ず歯科医師や主治医に相談してください。アスピリンもクロピドグレルも血小板に結合したら離れないので、効果がなくなるまでには、血小板の寿命(8〜10日)くらいかかるといわれています。ですから、低用量アスピリンは抜歯の7日前または手術の7〜10日前、クロピドグレルは手術の14日以上前に服用を中止する必要があります

➡アスピリン
▶ 胃腸障害(消化性潰瘍[胃・十二指腸潰瘍、小腸・大腸潰瘍→投与中止]、嘔吐、腹痛、消化管出血など)、浮腫、喘息発作など→プロスタグランジン合成阻害に関与。

説明例

アスピリンは、体の中で作られるプロスタグランジンという物質の生成を抑えて効果を発揮しています。この物質は、炎症が起きたときにたくさん作られて痛みの原因になることが知られています。ですから、アスピリンはそもそも痛み止めの薬として使われていました。ですが、プロスタグランジンは体の様々な場所で重要な働きをしていることも判明しています。例えば、血小板では血栓を作る作用、胃では胃酸の分泌を抑える作用、また腎臓では腎臓の働きを良くする作用、肺では気管支を広げる作用などです。少量のアスピリンを飲めば、血小板で作られるプロスタグランジンの生成が抑えられ、血栓が作られにくくなります。その半面、胃酸の分泌が促進されて胃腸障害を起こしたり、腎の働きが抑えられてむくみが表れたり、気管支が収縮して咳が出たり、喘息患者さんの発作(アスピリン喘息：STEP1)が誘発されたりするなど、様々な副作用が表れる可能性があります。ですから、これらの症状があれば必ずご相談ください。中でも特に胃腸障害が起きやすいので、薬は必ず食後に飲むようにしてください。多くの場合、胃腸障害を防ぐために胃酸分泌を強力に抑える薬(PPI)が併用されます

▶ 血液障害(再生不良性貧血、血小板減少、白血球減少)、肝機能障害(黄疸など)→投与中止。
▶ スティーヴンス・ジョンソン症候群(SJS)、中毒性表皮壊死症(TEN)、剥脱性皮膚炎→投与中止。

➡クロピドグレル
▶ 胃・十二指腸潰瘍(出血を伴う消化性潰瘍が表れることがある[頻度不明])→投与中止。
▶ 消化器症状(消化器不快感、腹痛、下痢、胃腸炎、口内炎、便秘、食欲不振など)→空腹時投与を避けることが望ましい。

説明例

空腹時に飲むと、消化不良、腹痛、下痢、口内炎などの胃腸障害が起きやすいことが知られています。また、出血を伴った胃潰瘍、十二指腸潰瘍も起きる可能性があります。なぜ起きるかははっきりしていませんが、薬は必ず食後に飲むようにしてください

- ▶肝機能障害、黄疸、急性肝不全、肝炎など→投与中止。肝障害の自覚症状には、全身症状（倦怠感、発熱、黄疸など）、皮膚症状（発疹、蕁麻疹、瘙痒感など）、消化器症状（食欲不振、嘔吐、下痢、腹痛など）があるが、疲労・倦怠感、食欲不振の頻度が高い。

- ▶血栓性血小板減少性紫斑病（TTP）（頻度不明）→投与中止。初期症状である倦怠感、食欲不振、紫斑などの出血症状、意識障害などの精神・神経症状、血小板減少、破砕赤血球の出現を認める溶血性貧血、発熱、腎機能障害などが発現した場合は直ちに投与中止が必要となる。

- ▶血小板減少、無顆粒球症、再生不良性貧血を含む汎血球減少症→投与中止。

説明例

肝機能障害や血液障害を引き起こすことが知られています。食欲がない・疲れやすい（肝・血液障害）、痒み・皮膚や目が黄色くなる（肝障害）、出血・喉の痛み・発熱・顔が青ざめる（血液障害）など、いつもと違う症状が表れて持続するようなら、必ず連絡してください。また、これらの自覚症状は表れにくいことがありますから、早期に発見するために、定期的な血液検査を行うことが大切です

- ▶横紋筋融解症、SJS、TEN、多形滲出性紅斑、間質性肺炎→投与中止。

- ▶腎障害（BUN上昇、血中クレアチニン上昇、尿蛋白増加、血尿、尿沈渣異常、尿糖陽性、腎機能障害）、中性脂肪上昇、CK（CPK）上昇など

➡チクロピジン塩酸塩（パナルジン他）
- ▶肝機能障害、黄疸、急性肝不全、肝炎など→投与中止。
- ▶無顆粒球症、血栓性血小板減少性紫斑病（TTP）など→投与中止。

説明例

チクロピジンは、重篤な肝障害、無顆粒球症、血栓性血小板減少性紫斑病（TTP）などの重大な副作用が報告されています。これらの副作用の多くは投与開始から2カ月以内に発症しています。そのため、服用中は定期的に血液検査を受けなければなりません（特に投与開始後2カ月間は2週に1回）。また、肝や血液の障害による症状など、いつもと違う症状が表れたら、必ず連絡してください

- ▶再生不良性貧血を含む汎血球減少症、赤芽球癆、血小板減少症、出血、消化管出血などの重篤な出血→投与中止。
- ▶TEN、SJS、多形滲出性紅斑、紅皮症（剥脱性皮膚炎）、消化性潰瘍、急性腎不全、間質性肺炎、SLE様症状（発熱、関節痛、胸部痛、胸水貯留、抗核抗体陽性）→投与中止。

➡プラスグレル塩酸塩（エフィエント）
- ▶出血、頭蓋内出血（初期症状：頭痛、悪心・嘔吐、意識障害、片麻痺など）、消化管出血、心嚢内出血など→投与中止。
- ▶TTP、血管浮腫を含む過敏症、肝機能障害、黄疸、無顆粒球症、再生不良性貧血を含む汎血球減少症など→投与中止。

心不全

心不全とは心臓がポンプ機能の低下により、全身が必要とする血液を十分に送り出せなくなり、それに基づく症状や兆候が表れた状態である。

心不全の症状は、組織のうっ血や低灌流に起因し、体重増加、下肢浮腫、食欲不振などや、労作時の呼吸困難、全身倦怠感、末梢の冷感などが表れる。

心不全は発症速度・状態から急性心不全と慢性心不全に分類される。特に、慢性心不全は、徐々に病期が進行するため、外来での内服治療が基本となり、QOLおよび予後改善が目的となる。慢性心不全治療では、交感神経系、レニン−アンジオテンシン−アルドステロン（RAA）系の亢進や、心筋リモデリングなどの心代償機構反応を抑えるために、RAA系阻害薬（ACE阻害薬、アンジオテンシンⅡ受容体拮抗薬［ARB］、抗アルドステロン薬）、β遮断薬が使用される。また、体液貯留に対して利尿薬、心収縮低下に対して強心薬などが使用される。薬物治療に抵抗性を示す重症の心不全の場合、植え込み式除細動器（ICD）、心臓再同期療法（CRT）、心移植などの非薬物治療が検討される。

一方、急性心不全は突如と発症するため、原因疾患や合併症を迅速に評価して速やかに治療を開始する必要があり、医療機関での入院加療となる。慢性心不全の急性増悪としても表れるため、慢性心不全の患者に急性心不全の説明を行うことも、より良い服薬指導につながると考えられる。

服薬指導の最大のツボは、外来治療が中心となる慢性心不全における薬物治療の重要性を十分理解させ、服薬アドヒアランスを維持させることである。原因疾患のみならず、慢性心不全増悪の予防を目的とした減塩、適切な運動などの生活習慣の見直しを指導することも重要である。

慢性心不全

[診断]（図1）

　従来、慢性心不全といえば、左心室の収縮機能が低下した収縮不全に重点が置かれていた。しかしながら、心不全症例の中には左心室の収縮機能が保たれた心不全も報告されており、これらは拡張不全と呼ばれ、近年、注目されている。

　実際には収縮不全と拡張不全を明確に区別することは必ずしも容易でない。そこで、収縮不全は左室収縮能が低下した心不全（Heart Failure with Reduced Ejection Fraction: HFrEF）、拡張不全は左室収縮性が保持された心不全（Heart Failure with Preserved Ejection Fraction: HFpEF）と呼ばれることが多い。HFrEFやHFpEFは病態が異なることから、HFrEFやHFpEFまでを的確に診断する必要があり、主に心エコーにより判断されている。

[治療]

1）収縮不全（左心室収縮能が低下した心不全[HFrEF]）に対する薬物治療指針（図2）

　ステージAは危険因子を有するが心機能障害がない場合である。このステージからリスク因子に対する薬物治療が開始される。まずは、ACE阻害薬の投与を考慮し、ACE阻害薬に忍容性がない場合にはアンジオテンシンⅡ受容体拮抗薬（ARB）を用いる。ステージBは無症候性の左室収縮機能不全が認められる場合であり、ACE阻害薬、ARB、β遮断薬が適応される。ステージCからは症候性心不全でありNYHAⅡ度ではACE阻害薬に加えてβ遮断薬を追加する。体液貯留によるうっ血がある場合には利尿薬を追加する。

　また、頻脈性心房細動に対してはジギタリス製剤が用いられる。ステージCで、身体状況に中等度制限があるNYHAⅡm以上で症状の改善がなければ経口強心薬（ピモベンダン[アカルディ他]）が追加される。

　NYHAⅢでは、NYHAⅡの治療に抗アルドステロン薬のスピロノラクトン[アルダクトン他]などを追加する。NYHAⅣ以上は入院の上、静脈強心薬（カテコラミン、PDEⅢ阻害薬）、利尿薬、h-ANP（カルペリチド[ハンプ]）などの非経口投与を行い、心不全の安定化を図る。

　状態の安定化が得られたらACE阻害薬、ARB、スピロノラクトンを含む利尿薬、ジギタリスなどの経口心不全治療薬への切り替えを行い、さらにβ遮断薬の導入を試みる。ステージD（治療抵抗性心不全）では、薬物治療の見直し、心臓移植、補助人工心臓などの適応が検討される。

図1 ● 慢性心不全の診断フローチャート

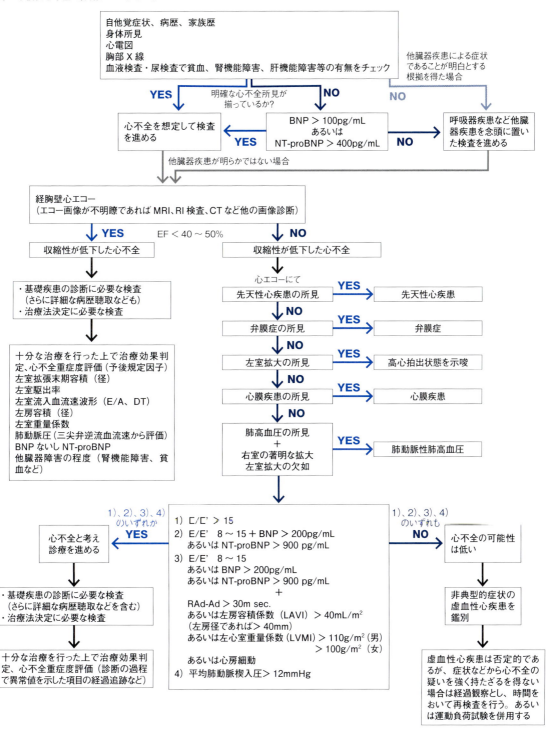

図2 ● NYHA 心機能分類および AHA/ACC 進行度分類におけるステージ別薬物治療

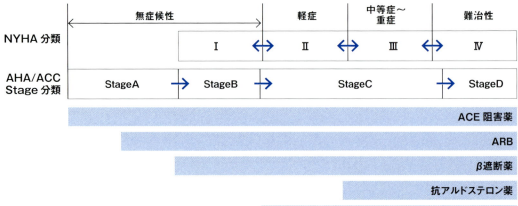

NYHA: New York Heart Association,
AHA/ACC: American Heart Association/American Collage of Cardiology

NYHA 分類；自覚症状から重症度を分類

> Ⅰ度：心疾患はあるが、身体活動に制限はない。日常的な身体活動では著しい疲労、動悸、呼吸困難あるいは狭心痛を生じない
> Ⅱ度：軽度の身体活動の制限がある。安静時には無症状。日常的な身体活動で疲労、動悸、呼吸困難あるいは狭心痛を生じる
> Ⅲ度：高度な身体活動の制限がある。安静時には無症状。日常的な身体活動以下の労作で疲労、動悸、呼吸困難あるいは狭心痛を生じる
> Ⅳ度：心疾患のためいかなる身体活動も制限される。心不全症状や狭心痛が安静時にも存在する。わずかな労作でこれらの症状は増悪する
> （付）Ⅱs度：身体活動に軽度制限のある場合
> 　　　Ⅱm度：身体活動に中等度制限のある場合

AHA/ACC Stage 分類；心不全の進行度分類

> **ステージA**：危険因子を有するが、心機能障害がない（心不全発症のリスクはあるが、心臓に器質的障害を認めない）
> **ステージB**：無症状の左室収縮機能不全（心臓に器質的障害があるが、心不全症状を認めない）
> **ステージC**：症候性心不全（器質的疾患に関連した心不全症状を認めた）
> **ステージD**：治療抵抗性心不全（専門治療を要する末期心不全）

2) 拡張不全（左室収縮性が保持された心不全［HFpEF］）に対する薬物治療指針（図3）

　急性増悪期の治療では、増悪因子の速やかな除去が有効である。血行動態の改善においては、肺うっ血症状が強く心拍出量が保たれている場合は、利尿薬、硝酸薬が使用される。

　また、肺うっ血症状が強く、低心拍出を呈する場合は、後負荷を減らし、心拍出量を増やすために血管拡張薬（ACE阻害薬、カルシウム［Ca］拮抗薬）の使用とともにカテコラミン、PDE阻害薬を併用する。

　拡張不全の慢性期の治療は、収縮不全の慢性期治療とは異なり、標準的な薬物治療は確立されていない。現在のところ、原因疾患の除去、心不全症状のコントロール、左室肥大・繊維化の抑制、脈拍数のコントロールが重要とされている。そのため、体液貯留に対して利尿薬や硝酸薬、左室肥大・繊維化の抑制を目的としたACE阻害薬やARB、心拍数抑制効果としてβ遮断薬が臨床の現場では用いられている。

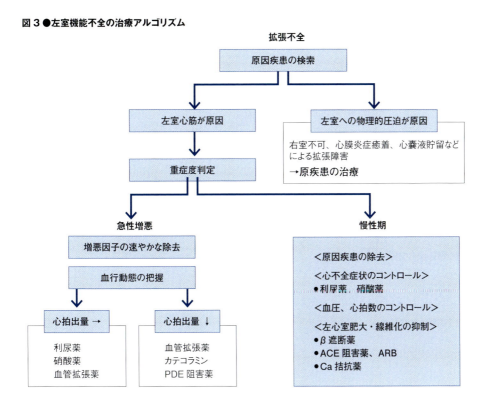

図3 ● 左室機能不全の治療アルゴリズム

慢性心不全の処方例

A　収縮不全
（いずれかを組み合わせて選択。処方例1において、ACE阻害薬に対して咳などの理由で忍容性がない場合、その代用として処方例2などのARBを用いる。フロセミドなどのループ利尿薬ではコントロールできない浮腫などの体液過剰に基づく症状の改善を目的として、他の利尿薬に処方例3を追加する）

処方例1

```
ラシックス錠20mg[*1]　　1回1錠（1日1錠）
レニベース錠5mg[*2][*3]　1回1錠（1日1錠）
アルダクトンA錠25mg[*4]　1回1錠（1日1錠）
　1日1回　朝食後
アーチスト錠1.25mg[*5][*6]　1回1錠（1日2錠）
　1日2回　朝夕食後
```

[*1] フロセミド（ループ利尿薬）
[*2] エナラプリルマレイン酸塩（ACE阻害薬）
[*3] 1日10mgまで増量。腎機能低下した患者や高齢者では1日2.5mgから開始が望ましい
[*4] スピロノラクトン（抗アルドステロン薬）
[*5] カルベジロール（αβ遮断薬）
[*6] 1回10mg1日20mgを目標に数日～数週ごとに増量、またはメインテート（ビソプロロールフマル酸塩；β₁遮断薬）錠 0.625mg 1日1錠1日1回　朝食後　1日5mgを目標に数日～数週ごとに増量

処方例2

```
ブロプレス錠4[*7]　1回1錠（1日1錠）
　1日1回　朝食後
```

[*7] カンデサルタンシレキセチル（ARB）

処方例3

```
サムスカ錠7.5mg[*8][*9]　1回1錠（1日1錠）
　1日1回　朝食後
```

[*8] トルバプタン（バソプレシンV₂受容体拮抗薬）
[*9] トルバプタンの開始に当たっては入院とし、高ナトリウム血症、脱水などに注意する。投与開始時は頻回に血清ナトリウム濃度のモニターを行う

処方例4

```
ラニラピッド錠0.1mg[*10][*11]　1回1錠（1日1錠）
　1日1回　朝食後
```

[*10] メチルジゴキシン（ジギタリス製剤）
[*11] 維持療法

B　拡張不全
（頻脈性心房細動を伴う場合は処方例2を追加する）

処方例1

```
ラシックス錠20mg　1回1錠（1日1錠）
アルダクトンA錠25mg　1回1錠（1日1錠）
　1日1回　朝食後
```

処方例2

```
メインテート錠2.5mg[12]　1回1錠（1日1錠）
　1日1回　朝食後
```

[*12] ビソプロロールフマル酸塩（β₁遮断薬）

処方例3

```
レニベース錠5mg　1回1錠（1日1錠）
　1日1回　朝食後
```

心不全

STEP 1 禁忌疾患の有無を確認する

ジギタリス製剤、利尿薬、ACE阻害薬、ARB、β遮断薬の薬疹歴には要注意である。また、トルバプタン、β遮断薬、αβ遮断薬、ACE阻害薬、ARBは妊婦に投与禁忌である。カリウム喪失性利尿薬は低カリウム血症に、カリウム保持性利尿薬は高カリウム血症に注意し、トルバプタンでは水分補給について確認する。ジギタリス製剤はジギタリス中毒、心疾患に注意する。

薬疹歴
➡あり
- ▶本成分に対し過敏症の既往歴→強心薬(ジギタリス製剤;ジゴキシン[ジゴシン他]、メチルジゴキシン[ラニラピッド他])、スピロノラクトン(アルダクトン他;アルドステロン;抗アルドステロン薬)、β遮断薬(ビソプロロールフマル酸塩[メインテート他])、αβ遮断薬(カルベジロール[アーチスト他])、ACE阻害薬(エナラプリルマレイン酸塩[レニベース他]、リシノプリル水和物[ロンゲス他])、ARB(カンデサルタンシレキセチル[ブロプレス他])
- ▶本成分またはその類化合物に対して過敏症の既往歴→トルバプタン(サムスカ;バソプレシンV_2拮抗薬)
- ▶スルホアミド誘導体に対し過敏症の既往歴→利尿薬(フロセミド[ラシックス他]、トラセミド[ルプラック]、アゾセミド[ダイアート他]、ピレタニド[アレリックス])
- ▶チアジド系薬またはその類似化合物に対し過敏症の既往歴→トリクロルメチアジド[フルイトラン他:サイアザイド系利尿薬]
- ▶腎結石及びその既往歴→トリアムテレン(トリテレン;利尿薬)

➡なし
- ▶「発疹が出現したら、直ちに受診する」よう指導。初めて服用する患者には特に注意。

妊娠・授乳の有無、小児
➡妊娠または妊娠している可能性のある女性
- ▶トルバプタン(サムスカ)、β遮断薬(ビソプロロールフマル酸塩[メインテート他])、αβ遮断薬(カルベジロール[アーチスト他])、ACE阻害薬(エナラプリルマレイン酸塩[レニベース他]、リシノプリル水和物[ロンゲス他])、ARB(カンデサルタンシレキセチル[ブロプレス他])は投与禁忌。
- ▶利尿薬(フロセミド[ラシックス他]、トラセミド[ルプラック他]、アゾセミド[ダイアート他]、ピレタニド[アレリックス他]、ブメタニド[ルネトロン]、トリクロルメチアジド[フルイトラン他]、スピロノラクトン[アルダクトン他]、トリアムテレン[トリテレン])、強心薬(デノパミン[カルグート他;β_1刺激薬]、ピモベンダン[アカルディ他;PDE阻害、Ca^{2+}感受性増大])は有益性が危険性を上回る場合に投与。アゾセミドは妊婦(2〜6カ月)で投与禁忌。

➡️ 授乳婦
- ▶ 利尿薬（フロセミド、トラセミド、アゾセミド、ピレタニド、トリクロルメチアジド）、スピロノラクトン、トルバプタン、β遮断薬（ビソプロロール）、αβ遮断薬（カルベジロール）、ピモベンダン、ACE阻害薬（エナラプリル、リシノプリル）、ARB（カンデサルタン）は授乳中止。
- ▶ デノパミンは原則禁忌。

➡️ 小児
- ▶ トラセミド、スピロノラクトン、トリアムテレン、トルバプタン、β遮断薬（ビソプロロール）、αβ遮断薬（カルベジロール）、ピモベンダン、ACE阻害薬（エナラプリル、リシノプリル）、ARB（カンデサルタン）は安全性が確立されていない。
- ▶ フロセミド、アゾセミド、トリクロルメチアジドは慎重投与。

禁忌疾患

➡️ 無尿
- ▶ 利尿薬は投与中止。

➡️ 体液中のナトリウム、カリウムの著明な減少
- ▶ 利尿薬（スピロノラクトン［アルダクトン他］、トリアムテレン［トリテレン］を除く）は投与中止。

➡️ 口渇を感じない、または水分摂取が困難
- ▶ トルバプタン（サムスカ）は投与中止。

➡️ 急性腎不全
- ▶ トリクロルメチアジド（フルイトラン他）、スピロノラクトン、トリアムテレンは投与中止。

➡️ 肝性昏睡
- ▶ フロセミド（ラシックス他）、トラセミド（ルプラック他）、アゾセミド（ダイアート他）、ブメタニド（ルネトロン）、ピレタニド（アレリックス他）は投与中止。

➡️ 適切な水分補給が困難な肝性脳症
- ▶ トルバプタンは投与中止。

➡️ 気管支喘息、気管支痙攣
- ▶ αβ遮断薬（カルベジロール［アーチスト他］）は投与中止。

➡️ 高度の徐脈、心原性ショック、肺高血圧による右心不全、強心薬または血管拡張薬を静脈投与する必要のある心不全、非代償性心不全、未治療の褐色細胞腫、糖尿病性ケトアシドーシス、代謝性アシドーシス
- ▶ β遮断薬（ビソプロロールフマル酸塩［メインテート他］）、αβ遮断薬（カルベジロール）は投与中止。

➡️ デキストラン硫酸固定化セルロース、トリプトファン固定化ポリビニルアルコールまたはポリエチレンテフタレートを用いた吸入器によるアフェレースを施行中、アクリルトリルメタリルスルホン硫酸
- ▶ ACE阻害薬（エナラプリルマレイン酸塩［レニベース他］、リシノプリル水和物［ロンゲス他］）は投与中止。

➡血管浮腫
　▶ACE阻害薬(エナラプリル、リシノプリル)は投与中止。
➡重度の末梢神経障害
　▶β遮断薬(ビソプロロール)は投与中止。
➡アジソン病
　▶スピロノラクトンは投与中止。
➡高カリウム血症
　▶K保持性利尿薬(スピロノラクトン、トリアムテレン)は投与中止。
➡高ナトリウム血症
　▶トルバプタンは投与中止。
➡閉塞性心筋疾患
　▶ジギタリス製剤は投与中止。
➡ジギタリス中毒、房室ブロック、洞房ブロック
　▶ジギタリス製剤は投与中止。

STEP 2　併用薬・飲食物・嗜好品の有無を確認する

トルバプタン、カルベジロールの薬物代謝酵素チトクロームP450(CYP)が関与する相互作用に注意する。ジギタリス製剤は、消化管における相互作用、P糖蛋白質(P-gp)の関与する相互作用、心機能に影響する薬剤との併用に要注意である(下記「説明例」)。カリウム保持性利尿薬、ACE阻害薬、ARBでは高カリウム血症の相互作用に注意し、利尿薬、ACE阻害薬、ARBでは腎機能における相互作用に注意する。

説明例

ジギタリスの相互作用の説明：
ジギタリスという薬は、体の中で薬の効き目が表れる量の幅が狭く、飲み合わせによって少しでも量が増えると、中毒(STEP4)などの副作用を引き起こしやすい性質があります。ジギタリスの腎臓からの排泄を抑える薬(P-gpの基質、阻害薬)、脈を少なくする薬、体内のカリウムの量を減らす薬など、飲み合わせの悪い薬が多くあるので要注意です。併用薬がある場合は、必ずお薬手帳を使って医師や薬剤師にお知らせください

A 動態学的

① 代謝、誘導

〔原則禁忌〕

> ➡ トルバプタン(サムスカ：CYP3A4で代謝；バソプレシンV₂拮抗薬)
> ▶ CYP3A4阻害薬→トルバプタンの血中濃度上昇。トルバプタンは低用量から開始。
> ▶ CYP3A4誘導作用を有する薬剤→トルバプタンの血中濃度低下。

〔併用注意〕

➡ αβ遮断薬(カルベジロール[アーチスト他]；主にCYP2D6、2C9で代謝)
▶ アミオダロン塩酸塩(アンカロン他)、シメチジン(タガメット、カイロック他)、選択的セロトニン再取り込み阻害薬(SSRI)→カルベジロールの血中濃度上昇。
▶ シクロスポリン(サンディミュン、ネオーラル他)→シクロスポリンの血中濃度上昇。
▶ リファンピシン(リファジン他)→カルベジロールの血中濃度低下。

② 金属キレート形成、吸着、結合(経口薬)

〔原則禁忌〕

> ➡ ジギタリス製剤、利尿薬(フロセミド[ラシックス他]、トリクロルメチアジド[フルイトラン他]、スピロノラクトン[アルダクトン他]など)
> ▶ 陰イオン交換樹脂(コレスチミド[コレバイン]、コレスチラミン[クエストラン])→陰イオン樹脂による結合で吸収阻害。

〔併用注意〕

➡ ジギタリス製剤(ジゴキシン)
▶ AlおよびMg含有製剤→ジギタリス製剤の吸収低下。吸着に起因。

③ 腸内細菌叢の変化(経口薬)

〔併用注意〕

➡ ジギタリス製剤(ジゴキシン、メチルジゴキシン[ラニラピッド他])
▶ 抗菌薬(マクロライド系薬など)→ジギタリス製剤の薬効増強。抗菌薬の影響は数カ月に及ぶことがある。マクロライド系薬などでは腎P-gp阻害も関与。

④ 溶解性低下

〔併用注意〕

➡ ジギタリス製剤(ジゴキシン、メチルジゴキシン)

- ▶メトクロプラミド(プリンペラン他)→ジギタリス製剤の血中濃度低下(ジギタリスの溶解性低下)。ジギタリス中毒の不顕性化にも注意。
- ▶抗コリン薬(プロパンテリン臭化物[プロ・バンサイン]など)→ジギタリス血中濃度上昇(溶解促進で吸収増大)。

⑤ 消化管内pHの変化
〔併用注意〕
- ➡ジギタリス製剤
  - ▶消化管内のpHを上昇させる薬剤・飲食物→ジギタリス血中濃度上昇(胃酸分解抑制)。抗コリン薬では溶解促進も関与。

⑥ 消化管吸収(経口薬)
〔併用注意〕
- ➡ジゴキシン(ジゴシン他)
  - ▶テルミサルタン(ミカルディス他)、アルプラゾラム(コンスタン、ソラナックス他)→ジゴキシンの血中濃度上昇(消化管吸収促進)。
  - ▶アカルボース(グルコバイ他)、ミグリトール(セイブル他)、サルファ薬(サラゾスルファピリジン[サラゾピリン他]など)、SSRI(パロキセチン塩酸塩水和物[パキシル他]など)→ジゴキシンの血中濃度低下(消化管吸収阻害)。

⑦ 腎排泄(尿酸排泄も含む)
〔併用注意〕
- ➡ジギタリス製剤
  - ▶ジクロフェナクナトリウム(ボルタレン他)→ジギタリス中毒の恐れ。非ステロイド抗炎症薬(NSAIDs)によるジギタリスの腎糸球体濾過量減少。
  - ▶甲状腺ホルモン製剤(レボチロキシンナトリウム[チラーヂンS])、抗甲状腺薬(チアマゾール[メルカゾール]、プロピルチオウラシル[チウラジール、プロパジール])、トラゾドン塩酸塩(デジレル、レスリン他)、ジアゼパム(セルシン、ホリゾン他)→ジギタリス製剤の作用増減。甲状腺機能低下(亢進)でジゴキシンの排泄抑制(促進)。甲状腺ホルモンによる腎P-gp誘導で腎排泄促進の可能性も。ジギタリス中毒の恐れ。腎排泄抑制に起因。
- ➡カリウム喪失性利尿薬、カリウム保持性利尿薬、ACE阻害薬、ARB
  - ▶リチウム製剤→リチウムの血中濃度上昇。リチウムの腎排泄抑制。
- ➡カリウム喪失性利尿薬
  - ▶尿酸排泄促進薬(ベンズブロマロン[ユリノーム他]など)→尿酸値上昇。利尿薬による尿酸値上昇作用により尿酸排泄作用減弱。
  - ▶アマンタジン塩酸塩(シンメトレル他)→アマンタジンの作用増強。腎排泄阻害。
  - ▶シクロスポリン→尿酸値上昇。シクロスポリンには尿酸排泄遅延作用あり。

⑧ P-gp阻害、誘導
〔原則禁忌〕

> ➡ ジゴキシン
> ▶ セイヨウオトギリソウ(セント・ジョーンズ・ワート)含有健康食品→ジゴキシンの血中濃度低下。消化管P-gp誘導に起因。

〔併用注意〕
➡ ジゴキシン
  ▶ P-gpの基質；Ca拮抗薬(ベラパミル塩酸塩[ワソラン他]、ジルチアゼム塩酸塩[ヘルベッサー他]、ニトレンジピン[バイロテンシン他]、アゼルニジピン[カルブロック他]、フェロジピン[ムノバール、スプレンジール他])、抗不整脈薬(キニジン硫酸塩水和物[硫酸キニジン他]、アミオダロン、プロパフェノン塩酸塩[プロノン他]、フレカイニド酢酸塩[タンボコール])、イトラコナゾール[イトリゾール他]、スタチン系薬、マクロライド系薬、ミラベグロン(ベタニス)、トルバプタン(サムスカ)など多数→ジゴキシンの血中濃度上昇。腎、消化管のP-gp競合阻害に起因。
➡ トルバプタン
  ▶ シクロスポリン→トルバプタンの血中濃度上昇。トルバプタンの減量、低用量を考慮。消化管、腎、肝P-gp阻害および肝CYP3A4阻害関与。
➡ ジゴキシン
  ▶ リファンピシン→ジゴキシンの血中濃度低下。P-gp誘導でジゴキシン腎排泄増大。

B 薬力学的

① モノアミン系、交感神経系、副交感神経系
〔併用注意〕
➡ β遮断薬(ビソプロロールフマル酸塩[メインテート他])、αβ遮断薬(カルベジロール[アーチスト他])
  ▶ 交感神経抑制薬(レセルピン[アポプロン]など)→過度の交感神経遮断作用。徐脈、低血圧。
  ▶ クロニジン塩酸塩(カタプレス)→ α2刺激薬の服用中止で α1作用が増強する。クロニジン投与を中止する場合は、β遮断薬を先に中止し、数日間経過観察した後に行う。

② 心機能
〔併用禁忌〕

> ➡ ジギタリス製剤
> ▶ 注射用Ca製剤(グルコン酸カルシウム水和物[カルチコール注]、塩化Ca注など)→急激にCa濃度を上昇させるような注射用Ca製剤の使用は避ける。Caはジギタリスの作用を増強。陽性変力・陰性変時作用の増強。経口Ca製剤では併用慎重。

〔併用注意〕
- ➡ ジギタリス製剤
  - ▶ 交感神経刺激薬（NAd、Ad、β刺激薬など）→不整脈。陽性変力作用の増強。
  - ▶ 交感神経遮断薬（レセルピン）、β遮断薬、αβ遮断薬、ベラパミル塩酸塩（ワソラン他）、ガランタミン臭化水素酸塩（レミニール）→徐脈、房室ブロック。陰性変時作用の増強。

- ➡ β遮断薬（ビソプロロール）、αβ遮断薬（カルベジロール）
  - ▶ クラスI群抗不整脈薬→過度の心抑制。陰性変時作用増強。

- ➡ β遮断薬（ビソプロロール）
  - ▶ フィンゴリモド塩酸塩（イムセラ、ジレニア）→併用開始時に重度の徐脈、心ブロックの恐れ。陰性変時作用増強。

③ QT延長
〔原則禁忌〕

> - ➡ ジギタリス製剤
>   - ▶ スキサメトニウム塩化物（スキサメトニウム他）→スキサメトニウムによる高カリウム血症またはカルシウム放出が原因と考えられる。

④ 血管拡張（血圧低下）、収縮（血圧上昇）
〔原則禁忌〕

> - ➡ ACE阻害薬、ARB服用中の糖尿病患者（ただし、降圧治療薬による血圧コントロールが著しく不良の患者を除く）、ACE阻害薬、ARB服用中の患者（eGFRが60mL/min/1.73m²未満の腎機能障害者では治療上やむを得ない場合を除き併用は避ける）
>   - ▶ アリスキレンフマル酸塩（ラジレス：直接的レニン阻害薬）→低血圧、高カリウム血症、腎機能障害、非致死性脳卒中発症リスク増加。レニン－アンジオテンシン（RA）系作用増強。

〔併用注意〕
- ➡ 降圧薬全般
  - ▶ 他の降圧薬、血管拡張薬（ニトログリセリン、カリジノゲナーゼ製剤、アドレナリン作動性ニューロン遮断薬など）→降圧作用の増強。
  - ▶ 血圧上昇作用のある薬（カテコールアミン系薬など）、血管収縮作用のある薬（NSAIDsなど）→降圧作用の減弱。
- ➡ ACE阻害薬
  - ▶ ARB→低血圧、高カリウム血症、腎機能障害の恐れ。

- ➡ ACE阻害薬、ARB
    - ▶ 利尿薬→初回投与後、一過性の急激な血圧低下。腎不全の恐れ。利尿薬のレニン活性増加による。
- ➡ 利尿薬
    - ▶ 昇圧アミン(アドレナリンなど)→昇圧アミンの作用減弱。血管壁の反応低下による。手術前には利尿薬を一時休薬。
- ➡ カリウム喪失性利尿薬
    - ▶ バルビツール酸系薬、アヘンアルカロイド、アルコールなど→起立性低血圧の誘発。血管拡張作用による。

⑤ 血糖値
〔併用注意〕
- ➡ カリウム喪失性利尿薬
    - ▶ 糖尿病治療薬→血糖降下作用の減弱。低カリウム血症によるインスリン分泌低下の可能性。
- ➡ ACE阻害薬、ARB
    - ▶ 糖尿病治療薬→血糖降下作用の増強。
    - ▶ β遮断薬(ビソプロロール)、$\alpha\beta$遮断薬(カルベジロール)→血糖降下作用の増強。β遮断による低血糖症状のマスクに注意。β_2遮断によりグリコーゲン分解抑制。

⑥ 血液凝固
〔併用注意〕
- ➡ ジギタリス製剤
    - ▶ ヘパリン→ヘパリンの作用減弱の恐れ。機序不明。
- ➡ トルバプタン(サムスカ)
    - ▶ バソプレシン誘導体→止血作用の減弱。

⑦ 低カリウム、高カリウム、高カルシウム
〔併用禁忌〕

- ➡ スピロノラクトン(アルダクトンA他)、トリアムテレン(トリテレン)
    - ▶ タクロリムス水和物(プログラフ、グラセプター)、エプレレノン(セララ)→高カリウム血症の発現(協力作用)。
    - ▶ ミトタン(オペプリム)→ミトタンの作用阻害。

〔原則禁忌〕

> ➡ ACE阻害薬、ARB服用中の糖尿病患者（ただし、降圧治療薬による血圧コントロールが著しく不良の患者を除く）、ACE阻害薬、ARB服用中の患者（eGFRが60mL/min/1.73m²未満の腎機能障害者では治療上やむを得ない場合を除き併用は避ける）
> ▶ アリスキレン→低血圧、高カリウム血症、腎機能障害、非致死性脳卒中発症リスク増加。RA系作用増強。

〔併用注意〕
- ➡ ジギタリス製剤
    - ▶ 低カリウム血症誘発薬剤（カリウム喪失性利尿薬、ステロイド、甲状腺ホルモン製剤、甘草含有漢方薬など）、活性型ビタミンD₃製剤、テリパラチド製剤（テリボン、フォルテオ）、陽イオン交換樹脂、カルシウム製剤→ジギタリス中毒（低カリウム、低マグネシウム、高カルシウム血症）。注射用カルシウムとジギタリス製剤の併用は禁忌。
- ➡ カリウム喪失性利尿薬
    - ▶ 糖尿病治療薬→血糖降下作用の減弱。低カリウム血症によるインスリン分泌低下の可能性。
    - ▶ ステロイド、グリチルリチン（甘草）含有製剤→低カリウム血症誘発。
    - ▶ 乳酸ナトリウム→低カリウム血症、代謝性アルカローシスを増強。アルカリ化作用の減弱。
    - ▶ トレミフェンクエン酸塩（フェアストン他）→高カルシウム血症。
    - ▶ 非脱分極性筋弛緩薬→低カリウム血症により神経－筋遮断作用増強。
- ➡ カリウム保持性利尿薬、トルバプタン、塩化カリウム
    - ▶ ACE阻害薬、ARB、レニン阻害薬、シクロスポリン、カリウム製剤→高カリウム血症の発現。
    - ▶ コレスチラミン（クエストラン）、塩化アンモニウム→高カリウム血症の誘発。代謝性アシドーシスが発現。

⑩ 腎毒性
〔併用禁忌〕

> ➡ トリアムテレン
> ▶ インドメタシン製剤、ジクロフェナクナトリウム（ボルタレン他）→急性腎不全の発現。トリアムテレンの腎毒性を防御するプロスタグランジン（PG）合成阻害などのため。

〔併用注意〕
- ➡ ACE阻害薬、ARB
    - ▶ NSAIDs→腎毒性、降圧作用減弱。脱水や腎機能障害、心不全ではアンジオテンシン、PGによる腎保護効果が低下し、急性腎不全を来す恐れ。

➡ループ利尿薬
- ▶NSAIDs、セフェム系薬→腎損傷。NSAIDsはクレアチニンクリアランス減少。セフェム系薬は腎で再吸収促進され蓄積。

⑨ 副作用など
〔併用注意〕
➡利尿作用を有する薬(ループ利尿薬、サイアザイド系利尿薬など)
- ▶SGLT2阻害薬、バソプレシンV_2受容体拮抗薬(モザバプタン塩酸塩[フィズリン]、トルバプタン)→脱水。利尿作用増強。
- ▶ビグアナイド系薬(メトホルミン塩酸塩[メトグルコ他])→乳酸アシドーシスの恐れ。脱水に起因。

➡カリウム喪失性利尿薬
- ▶NSAIDs→利尿作用の減弱(腎PG合成阻害作用)。

➡ループ利尿薬
- ▶アミノグリコシド系抗菌薬、シスプラチン(ランダ、ブリプラチン他)→腎・内耳神経障害の誘発。

心不全

STEP 3-1 病識を持たせる

まずは、心臓の役割、構造などを伝えた後、心不全は病名ではないこと、急性と慢性があること、慢性心不全の予後、原因、症状、症状発症機序（左心不全・右心不全など）などを説明し、心不全が命に関わる病気であることなどを十分に理解させる。慢性心不全は外来での薬物治療が中心となるため、慢性心不全の悪化機序（代償機構、リモデリング、前負荷・後負荷など）、発現機序（収縮不全・拡張不全）、また患者が経験する診断・検査・非薬物治療について伝えて、慢性心不全の薬物治療の重要性を理解させる。さらに、生活習慣を見直す重要性を訴えることも重要である。

一方、急性心不全では緊急入院による治療が行われるため、慢性心不全のように外来での服薬指導の対象にはならない。しかし、慢性心不全の患者の中には急性心不全の既往歴や、慢性心不全の急性増悪により急性心不全に移行する場合もあるため、慢性心不全の患者に急性心不全についても説明することは、より良い服薬指導につながる。

心臓の役割、構造、血液循環、心拍出量などの説明

➡心臓の役割について説明する。

説明例

人間が生きていくには、腎臓、肝臓、肺など全ての場所（臓器）に十分な栄養と酸素が行き渡るようにすることが必要です。血液は栄養と酸素を運んでいますが、その血液を体中にぐるぐる回すポンプの働きをしているのが心臓です

説明例

ポンプといっても、心臓のポンプは消防のポンプと大きな違いがあります。消防のポンプは水を放水するだけですね。でも心臓では、放出した血液を再び取り入れては送り出すということを繰り返し、血液をぐるぐる循環させているのです。つまり、十分な血液が心臓というポンプに満たされて、初めて十分な量の血液を体内に送ることができるのです。ですから、心臓のポンプの2つの大きな役目は、『血液を送り出す』ことと、『血液を受け取る』ことになります

➡心臓の構造を説明する（イラスト1）。
① 心房、心室、左心系、右心系

説明例

心臓をリンゴのように縦半分に切ってみると、4つの部屋に区切られています。体の中ではそれぞれ左側の上から下へ左心房、左心室、右側を右心房、右心室といいます（イラストにすると、右と左が逆になります）。左側と右側の部屋は壁で仕切られてつながっていません。心臓の左側の場所を左心系、右側の場所を右心系といいます。左心系では『血液を送り出す』働きが、また右心系では『血液を受け取る』働きが大きな役割となっています。ですから、左右のどちら側の働きが悪くなるかで、影響を受ける内臓や表れる症状が異なります（左心不全と右心不全）

「服薬指導のツボ」虎の巻 第3版 **239**

イラスト1 ● 心臓の構造

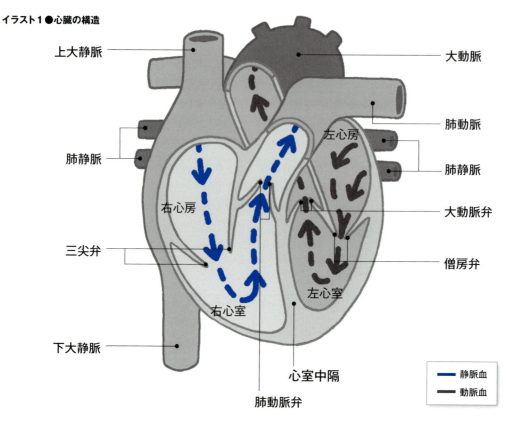

※これらのイラストは、巻末のイラスト集にカラーで収録されています。患者指導用のツールとしてご活用ください。

イラスト2 ● 血液循環
（心臓のポンプ機能による血液の流れ）

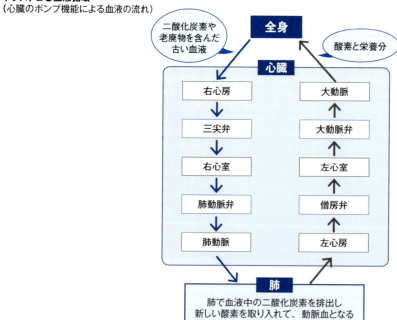

② 心臓弁

説明例

よく心臓を見ると4つの弁があります。これらの弁は心臓の4つの部屋の出口にそれぞれ付いています。血液が、心房から心室へと、一方の方向にだけ流れて、逆流しないようにするためです。ですから、この弁に異常があると、十分に血液を送り出せなくなります。心臓弁膜症は、この弁の開きが悪くなったり、閉りが悪くなったりする病気で、心不全の原因の1つとなります

➡血液循環について説明する（イラスト2）。

説明例

心臓は、右側の心臓で血液を受け取り、肺へ送り出しています。また左側の心臓は、肺から血液を受け取り全身へ送り出しています。詳しく説明すると、血液は『全組織 ➡ 静脈 ➡ 右心房 ➡ 右心室 ➡ 肺 ➡ 左心房 ➡ 左心室 ➡ 動脈 ➡ 全組織』と流れて、体中をぐるぐる循環しています。ちょうど、電車（血液）が環状線（全身）をぐるぐる回って、各駅（各臓器）にお客さん（酸素、栄養）を降ろしているのと同じですね

説明例

少し詳しく説明しますと、全身から戻ってきた血液は、二酸化炭素という老廃物を多く含んだ静脈血と呼ばれ、静脈という血管を通って心臓に戻ってきます。戻ってきた血液は、心臓の右側の右心房から入り、右心室に流れ込みます。ここでいったん、血液は心臓から外に出て肺に運ばれます。ご存じのように、私たちは肺で息をしていますが、これは二酸化炭素を体の外へ出して、酸素を入れるための『呼吸』をしているからです。ですから、肺に入った静脈血は、呼吸によって酸素を多く含む血液である動脈血となって、肺から心臓の左心房に戻ってきます。そして、動脈血は左心室に運ばれた後に、左心室の強力なポンプの力で動脈に送り出されて、全身に酸素を届けているのです。そして、酸素の代わりに二酸化炭素という老廃物を受け取って静脈血となり、心臓に再び戻って循環するのです

➡心拍出量、駆出率について説明する。

説明例

心房と心室は交互に収縮して血液を流しています。4つの部屋の中で最も強い収縮力があるのは左心室で、血液を強力に全身に押し出しています。安静時に左心室から出て行く血液の量を『心拍出量』と呼んでいて、健康な方の心拍出量は、心臓が一度収縮すると約70mLで、1分間では約5〜7Lとなります。心不全ではこの心拍出量が減ってしまいます。また、ちょっと難しいかもしれませんが、『1回の心拍出量（駆出量）を、心臓が最も広がったときの左心室の血液量（容積）で割った割合』を駆出率といいます。左心室の収縮機能が正常に保たれている場合の駆出率は、50〜80％です。つまり、左心室にある血液量の50〜80％が動脈に送り出されていることになります

イラスト3●慢性心不全の原因

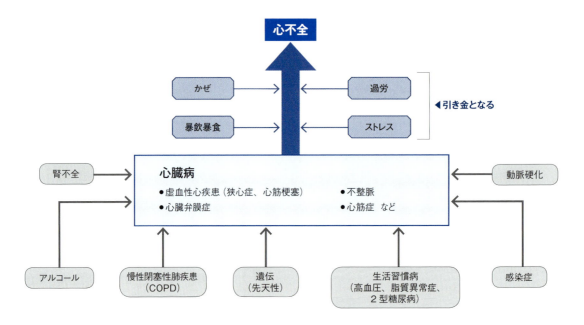

心不全とは

説明例

私たちは、心臓によって十分な血液が全ての組織に循環されることで、健康に動くことができています。心不全とは、心臓のポンプとしての働きが弱くなって、様々な症状が表れた状態をいいます。間違えないでいただきたいのは、心不全は『病名ではない』ことです。何らかの病気が原因となって、心臓の働きが十分でなくなった『状態』を示す言葉なのです。ですから、『私は〇〇病で心不全となりました』というのが正確なのです

慢性心不全とは

説明例

前触れもなく、突如として表れる心不全は『急性心不全』と呼ばれ、入院治療が行われます。一方、慢性心不全とは、急性心不全に比べて症状は軽く、薬物治療によって、その症状を落ち着かせることができている状態をいいます。また、急性心不全が治療によって落ち着いた状態も慢性心不全です。ですから、慢性心不全の治療は外来での薬が中心となります。慢性心不全の進行や重症度の程度は、自覚症状などによって4段階に分けられています。そして、それぞれの程度に応じて、使用される薬剤の種類が決められています（図2）

➡（慢性）心不全の予後について説明する。

説明例

急性心不全は、感染症や多臓器不全などで命に関わります。一方、慢性心不全も、その進行の程度はまちまちですが、軽度では不整脈による突然死の原因となり、また重篤では急性心不全となり（急性増悪）、それぞれ命を脅かすことが分かっています。日本での心不全による死亡者数は年間約7万人です。心臓病で亡くなられる方の中で最も多く、その約4割を占めています（2014年の調査）。いったん慢性心不全が始まってしまうと、残念ながら心臓が自力で元に回復することはありません。適切な薬物治療を行わないと、命を脅かすことになってしまいます。命取りにならないように、できる限り症状の軽いうちから早期に治療を開始することがとても重要なのです

➡慢性心不全の原因について説明する（イラスト3）。

▶心臓病、生活習慣病が関与

説明例

あらゆる心臓の病気が原因となります。また、心臓に負担を掛ける病気も心不全の原因となります。心臓の病気には、虚血性心疾患（狭心症、心筋梗塞）、心臓弁膜症（僧帽弁閉鎖不全症など）、不整脈（頻脈、徐脈）、心筋症（拡張型、肥大型、拘束型）、先天性心疾患（心房および心室中隔欠損）などがあります。また心臓に負担を掛ける病気には、生活習慣病（高血圧、脂質異常症、糖尿病など）や、腎不全、貧血、慢性閉塞性肺疾患（COPD）などがあります

説明例

特に代表的な生活習慣病である高血圧では、長年、心臓に負担を掛けて心肥大などが表れ（後述参照）、心不全の大きな原因となっています。その他の生活習慣病で

イラスト4 ●慢性心不全の主な症状

体に血液が滞る（うっ血）によって起こる症状（肺うっ血、静脈うっ血）

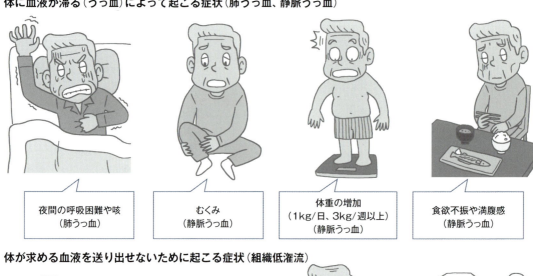

夜間の呼吸困難や咳（肺うっ血）　むくみ（静脈うっ血）　体重の増加（1kg/日、3kg/週以上）（静脈うっ血）　食欲不振や満腹感（静脈うっ血）

体が求める血液を送り出せないために起こる症状（組織低灌流）

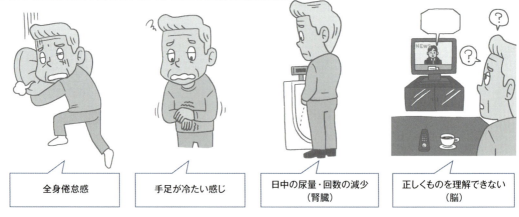

全身倦怠感　手足が冷たい感じ　日中の尿量・回数の減少（腎臓）　正しくものを理解できない（脳）

※このイラストは、巻末のイラスト集にカラーで収録されています。患者指導用のツールとしてご活用ください。

も、心臓に栄養や酸素を渡している冠状動脈に動脈硬化を起こして（『虚血性心疾患』参照）、心臓に負担を掛けています。また、腎不全では尿ができなくなり血液量が増えるために、貧血では不足している酸素の量を増やそうと脈拍（脈拍）数が増すために、さらにはCOPDでは肺が働かずに右心系に血液が留まるために、それぞれ心臓に負担を掛けてしまいます。生活習慣そのものが、心不全の原因となっていることも分かっています（後述参照）

➡慢性心不全の主な症状について説明する（イラスト4、5）。

説明例

慢性心不全は徐々に病状が進行するので、初期は症状がないことも多くありますが、主な症状は、体の組織に血液がた

イラスト5●左心不全、右心不全での症状

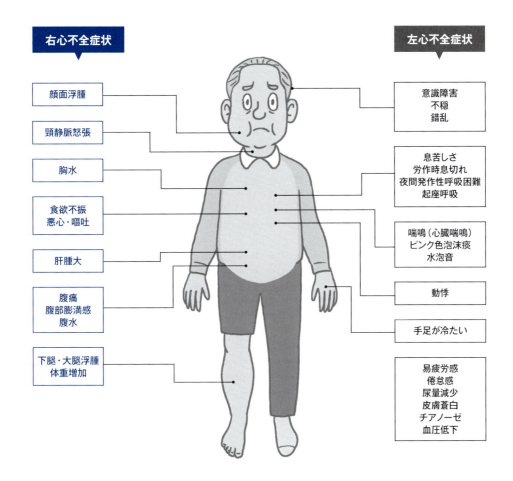

※このイラストは、巻末のイラスト集にカラーで収録されています。患者指導用のツールとしてご活用ください。

まる『うっ血』と、全身の組織（臓器）に必要な血液を送り出せなくなる『組織低灌流』によって起こるものに、分けられます（イラスト4）。うっ血では、主に『肺うっ血』と『静脈うっ血』が表れ、うっ血が起こると血管から血液の水や成分が漏れて『浮腫』というむくみ（水膨れ）も同時に表れます。一方、組織（臓器）に十分な血液が届かなくなると、全身倦怠感や手・足の冷え、また尿の量が減ることや、正しくものを理解できないなど、様々な症状が表れます

▶左心不全、右心不全での症状（イラスト5）

説明例

慢性心不全は、心臓の左側（左心系）、右側（右心系）のどちらの場所の働きが悪く

なったのかによって、左心不全と右心不全に分けられます。左心不全では、左心系がうまくいかなくなり、血液が十分に全身に送り出せなくなる状態です。一方、右心不全は、右心系がうまく働かなくなり、血液が静脈を通って心臓に戻ってきても、うまく肺に送り出せない状態です。それぞれで影響を受ける臓器が異なり、異なった症状が表れます。つまり、左心不全では、『肺うっ血』と『組織低潅流』の症状が、右心不全では『静脈うっ血』の症状が表れます

説明例

左心不全では、心臓から動脈の方へ血液が進みにくくなり、心臓だけでなく、肺にまで血液が滞って『肺うっ血』を起こし、息苦しくなります。また、あちらこちらの組織（臓器）の働きが悪くなります。一方、右心不全では、静脈血が心臓に戻らず留まってしまうため、体内の様々な場所で『静脈うっ血』による症状が表れます

▶左心不全による肺うっ血症状（イラスト5）

説明例

左心不全による『肺うっ血』による『息苦しさ』は、慢性心不全から突然に起こる急性心不全で強く起こります。呼吸の回数が多くなって、空気が足りなくて窒息しそうな感じが特徴です。また動悸、息切れ、咳も表れます。初期の慢性心不全では、階段や坂道、急いだときなど、運動をして心臓に負担を掛けたときに症状が表れます（労作時呼吸困難）。

説明例

心不全が進行してくると、夜間など仰向けに寝ているときに、咳が出て息苦しくなり、目が覚めるようになります（夜間発作性呼吸困難）。体を少し起こすと楽になりますが、再び横になって寝ると、同様な発作が表れます（起坐呼吸）。これは、日中では重力のために下半身に留まっていた多くの血液が、横（水平）になることによって急に心臓に戻ってしまい、心臓に負担を掛けるためです（前負荷）

説明例

さらに心不全が進んで重症になると、安静時にまで呼吸困難が表れます。こうなると、咳と一緒にピンク色の泡状の痰が出たり、まるで気管支喘息のようにゼーゼーヒューヒューといった音が聞こえるようになります（心臓喘息）。起坐呼吸や心臓喘息といった症状は、肺が水浸しになった『肺水腫』によって表れたもので、急性心不全の典型的な症状です

▶左心不全による組織への血液供給不足による症状（組織低潅流）

説明例

左室不全によって送り出す血液量が少なくなり、体の筋肉や様々な臓器に十分な血液が行かなくなって表れる症状です。心不全の初期には、全身がだるくなったり（倦怠感）、動くとすぐに疲れる（易疲労感）ような症状が表れます。これは、筋肉に酸素が十分に届かないために起こります。さらに心不全が進行すると、血の流れが悪くなり『手足が冷たい』、皮膚に血の気がなくなって青ざめてしまいます（皮膚蒼白）。また、腎臓の血液量が減るので『尿量の減少』が見られますが、夜間、

横になって寝ていると、逆に血液量が増えて何度もトイレに行くような症状も表れます（頻尿）。さらに重症の急性心不全になると、安静時にも強い倦怠感が表れ、汗や尿がほとんど出なくなり（無尿）、脳の働きもおかしくなって、正しくものが理解できなくなり（意識障害、不穏、錯乱など）、体全身に酸素が急に足りなくなって、爪や唇など全身の皮膚が紫色になる『チアノーゼ』、また『急激な血圧低下』、重篤な『ショック』などで、直ちに入院治療が必要となります

▶右心不全による静脈うっ血症状

説明例

一方、右心不全では『静脈うっ血』の症状が表れます。初期では、手足の静脈にうっ血が起こり、『手足のむくみ（浮腫）』が表れます。指で押すと凹みが残ります。特に夕方になると足にむくみが出やすくなります。また、『体重増加』も表れます。心不全が進行してくると、『首の静脈やおなかの静脈も太く膨れ』て、『肝臓（肝腫大）』や『腸の水膨れ』によっておなかが張ったり（腹部膨満感）、『腹痛』が表れて食欲もなくなってきます。さらに重症になると、全身にむくみが表れるようになって、おなかに水がたまるようになります（腹水）

➡慢性心不全の重症化の分類について説明する（図2）。

説明例

慢性心不全の進行の程度は、表れている症状による分類（NYHA分類）、またかかっている病気、心臓の形の変化、表れている症状による分類（AHA/ACC Stage）によって、それぞれ4段階に分けられます。例えば、後者の分類では、最も軽い方は、高血圧などの病気はあるけれど、心臓の形の変化はない方（StageA）、次いで心臓が内側に厚くなる『心肥大』など、何らかの変化はあるが症状はない方（StageB）、さらに坂道を上ると息苦しいなどの何らかの症状がある方（StageC）、心筋梗塞による急性心不全などで入院した方（StageD）──などに分けられます。注意していただきたいのは、自覚症状がなく心臓の形も変化してない方でも、高血圧であれば既に慢性心不全の最初の段階であることです。ですから、心不全の症状はなくても、早期から薬による治療を開始することが重要なのです

➡慢性心不全の進行・悪化の仕組みについて説明する。
▶代償機構（イラスト6）

説明例

人の体の中では、慢性心不全の危機を食い止めるための手立てが備わっています。これを『代償機構』といいます。つまり、心不全になると、心拍数（脈拍）を増やしたり、血圧を上げたり、尿の量を減らしたりして、全身に必要な血液量を保とうとしているのです。この代償機構の主役は、『交感神経』と、『アンジオテンシン』と呼ばれる物質です

説明例

交感神経は、例えば、緊張したり興奮したりした時に、胸がドキドキして脈拍が速くなって血圧が上がり、汗が出るといった状態を作り出す神経です。心不全により心臓に負担が掛かると、これに適応

イラスト6●交感神経系とRAA系の代償機構

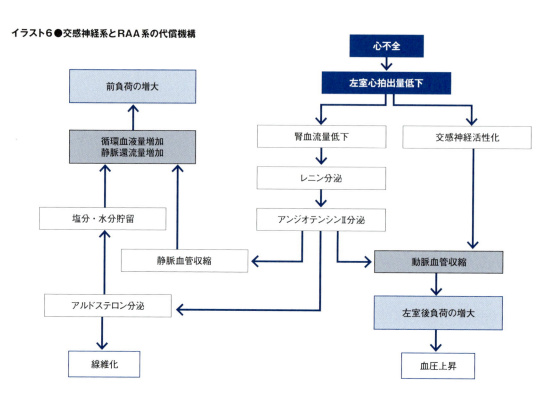

イラスト7●心筋リモデリング

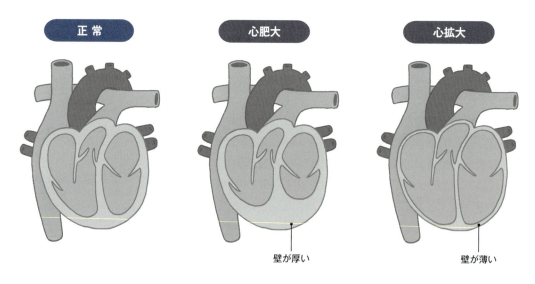

※このイラストは、巻末のイラスト集にカラーで収録されています。患者指導用のツールとしてご活用ください。

して刺激され、血管を縮めたり、心臓の脈拍数や収縮力を高めたり、血圧を上昇させたりします。また交感神経の刺激や、血液量が少ないと腎臓が感知すると、腎臓からレニンという物質が出て、肝臓でアンジオテンシンという物質が作られます。このアンジオテンシンも血液量を増やそうとして、血管を縮めたり、尿量を減らしたりして、血圧を上昇させます。さらにアンジオテンシンはアルドステロンという物質の分泌も増やして、塩分や水分を取り入れて体液量を増やし、心臓の補強（線維化）をします

説明例

これらの代償機構がうまく働いていれば、まず生命の危険はありません。ですが、実際には、慢性心不全では常に心臓に負担（負荷）が掛かっていて、代償機構が過剰に働いているため、心不全が悪化するという悪循環が起こっているのです。ちょっと矛盾しているように感じられるかもしれませんが、心不全の悪化を防ぐには、この過剰な代償機構を抑えることが重要なのです

▶心筋リモデリング（イラスト7）

説明例

長い間、心臓に負担（前負荷、後負荷；後述参照）が掛かり、過剰な代償機構が働くと、心臓はそれに適応しようとして、形や大きさなど、姿を徐々に変えていきます。これを『心筋のリモデリング』といいますが、心臓にとっては悪い変化になってしまいます。つまり、硬く、伸び縮みができない弱い心臓になって、心不全を悪化させることになります。主な変化は、心室の壁が内側に向かって厚くなる『心肥大（求心性肥大）』と、心臓の細胞の間の繊維が増える『繊維化』と呼ばれる変化で、アンジオテンシンやアルドステロンによって引き起こされることも知られています。どちらの変化も血圧上昇（後負荷）に適応しようとして、心臓が頑張るために、早い段階から表れやすく、『拡張不全』と呼ばれる心不全を起こしてしまいます（後述参照）。ですから、高血圧の方は、リモデリングにより心肥大になることが多く、心不全が進行しやすいのです。なお、心拡大とは、弁膜症などで血液量が増えるため（前負荷）、左心室が外に向かって大きくなることで（遠心性肥大）、長期続くと心肥大になってしまいます

▶前負荷、後負荷

説明例

慢性心不全は、長期にわたって心臓に負担が掛かって徐々に進行します。心臓の負担には、『前負荷』と『後負荷』と呼ばれる負荷があることが知られています。前負荷とは、心臓の前側から掛かる負担で、心臓が広がった時に静脈から心臓に戻ってくる『全身の血液量』のことです。一方、後負荷は心臓の後ろ側に掛かる負担で、左心室から血液を動脈に送り出す時に必要な力で、『血圧』を示します。例えば、むくんでいる方では、全身の液量が増えているので心臓に前負荷が掛かり、血圧が高い方は後負荷が掛かっている状態です。これらの負荷が心臓に掛かるため、過剰な代償機構や心筋のリモデリングが起こって、心不全が徐々に悪化していきます。なお、心不全は心臓自身の病気が原

因となって表れますが、これらの病気に前および後負荷の病気が加われば、さらに心不全は悪化してしまいます

➡慢性心不全の分類について説明する。

心不全は、どこの部分が悪くなったのか、またどの働き悪くなったのか、によって分けることができます。既にお話したように（慢性心不全の主な症状）、心臓の左心系、右心系のどちらの部分の働きが悪くなったのかによって、左心不全と右心不全に分けられます。それぞれで影響を受ける臓器が異なり、異なった症状が表れます。一方、ポンプの働きである『血液を送り出す』『血液を受け取る』のどちらの働きが悪いのかによって収縮不全と拡張不全に分けられ、異なった薬が処方されます（『慢性心不全』の処方例参照）

▶左心不全と右心不全（イラスト5）

左心不全とは、心筋梗塞や拡張型心筋症のように、左心室の収縮力の低下や心臓弁膜症による逆流などで起こることが知られています。右左心不全の症状は、既にお話しましたが（慢性心不全の主な症状）、左心不全では心臓の左心系がうまく働かなくなり、血液が十分に送り出されないため、肺では『肺うっ血』が、また栄養不良であちらこちらの臓器で様々な症状が表れます。右心不全では、右心系がうまく働かなくなり『静脈うっ血』を起こします。右心不全の一番の原因は『左心不全』です。これは、左心不全により肺の血管に血液がいっぱいにたまると、次には右心室、さらには右心房にもたまってしまい、心臓に戻ってくる静脈血でさえも心臓に戻らずに静脈に留まるためです。その他には、右心室に限局した心筋梗塞や肺動脈（心臓から肺に向かう血管）が詰まる塞栓によっても右心不全が起こります。右心不全では、左心不全に見られるような『肺うっ血』は表れません。なお、左心不全および右心不全が同時に起こっている場合があり、これは両心不全と呼ばれています

▶収縮不全（HFrEF）と拡張不全（HFpEF）

心臓は筋肉が収縮したときに血液が出て行き、広がったときに血液が入ってきます。この心筋の働きが弱まってしまうと、うまく血液を循環させることができなくなり、心不全となってしまいます。まず、『収縮不全』とは、血液を送り出す働きの低下によって表れる心不全です。心臓には血液が入ってくるのですが、特に心室の収縮が弱くなって肺や全身に十分な血液を送り出せなくなっている状態です。『左室収縮機能が低下した心不全』とも呼ばれます。一方、拡張不全とは、血液を送り出す力はありますが、心室の広がりが悪くなって『十分に血液を取り込めない』状態の心不全です。『左室収縮機能が保持された心不全』とも呼ばれています。拡張不全は、心不全の方の約3〜4割を占めていて、心臓のリモデリングによる心肥大によって起こることが分かっています。心肥大の大きな原因は高血圧です。ですから、高血圧の方は、既にリモデリングにより心臓が変形をし始めていて、拡張不

全を起こしやすい状態にあると考えられます

➡ 診察と検査について説明する。

説明例

心不全の診断は診察と検査によって行われます。診察では『うっ血』や『組織低灌流』による症状について調べます（心不全の主な症状：イラスト4、5）。むくみがあるかないかは特に重要で、いつ頃からか、また、体重の変化があるかないかを医師に伝えると診断に役立ちます。頸動脈の膨らみ（怒張）も心不全の患者さんの特徴的な所見になります。聴診では心臓のリズムと肺の音を聞きます

説明例

心不全の診断の際に行う基本的な検査は、『胸部X線』と『心電図』です。胸部X線では心臓の大きさ、肺のうっ血や肺水腫があるかないかを検査します。心電図は心不全の原因となっている心臓の病気を調べるために必須です。さらに原因の病気の診断や心臓の動きを調べるために『心エコー検査』が行われます。また、心筋梗塞や心臓弁膜症による心不全では、『冠動脈CT』や、『MRI』などが行われることがあります。また、『血液検査』ではBNP（脳性利尿ホルモン）という心臓から分泌されるホルモンの値を調べます。この値が高くなっていると心不全が重症化している可能性が高くなります。ただし、この値は年齢、腎臓の機能障害などでも上昇します

▶ BNP（脳性利尿ホルモン）

説明例

心臓は自分自身に負担が掛かると、自らその負担を減らすためにホルモンを分泌します。このホルモンはBNPと呼ばれています（もともとブタの脳から単離できたことから脳性と名前が付いています）。BNPの働きには、水分を尿の中に多く出す利尿作用（血液量低下）と血管を広げる作用（血圧低下）があり、心臓の前負荷、後負荷の両方を減らします。BNPは、健常人では心房で作られていますが、心不全などによって心臓に負担が掛かると、心室においても作られるようになり、心臓への負担が大きくなればなるほど、増えることが分かっています。ですから、血液検査によって血液中のBNPの量を調べることで、心不全の重症度が分かるのです。一般にBNPの正常値は13（pg/ml）未満とされますが、100以上で心不全が疑われます。またBNPが低いほど延命が期待できるとされています

➡ 非薬物治療について説明する。

説明例

慢性心不全では薬物治療が中心となり、原因となる病気の治療も一緒に行います。ですが、薬物療法によっても、増悪を繰り返して命に関わるような場合には、不整脈に対する治療として『植え込み式除細動器（ICD）』（『不整脈概論』参照）を、ポンプ機能の低下に対する治療として『心臓再同期療法（CRT）』が行われます。どちらもペースメーカと同じように、体内に埋め込まれます

重症の心不全の方では、致命的な不整脈（心室細動）が表れやすくなります。ICDは、患者さんに致死的な不整脈が起こった時に、自動的に電気ショックを与えて、心臓の脈を正常にするものです。一方、心不全が悪化すると、心臓が弱って、心房から心室に伝わる電気信号にも時間がかかるようになり、心房と心室の収縮がずれて表れ（同期不全）、ポンプが正常に働かなくなります。CRTは、この収縮のずれを修正して心臓のポンプ機能を正常にします

➡生活習慣について説明する（イラスト3）。

説明例

慢性心不全は、心臓病や生活習慣病などが原因となって起こります。ですが、これらの病気が落ち着いていても、運動不足や過度の運動、過食（肥満）、ストレス、塩分や水分の過剰摂取、喫煙、飲酒や、過労、睡眠不足、高温や長時間の入浴などの悪い生活習慣が原因となって、心不全を悪化させると考えられています。また、『ストレス、過労、かぜ』が急性心不全の引き金になることが知られています。ですから、日ごろからこれらの生活習慣を見直すことがとても大切です。なお、生活習慣指導は、生活習慣病の場合とほぼ同じ指導内容になります（『高血圧』『脂質異常症』『2型糖尿病』参照）

▶運動指導

説明例

心不全の進行の程度に見合った適切な運動には、生活の質（QOL）を良くして日々の生活を快適にし、延命効果があることがはっきりと分かっています。また肥満を予防し、ストレスの発散にも効果的です。特に心不全の症状が安定している方では、積極的に全身運動が勧められます。ですが、過度の運動は逆効果です。日常生活では、心臓に負担の掛からない散歩やウォーキングなど（有酸素運動）が基本となります。運動指導員など、専門家の指導を受けてもよいでしょう。また、医療機関では『心臓リハビリテーション』といった運動指導が行われることがあります

▶食事指導

説明例

特に塩分の取り過ぎは、血液量を増やし（前負荷）、血圧を上昇（後負荷）させるため心臓の負担になります。ですから、心不全では『塩分の制限』がとても大切です。重症心不全の方では、1日3g以下の塩分制限が目標です。また、重症心不全でむくみ（浮腫）を伴う場合には『水分制限』も行うことがあります。軽症の場合、塩分制限は1日7g以下を目標としますが、水分制限は不要とされます。また、過食による肥満は心臓に負担を掛けます。肥満の方は、暴飲暴食を避けて、規則正しい食事を心掛けて、場合によっては摂取カロリーを制限した方が良いでしょう

▶肥満解消；『高血圧』参照

▶禁煙・節酒指導

説明例

喫煙は肺と心臓にとても有害です。タバコに含まれるニコチンは交感神経を刺激して、心臓に負担を掛けます。禁煙によって、心不全の方の死亡率や再入院率が

下がることが分かっています。ですから、すぐに禁煙することをお勧めします。また飲み過ぎは血圧を上げ、心臓に負担を掛けます。お酒を控えることで、劇的に心臓の働きが良くなることもあります。適量のお酒を飲むようにしましょう。なお、お酒の飲み過ぎで起こるアルコール性心筋症では、禁酒が厳守です

➡日常生活、その他について説明する。

▶入浴

熱いお湯は交感神経を刺激し心臓に負担を掛けます。また深く肩まで湯に浸かれば水圧が掛かり、心臓の負担になります。適切な入浴は心臓の負担を軽くするため、お湯は40～41℃にして、鎖骨下までの深さの半身浴で、10分以内の入浴を心掛けてください

▶旅行

長時間の飛行機旅行、高地や高温多湿な地域への旅行は注意です。長時間の飛行機移動など、心不全を増悪する危険性があります。どうしても必要であれば、医師に相談してください

▶予防接種

かぜが急性心不全の引き金になることがあります。全ての心不全の患者さんが、冬季のインフルエンザの予防接種を受けることをお勧めします

▶妊娠

妊娠すると、赤ちゃんにも栄養を送るため血液量が増えて心臓に負担を掛けます。心不全の方では、正常な妊娠、分娩が難しいことが多く、心不全の薬の多くは妊娠中に服用できないため、避妊した方が賢明と考えられています。どうしても妊娠を希望する方は、医師に相談してください

表1 ●うっ血性心不全の診断基準（Framingham criteria）

大症状2つか大症状1つおよび小症状2つ以上を心不全と診断する

大症状	発作性夜間呼吸困難または起座呼吸
	頸静脈怒張
	肺ラ音
	心拡大
	急性肺水腫
	拡張早期性ギャロップ（Ⅲ音）
	静脈圧上昇（16cmH₂O以上）
	循環時間延長（25秒以上）
	肝頸静脈逆流
小症状	下腿浮腫
	夜間咳嗽
	労作性呼吸困難
	肝腫大
	胸水貯留
	肺活量減少（最大量の1/3以下）
	頻脈（120/分以上）
大症状あるいは小症状	5日間の治療に反応して4.5kg以上の体重減少があった場合、それが心不全治療による効果ならば大症状1つ、それ以外の治療ならば小症状1つとみなす

表2 ●急性心不全の各病態の血行動態的特徴

	心拍数/分	収縮期血圧 mmHg	心係数	平均肺動脈楔入圧	Killip分類	Forrester分類	利尿	末梢循環不全	脳など重要臓器の血流低下
急性非代償性心不全	上昇/低下	低下、正常/上昇	低下、正常/上昇	軽度上昇	Ⅱ	Ⅱ	あり/低下	あり/なし	なし
高血圧性急性心不全	通常は上昇	上昇	上昇/低下	上昇	Ⅱ-Ⅳ	Ⅱ-Ⅲ	あり/低下	あり/なし	あり 中枢神経症状を伴う*
急性心原性肺水腫	上昇/低下	低下、正常/上昇	低下	上昇	Ⅲ	Ⅱ/Ⅳ	あり	あり/なし	なし/あり
心原性ショック（1）低心拍出量症候群	上昇	低下、正常	低下	上昇	Ⅲ-Ⅳ	Ⅲ-Ⅳ	低下	あり	あり
心原性ショック（2）重症心原性ショック	＞90	＜90	低下	上昇	Ⅳ	Ⅳ	乏尿	著明	あり
高拍出性心不全	上昇	上昇/低下	上昇	上昇あり/上昇なし	Ⅱ	Ⅰ-Ⅱ	あり	なし	なし
急性右心不全	低下が多い	低下	低下	低下	Ⅰ	Ⅰ、Ⅲ	あり/低下	あり/なし	あり/なし

平均肺動脈楔入圧：上昇は18mmHg以上を目安とする　＊高血圧性緊張症がある場合に認められる

[参考] 急性心不全について

　急性心不全は、突如として心臓の働きが極端に悪くなり、「息苦しさ」などの症状が強く表れて、非常に命の危険が高く重篤な心不全である。慢性心不全が急に悪くなって表れることがあるので、ポイントを絞って理解しておくことが重要である。

(1) 定義・診断・重症度

　急性心不全は、急激に心不全症状や症候が出現する病態と定義され、生命の危機的な状況である。そのため、早期の診断と治療が求められる。急性心不全はフラミンガム研究所の「うっ血性心不全の診断基準」(表1)を基に問診や身体所見により診断される。心拍出量の減少、肺動脈楔入圧の上昇(表2)、うっ血や循環不全に伴う自覚症状や他覚所見により原因疾患や重症度を診断する。

(2) 急性心不全の6つの病態

　急性心不全には、慢性心不全が進行して起こる場合(急性増悪)以外にも、高血圧が関係しているもの、肺水腫やショックなどを起こすものなど、6種類がある(表3)。

　特に急に疲れやすくなったり、安静にしていても息苦しくなったり、足のむくみや食欲不振、悪心や腹部膨満などの症状は、慢性心不全の悪化の兆候である。また、毎朝、排尿後に体重を測って記録するように伝えて、1日に2kg以上の体重の増加があった場合には、急性増悪が疑われるため、直ちに受診するように伝える。

① 急性非代償性心不全

　心不全の徴候や症状が軽度で、心原性ショック、肺水腫や高血圧性急性心不全などの診断を満たさないものである。新規の急性心不全、または慢性心不全が急に悪くなって発症する(慢性心不全の急性増悪)。

② 高血圧性急性心不全

　高血圧が原因となる。心臓に留まった血液が肺にまでたまるので、胸部単純X線写真では、血液が肺に停滞する「急性肺うっ血」となる。肺の血管から血液中の水や成分が漏れて肺が水浸しになる「肺水腫」が確認される。

③ 急性心原性肺水腫

　肺うっ血や肺水腫があり、胸部X線検査で『肺うっ血』を表す蝶形陰影といった特徴的な写真が見られる。肺水腫では、漏れ出した血液中の成分によってピンク色の泡状の痰が出たり、組織低灌流により唇や爪が紫色になるチアノーゼという、酸素が不足した状態が表れたりする。なお、肺水腫があっても、高血圧が原因であれば高血圧性急性心不全に分類される。

表3 ● 急性心不全の病態（主な特徴）

(1)	急性非代償性心不全	心不全の徴候や症状が軽度で、心原性ショック、肺水腫や高血圧性急性心不全などの診断を満たさない新規急性心不全、または慢性心不全が急性増悪した場合
(2)	高血圧性急性心不全	高血圧を原因として心不全徴候や症状を伴い、胸部X線で急性肺うっ血や肺水腫像を認める
(3)	急性心原性肺水腫	呼吸困難や起座呼吸を認め、水泡音を聴取する。胸部X線で肺水腫像を認め、治療前の酸素飽和度は90%未満であることが多い
(4)	心原性ショック	心ポンプ失調により末梢および全身の主要臓器の微小循環が著しく障害され、組織低灌流に続発する重篤な病態
(5)	高拍出性心不全	甲状腺中毒症、貧血、シャント疾患、脚気心、Paget病、医原性などを原疾患とし、四肢は温かいにも関わらず肺うっ血を認める。しばしば敗血症性ショックが認められる
(6)	急性右心不全	静脈圧の上昇、肝腫大を伴った低血圧や低心拍出量を呈している場合

表4 ● 入院早期における急性心不全患者の管理アルゴリズム（クリニカルシナリオ）

入院時の管理	非侵襲的監視：SpO2、血圧、体温
	適応があれば非侵襲陽圧呼吸（NPPV）
	身体診察
	臨床検査
	BNPまたはNT-pro BNPの測定：心不全の診断が不明の場合
	心電図検査
	胸部X線写真

	CS1	CS2	CS3	CS4	CS5
	収縮期血圧（SBP）>140mmHg	SBP 100〜140mmHg	SBP <100mmHg	急性冠症候群	右心不全
	・急激に発症する ・主病態はびまん性肺水腫 ・全身性浮腫は軽度：体液量が正常または低下している場合もある ・急性の充満圧の上昇 ・左室駆出率は保持されていることが多い ・病態生理としては血管性	・徐々に発症し体重増加を伴う ・主病態は全身性浮腫 ・肺水腫は軽度 ・慢性の充満圧、静脈圧や肺動脈圧の上昇 ・その他の臓器障害：腎機能障害や肝機能障害、貧血、低アルブミン血症	・急激あるいは徐々に発症する ・主病態は低灌流 ・全身浮腫や肺水腫は軽度 ・充満圧の上昇 ・以下の2つの病態がある （1）低灌流または心原性ショックを認める場合 （2）低灌流または心原性ショックがない場合	・急性心不全の症状および徴候 ・急性冠症候群の診断 ・心臓トロポニンの単独の上昇だけではCS4に分類しない	・急激または緩徐な発症 ・肺水腫はない ・右室機能不全 ・全身性の静脈うっ血
治療	・NPPVおよび硝酸薬 ・容量過負荷がある場合を除いて、利尿薬の適応はほとんどない	・NPPVおよび硝酸薬 ・慢性の全身性体液貯留が認められる場合に利尿薬を使用	・体液貯留所見がなければ容積負荷を試みる ・強心薬 ・改善が認められなければ肺動脈カテーテル ・血圧<100mmHgおよび低灌流が持続している場合には血管収縮薬	・NPPV ・硝酸薬 ・心臓カテーテル検査 ・ガイドラインが推奨するACSの管理：アスピリン、ヘパリン、再灌流療法 ・大動脈内バルーンパンピング	・容積負荷を避ける ・SBP>90mmHgおよび慢性の全身性体液貯留が認められる場合に利尿薬を使用 ・SBP<90mmHgの場合は強心薬 ・SBP>100mmHgに改善しない場合は血管収縮薬
治療目標	・呼吸困難の軽減 ・状態の改善	・心拍数の減少 ・尿量>0.5mL/kg/min	・収縮期血圧の維持と改善 ・適正な灌流に回復		

④ 心原性ショック
　非常に重篤な状態で、速やかに治療を開始しないと命に関わる。収縮期血圧が90mmHg以下または、元の血圧より30mmHg以上低下する。体中の各臓器に血液が送り出せないので、様々な症状が表れる。

⑤ 高拍出性心不全
　心臓のポンプ機能は保たれている、あるいは働き過ぎている（亢進）状態である。甲状腺機能亢進症、貧血、脚気、敗血症などでは、全身で新陳代謝が活発となり、酸素が不足している。心臓は何とかしようと心拍数を高めて働くが、必要とされているほどの血液を補えない。つまり、いつも以上に血液や酸素を必要としているのに、心臓のポンプ機能が追いつかないため表れた心不全である。

⑥ 急性右心不全
　左心室は問題ないが、右心室に何らかの病気（肺塞栓症や右室梗塞など）が起こって心臓の働きが弱くなった状態である。右心室の働きが悪いため、左心室に十分な血液が送れない。そのため、全身に十分な血液が送れなくなる。

(3) 入院早期の薬物療法

　急性心不全の治療は、緊急に入院して治療をしなければならない。「入院早期における急性心不全患者の管理アルゴリズム」(表4)では、近年、急性心不全の薬物治療の指標としてクリニカルシナリオ(Clinical Scenario：CS)という概念が広く用いられている。

　CSは初期収縮期圧により急性心不全を層別化した概念であり、収縮期血圧が高い症例をCS1（＞140mmHg)、血圧が正常範囲にある場合をCS2（100〜140mmHg)、100mmHg未満をCS3に分類し、全く異なる病態である急性冠症候群をCS4、右心不全に起因する急性心不全をCS5と、合わせて5つの群からなる。

　かつて薬物治療は利尿薬一辺倒であったが、CSに分類された病態別に推奨される急性期治療として、血管拡張薬や早期の陽圧換気が普及している。

　しかしながら、心不全の病態は多様であり、CSで推奨される急性期治療は万能ではないため、患者ごとに治療方針が吟味される。

STEP 3-2 薬識を持たせる

慢性心不全では、QOL向上、予後改善のために薬物治療が必須であることを十分に理解させる。症状を改善しQOLを向上させるためには、利尿薬、強心薬などが、また予後改善のためにACE阻害薬、ARB、β遮断薬、抗アルドステロン薬などが処方されることを伝える。各薬剤の作用機序、服薬意義をしっかり説明し、自己判断で服薬を中止しないように指導する。なお、入院して行われる急性心不全（慢性心不全の急性増悪も含む）の治療薬の説明についても［参考］として記載しておく。

慢性心不全の薬物治療

➡なぜ服薬するのかを説明する。

説明例

残念ながら、いったん慢性心不全が始まってしまうと、心臓が元に回復することはありません。放置しておくと、ゆっくりと進行して、様々な症状で苦しむようになり、日常生活に支障が出るばかりでなく、ついには命を脅かすことになります。ですが、薬を服用することによって、病状を軽くして快適な生活が送れることや（QOLの改善）、慢性心不全の進行や悪化を食い止めて（代償機構、心臓リモデリングの抑制）、延命効果が期待できることが分かっています

説明例

薬によって症状が良くなっても慢性心不全は治っているわけではありません。また、特に慢性心不全の進行を抑える薬では、症状が全くないのに飲み続けることに抵抗があるかもしれません。ですが、自己判断で薬を中止してはいけません。薬の中断によって心不全が急激に悪くなって命取りになることが、はっきりと分かっています。ですから、処方された薬をしっかり継続していくことが重要です。心不全では、原因となる病気を治療する薬も服用するため、薬の種類がかなり多くなることがあります。服薬に不安や不便なところがあれば、ご相談ください

各薬剤の説明

➡慢性心不全の薬物治療について説明する。

説明例

慢性心不全の治療は薬が基本となります。その進行や重症の程度、また種類に応じて、使用される薬剤の種類が決められています（図2、3）。既にお話ししたように、心臓に負担が掛かると、代償機構（イラスト6）が過剰に働き、心臓リモデリング（イラスト7）が起こって心不全が悪化します。ですから、延命効果を目的とする薬には、ACE阻害薬、ARB、抗アルドステロン薬、β遮断薬などがあります。また、うっ血による症状改善や心臓の前負荷（血液量）軽減には利尿薬が、心臓の後負荷（血圧）の改善にはACE阻害薬、ARB、β遮断薬などの血管拡張薬が、また心臓の収縮力を強めるためには強心薬が投与されます

➡慢性心不全治療
　▶利尿薬

説明例

利尿薬は水分を尿の中に多く出して（利尿作用）、心臓、肺、手足などのうっ血によるむくみ（浮腫）の症状を取って、呼吸などを楽にします。また、血液量を減らし血圧を下げ（前負荷、後負荷の軽減）、心臓の負担を少なくして代償機構を抑えるとも考えられます。利尿薬はその作用の違いから、ループ系薬、サイアザイド系薬、抗アルドステロン系薬、バソプレシン拮抗薬に分類されます

説明例

ループ利尿薬（フロセミド、アゾセミド、トラセミドなど）は即効性があり、水分を尿に排泄する利尿作用が強力で、速やかにむくみ（浮腫）を取る薬です。ですから、うっ血やむくみがひどいときには、最初に使われます。一方、長期に使用すると、レニンの分泌を促して、アンジオテンシンやアルドステロンの産生を増やすため（イラスト6）、心不全に悪影響を及ぼす可能性があり注意が必要です

説明例

サイアザイド系利尿薬（トリクロルメチアジド、ヒドロクロロチアジドなど）は、ループ系薬よりも利尿作用は弱いのですが、血圧を下げる作用が強いことが分かっています。ですから、軽症の心不全で、高血圧、むくみ（浮腫）のある方に使われています。ですが、腎臓の血液量を低下させる作用があるため、腎臓の機能が低下している方（血清クレアチニン≧2mg/dL）には使われません。なお、ループ系薬やサイアザイド系薬はカリウムを尿中に排泄する作用もあり、低カリウム血症を起こす可能性があり要注意です（STEP4）

説明例

抗アルドステロン利尿薬（アルダクトン、トリアムテレンなど）は、即効性はなくて利尿作用も弱いのですが、アルドステロンの作用を弱めて代償機構を抑えるため、重症の心不全に対して、明らかな延命効果があることが分かっています。別名、カリウム保持性の利尿薬と呼ばれ、ループ系薬やサイアザイド系薬によるカリウムの低下を軽減するために併用して使われることがあります

説明例

バソプレシン拮抗薬（トルバプタン［サムスカ］）は、他の利尿薬を服用しても、むくみ（浮腫）が改善されない患者さんに、一時的に使われます。バソプレシンというホルモンの作用を抑えて利尿作用を促すため、従来の利尿薬と作用機序が異なり、カリウムやナトリウムなどの排泄には影響しません。ですから、従来の利尿薬と併用して使われます。また、利尿作用は即効性があり強力ですが、ナトリウムを排泄する作用がありません。このために、急激な脱水が起こると、血液中のナトリウムが濃縮して濃度が増える恐れがあります。ですから、原則として、（再）投与は入院して行われ、投与後の少なくとも4～6時間後および8～12時間後は採血して、血中のナトリウム濃度を測定する検査を1週間行います。異常がなければ退院して服用を続けますが、毎日、体重を測定して記録するようにしてください。そして、喉が渇いたら、必ず水分を補給してください。喉の渇きが続く場合や、皮膚が乾燥したり、

体重が目標よりも減少したりといった脱水症状があれば、必ずご連絡ください

▶ACE阻害薬（エナラプリル[レニベース]、リシノプリル[ゼストリル、ロンゲス]）

説明例

体内でアンジオテンシンが作られないようにする薬です。高血圧症に多く使用されますが、代償機構や心臓リモデリングを抑える作用があり、重症の心不全に対しても、明らかな延命効果があることが分かっています。現在、ACE阻害薬の中で、エナラプリル、リシノプリルが慢性心不全に適応があり、初期の心不全から服用が推奨されています

▶ARB（カンデサルタン[ブロプレス]）

説明例

アンジオテンシンが心臓や血管など、臓器に働くところを抑える薬です。ACE阻害薬と同様に延命効果があります。現在、ARBの中で、カンデサルタンが慢性心不全に適応があります。ARBは原則、ACE阻害薬が副作用（主に空咳）などで服用できないときに代わりに処方されます

▶β遮断薬（ビソプロロール[メインテート]）、αβ遮断薬（カルベジロール[アーチスト他]）

説明例

交感神経を抑制し、心臓をゆっくりと動かして血液が送り出される量（拍出量）を減少させる薬です。交感神経による代償機構（イラスト6）を抑えるため、延命効果が期待できます。また、心拍数や血圧を下げるため、心臓の負担（後負荷）を減ら

すことができます。ただし、この薬の使用は心不全の症状が安定しているときに限ります。これは、心不全の増悪時など、心臓のポンプ機能がかなり低下している時に投与すると、逆効果となり心不全を悪化させてしまうからです。現在、β遮断薬ではビソプロロールが、αβ遮断薬ではカルベジロールが慢性心不全に適応があります

▶ジギタリス製剤

説明例

心臓の収縮力を強める強心作用と脈拍数を減らす徐脈作用を持った薬です。心臓の細胞内のカルシウムの濃度を高めることで収縮力を強くし、心不全を改善します。心房から心室への電気刺激を抑えて脈を少なくします。ですから、心房細動を伴う慢性心不全にしばしば使われます（『心房細動』参照）。薬の飲み合わせによって、中毒を起こしやすいので、注意が必要です

▶強心薬（ドカルパミン、デノパミン、ピモベンダン）

説明例

心臓の収縮力を強力に増大し、心臓のポンプの働きを強める薬です。急性心不全などの急速な心機能の低下に、一時的に使われます。慢性心不全でも一時的に使われますが、延命効果はないため、長期にわたって使われることはありません

[参考] 急性心不全の治療薬（救命または入院時に使用）

➡ 薬の作用、副作用などについて説明する。

▶ 利尿薬（注射）

説明例

急性心不全において利尿薬として主にループ系薬が使われます。特に、ループ系薬は即効性があり、利尿作用も強力であることから、肺うっ血やむくみなどの改善に適しています。ループ系薬は降圧作用があるため、薬の投与は患者さんの症状と尿の出方を見ながら徐々に増やします。なお、利尿作用による低カリウム血症の予防には、内服薬の抗アルドステロン薬が併用される場合があります

▶ 血管拡張薬（硝酸薬経口、注射、舌下錠、舌下スプレー、貼付薬）

説明例

硝酸薬は、硝酸から出てくる一酸化窒素という成分（気体）が、冠動脈や全身の血管を強力に広げる薬です。虚血性心疾患や高血圧以外にも、急性心不全、慢性心不全でも使われます。低用量では手足の血管を広げて血液量を減らし（前負荷の軽減）、高用量では動脈を広げて心臓から血液を送りやすくします（後負荷の軽減）。また、肺動脈を広げることで、肺のうっ血を改善する作用があり、急性心不全の肺うっ血による呼吸困難の改善に用いられます。一方、この薬の短所として副作用では血圧低下や頭痛が表れやすくなります。また、長期にわたって使用すると薬の効果が弱くなることがあります（耐性）

▶ ニコランジル（シグマート）

説明例

硝酸薬と似た働きをする薬です。静脈を広げて心臓に戻る血液量を減らす作用（前負荷の軽減）や、全身の動脈を広げて心臓から血液を送りやすくする作用（後負荷の軽減）があります。また、硝酸薬と比べて血圧低下作用が弱く、薬が効かなくなる耐性を起こしにくいことや、心臓の冠動脈を広げる作用があることなどから、虚血性心疾患に合併して起こる急性心不全の治療に長期に使われています

▶ PDE Ⅲ阻害薬（オルプリノン塩酸塩水和物注射、ミルリノン注射）

説明例

強力な血管拡張と強心作用を併せ持った薬です。血管を広げる一酸化窒素という成分を増やすと同時に、心臓の細胞内のカルシウム濃度を高めて、それぞれの作用を表します。心臓の仕事が増えるので不整脈が表れることがあります。また、血管を拡張する作用があるので、血圧が下がることがあります。めまいやふらつきに注意しましょう

▶ カテコラミン（ドパミン注射、ドプタミン注射、ノルアドレナリン注射、アドレナリン注射）

説明例

急性心不全の治療では、主に強心薬と昇圧薬として使われます。まずドパミンは主に心臓と血管に作用しますが、その投与量により作用と作用部位が変わってきます。低用量では、主に腎臓で作用して利尿効果を表します。中〜高用量では動脈を

収縮させたり、心拍数を増やしたりして血圧を上昇させます。重症の収縮不全であって、低い心拍出量、低血圧、ショック状態の方には、救命のため中〜高用量で投与されます。なお、心臓の仕事が増えて、危険な不整脈が表れる恐れがあるため、必要最低限の使用が勧められています

説明例

ドブタミンは主に心臓に作用します。ドパミンと比べて強心作用が強く、危険な不整脈が比較的少ない特徴があります。また、高用量（10μg/kg/分）では血管を収縮させる作用が出ますが、それ以下の投与量（5μg/kg/分）では反対に血管拡張作用を発揮します。この血管拡張作用は低血圧を起こすほど強くなく、肺うっ血を改善するにはちょうどよい程度の作用とされています

説明例

ノルアドレナリンは昇圧作用が強く、ドパミンでは十分な昇圧効果が得られないときにショック状態から救命する目的で投与されます。しかし、心臓やその他臓器への負担がかなり大きいため、使用は低用量から始め、必要最小限に留めます

▶カルペリチド（ヒト心房性ナトリウム利尿ペプチド［ANP］；ハンプ注射用）

説明例

この薬は、心房に何らかの負担が掛かったとき、自ら血液量を調節するために分泌されるホルモンです。利尿作用は即効性があり、肺うっ血がある方に使われます。また、血管拡張作用や、交感神経やアルドステロンによる代償機構を抑える作用もあるため、延命効果が期待できます。なお、不整脈やカリウム、カルシウムなどの電解質の異常を起こしにくい特徴があります

心不全

STEP 4 服用に当たっての注意事項（副作用、その他）を説明する

慢性心不全で利尿薬が処方された場合には、主に脱水、血栓、電解質異常には注意するよう指導する。またループ系薬、サイアザイド系薬では尿酸値、血糖値の上昇についても注意するよう説明する。そのほか、ループ系薬では聴力障害、抗アルドステロン薬では女性化乳房、トルバプタンでは橋中心髄鞘崩壊症について注意喚起を行う。なお、ACE阻害薬、ARB、β遮断薬は『高血圧』を、また急性心不全に使用する内服薬（硝酸薬、ニコランジル）は、『虚血性心疾患』を参照していただきたい。

➡ 利尿薬全般
▶ 脱水

説明例

体内の水分や塩分（ナトリウム）が尿からたくさん出過ぎると、脱水症状を来すことがあります。口や喉の渇きが持続したり、皮膚が乾燥してきたり、急に体重が減ったりすることがあれば、脱水症状を起こしている可能性がありますので、必ずご相談ください

▶ 血栓形成

説明例

利尿作用により、体内の水分量が減少すると、血液が濃縮されて血栓ができやすくなります。特に高齢の方など水分量が少ない人や、高血圧、糖尿病などの動脈硬化を起こす生活習慣病のある方、心房細動、下肢静脈瘤などの血栓が表れやすい病気のある方は要注意です

▶ その他；電解質異常、不整脈など

➡ ループ利尿薬、サイアザイド系利尿薬、抗アルドステロン薬
▶ 低ナトリウム血症

説明例

利尿作用により、塩分であるナトリウムが排泄されて、血中のナトリウム量が低下することがあります。脱力感や、立ちくらみ、起立性低血圧といった症状が表れ、ひどくなると意識障害を起こすこともあり注意が必要です

➡ ループ利尿薬、サイアザイド系利尿薬
▶ 低カリウム血症

説明例

利尿作用によりカリウムが排出されて、血中のカリウム値が低下することがあります。心臓が弱っている方が低カリウム血症になると、心室頻拍といわれる危険な不整脈が表れやすくなるので、要注意です。また、ジギタリス製剤を服用している方は、ジギタリス中毒になりやすくなるので、徐脈（1分間50回以下の脈拍数）、頭痛、吐き気、ムカつきなどの症状に注意が必要です

▶ 高尿酸血症

説明例

腎臓から尿酸が排泄されにくくなり、血中の尿酸値が上昇することがあります。尿酸は痛風の原因です。関節にたまって関節の痛みを引き起こすことがあります

ので、このような痛みがあれば必ずご相談ください

▶血糖値

説明例

血液中のカリウムが低下すると、膵臓からのインスリンの分泌が低下し、血糖値が上がってしまうことがあります。血液検査で血糖値、ヘモグロビンA1c（『2型糖尿病』参照）などの異常があれば、必ずご相談ください

▶その他；脂質異常症、血液濃縮（脱水に起因）、間質性肺炎（フロセミド、トリクロルメチアジド）、アルカローシス、光線過敏症など。

➡ループ利尿薬
　▶聴力障害

説明例

ごくまれに、耳の奥にある内耳神経が悪くなって、耳（聴力）の障害やめまいなどが表れることがあります。内耳の蝸牛という部分が障害されると耳鳴りや音が聞こえにくくなり、前庭という部分が障害されるとめまいが表れます。聴力の障害は元に戻らないことが多いので、これらの症状がある場合には、必ずご相談ください

▶その他；発疹、膵炎、血栓性血小板減少性紫斑症（TTP）、顆粒急減少（血小板減少、無顆粒球症、白血球減少、再生不良貧血など）、間質性腎炎（フロセミド）、水疱性類天疱瘡（フロセミド）、スティーヴンス・ジョンソン症候群（SJS）、中毒性表皮壊死症（TEN）（フロセミド）、肝機能障害（トラセミド）、味覚障害、胃腸障害、低クロル症候群など。

➡サイアザイド系利尿薬
　▶光線過敏症（症状が表れたら中止）、顆粒急減少（血小板減少、無顆粒球症、白血球減少、再生不良貧血など）、低マグネシウム血症、高カルシウム血症。

➡ACE阻害薬、ARB、β遮断薬；『高血圧』参照
➡抗アルドステロン薬、トルバプタン
　▶高カリウム血症

説明例

抗アルドステロン薬は、カリウムの排泄を抑えながら利尿作用を表します。またトルバプタンは、カリウムの排泄には影響せずに利尿作用を示すため、血液が濃縮して血中のカリウム濃度が高くなることがあります。いずれの薬も、血中のカリウム値を上昇させるため注意が必要です。血中のカリウム値が上昇すると、悪心、嘔吐などの胃腸症状、しびれ感、知覚過敏、脱力感などの筋肉・神経症状、不整脈などの症状が表れます。特に不整脈は危険なので注意が必要です。また、腎臓が弱っている方や、高カリウム血症を起こす薬（ACE阻害薬やARBなど）と併用すると、さらに血中のカリウム値が高くなるため要注意です（STEP2）

➡抗アルドステロン薬
　▶女性化乳房

説明例

男性の方で、胸の片側または両側の乳房が、女性のように大きくなることがあります。これは、薬が性ホルモンに作用するこ

とが原因です。乳房や乳輪の周りに痛みを感じることが多く、硬くしこりのように感じる場合もあります。痛みなどが強い場合は、休薬や中止が検討されます。その他、男性ではインポテンツ、女性では月経不順などが表れることがあります

▶その他；急性腎不全、SJS、TEN（スピロノラクトン）、食欲不振、嘔気、嘔吐、倦怠感。

➡トルバプタン
▶橋中心髄鞘崩壊症（CPM）

説明例

とても重篤な脳の病気です。また、進行が速く、強い意識障害により昏睡に至ることもあります。詳しい原因は不明ですが、急激な血中ナトリウム値の変化が原因の1つと考えられています。症状は、めまい、意識がぼんやりする、手足の麻痺、話ができない、物が飲み込めなくなる、息がしにくい、痙攣などです。これらの症状を感じたら、直ちにご連絡ください

▶高ナトリウム血症

説明例

トルバプタンは水分を強力に排泄させますが、ナトリウムを排泄しません。これにより、血液中のナトリウムが濃縮してしまい、高ナトリウム血症になることがあります。高ナトリウム血症は、意識障害を起こすので大変危険です。口の渇きが持続したり、皮膚が乾燥したり、体重が急激に減少したりなどの脱水症状が見られた際は、高ナトリウム血症が起こりやすいので、速やかにご連絡ください。また、他の病気や体調の変化などで、適切な水分の補給ができなくなることがあれば、お薬の減量、中止が必要なので、必ずご相談ください

▶その他；肝機能障害、肝性脳症、ショック、アナフィラキシー、腎不全、顆粒急減少（血小板減少、無顆粒球症、白血球減少、再生不良貧血など）。

➡ジギタリス製剤
▶ジギタリス中毒

説明例

ジギタリス製剤を服用している方は、中毒が起こる前に何気ない症状が表れるので、見逃さないようにしましょう。症状として、脈拍数が1分間に50以下になる、また食欲不振や吐き気、下痢などの胃腸の症状、目がチカチカする、色が分からないなどの視力の症状や、強い頭痛、めまいといった症状が表れます。放っておくと、致死的な不整脈につながる恐れがあります。これらの症状があれば、直ちにご連絡ください。また、ジギタリスによる中毒は、加齢や併用薬、体調によっても起こりやすいので注意しましょう

▶その他；非閉塞性腸間膜虚血→激しい腹痛、血便などの症状が表れた場合にはすぐに服用中止。

不整脈（概論）

　不整脈は、心臓の同調律が異常となった状態であり、全く問題のないものから、命に関わるものまで様々である。加齢とともに増加し、その発症は生活習慣とも関係するため、現代社会では、その治療と予防は極めて重要である。そのためには、患者が正しく不整脈を理解できるように、服薬指導を行うことが肝要である。各不整脈の服薬指導を述べる前に、この不整脈（概論）では、各不整脈を理解するために必要な知識を中心に述べる。つまり、心臓の拍動の仕組み（同調律、刺激伝導系など）、不整脈の種類、発症機序（異常伝導能、リエントリーなど）、心電図の読み方、電解質、活動電位、非薬物治療などである。また、薬物治療では、各不整脈において共通に使用されることの多い、抗不整脈薬の服薬指導について述べる。

不整脈の疾患概念と治療の仕組み

不整脈は、拍動のタイミングがずれる「期外収縮」、拍動が速くなる「頻脈性不整脈」、拍動が遅くなる「徐脈性不整脈」に分類される。また、頻脈性不整脈は異常な電気刺激が発生する部位によって、「上室性」と「心室性」に分けられる。全く問題のない不整脈から、突然死や脳梗塞を合併して命に関わるものまで様々である。

自覚症状は動悸、息切れ、倦怠感、めまい、失神などがあるが、自覚症状が全く表れない場合も多く、厄介である。不整脈は加齢とともに増加し、心疾患や甲状腺疾患、呼吸器疾患などに加えて、生活習慣病や生活習慣の乱れによっても発症および悪化するため、患者数は増加している。

不整脈の診断は心電図検査によって行われるが、必要に応じて心臓電気生理検査なども実施される。発症機序は、電気刺激の生成異常と伝導異常に大別され、前者には洞結節に異常がある不整脈（洞性頻脈、洞性徐脈）と、洞結節以外で異常な電気刺激が生成される不整脈（期外収縮、発作性頻拍、心房粗動、心房細動、心室細動など）がある。後者の刺激伝導異常には、伝導路が遮断されることで起こる不整脈（洞房ブロック、房室ブロック）と、副伝導路（ケント束）の存在が関与する不整脈（WPW症候群など）がある。

薬物治療の目的は、生命予後およびQOLの改善である。特に、抗不整脈薬による治療（ダウンストリーム治療）の目的はQOLの改善であり、洞調律維持（リズムコントロール）療法と心拍数調節（レートコントロール）療法に分けられる。また、不整脈の原因疾患があれば、その薬物治療（アップストリーム治療）も並行して実施する。心房細動では、合併症の脳梗塞を予防する抗凝固療法が第一の柱となる。

非薬物療法では、植え込み型除細動器（ICD）、不整脈の原因となる異常部位を焼却するカテーテルアブレーションなどが実施されている。また、徐脈性不整脈ではペースメーカーを体内に植え込むことが治療の基本となり、薬物治療はあくまで補助的な位置付けである。

『不整脈（概論）』では、不整脈を理解するために「STEP3-1 病識を持たせる」では、心臓の役割、拍動の仕組み、不整脈の種類、原因、予後、症状、発症機序、検査（心電図など）、非薬物治療、生活習慣指導全般について述べ、その他の「初診時の処方例」およびSTEP1、2、3-2、4では、抗不整脈薬を中心に解説した。患者に不整脈について完全に理解してもらうことは困難であるが、服薬指導のツボは不整脈の病識、抗不整脈薬の薬識が十分に得られるように、じっくりと時間と回数をかけて、根気強く説明することである。

表1 ●抗不整脈薬のボーン・ウイリアムス分類

分類		一般名(商品名)	薬理作用 チャネル	薬理作用 APD	対象となる不整脈 期外収縮	対象となる不整脈 洞性頻脈	心房粗動・心房細動 慢性	心房粗動・心房細動 発作性	PSVT	VT
I群	Ia	シベンゾリンコハク酸塩(シベノール他)、ジソピラミド(リスモダン他)、ピルメノール塩酸塩水和物(ピメノール)、プロカインアミド塩酸塩(アミサリン)、キニジン硫酸塩水和物(硫酸キニジン)	Na^+チャネル抑制	延長	＋ ＋ ＋ ＋ ＋			＋ ＋ ＋ ＋ ＋	＋ ＋ ＋ ＋ ＋	＋ ＋ ＋ ＋ ＋
	Ib	アプリンジン塩酸塩(アスペノン他)、リドカイン(キシロカイン他)※1、メキシレチン塩酸塩(メキシチール他)	Na^+チャネル抑制	短縮	＋ ＋※3 ＋※3			＋	＋	＋ ＋ ＋
	Ic	フレカイニド酢酸塩(タンボコール)、ピルシカイニド塩酸塩水和物(サンリズム他)、プロパフェノン塩酸塩(プロノン他)	Na^+チャネル抑制	不変	＋ ＋ ＋			＋ ＋ ＋	＋ ＋ ＋	＋ ＋ ＋
II群		プロプラノロール塩酸塩(インデラル他)、カルベジロール(アーチスト他)、ビソプロロールフマル酸塩(メインテート他) など	交感神経(β受容体)遮断		＋	＋	＋	＋		＋
III群		アミオダロン塩酸塩(アンカロン他)、ニフェカラント塩酸塩(シンビット)※2、ソタロール塩酸塩(ソタコール)	K^+チャネル抑制	APD延長、ERP延長、I、II、IV群作用あり ADR延長、ERP延長、II群作用あり APR延長、ERP延長			＋	＋		＋ ＋ ＋
IV群		ベプリジル塩酸塩水和物(ベプリコール)、ジルチアゼム塩酸塩(ヘルベッサー他)、ベラパミル塩酸塩(ワソラン他)	Ca^{2+}チャネル抑制	I、III群作用あり			＋ ＋ ＋	＋ ＋ ＋	＋ ＋ ＋	＋

APD：活動電位持続時間　ERP：不応期　PSVT：発作性上室性頻拍　VT：心室頻拍
※1 リドカインに内服薬はない　※2 ニフェカラントは静注薬のみ　※3 心室期外収縮

表2●抗不整脈薬のシシリアン・ガンビット分類（2000年日本版）

薬剤	ボーン・ウイリアムス分類	イオンチャネル Na 速	イオンチャネル Na 中	イオンチャネル Na 遅	イオンチャネル Ca	イオンチャネル K	イオンチャネル If	受容体 α	受容体 β	受容体 M₂	受容体 A₁	pump Na-K ATPase	臨床効果 左室機能	臨床効果 洞調律の影響	臨床効果 心外性副作用	心電図 PQ間隔	心電図 QRS時間	心電図 ST時間
シベンゾリン	Ia			A	○	▲				○			↓	→	○	↑	↑	→
ジソピラミド	Ia			A		▲				○			↓	→	▲	↑↓	↑	↑
ピルメノール	Ia			A		▲							↓	↑	○	↑	↑	↑→
プロカインアミド	Ia		A			▲							↓	→	●	↑	↑	↑
キニジン	Ia		A			▲		○		○			→	↑	▲	↑↓	↑	↑
アプリンジン	Ib		I		○	○	○						→	→	▲	↑		→
リドカイン	Ib	○											→	→	▲			↓
メキシレチン	Ib	○											→	→	▲			↓
フレカイニド	Ic			A	○								↓	→	○	↑	↑	
ピルシカイニド	Ic			A									↓→	→	○	↑	↑	
プロパフェノン	Ic		A			▲							↓	↓	○	↑	↑	
ナドロール	II								●				↓	↓	○	↑		
プロプラノロール	II	○							●				↓	↓	○	↑		
アミオダロン	III	○			○	●		▲	▲				→	↓	●	↑		↑
ニフェカラント	III					●							→	→				↑
ソタロール	III					●			●				↓	↓	○	↑		↑
ベプリジル	IV	○			●	▲		▲					?	↓	○			↑
ジルチアゼム	IV				▲								↓	↓	○	↑		
ベラパミル	IV	○			●								↓	↓	○	↑		
アトロピン硫酸塩水和物										●			→	↑	▲	↓		
アデノシン三リン酸二ナトリウム水和物											※		?	↓	○	↑		
ジゴキシン										※		●	↑	↓	●	↑		↓

If：過分極活性化内向き電流　JT：Q-Q間隔　M₂：M₂受容体　A₁：アデノシン受容体
阻害程度：○低　▲中　●高
※作動薬　A：活性化チャネルブロッカー　I：不活性化チャネルブロッカー
Ia群：Naチャネル閉口とKチャネル閉口　Ib群：Naチャネル閉口とKチャネル閉口　Ic群：Naチャネル閉口
II群：β受容体遮断　III群：Kチャネル閉口　IV群：Caチャネル閉口

不整脈（概論）

初診時の処方例[ボーン・ウイリアムス分類]（1日最大投与量）

A　クラスIa群

処方例1

> シベノール錠50mg*1　1回2錠（1日6錠）
> 　1日3回　朝昼夕食後（450mgまで）

*1 シベンゾリンコハク酸塩

処方例2

> リスモダンカプセル100mg*2
> 　　　　　　　　　　1回1カプセル（1日3カプセル）
> 　1日3回　朝昼夕食後

*2 ジソピラミド

処方例3

> ピメノールカプセル100mg*3
> 　　　　　　　　　　1回1カプセル（1日2カプセル）
> 　1日2回　朝夕食後

*3 ピルメノール塩酸塩水和物

処方例4

> アミサリン錠250mg*4　1回1～2錠
> 　1日3～6時間ごと

*4 プロカインアミド塩酸塩

処方例5

> キニジン硫酸塩錠100mg「ファイザー」
> 　　　　　　　　　　　　1回2錠（1日6錠）
> 　1日3回　朝昼夕食後

B　クラスIb群

処方例1

> アスペノンカプセル 20*5
> 　　　　　　　　　　1回1カプセル（1日2カプセル）
> 　1日2回　朝夕食後（60mgまで）

*5 アプリンジン塩酸塩

処方例2

> メキシチールカプセル100mg*6
> 　　　　　　　　　　1回1カプセル（1日3カプセル）
> 　1日3回　朝昼夕食後（450mgまで）

*6 メキシレチン塩酸塩

C　クラスIc群

処方例1

> タンボコール錠 50mg*7　1回1錠（1日2錠）
> 　1日2回　朝夕食後（200mgまで）

*7 フレカイニド酢酸塩

処方例2

> サンリズムカプセル50mg*8
> 　　　　　　　　　　1回1カプセル（1日3カプセル）
> 　1日3回　朝昼夕食後（225mgまで）

*8 ピルシカイニド塩酸塩水和物

処方例3

> プロノン錠 150mg*9　1回1錠（1日3錠）
> 　1日3回　朝昼夕食後

*9 プロパフェノン塩酸塩

D クラスⅡ群

処方例1
> ナディック錠30mg*10　1回1～2錠（1日1～2錠）
> 　1日1回　朝食後

*10 ナドロール

処方例2
> インデラル錠10mg*11　1回1錠（1日3錠）
> 　1日3回　朝昼夕食後（90mgまで）

*11 プロプラノロール塩酸塩

処方例3
> アーチスト錠1.25mg*12　1回1錠（1日2錠）
> 　1日2回　朝夕食後（20mgまで）

*12 カルベジロール

処方例4
> メインテート錠2.5mg*13　1回1錠（1日1錠）
> 　1日1回　朝食後（5mgまで）

*13 ビソプロロールフマル酸塩

E クラスⅢ群

処方例1
> アンカロン錠100*14　1回2錠（1日4錠）
> 　1日2回　朝夕食後
> 　（維持量は減量し200mg/日とするが適宜増減可）

*14 アミオダロン塩酸塩

処方例2
> ソタコール錠40mg*15　1回1錠（1日2錠）
> 　1日2回　朝夕食後（320mgまで）

*15 ソタロール塩酸塩

F クラスⅣ群

処方例1
> ベプリコール錠50mg*16　1回1錠（1日2錠）
> 　1日2回　朝夕食後（200mgまで）

*16 ベプリジル塩酸塩水和物

処方例2
> ワソラン錠40mg*17　1回1～2錠（1日3～6錠）
> 　1日3回　朝昼夕食後

*17 ベラパミル塩酸塩

処方例3
> ヘルベッサー錠30*18　1回1錠（1日3錠）
> 　1日3回　朝昼夕食後（180mgまで）

*18 ジルチアゼム塩酸塩

G ジギタリス配糖体

処方例1
> ジゴシン錠0.25mg*19　1回2～4錠
> 　1日6～8時間ごと（維持量は0.1～0.2mg）

*19 ジゴキシン

処方例2
> ラニラピッド錠0.1mg*20　1回2～3錠（1日6～9錠）
> 　1日3回　朝昼夕食後
> 　（維持量は0.6mgまで）

*20 メチルジゴキシン

STEP 1 禁忌疾患の有無を確認する

薬疹歴は、全ての薬剤において注意する。特にアミオダロンではヨウ素に対して過敏症の既往歴のある患者においても注意する。フレカイニド、ベラパミル、ベプリジルでは妊婦または妊娠している可能性のある患者には投与禁忌である。アミオダロンおよびソタロールでは原則、授乳は避けるようにさせ、その他の抗不整脈薬では授乳を中止するよう指導する。その他、投与禁忌となる疾患が多いため常に注意する。クラスⅡ群のβ遮断薬に関しては『高血圧症』、ジギタリス製剤では『心不全』、ワルファリン、DOAC（ドアック；直接経口抗凝固薬）に関しては『心房細動』を参照のこと。

薬疹歴
➡あり
- ▶本成分に過敏症の既往歴→医師に連絡し投与中止。Ⅰa群（プロカインアミド塩酸塩［商品名アミサリン］、キニジン硫酸塩水和物［硫酸キニジン他］、ジソピラミド［リスモダン他］、シベンゾリンコハク酸塩［シベノール他］）、Ⅰb群（メキシレチン塩酸塩［メキシチール他］）、Ⅲ群（ソタロール塩酸塩［ソタコール］）、Ⅳ群（ベラパミル塩酸塩［ワソラン他］、ジルチアゼム塩酸塩［ヘルベッサー他］）。
- ▶本成分またはヨウ素に対して過敏症の既往歴のある患者→アミオダロン塩酸塩（アンカロン他；Ⅲ群）は中止。

➡なし
- ▶「発疹が出現したら、直ちに受診する」よう指導。初めて服用する患者には特に注意。→Ⅰc群（プロパフェノン塩酸塩［プロノン他］、フレカイニド酢酸塩［タンボコール］、ピルシカイニド塩酸塩水和物［サンリズム］）、ベプリジル塩酸塩水和物（ベプリコール：Ⅳ群）。

妊娠・授乳の有無
➡妊婦または妊娠している可能性のある女性
- ▶フレカイニド酢酸塩（タンボコール：Ⅰc群）、Ⅳ群（ベラパミル塩酸塩［ワソラン他］、ジルチアゼム塩酸塩［ヘルベッサー他］、ベプリジル塩酸塩水和物［ベプリコール］）は中止。
- ▶アミオダロン塩酸塩（アンカロン他：Ⅲ群）は、妊娠中の投与により、新生児に先天性の甲状腺腫、甲状腺機能低下症および甲状腺機能亢進症の報告や、胎盤通過率約26％と推定されるデータなどから、原則中止。ソタロール塩酸塩（ソタコール：Ⅲ群）も、原則中止。
- ▶Ⅰa群（キニジン硫酸塩水和物［硫酸キニジン他］、プロカインアミド塩酸塩［アミサリン］、ジソピラミド［リスモダン他］、シベンゾリンコハク酸塩［シベノール他］）、Ⅰb群（メキシレチン塩酸塩［メキシチール他］）、Ⅰc群（ピルシカイニド塩酸塩水和物［サンリズム他］、プロパフェノン塩酸塩［プロノン他］）は治療上の有益性が危険性を上回る場合にのみ投与。ジソピラミド（Ⅰa群）は、子宮収縮報告あり。

- ➡授乳婦
    - ▶Ⅰa群(キニジン、プロカインアミド、ジソピラミド、シベンゾリン)、Ⅰb群(メキシレチン)、Ⅰc群(フレカイニド、ピルシカイニド、プロパフェノン)、Ⅲ群(アミオダロン、ソタロール)、Ⅳ群(ベラパミル)は中止。
    - ▶Ⅰb群(アプリンジン塩酸塩[アスペノン他])、Ⅳ群(ジルチアゼム塩酸塩[ヘルベッサー他]、ベプリジル)は原則中止。

禁忌疾患
- ➡重症筋無力症
    - ▶プロカインアミド塩酸塩(アミサリン:Ⅰa群)の投与中止。
- ➡緑内障、尿貯留傾向
    - ▶ジソピラミド(リスモダン他:Ⅰa群)、シベンゾリンコハク酸塩(シベノール他:Ⅰa群)の投与中止。
- ➡高カリウム血症
    - ▶キニジン硫酸塩水和物(硫酸キニジン:Ⅰa群)の投与中止。
- ➡刺激伝導障害
    - ▶プロカインアミド(Ⅰa群)、キニジン(Ⅰa群)。
- ➡高度の房室ブロック、洞房ブロック
    - ▶ジソピラミド、シベンゾリン、フレカイニド酢酸塩(タンボコール:Ⅰc群)、ピルシカイニド塩酸塩水和物(サンリズム他:Ⅰc群)、プロパフェノン塩酸塩(プロノン他:Ⅰc群)、ベプリジル塩酸塩水和物(ベプリコール:Ⅳ群)。
- ➡重篤なうっ血性心不全
    - ▶キニジン、プロカインアミド、ソタロール塩酸塩(ソタコール:Ⅲ群)、ベラパミル塩酸塩(ワソラン他:Ⅳ群)、ベプリジル(Ⅳ群)。
- ➡うっ血性心不全
    - ▶ジソピラミド、シベンゾリン、アプリンジン塩酸塩(アスペノン他:Ⅰb群)、プロパフェノン、ピルシカイニド、フレカイニド、ジルチアゼム塩酸塩(ヘルベッサー他:Ⅳ群)。
- ➡重篤な刺激伝導障害
    - ▶メキシレチン塩酸塩(メキシチール他:Ⅰb群)、アプリンジン。
- ➡心筋梗塞後の無症候性心室性期外収縮あるいは非持続型心室頻拍
    - ▶フレカイニド。
- ➡Ⅱ度以上の房室ブロック
    - ▶アミオダロン塩酸塩(アンカロン他:Ⅲ群)、ベラパミル、ジルチアゼム。
- ➡重篤な洞不全症候群
    - ▶アミオダロン。
- ➡高度の洞性徐脈・刺激伝導障害、心原性ショックの患者、気管支痙攣

▶ソタロール。
➡QT延長またはQT延長症候群
　▶ソタロール、ベプリジル。
➡腎障害
　▶ソタロールは重篤な腎障害、シベンゾリンは透析中。
➡著明な洞性徐脈
　▶ベプリジル。
➡洞不全症候群
　▶ジルチアゼム。
➡洞房ブロック
　▶ベラパミル。

STEP 2 併用薬・飲食物・嗜好品の有無を確認する

抗不整脈薬の中でも、キニジン、フレカイニド、プロパフェノン、アミオダロン、ベプリジルは薬物代謝酵素チトクロームP450（CYP）阻害薬と併用することにより、QT延長や重篤な不整脈を誘発する恐れがある（併用禁忌あり）。また、Kチャネル遮断作用があるⅠa群（プロカインアミド、ピルメノール、キニジン、ジソピラミド、ジベンゾリン）、Ⅲ群（アミオダロン、ソタロール）、ベプリジル（Ⅳ群）、フレカイニド（Ⅰc群）はQT延長を誘発する恐れがあり留意する（併用禁忌）。また、抗不整脈薬同士の併用は、心機能抑制作用を増強する場合がある。その他、Ⅰa群のジソピラミド、シベンゾリン、ピルメノールでは低血糖、ソタロールでは強いβ遮断作用に注意する。なお、Ⅱ群のβ遮断薬に関しては『高血圧症』、ジギタリス製剤では『心不全』、ワルファリン、DOACに関しては『心房細動』を参照のこと。

A 動態学的
①胃排出
〔併用注意〕
➡メキシレチン塩酸塩（メキシチール他；Ⅰb群）
　▶胃排出能を抑制する薬剤（モルヒネなど）→メキシレチンの吸収遅延。胃の運動が低下して、胃内容排出時間が延長し吸収が遅延。

②代謝阻害
〔併用禁忌〕

➡キニジン硫酸塩水和物(硫酸キニジン他；Ⅰa群、CYP3A4で代謝)
　▶CYP3A4阻害薬：アゾール系抗真菌薬(イトラコナゾール[イトリゾール他]、フルコナゾール[ジフルカン、プロジフ他]、ホスフルコナゾール[プロジフ]、ミコナゾール硝酸塩[フロリード他])、HIVプロテアーゼ阻害薬(サキナビルメシル酸塩[インビラーゼ]、ネルフィナビルメシル酸塩[ビラセプト]、リトナビル[ノービア])→キニジンの血中濃度上昇。QT延長の恐れ。
➡フレカイニド酢酸塩(タンボコール；Ⅰc群、CYP2D6[主]、3A4で代謝)
　▶リトナビル、CYP2D6阻害薬(ミラベグロン[ベタニス])→フレカイニドの血中濃度上昇。血液障害、痙攣、QT延長、心室性不整脈(トルサード・ド・ポワンツ[Tdp]を含む)などの重篤副作用の恐れ。CYP代謝競合阻害に起因。
➡プロパフェノン塩酸塩(プロノン他；Ⅰc群、2D6[主]、1A2、3A4で代謝)
　▶リトナビル、CYP2D6を阻害する薬剤(ミラベグロン、アスナプレビル[スンベプラ])、テラプレビル(テラビック)→プロパフェノンの血中濃度が大幅に上昇し、QT延長、心室性不整脈(Tdpを含む)、血液障害、痙攣などの重篤な副作用を起こす恐れ。CYPの競合的阻害に起因。
➡アミオダロン塩酸塩(アンカロン他、経口薬；Ⅲ群、3A4、2C8で代謝：2D6、3A4阻害作用)
　▶CYP3A4阻害薬：HIVプロテアーゼ阻害薬(リトナビル、サキナビル、インジナビル硫酸塩エタノール付加物[クリキシバン]、ネルフィナビル)、テラプレビル→アミオダロンの血中濃度が上昇し重篤な副作用の恐れ(QT延長、Tdpなどの不整脈や持続的な鎮静)。CYP3A4に対する競合的阻害作用。
　▶エリグルスタット酒石酸塩 (サデルガ)→エリグルスタットの血中濃度上昇。QT延長の恐れ。アミオダロンのCYP2D6、3A4阻害に起因。
➡ベプリジル塩酸塩水和物(ベプリコール；Ⅳ群、2D6[主]、2C9、3A4で代謝：2D6阻害作用)
　▶HIVプロテアーゼ阻害薬(リトナビル、サキナビル、アタザナビル硫酸塩[レイアタッツ]、ホスアンプレナビルカルシウム水和物[レクシヴァ])、イトラコナゾール、テラプレビル→ベプリジルの血中濃度上昇。QT延長、心室頻拍などの恐れ。CYPの競合的阻害。

〔併用注意〕

➡キニジン(Ⅰa群、3A4で代謝：2D6阻害作用)
　▶CYP2D6で代謝される薬剤(デュロキセチン塩酸塩[サインバルタ]、メトプロロール酒石酸塩[セロケン、ロプレソール他]、ドネペジル塩酸塩[アリセプト他]など)→CYP2D6阻害によりキニジンの血中濃度上昇。
　▶CYP3A4阻害薬(ベラパミル塩酸塩[ワソラン他]、エリスロマイシンステアリン酸塩[エリスロシン]、ダルナビルエタノール付加物[プリジスタ]、ホスアンプレナビル)→キニジンの血中濃度上昇。

➡ プロカインアミド塩酸塩(アミサリン；Ⅰa群：アセチルトランスフェラーゼ[AST]で代謝)
▶ アミオダロン経口薬→プロカインアミドの作用増強の恐れ。アミオダロンによる代謝阻害。プロカインアミドの用量(1/3または中止)を調節する。

➡ ジソピラミド(リスモダン他；Ⅰa群：3A4で代謝)
▶ CYP3A4阻害薬(エリスロマイシン、クラリスロマイシン[クラリス、クラリシッド他]など)→ジソピラミドの血中濃度上昇。CYP3Aを阻害。

➡ メキシレチン(Ⅰb群：2D6[主]、1A2で代謝)
▶ CYP1A2および2D6に影響を与える薬剤(シメチジンなど)→本剤の血中濃度に影響を与える恐れ。
▶ テオフィリン(テオドール、アプネカット、ユニコン、ユニフィルLA他)→テオフィリンの血中濃度上昇。テオフィリン(1A2、2E1、3A4[一部関与])代謝抑制。

➡ アプリンジン塩酸塩(アスペノン他；Ⅰb群：2D6で代謝)
▶ ジルチアゼム塩酸塩(ヘルベッサー他)→相互に血中濃度上昇。同一薬物代謝酵素競合に起因と記載(しかし、ジルチアゼムは3A4で代謝、アプリンジンは2D6で代謝)。
▶ ベラパミル→アプリンジンの血中濃度が上昇の報告。CYP3A4競合的阻害に起因と、添付文書に記載あり(しかし、アプリンジンの代謝酵素は2D6である)。

➡ フレカイニド酢酸塩(タンボコール；Ⅰc群：2D6で代謝)
▶ CYP2D6阻害薬(β遮断薬[プロプラノロール塩酸塩〈インデラル他〉など]、パロキセチン塩酸塩水和物[パキシル他]、シメチジン、キニジンなど)→フレカイニドの血中濃度上昇の恐れ。プロプラノロール併用ではプロプラノロールの血中濃度上昇、心機能低下、房室ブロックの恐れ。

➡ プロパフェノン(Ⅰc群、2D6[主]、1A2、3A4で代謝)
▶ β遮断薬(メトプロロール、プロプラノロール)、ワルファリンカリウム(ワーファリン他)、テオフィリン製剤→プロパフェノンによるこれらの薬剤の血中濃度上昇。CYP代謝競合作用。

➡ アミオダロン(経口薬：Ⅲ群、3A4、2C8で代謝：1A2、2C9、2D6、3A4阻害作用)
▶ CYP1A2(テオフィリンなど)、2C9(フェニトイン[アレビアチン、ヒダントール]、ワルファリンなど)、2D6(フレカイニド、アプリンジン、β遮断薬[メトプロロール、プロプラノロール])、3A4などで代謝される薬剤→アミオダロンにより血中濃度上昇。シンバスタチン(リポバス他)では筋障害のリスクが増加、フレカイニドの用量減量(2/3)、アプリンジンでは心血管作用増大。

➡ ベラパミル(Ⅳ群、3A4で代謝)
▶ CYP3A4の阻害薬(リトナビル、インジナビル、イトラコナゾール、グレープフルーツジュースなど)→ベラパミルの血中濃度上昇。リトナビルではベラパミルの血中濃度時間曲線下面積(AUC)が3倍。
▶ CYP3A4で代謝される薬剤(アプリンジン、カルバマゼピン[テグレトール他]、ミダゾラム[ドルミカム、ミダフレッサ他]など)→ベラパミルの3A4阻害により血中濃度が上昇。

③代謝促進
〔原則禁忌〕

> ➡CYP3A4で代謝される抗不整脈薬(キニジン、ジソピラミド、リドカイン、プロパフェノン、アミオダロン、ニフェカラント[シンビット]、ベプリジル、ベラパミル、ジルチアゼム)
> ▶セイヨウオトギリソウ(セント・ジョーンズ・ワート:SJW)含有食品→SJWにより、これらの薬剤代謝が促進され血中濃度低下の恐れ。SWJ含有食品を摂取しないこと。

〔併用注意〕
- ➡キニジン(Ⅰa群)、ジソピラミド、メキシレチン、ピルシカイニド塩酸塩水和物(サンリズム他)、アミオダロン、ベラパミル
  - ▶PXR活性化薬(フェニトイン、リファンピシン[リファジン他]、フェノバルビタール[フェノバール他]など)→抗不整脈薬の作用減弱。PXR活性化によりCYP誘導。
- ➡キニジン
  - ▶メロキシカム(モービック他)→メロキシカムの作用減弱。メロキシカムの代謝促進。

④P糖蛋白質(P-gp)阻害
〔原則禁忌〕

> ➡P-gp阻害薬(キニジン、アミオダロン、ベラパミル)
> ▶エドキサバントシル酸塩水和物(リクシアナ:FXa阻害薬)→出血の危険性大。有益性が危険性を上回る場合に限り併用。消化管、腎のP-gp阻害に起因。

〔併用注意〕
- ➡P-gpを阻害する薬剤(キニジン、フレカイニド、プロパフェノン、ベプリジル、ベラパミル、アミオダロン)
  - ▶ジゴキシン(ジゴシン他)→ジギタリス中毒の恐れ。P-gp競合阻害により、ジゴキシンの腎排泄抑制。アミオダロンとの併用では消化管吸収増加も関与。
  - ▶P-gpを基質とする抗凝固薬(ダビガトランエテキシラートメタンスルホン酸塩[プラザキサ]、エドキサバン、アピキサバン[エリキュース])→出血の危険性増大。P-gp阻害により尿、糞中排泄が抑制され、抗凝固薬の血中濃度が上昇。

⑤腎排泄
〔併用注意〕
- ➡キニジン(Ⅰa群)
  - ▶ラパチニブトシル酸塩水和物(タイケルブ)→ラパチニブの血中濃度上昇。P-gp阻害に起因する可能性。
- ➡プロカインアミド(Ⅰa群)

- ▶シメチジン、アミオダロン→プロカインミドの作用増強の恐れ。プロカインアミドおよび活性代謝物（NAPA）の腎排泄が低下。
- ➡ジソピラミド（Ⅰa群）
  - ▶β遮断薬（アテノロール[テノーミン他]など）→過度の心機能抑制作用（陰性変力作用、変伝導作用）。アテノロールとの併用でジソピラミドのクリアランス減少。
- ➡ピルシカイニド（Ⅰc群）
  - ▶セチリジン塩酸塩（ジルテック他）→相互に血中濃度が上昇。ピルシカイニドの副作用の恐れ。腎でのトランスポーター（OCT）を介した排泄の競合に起因。腎P-gp競合も関与。

⑥尿pH
〔併用注意〕
- ➡メキシレチン（Ⅰb群）、キニジン（Ⅰa群）
  - ▶尿のpHをアルカリ化させる薬剤（炭酸水素ナトリウムなど）→メキシレチン、キニジンの血中濃度が上昇。メキシレチン、キニジンの非イオン型が増加し、再吸収促進。
- ➡メキシレチン
  - ▶尿のpHを酸性化させる薬剤（塩化アンモニウムなど）→メキシレチンの血中濃度が低下。イオン型が増加し、メキシレチンの再吸収低下。

⑦機序不明
〔併用注意〕
- ➡シベンゾリンコハク酸塩（シベノール他；Ⅰa群、2D6で代謝）
  - ▶β受容体遮断薬（プロプラノロール：2D6で代謝）→シベンゾリンの作用増強の恐れ。機序不明だが、2D6代謝競合の可能性。
- ➡フレカイニド（Ⅰc群、2D6で代謝）
  - ▶プロカインアミド（Ⅰa群）、リドカイン（Ⅰb群）→抗不整脈作用、毒性症状の増大。機序不明。
- ➡ピルシカイニド（Ⅰc群）
  - ▶カルシウム拮抗薬（バラパミル）、β遮断薬（プロプラノロール）、ジギタリス製剤（ジゴキシン）、硝酸・亜硝酸エステル系薬剤（ニトログリセリン）→ピルシカイニドの作用増強の恐れ。機序不明。
- ➡アミオダロン（経口：Ⅲ群）
  - ▶全身麻酔薬→ハロゲン吸入麻酔薬の心筋抑制、伝導障害が増強の恐れ。非常にまれであるが、通常手術直後に、致命的な急性呼吸窮迫症候群の発症。機序不明。
  - ▶レジパスビルアセトン付加物・ソホスブビル配合薬（ハーボニー）→徐脈などの不整脈の恐れ。機序不明。
- ➡ベラパミル（Ⅳ群）
  - ▶ダントロレンナトリウム水和物（ダントリウム）→高カリウム血症、心機能低下の恐れ。機序不明。

B 薬力学的

①QT延長、心室性不整脈

〔併用禁忌〕

- ➡Ⅰa群(プロカインアミド塩酸塩[アミサリン]*¹、ピルメノール塩酸塩水和物[ピメノール]*¹、キニジン硫酸塩水和物[硫酸キニジン他]*¹、ジソピラミド[リスモダン他]、シベンゾリンコハク酸塩[シベノール他])、Ⅲ群(アミオダロン塩酸塩[アンカロン他]*²、ソタロール塩酸塩[ソタコール])
  - ▶QT延長誘発薬剤:モキシフロキサシン塩酸塩(アベロックス)、バルデナフィル塩酸塩水和物(レビトラ)、トレミフェンクエン酸塩(フェアストン他)、フィンゴリモド塩酸塩(イムセラ、ジレニア)、エリグルスタット酒石酸塩(サデルガ)→QT延長、心室性頻拍(Tdp)の恐れ。
- ➡フレカイニド酢酸塩(タンボコール;Ⅰc群)、アミオダロン(Ⅲ群)、ベプリジル塩酸塩水和物(ベプリコール;Ⅳ群)
  - ▶テラプレビル(テラビック)→QT延長が相加的に誘発。CYP3A4阻害も関与。
- ➡フレカイニド(Ⅰc群)
  - ▶ミラベグロン(ベタニス)→QT延長、Tdp誘発の恐れ。ミラベグロンは催不整脈作用を有する。
- ➡ニフェカラント塩酸塩(シンビット、注射薬のみ:Ⅲ群)
  - ▶心拍数を低下させる薬剤(フィンゴリモドなど)→併用により、QT延長、Tdpの可能性が高くなる。
- ➡ニフェカラント(Ⅲ群)、ベプリジル(Ⅳ群)
  - ▶エリグルスタット→QT延長が相加的に誘発。Tdpの恐れ。
- ➡アミオダロン(注射液のみ:Ⅲ群)
  - ▶クラスⅠa、Ⅲ群の抗不整脈、ベプリジル(Ⅳ群)、エリスロマイシンラクトビオン酸塩(エリスロシン)注射薬、ペンタミジンイセチオン酸塩(ベナンバックス)→QT延長、Tdp誘発。

*1 フィンゴリモド、エルグルスタットのみ併用禁忌から除外　　*2 アミオダロン注射ではバルデナフィルは併用注意

〔併用注意〕

- ➡K⁺チャネル遮断作用のある抗不整脈薬(Ⅰa群、Ⅲ群、ベプリジル[Ⅳ群])
  - ▶QT延長を誘発する薬剤、低カリウム血症を誘発する薬剤→QT延長、Tdp誘発の恐れ。
- ➡アミオダロン(Ⅲ群)
  - ▶ヒドロキシクロロキン硫酸塩(プラケニル)→心室性不整脈の恐れ。

②心機能抑制

〔併用注意〕

- ➡Ⅰa群(プロカインアミド、ジソピラミドなど)、メキシレチン塩酸塩(メキシチール他;Ⅰb群)、フレカイニド(Ⅰc群)、ソタロール(Ⅲ群)、Ⅳ群(ベラパミル塩酸塩[ワソラン他]、ジルチアゼム塩酸塩[ヘルベッサー他]、ベプリジル)

不整脈（概論）

　　　▶β遮断薬（Ⅱ群）→相互に過度の心機能抑制作用の恐れ。
➡Ⅰc群（フレカイニド、プロパフェノン塩酸塩[プロノン他：中等度β遮断作用]、ピルシカイニド塩酸塩[サンリズム他]）、Ⅲ群（アミオダロン[中等度β遮断作用]、ソタロール）、ベプリジル（Ⅳ群）
　　　▶Ca拮抗薬（Ⅳ群：ベラパミルなど）→心機能低下や房室ブロックが表れることがある。相互に陰性変力作用と房室伝導抑制作用を有する。
➡リドカイン塩酸塩（キシロカイン他；Ⅰb群）
　　　▶Ⅲ群抗不整脈薬（アミオダロンなど）→心機能抑制作用増強。心電図検査などモニタリングの実施。
➡メキシレチン（Ⅰb群）
　　　▶Ⅰa群（プロカインアミド、キニジン）、Ⅰb群（リドカイン、アプリンジン塩酸塩[アスペノン他]）、Ⅳ群（Ca拮抗薬）→両剤の陰性変力作用、変伝導作用が相加的または相乗的に増強。
➡アプリンジン（Ⅰb群）
　　　▶ジソピラミド（Ⅰa群）、キニジン（Ⅰa群）、メキシレチン（Ⅰb群）→動物実験において作用増強の報告。刺激伝導障害（房室ブロック、脚ブロックなど）の恐れ。Na^+チャネル抑制による刺激伝導系の抑制作用が相加的または相乗的に増強。
➡ソタロール（Ⅲ群：強力なβ遮断作用）
　　　▶抗不整脈薬（ジソピラミド，アミオダロン[経口]など）→不応期の延長作用の増強の恐れ。
➡ベラパミル（Ⅳ群）
　　　▶抗不整脈薬（キニジン、プロカインアミド、リドカイン、ピルシカイニド、フレカイニドなど）→徐脈、房室ブロック、高度の不整脈の恐れ。自覚症状、心電図など注意。相加的な抗不整脈作用の増強に起因。
➡ベラパミル（Ⅳ群）、ソタロール（Ⅲ群：強力なβ遮断作用）
　　　▶ジギタリス製剤（ジゴキシン、メチルジゴキシンなど）→高度の徐脈、房室ブロックなどの徐脈性不整脈、ジギタリス中毒の恐れ。相加的な房室結節・洞結節抑制やジギタリスの心刺激作用に起因。ベラパミルではP-gp阻害も関与。
➡アプリンジン（Ⅰb群）、Ⅲ群（アミオダロン、ソタロール）、ベラパミル（Ⅳ群）
　　　▶麻酔薬（吸入麻酔薬、局所麻酔薬など）→心機能低下、徐脈の恐れ。陰性変力作用や房室結節・洞結節抑制作用により心抑制作用が相互に増強。

③心毒性
〔併用注意〕
➡キニジン（Ⅰa群）
　　　▶メフロキン塩酸塩（メファキン「ヒサミツ」）→心臓に対して累積的に毒性が蓄積。

④血圧上昇、血圧降下
〔併用注意〕
➡ソタロール（Ⅲ群）

- ▶クロニジン塩酸塩(カタプレス)→併用後にクロニジン投与を中止すると、β遮断のためα作用が強く出て血圧上昇の恐れ(リバウンド)。減量するなど注意。
- ▶麻酔薬→重度の低血圧持続(β遮断による降圧作用)、心臓の正常律動への回復・維持が困難になる恐れ。
- ▶レセルピン(アポプロン)→相加的な交感神経抑制により過度低血圧、徐脈の恐れ。減量するなど注意。
- ▶$β_2$刺激薬(サルブタモール硫酸塩[サルタノール他]など)→$β_2$刺激薬の効果減弱。

➡アミオダロン(Ⅲ群:中等度のα、β遮断作用)
- ▶フェンタニルクエン酸塩(アブストラル、イーフェンバッカル)→血圧低下、徐脈の恐れ。血圧低下、徐脈作用の協力作用。

➡ベラパミル(Ⅳ群)
- ▶血圧降下薬→低血圧の恐れ。血管拡張作用の協力。

⑤抗菌力低下
〔併用注意〕

➡プロカインアミド(Ⅰa群)
- ▶サルファ薬→サルファ薬の抗菌力減弱。プロカインアミドは体内で代謝され、微生物発育因子であるp-アミノ安息香酸を生じ、サルファ薬の抗菌作用と拮抗。

⑥血糖値変化
〔併用注意〕

➡Ⅰa群(ジソピラミド、シベンゾリン、ピルメノール、キニジン)、ベプリジル(Ⅳ群)
- ▶糖尿病薬(インスリン、スルホニル尿素系[SU]薬など)→低血糖。上記のⅠa群、ベプリジルには膵臓のATP依存性Kチャネル抑制(インスリン分泌促進)作用があり、併用によって血糖降下作用が増強。

➡ソタロール(Ⅲ群)
- ▶インスリン、経口血糖降下薬→血糖降下作用減弱。β遮断により高血糖が誘発されるため。併用時には用量の調整が必要になることがある。β遮断作用によって低血糖の諸症状(動悸、ふるえなど)がマスクされるため注意。

不整脈（概論）

STEP 3-1　病識を持たせる

不整脈を理解するための心臓の働き（『心不全』参照）や拍動の仕組みを伝えながら、不整脈の種類、原因、予後、症状、発現機序などを説明することも必要である。特に頻脈性不整脈には命に関わるものもあることを伝える。各不整脈を診断する心電図検査やその他の検査、また非薬物療法など、患者が実際に経験する検査や治療、日常生活での注意点などについて説明することは、より良い服薬指導につながる。

心臓の役割、構造、血液循環、心拍出量

➡ 説明例は『心不全』を参照。

心臓が拍動する仕組み：洞調律、刺激伝導系、不応期

➡ 洞調律を説明する。

説明例

私たちの体の中で、心臓は血液を送り出すポンプとして働いています。ポンプとして、規則正しく縮んで伸びる運動（拍動）を繰り返しています。この拍動を血管で感じるのが脈拍です。脈は、いつも規則正しく一定の同じ調子（リズム）で「トン・トン・トン・・・・」と打っていますね。この規則正しいリズムのことを『洞調律』といいます。

説明例

心臓が拍動する回数を心拍数（脈拍数）といいますが、正常な洞調律は、成人では安静時に1分間に60〜100回、1日当たり10万回もの心拍数になります。それでは、どのように規則正しく拍動が続いているのでしょうか。実は、心臓はテレビやラジオなどの電化製品と同じように、スイッチによって電気が入って、それが流れることで動いているのです。つまり、心臓の筋肉（心筋）は、電気が心房、心室に伝わることで縮んで（収縮）、電気がなくなると緩んで伸びる（弛緩）するようにできています

➡ 刺激伝導系（イラスト1：心臓の拍動の仕組み）を説明する。

説明例

心筋は他の筋肉とは異なり、自分自身で電気を生み出す発電所があります（自動能）。発電所に当たる場所は、右心房の上にある洞（房）結節です。ここから電気が発生して、電気が流れていきます。他の部位は電気を伝える働きに徹しています。洞結節は、点滅信号のように一定の調子（リズム）で発電し、電気が電線（伝導路）を伝わって心房、心室へと流れるため、心臓が規則正しく収縮を繰り返しています。洞結節で発生した電気は、『洞結節➡房室結節➡ヒス束➡左脚・右脚➡プルキンエ線維』と、電気の経路（刺激伝導系）に流れて、心臓を1回収縮させます

説明例

少し詳しく説明しますと、洞結節で発生した電気は、まず心房の壁を伝わり、房室から心室への中継所である『房室結節』という場所に到達します。この時、左と右の心房で同時に筋肉の収縮が始まり、

イラスト1 ● 心臓の拍動の仕組み

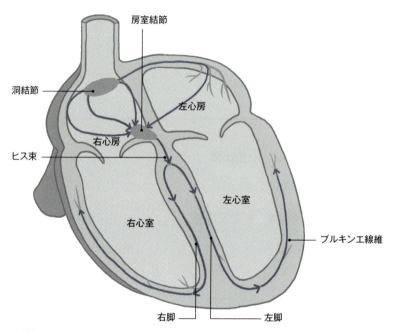

洞結節で発生した電気刺激（電気的興奮）が左右の心房筋を収縮させ、房室から心室への中継所である房室結節へ到達する。さらに、ヒス束、左脚・右脚、プルキンエ線維を介して左右の心室を規則正しく収縮させている。この電気の経路を「刺激伝導系」という

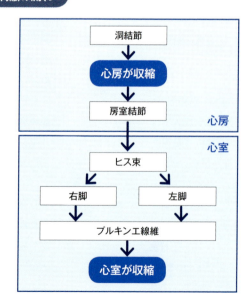

不整脈とは

説明例

ご自身で手首を押さえると、一定の調子（リズム）で脈を打っていますね（通常心拍数は1分間に60〜100回：正常洞調律）。これは心臓が、規則正しい一定の調子（リズム）で拍動を繰り返しているからです。脈は安静にしている時はゆっくりですが、体を動かしたり、興奮したりしている時などは、自然と速くなります。不整脈とは、通常は一定であるはずの拍動のリズムに異常が起こり、心拍数（脈拍数）が速くなったり、遅くなったり、また不規則になったりする状態です。ですから、不整脈では、心臓における電気の発生や流れに何らかの異常が起きているのです

説明例

不整脈といっても数多くの種類がありますが、全人口の約20％の方が何らかの不整脈を持っていると考えられています。また、不整脈が表れる人の割合は、年齢と関係していて、20歳以下ですと5％以下ですが、70歳以上になるとおよそ半分にもなるといわれています

血液は右心房から右心室へ、左心房からは左心室へ流れます。右心室と左心室は血液が入ってくるので広がります。その後、電気は房室結節から少しだけ時間を遅らせてから『ヒス束』という場所へと伝わり、左側（左脚）と右側（右脚）に分かれ、それぞれ左心室と右心室に伝わります。少しだけ時間を遅らせる理由は、心室に十分な血液をためて、効率良く血液を送り出すためです。さらに電気は、細かく枝分かれた『プルキンエ線維』という場所へと伝わります。プルキンエ線維は心室の壁全体に張り巡らされていて、電気は最終的に心室全体に伝わって、心室が収縮します。これらの一連の電気の発生と流れは、野球に例えると、洞結節は指示を出す『監督』の役割を担い、刺激伝導系は指示を伝える『コーチ』、心筋の収縮は実際に動く『選手』に当たります

➡不応期を説明する。

説明例

洞結節から電気が1回発生して、ぐるっと心臓の周りを流れると、左右の心室が1回収縮します。この時、血液は右心室から肺（動脈）に、左心室から全身（大動脈）へと送られます。ですが、心筋は1回収縮すると、ある一定の時間は電気に対応しません。これを『不応期』といいます。これは、心臓に戻ってくる血液を十分に受け取るための時間です。十分な血液が心臓に満たされて拡張して、はじめて十分な量の血液を効率よく送り出すことができるのです

➡不整脈の種類（イラスト2）について説明する。
▶徐脈性不整脈（洞不全症候群、房室ブロック、脚ブロック）、頻脈性不整脈（心房細動・粗動・頻拍、心室細動・頻拍、発作性上室性頻拍、洞性頻脈など）

説明例

不整脈には、脈が遅くなる徐脈（徐脈性不整脈）と、速くなる頻脈（頻脈性不整脈）とに大きく分けられます。拍動のリズムが遅くなったり、一時的に止まったりして、

イラスト2●拍動の速さによる不整脈のタイプ

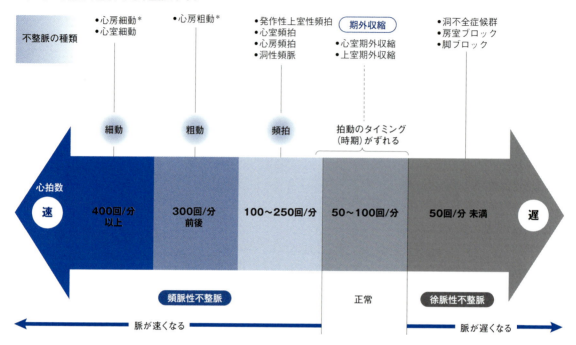

＊[注意]心房細動および心房粗動では、心房での拍動数が300回/分および250〜300回/分になる。心房細動では、心拍数は房室結節の伝達状態により、速くなることが多いが（心拍数100〜150回/分）、遅くなることもある（『心房細動』参照）。

イラスト3●不整脈の主な原因

心臓の病気	虚血性心疾患（狭心症、心筋梗塞）	心臓に栄養や酸素を送る冠動脈の狭窄・閉塞により、心臓が動きにくくなる。
	心不全	心臓のポンプ機能が低下し、十分な血液を送り出せなくなる。
	心筋症	心筋が厚くなったり、薄くなったりして、心臓の働きが悪くなる。
	心臓弁膜症	心臓にある4つの弁がうまく働かず、心臓内での血流が乱れる。
	心膜炎	心臓を覆う膜が炎症により、厚く、硬くなって心臓が働きにくくなる。
その他の病気	生活習慣病（高血圧、糖尿病、脂質異常症など）	動脈硬化が進んで、血液を送り出す心臓に負担が掛かる。
	肺の病気	慢性閉塞性肺疾患（COPD）などがあると、酸素の取り込みが悪くなり、心臓が心拍数を上げて酸素の量を維持するようになり、心臓に負担を掛ける。
	貧血	血液で運べる酸素の量が減ってしまうため、心臓が心拍数を上げて酸素の量を維持するようになり、常に心臓に負担を掛ける。
	甲状腺の病気	甲状腺ホルモンの分泌に異常が起こると、心臓の働きも変化する。
薬	抗不整脈薬、降圧薬、抗うつ薬など	自律神経や拍動に影響を与えるため、不整脈の引き金になる。
日常生活	ストレス、睡眠不足、過労、飲酒、喫煙、コーヒーなどの刺激物	生活習慣の乱れが生活習慣病を招き、また不整脈の引き金になる。

不整脈(概論)

脈が1分間に50回未満になるものが徐脈です。一方、脈が1分間に100〜250回であると『頻拍』、300回前後を『粗動』、400回以上では『細動』といいます。細動の場合は、心臓が細かく痙攣している状態です。また、異常が起こる場所によって、上室性(房室結節までの部位)と心室性(ヒス束より下の部位)の不整脈に分けられます

▶期外収縮(上室性・心室性期外収縮：頻脈性不整脈に含めることがある)

説明例

最も多くみられる不整脈です。一定の拍動のリズムが、いつもより早く起こってしまう不整脈です。つまり、心臓はトン・トン・トン・トンと一定のリズムで脈を打っていますが、これがトン・トン・トトン・トンとなったり、トン・トトト・ドックン・トンと早くなってしまいます。気が付かないことが多く、健康診断で指摘されるほどです。健康な方にもよくみられますが、ほとんどが治療の必要がなく、心配のないものが多いことが知られています。ですが、心臓病に原因がある場合や、期外収縮が命に関わる不整脈の原因になっている場合には治療が必要です

▶各種不整脈の名前の由来

説明例

不整脈には色々と名前がありますが、名前は『起こる場所＋現象』で表されています。例えば、心房細動とは、心房に細動が起こっていることを意味します

➡不整脈の主な原因(イラスト3)を説明する。

説明例

老化現象の1つと考えられていますが、何らかの病気が関わっているといわれています。特に、虚血性心疾患(狭心症、心筋梗塞)、心不全、心臓の筋肉に変化が起きている心筋症などの『心臓の病気』が原因の1つとされています。その他の病気では、高血圧、糖尿病、脂質異常症などの生活習慣病、慢性閉塞性肺疾患(COPD)、甲状腺機能異常症などが知られています。また、日常生活での悪い生活習慣(ストレス、睡眠不足、過労、飲酒、喫煙など)が、生活習慣病の原因になるばかりでなく、不整脈の引き金になると考えられています(後述参照)。なお、不整脈を起こす薬もありますので、注意が必要です

➡不整脈の予後

説明例

不整脈は種類によって、心配の要らないものから、突然死の恐れがあるものまで様々です。例えば、心拍数(脈拍数)が走った後に1分間に100回以上(洞性頻拍)になったり、睡眠中に60回以下(洞性徐脈)になるような状態は、心配の要らない不整脈です。また、健診で見付かった場合でも、治療が要らない不整脈であることがよくあります。ですが、心室細動、心室頻拍、完全房室ブロックなどの不整脈では、心臓が停止して『突然死』を招くこともあります。心室細動は、突然死の原因で最も多いことが知られています。また心房細動、心房粗動などの不整脈は、『脳梗塞(脳塞栓)』や『心不全』にもつながり、命に関わります。脳梗塞はたとえ命

が助かっても、介護が必要となることの多い病気です。ですから、不整脈は、種類によっては、命に関わる病気なのです。ご自身の不整脈は、どの種類で、どの程度危険なものか、また治療は必要なものかなど、しっかりと知る必要があります

➡不整脈の症状（イラスト4）について説明する。

説明例

不整脈になると心臓、脳、肺、全身に影響が表れます。まず、心臓では、脈拍が1分間に120回を超える時の症状に『動悸』があります。動悸とは、普段、意識しない拍動が、速くなったり、強くなったりすることで、不快に感じることをいいます。一般に、発作性の頻脈性不整脈では、動悸が突然始まり、急に治まるといった症状が出ます。また、期外収縮では、血液が十分にたまる前に心臓が収縮するので、空打ちになって、脈が飛んだり、心臓がドックンと動いたような強い拍動を感じます

説明例

不整脈によって心臓から十分に血液が全身に送り出されなくなると、心不全のような症状が表れることがあります。各臓器（組織）の働きが悪くなって、脳では『めまい』『失神』などが、肺では『息苦しさ』『息切れ』が、全身では『だるさ』『疲れやすさ』『脈がない、脈に触れない』などの症状が表れます。特に1分間に脈拍が40回を下回るような徐脈の時には、これらの症状が表れやすいので注意します。めまい、失神は、転んで強く頭を打ったり、骨折したりしてしまいます。また、車などの運転中に起こると、大事故につながり、命に関わることがあります。とても危険なので、十分な注意が必要です

不整脈が起こる仕組み
➡刺激生成異常と刺激伝導異常について説明する

説明例

不整脈の起こる仕組みは、電気（刺激）の生成または伝導路の異常によって起こります。電気（刺激）の生成の異常とは、洞房結節（発電所）の働きに異常があって、電気の発生が少なくなってしまう、または洞結節以外の場所から電気が発生することです。また、刺激伝導がうまく伝わらない原因は、電気の伝導路（刺激伝導系）が途中で途切れてしまう場合（ブロック）や、電気が通常に伝わる伝導路とは別の副伝導路へと伝わってしまう場合があります（以下参照）。

➡徐脈性不整脈の起こる仕組みと症状（イラスト5）について説明する。
▶発症機序（洞結節の機能不全または刺激伝導異常）

説明例

徐脈は、電気を発生する洞結節からの発信が少なくなる（洞不全症候群）、または電気信号の伝導路が途切れるために起こります（房室ブロック、脚ブロック［房室ブロックの前兆］、洞房ブロック）。これは野球で例えると、監督（洞結節）の指示が少ないか、もしくはコーチ（刺激伝導系）がうまく選手に指示を伝えることができずに、選手（心筋）が動いていない状態と言えるでしょう。あまり心配のないものから、かなり危険なものもあり注意が必要です

イラスト4 ●不整脈の主な症状

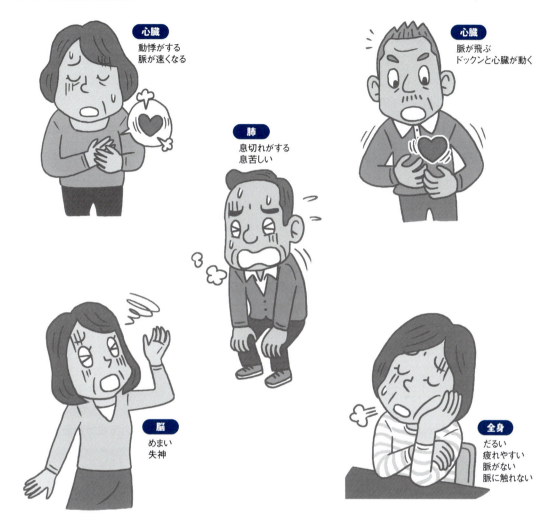

※このイラストは、巻末のイラスト集にカラーで収録されています。患者指導用のツールとしてご活用ください。

イラスト5 ● 徐脈性不整脈が起こる仕組み

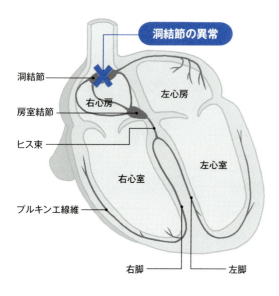

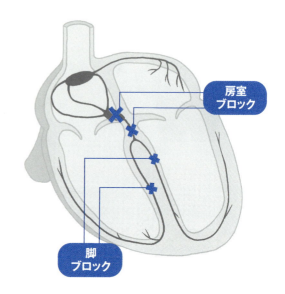

➡ 頻脈性不整脈（期外収縮を含む）の起こる仕組み（イラスト6：①異常［異所性］自動能、②リエントリー）について説明する。

説明例

運動、緊張するなどで、交感神経が主に働くと、洞結節からの電気の発信が多くなって、拍動が増えることがあります（100～140回/分：洞性頻脈）。ですが、心臓にこれといった原因もない、健康な方にみられる心配のない不整脈です。その他の頻脈性不整脈や期外収縮が起こる主な原因は、『異常自動能』と『リエントリー』と呼ばれるものです

① 異常自動能（洞結節以外で電気刺激発生）

説明例

通常、心臓の電気信号は、いつも同じ洞結節から発生し、他の場所で電気信号が発生することはありません。ですが、何らかの原因によって、他の場所から電気が発生して伝わってしまうことがあります。これは野球で例えると、監督（洞結節）の指示（電気発信）だけでなく、副監督からの指示も加わって、選手（心筋）が慌ててプレー（拍動）している状態といえます。こうなると、電気が刺激伝導系を伝わるよりも早く拍動が起こったり、電気信号がぐるぐる回ったりする、『リエントリー』（以下参照）の引き金となってしまいます。期外収縮も、この異常な場所か

イラスト6●頻脈性不整脈が起こる仕組み（①異常［異所性］自動能、②リエントリー）

①異常［異所性］自動能

　心臓の電気刺激は、通常、自動能を持つ洞結節から発生している。自動能を持つ部位（洞結節、房室結節、プルキンエ線維）以外から電気的興奮が発生することを「異常自動能」という。これによって異常な電気刺激が発生すると、拍動のタイミング（時期）が早くなったり（頻脈性不整脈）、ずれたり（期外収縮）して、リエントリーの引き金となる。
　また、撃発活動（トリガード・アクティビティー）とは、本来興奮が起こらないはずの時期に異常な電気刺激が始まる現象であり、期外収縮の原因となる。「トルサード・ド・ポワンツ（Tdp；心室頻拍の1つ）」やジギタリス中毒などでみられる

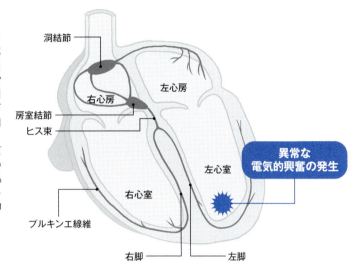

②リエントリー

通常、洞結節から発生した電気は、刺激伝導系を通り、心臓を1回収縮させて消える。ところが、この電気的刺激が消えることなく、ぐるぐると回り続けることがある。これをリエントリーという。リエントリーが起こると、心臓は異常なリズムで拍動を繰り返す

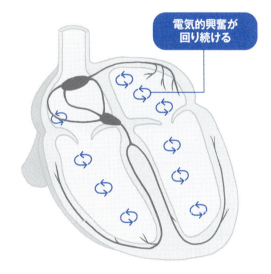

らの電気の生成が原因で起こります

なお、本来、起こらないはずの時期に、異常な電気刺激が始まることがあります（撃発活動：トリガート・アクティビティ）。期外収縮の主な原因であり、心室性頻拍（Tdp；トルサード・ド・ポワンツ）でもみられます

② リエントリー

洞結節から発生した電気は、刺激伝導系を通り心房から房室結節を経て心室へと伝わると、心臓が1回収縮して自然に消えます。ところが、この電気が消えることなく、ぐるぐると回り続けることがあります。これを、『リエントリー』といいます。これは、監督が1回指示した内容を、コーチが何度も何度も繰り返して選手に伝えているため、同じプレー（拍動）が何度も繰り返されている状態です。電気刺激が回り続けると、心臓は絶え間なく収縮を繰り返し、頻脈になってしまいます

リエントリーの原因は、異常な場所からの電気生成（異所性自動能）や、電気刺激が本来の房室結節の伝導路とは異なる別の副伝導路に伝わること、本来なら電気信号に対応できない時間の不応期に電気信号が伝わること（撃発活動）などが考えられています。リエントリーは、不整脈の発現の原因の中で、最も頻度が高く、ジギタリスという薬の中毒などでもみられます

不整脈の検査

➡心電図検査について説明する。
▶心電図検査の種類

心電図検査には、病院などの医療機関で行うものと、日常生活の中で行うものとがあります。医療機関では、両手首、両足首、胸（6カ所）の合計10カ所に電極を付け、12種類の心電図を取ることができる『記録標準12誘導心電図』と呼ばれるものがあります。この心電図は安静にしている時に記録する場合や、不整脈を出やすくするために運動をしながら記録することもあります。ただし、時間が限られているので、検査中に不整脈が出ないと、不整脈を診断することはできません。一方、日常生活では、24時間または48時間かけて心電図を記録する『ホルター心電図』や、常に心電計を持ち歩き、症状が出た時のみ心電図を記録する『家庭用イベント心電図』があります

▶心電図とは（イラスト7：刺激伝導系と心電図波形）

心臓は、右心房の上にある洞結節から電気を発生し、それを刺激伝導系を経て心房から心室へと伝えることで収縮しています。この電気信号を体の表面から測定して、波形として記録するのが心電図検査です。不整脈、虚血性心疾患、心不全など、様々な心臓病によって、心電図の波形に変化が出ることが分かっています（『虚血性心疾患』、『心不全』参照）。波形のどこが、どう変化しているかによって、心臓のどこで何が起こっているのかを知る

不整脈（概論）

イラスト7 ● 刺激伝導系と心電図波形

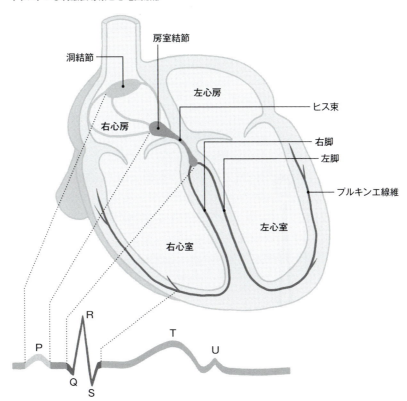

ことができるのです。ですから、心電図は不整脈の診断に最も役立つ検査です

▶心電図の読み方について（イラスト8）

● P波（心房の電気的興奮）とは

説明例

心電図は、一度の電気刺激で、心房と心室が収縮して伸びる（弛緩）ときの拍動を、PQRSTUの波で表しています。まずは1番初めに出てくる小さな波を『P波』といい、心房の状態を示します。山の前半部分は右心房、後半部分は左心房になります。P波の形は、洞結節における電気の発生や心房での電気の伝わり（刺激伝導系）に異常がないかを教えてくれます

● QRS波（心室の電気的興奮）とは

説明例

2番目に出てくる大きく尖った山は『QRS波』といい、電気が心室に伝わっているときの波です。心室の収縮（興奮）や刺激伝導系に異常がないかを教えてくれます。電気の伝わりが遅くなると、QRS波の幅が延びます

イラスト8 ●心電図の読み方

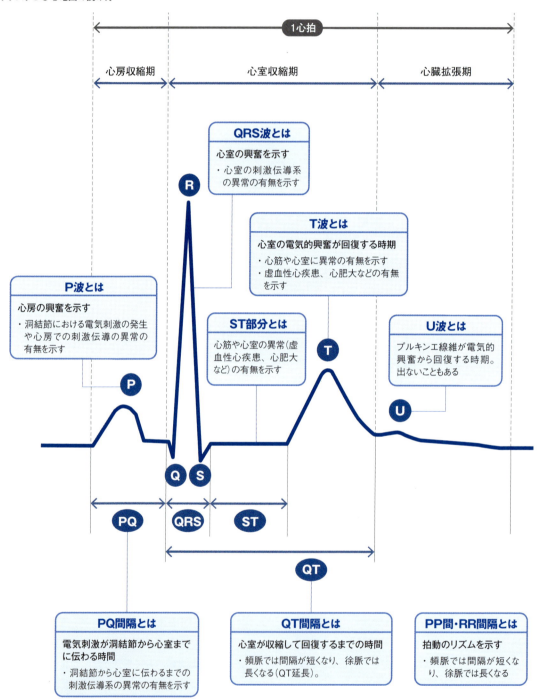

不整脈（概論）

- T波（収縮した心室の興奮が回復する時期）、U波（プルキンエ線維の電気的興奮が回復する時期）

説明例

そして、3番目に出て来る、なだらかな波は『T波』といい、縮んだ心室が元に戻る様子を示しています。心臓の筋肉や心室に異常（虚血性心疾患、心肥大など）がないかを知ることができます。最後の波はU波と呼ばれ、表れないこともあります。心臓が伸びて広がる時間（拡張期）と考えられています

- PQ間隔、QT間隔、PP間隔、RR間隔、ST部分の変化

説明例

心電図のP波の始まりからQ波の始まりまでの間隔は（PQ間隔）、電気刺激が洞結節から心室までに伝わる時間を示しています。つまり、心房が収縮する時間です。これによって、電気が房室内で伝わる刺激伝導系に異常がないかが分かります

説明例

また、Q波の始まりからT波の終わりまでの間隔は（QT間隔）、心室が収縮して元に戻るまでの時間に当たります（活動電位持続時間：APD）。頻脈では間隔が短くなり、徐脈では長くなります（QT延長）

説明例

また、P波と次のP波の間隔（PP間隔）、R波と次のR波の間隔（RR間隔）は、心臓の拍動のリズム（調子）を示しますので、QT間隔と同様に、頻脈（徐脈）では間隔が短（長）くなります。S波の終わりからT波の始まりまでの部分は（ST部分）、T波と同様に、心臓の筋肉や心室に異常（虚血性心疾患、心肥大など）があると変化します

▶ 活動電位（イラスト9：心室筋細胞における電解質の移動と活動電位の関係、心室の活動電位と心電図波形の関係）

説明例

心臓が拍動するための電気の発生やその伝わりは、実は、電池のプラスとマイナスのように、プラスのイオンを持っているナトリウムイオン（Na^+）、カルシウムイオン（Ca^{2+}）、カリウムイオン（K^+）が、細胞の専用通路（チャネル）を出入りすることで起こります。つまり、Na^+やCa^{2+}が心臓の細胞の中に入ると電気が作られ（活動電位）、心臓が収縮します。その後、K^+が細胞から出て行くに従って、縮んだ心臓が元に戻って広がり、細胞が次の電気の刺激を待つ状態となります

説明例

心臓の心室では、電気の量（活動電位）の変化は5つの段階（第0～4相）に分けることができます。ちょっと難しくなりますが、細かく説明しますと、最初にNa^+が短時間に一気に入ってきて細胞内がプラスになり、電気量が急に高まります（脱分極：第0相）。これが心電図波形のQRS波［心室の電気的興奮］にほぼ相当します次に、Na^+の入りが止まり、K^+が細胞の中から少し外へ出て行くので、細胞内はプラス量が減り、電気量はわずかに下がります（第1相）。その後Ca^{2+}が細胞の外から中に入ってきます（第2相）。この時は、入ってくるCa^{2+}と外に出ていくK^+が同じくらいになっているので、細胞内の電気量は、ほとんど変わりません（プラトー相）。心電図波形のST部分がこれに

イラスト9●心室筋の電解質移動と活動電位と心電図波形の関係

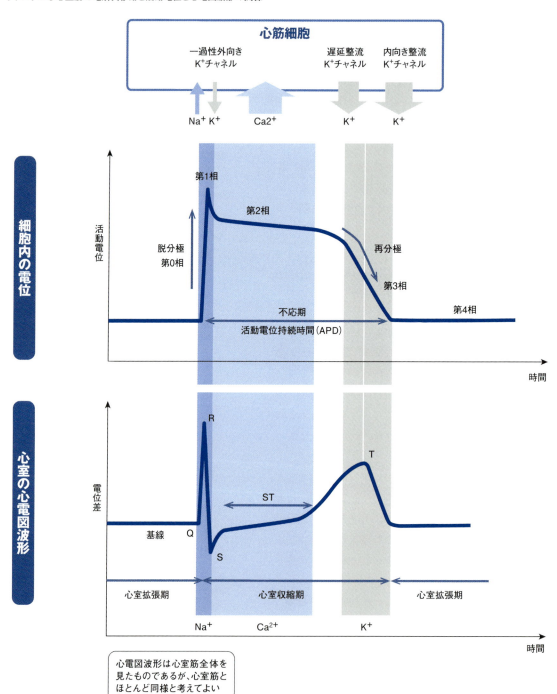

相当します。次に、細胞内へのCa²⁺の入りが終わるとともに、多量のK⁺イオンが細胞外に出るため、電気量は急に減っていきます（再分極：第3相）。これがT波に当たります。最後の段階（第4相）では、心臓が広がって拡張している状態です

説明例

このようにNa⁺、K⁺、Ca²⁺のプラスのイオンが細胞を出入りして電気が流れて、心臓の筋肉は縮んだり、緩んだりしています。不整脈では、これらの出入りがおかしくなっているため、拍動の規則正しいリズムである洞調律が乱れると考えられます

➡心電図以外の検査について説明する。

説明例

検査によって、不整脈の原因となっている心臓病やそのほかの病気を明らかにすることは、とても重要です。基本となる主な検査は、『血圧測定』『血液検査』『胸部エックス線写真』などの検査があります

説明例

血液検査の中でも、血液のナトリウム（Na）、カリウム（K）、カルシウム（Ca）などの、電解質の量の測定は大切です。特に、K値は重要で、増えても減っても、不整脈が表れやすいことが分かっています。そのほか、心臓の働きを知ることができるBNP（脳性ナトリウム利尿ペプチド：『心不全』参照）や、血糖値（糖尿病の有無）、腎臓の働き（電解質異常と関与、血液量変化）なども血液検査で調べることもあります

説明例

『胸部エックス線写真』では、心臓のおおまかな形や大きさを知ることができ（心肥大、心拡大）、また肺の様子からは、心不全によって起こる肺水腫などを調べることができます。その他、心臓に何らかの病気が疑われた場合は、心エコー（狭心症の診断）、冠動脈CT（冠動脈の動脈硬化の確認）、MRI（狭心症・心筋梗塞の診断、心筋の異常の確認）、シンチグラフィー（狭心症・心筋梗塞の診断）、心臓カテーテル（狭心症・心筋梗塞診断、不整脈発生部位の特定）などの検査が行われます。これらの検査は、『虚血性心疾患』『心不全』の検査でも行われます

➡非薬物治療について説明する。

説明例

頻脈性不整脈の治療には、薬物治療のほか、電気ショック療法、カテーテルアブレーション、植え込み型除細動器（ICD）などが行われます。一方、徐脈性不整脈の治療では失神を防ぐためにペースメーカーを植え込むことが基本で、薬物療法はペースメーカーの手術を受けるまでの間や、特に原因のない一時的（一過性）な場合に、短期間行われるのみです

▶電気ショック療法（イラスト10：電気ショック療法とAED）

説明例

電気ショックを心臓の筋肉に与えると、本来の拍動のリズムに戻すことができます。このような治療を除細動といいます。心室細動や心室頻拍による突然死を防ぐためには、緊急処置として電気ショックを一刻も早く行い、救命しなくてはいけ

イラスト10 ●電気ショック療法とAED

電気ショック療法

緊急に行われる場合
- 心室細動、心室頻拍（持続性）
  → 血圧低下や意識障害、呼吸困難など や突然死の危険がある緊急時

計画的に行われる場合
- 心房細動、心房粗動
  → 血栓は認められず、薬物療法で治まらない発作性心房細動など
- 発作性上室性頻拍、心室頻拍
  → 薬物療法が無効の場合

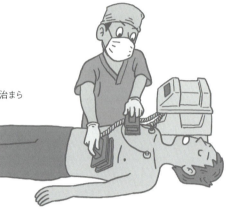

自動体外式除細動器（AED）

心停止の救命率

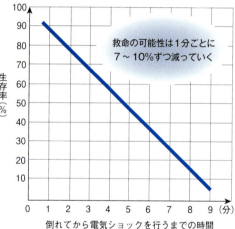

救命の可能性は1分ごとに7〜10％ずつ減っていく

（Circulation.2000;102:71-89.を改変）

心室細動や心室頻拍による突然死を防ぐには、その場にいる人がAEDを速やかに使用する必要がある

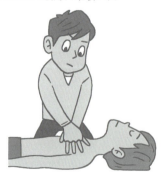

AEDの使用手順（使用する機器の音声ガイダンスに従う）

① AEDの電源を入れる
（蓋を開けると自動的に電源が入るものもある）

② 電極パッドを患者の右胸と左脇腹に貼る

③ 患者から離れ、ボタンを押す
心電図解析

④ 「除細動を行う」と音声が流れたらボタンを押す
充電後に電気ショック

⑤ 胸骨圧迫30回と人工呼吸2回（省略可）を繰り返す

⑥ 2分後に再度、心電図解析

③から⑤を繰り返す

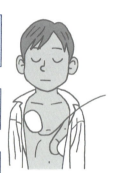

ません。また、心房細動においても、心臓、血圧などの状態が悪く緊急な場合、抗不整脈薬による治療が副作用などで危険である、または効かない場合、さらに心臓病を合併している場合でも、電気ショック療法が行われます。なお、電気ショック療法を行うと、心臓内で血栓ができて脳梗塞になることがあります。これを予防するためにも、治療の前後に抗凝固薬を服用します。また、不整脈が停止しても、根治したわけではありません。ですから、電気ショック療法の後は、再発予防のための治療を必ず行います

説明例

体内で自動的に働くICD（以下参照）も電気ショック療法の1つです。また、医療機関だけではなく、AED（自動体外式除細動器）は一般の方でも行える電気ショックを与える器具であり、設置場所が、ここ数年で急に増えてきました。心室細動などの致命的な不整脈は、いつどこで起こるか分かりません。いざという時に備えて、その使用方法を学んでおきましょう

▶カテーテルアブレーション（心筋焼灼術）について（イラスト11）
　●どのような治療法か

説明例

頻脈性不整脈を根本的に治療することが可能な方法です。主に、自覚症状が非常に強い場合や、薬の効果があまりない場合に検討されます。異常な電気刺激の発生源（異常自動能）や、電気がぐるぐる回っているリエントリーの場所を、高周波で焼き切る（焼灼）治療法です

●カテーテルを使用し、短期間の入院が必要

説明例

開胸しないで、カテーテルを使って原因の場所を焼きます。まず、太腿の付け根などの静脈からカテーテルという細い管を入れます。このカテーテルの先端には、高周波電流を出す電極が付いています。次に、このカテーテルを右心房まで進めます。左心房の場合には、『心房中隔』という場所を突き通して左心房まで進めます。最後に、原因となる場所に、高周波電流を流して焼きます。カテーテル挿入部分の局所麻酔で行われますが、焼く場所によっては痛みが出ることがあるので、痛み止めを使います。痛みの強い場合には、全身麻酔で行われることもあります

説明例

このカテーテルアブレーションは、1回で根治できなくても、3回程度までは繰り返すことができるため、完全に根治できることが多くあります。なお、不整脈の種類にもよりますが、治療時間は1～4時間、入院期間は3～5日程度です。また、75歳以上の高齢者の方は、カテーテルを通す血管がもろくなっていることや、治療によって新たな病気が起こることなどの危険性から、お勧めできません

●有効率

説明例

発作性上室性頻拍、心房粗動（発生機序が明らかな通常の場合）は、1回の治療でほぼ根治することができます。また心房細動では、その発生の原因が肺静脈と左心房の接合部にあるので、技術的に難しく

イラスト11 ●カテーテルアブレーションの方法

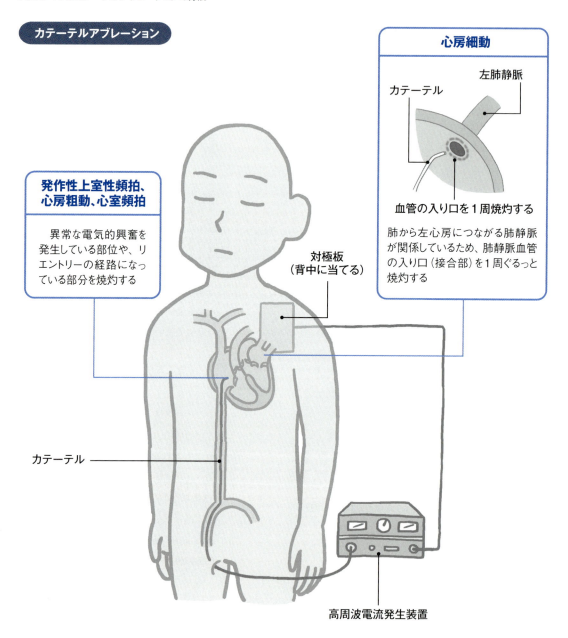

※このイラストは、巻末のイラスト集にカラーで収録されています。患者指導用のツールとしてご活用ください。

なり、2回の治療を行った場合の有効率は60〜80％といわれています。心室頻拍では、原因となる心臓の病気の種類によっても有効率は変わりますが、有力な治療法となっています

● 効果判定は3カ月

治療後1〜3カ月は、治療した部位から再び不整脈が表れる可能性があるため、薬（抗血液凝固薬［ワルファリンカリウムなど］、抗不整脈薬）を服用することがあります。治療の効果は3カ月後に確認し、その後も定期的な検査（問診、心電図検査）で再発がないことが確認できれば、薬を減量した後、中止します

● 合併症（治療が原因になって起こる病気）

重大なものはほとんどありませんが、カテーテルを入れる際に、心臓の壁を傷つけてしまうことがあります。心臓の壁で出血が起こり、心臓の働きが悪くなったり（心タンポナーデ）、血のかたまり（血栓）ができて、それが脳の血管を詰まらせて脳梗塞（脳塞栓）が起こったりする恐れがあります。ですが、起こる確率はそれぞれ1％、1％以下の程度です

▶ 植え込み型除細動器（ICD）について（イラスト12）
　● ICDとは

拍動のリズムが速くなったとき、それを感知して、心臓の筋肉に電気ショックを与えて、治める器具です。心室細動や心室頻拍などの、一度発作が起これば失神や突然死につながる、危険な頻脈性不整脈の方で行われます

● 本体を鎖骨下の皮膚に植え込んで、右心房と右心室にリードを留置

電気ショックを発生させる『本体』と、心臓部分をつなぐ『リード』からできている器具で、体内に植え込みます。リードは、拍動を感知して本体に伝えて、本体からの電気ショックを心臓に伝えます。植え込むための手術は、局所麻酔をして、右利きの方では左胸の鎖骨下の皮膚に、本体を植え込むための隙間を作り、右心房（心房の電気的興奮を感知するため）と右心室（心室の電気的興奮を感知し、電気ショックを伝えるため）に、リードを1本ずつ置いて、最後に本体を植え込みます。手術時間は2時間程度で、1週間程度の入院が必要です

本体を植え込む位置は利き手と反対側の鎖骨の下辺りになります。これは、利き手と同じ側だと日常生活の動作（歯磨きなど）を異常な運動と感知して、心臓に電気刺激を送ってしまうことがあるからです

▶ 合併症（治療が原因になって起こる病気）

リードの位置がずれる可能性があり、元に戻す手術が必要になります。薬（ワルファリン、アスピリンなど）を服用している方では、血が固まってコブのようになる（血腫）こともあります。また、痩せている人

イラスト12●植え込み型除細動器（ICD）

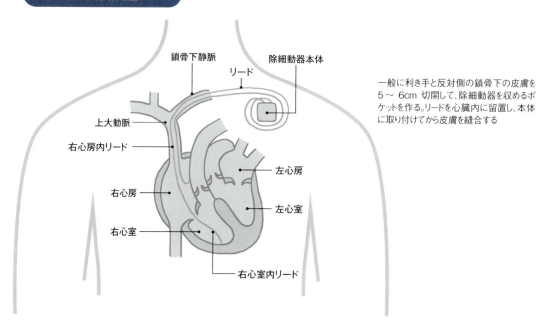

イラスト13●ペースメーカー

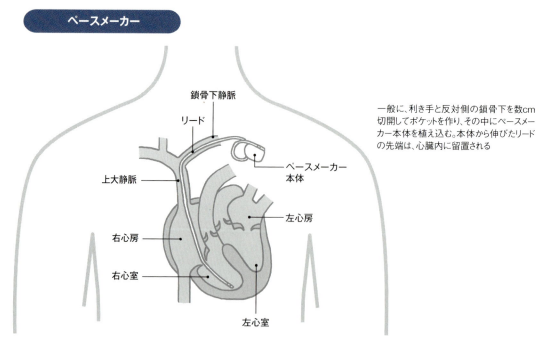

※このイラストは、巻末のイラスト集にカラーで収録されています。患者指導用のツールとしてご活用ください。

では、本体を植え込んでいる左胸の皮膚が細菌に感染して化膿することがあります（手術後の感染リスク1〜2％）。この場合には、右胸の下に植え込む手術をします

●その他：注意事項

心臓の発作そのものを起こらないようにするわけではないので、根本的に治るわけではありません。このため、発作を予防するための薬を併用する場合があります。また、ICDを入れている方は、特別な理由のない限り、車の運転をすることはできません。電気刺激を受けた時、一瞬気を失うことがあり、事故のリスクが高くなるためです。その他、日常生活の疑問があればご相談ください

▶ペースメーカーについて（イラスト13）

●ペースメーカーとは

拍動が遅くなったとき、それを感知して、自動的に『電気刺激』を心臓内に送り込み、心拍数を増やして、拍動の調子を取ってくれます（ペーシング）。ですから、脈が遅くなる徐脈性不整脈の治療の中心となっています

●ICDと同じ植え込み手術が行われる

電気刺激を発生させる『本体』と、心臓をつなぐ『リード』からなる装置で、体内に植え込みます。手術の手順はICDとほぼ同じですが（上記参照）、セットするリードの本数が、徐脈性不整脈の種類や器具の種類によって異なります。例えば、洞不全症候群の場合は、右心房にリードを1本セットしますが、房室ブロックでは右心房と右心室に1本ずつリードをセットします。その他に、右心室にリードを1本セットすることもあります（心房の電気刺激を感知して右心室を収縮させる）。手術時間は、2時間程度で、術後1週間ほどで、ペースメーカー作動などを検査して退院になります

▶合併症（治療が原因になって起こる病気）

本体を植え込んでいる皮膚の細菌感染、また肺の外に空気がたまること（気胸）などがあります。退院後は、定期的なペースメーカーのチェックなどが必要です。1カ月に1回程度受診し、問題なければ3〜6カ月の定期検査になります。なお、本体の電池は7年程度持つようにできていますので、7年目は受診する回数を増やして、電池の状態を確認することが大切です

●その他：注意事項

電化製品では問題ありませんが、強い磁気や電磁波に注意する必要があります。柔道など、強く衝撃を与える運動はリードが外れることなどがありますので、控える必要があります。ですが、野球、ゴルフ、テニスなどは、術後にリードが固定するまでは控えますが、その後は問題ありません。車の運転も、植え込み後に失神が起こっていなければ問題ありません。いずれにせよ、処方医とよく相談して、許可をもらってください。その他、日常生活での疑問があればご相談ください

イラスト14●生活習慣の乱れが不整脈につながる

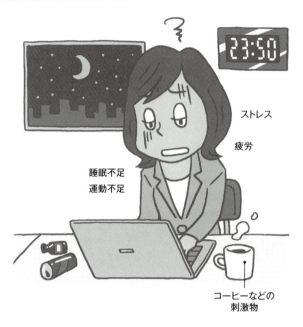

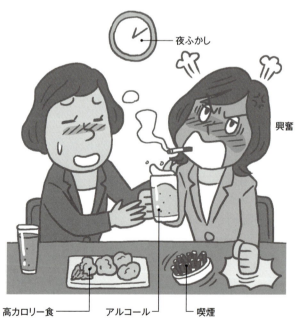

不整脈（概論）

➡ 日常生活での注意点について説明する。

生活習慣指導は、「虚血性心疾患、心不全、生活習慣病（高血圧、糖尿病、脂質異常症など）」と基本的に同じである（各疾患の服薬指導の項を参照）。

▶ 自律神経のバランスを乱す生活習慣（イラスト14）

説明例

心臓は意識しなくても動くように、自律神経と呼ばれる神経によって調節されています。自律神経は、私たちの体の中の臓器の働きを調節するもので、交感神経と副交感神経があります。心臓では、車で例えると前者はアクセル、後者はブレーキとして働きます。例えば、体を動かして、興奮している時は前者が、安静にしている後者が主に働きます。不安やイライラといった精神的なストレスはもちろんですが、睡眠不足、疲労、お酒の飲み過ぎ、喫煙などは、交感神経を過度に興奮させるため、自律神経のバランスを乱して不整脈を引き起こします。規則正しい生活を心掛けることはとても重要なことです

▶ 食生活

説明例

不整脈において、食生活では特に制限はありませんが、食べ過ぎ、飲み過ぎはいけません。また、持病の生活習慣病、心不全、虚血性心疾患などは、心臓に負担をかけますので、病気によって食事の内容を考える必要があります（各疾患の生活指導の項を参照）

▶ その他：運動、気温、入浴など

説明例

散歩、ウオーキングなどの適度な運動は問題ありませんが、過度の運動は心臓に負担を掛けて、不整脈を起こす危険性があります。特に朝起きた直後は、副交感神経から交感神経に切り替わって血圧が上がったり、脈が増えたりしやすい時間帯です。不整脈発作が表れやすいので、起床直後の運動はしてはいけません。また、汗をかくような運動するときは、無理をせず、小まめに水分補給や休憩を取り、運動が終わった後は体を冷やさないようにしましょう。運動をするときは、脈拍を自分で測る習慣を付けるとよいでしょう。脈に異常があれば、運動を中止して様子を見てください。気温が低いと、血圧は高くなり心臓に負担を掛けてしまいます。特に冬場のトイレや浴室などは、心臓発作の可能性が高いため、できる限り暖めるようにしましょう。入浴によって不整脈が出るような患者さんでは、心臓への負担を減らす入浴を心掛けてください（鎖骨より上までお湯に浸からない：風呂温度は40～41℃以下：10分以内の入浴・『高血圧』『心不全』参照）

STEP 3-2 薬識を持たせる

不整脈の薬物治療の目的は、生命予後およびQOLの改善であり、抗血栓療法（抗凝固薬療法）、抗不整脈薬治療（ダウンストリーム治療）、また器質的心疾患に対する治療（アップストリーム治療）に分けられる。抗不整脈薬による薬物治療は、発作の抑制と再発の予防によって、QOLを改善する目的で行われるものであり、根治治療ではないことを十分に理解させる。各抗不整脈薬の作用機序、特徴、適応となる不整脈などについても説明する。

なお、抗不整脈薬の分類は、以前からボーン・ウイリアムス分類（表1）が使用されていた。しかし、この分類には限界があること、また大規模臨床試験（CAST）により、心筋梗塞後の患者にⅠc群を投与して不整脈を減少させても、生命予後は改善されず、むしろ悪化したという問題点もあった。そこで、より理論的な作用機序、副作用などに基づくシシリアン・ガンビット分類（表2）が作られ、これを基に抗不整脈薬を選択するようになっている。

➡抗不整脈薬を服用する目的について説明する。

説明例

抗不整脈薬を飲む目的は、主に頻脈性不整脈の発作そのものを抑えることや、再発を予防して日常生活に支障がないようにすることです。薬によって発作は減って、症状は安定します。ですが、抗不整脈薬は、不整脈の原因を取り除いて治す薬ではありません。ですから、自己判断で薬を中止すると不整脈の発作や症状が表れてしまいます。医師の指示に従って、服用をしっかりと厳守することが大切な薬なのです

説明例

抗不整脈薬は、主に頻脈性不整脈で使われています。例えば心房細動では、持病に心臓病がない方であって、症状が強く表れたり、再発の恐れがある場合などに、心房細動の停止（除細動：静注）と予防の目的で抗不整脈薬が使われています。また、心室細動などによる突然死を防ぐためには、直ちに電気ショック治療が行われますが、その後の再発予防や発作を抑えるために、抗不整脈薬が使われることがあります。さらにカテーテルアブレーション治療後の数カ月間は、治療した部位から再び頻脈性不整脈が起こる恐れがあるため、抗不整脈薬を服用することもあります

説明例

その他、命に関わらない不整脈でも、症状によって苦痛を感じて生活に支障があれば、抗不整脈薬が処方されます。なお、発作が1年に数回しかないような場合は、症状や発作がある時だけ抗不整脈薬を頓服する方法もあります。例えば、発作性心房細動では、発作時に通常の1回分ではなく、1日量を投与します。この方が、継続服用よりも効果があり、副作用も少ないとされています。その他、期外収縮でも、症状により苦痛を感じる場合は、抗不整脈薬を使います

不整脈（概論）

イラスト15●抗不整脈薬の主な作用

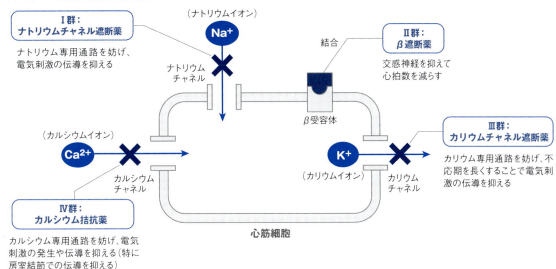

- **I群：ナトリウムチャネル遮断薬**
ナトリウム専用通路を妨げ、電気刺激の伝導を抑える

- **II群：β遮断薬**
交感神経を抑えて心拍数を減らす

- **III群：カリウムチャネル遮断薬**
カリウム専用通路を妨げ、不応期を長くすることで電気刺激の伝導を抑える

- **IV群：カルシウム拮抗薬**
カルシウム専用通路を妨げ、電気刺激の発生や伝導を抑える（特に房室結節での伝導を抑える）

➡抗不整脈薬の作用ついて説明する（イラスト15、表2）。

説明例

抗不整脈薬には心臓の細胞にあるナトリウム（Na$^+$）、カリウム（K$^+$）、カルシウム（Ca^{2+}）の専用通路を妨げる薬と、心臓に作用する交感神経を抑える薬（β遮断薬）、また抗不整脈薬と同じような作用を持つ薬（ジギタリス製剤）などがあります。抗不整脈薬による治療には、拍動のリズムを安定させて、不整脈そのものを抑えるリズムコントロール療法と、心拍数を減らして自覚症状の改善を目的としたレートコントロール療法に分けられます

説明例

心臓が拍動するための電気の発生やその伝わりは、プラスの電気を持っているNa$^+$、Ca^{2+}、K$^+$（イオン）が細胞の専用通路（チャネル）を出入りすることで起こります。刺激伝導系で、電気を生む洞結節、中継点である房室結節ではCa^{2+}が、心房や心室ではNa$^+$が、それぞれ細胞内に入って電気が発生して、電気伝導が始まります（イラスト16）。また、K$^+$が細胞の外に出ることで、心臓が次の刺激を受け付けるまでの時間（不応期）が決まります。抗不整脈薬には、Na$^+$、K$^+$、Ca^{2+}が細胞を出入りする専用通路を止める『Naチャネル遮断薬（I群）』『Kチャネル遮断薬（III群）』、『Ca拮抗薬（IV群）』があります。また、洞結節、房室結節では自律神経である交感神経（β作用）が働いているため、これを抑える薬（β遮断薬）も、抗不整脈薬として使われています

▶ I群：Naチャネル遮断薬（表2）

説明例

心房や心室にあるNa$^+$専用通路に結合して妨げて、Na$^+$が細胞内に一気に入るのを抑える薬です。その結果、異常な電気の発生（異所性自動能）や異常な電気の流れ（刺激伝導）を抑えて、拍動のリズムを

イラスト16●心臓の電気的な興奮伝搬

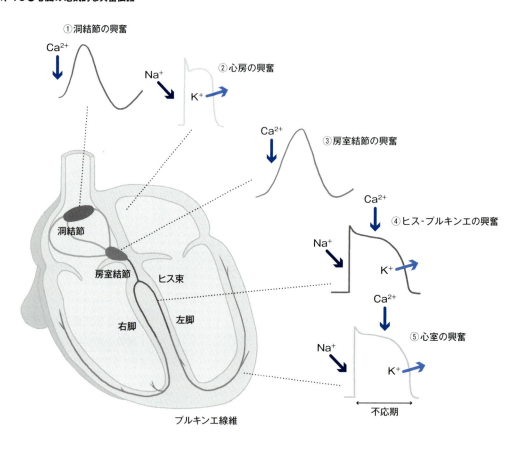

安定（正常洞調律）にしてくれます（リズムコントロール）。心臓の筋肉が収縮している時間（活動電位持続時間）を、延ばす薬（Ⅰa群）、短くする薬（Ⅰb群）、変化なしの薬（Ⅰc群）の3つに分けられます（ボーン・ウイリアムス分類：表1）。

説明例

Ⅰa群には5種類の薬があり、心房と心室の頻脈性不整脈、期外収縮に最も使われています。特にNa$^+$専用通路を抑える作用が強力なものは、シベンゾリン、ジソピラミド、ピルメノールです（シシリアン・ガンビット分類：表2）。これは、長い時間、Na$^+$通路と結合して離れないためで（遅；slow）、その結果、次のNa$^+$による電気刺激（脱分極）にも効果を及ぼします。また5種類ともにK$^+$専用通路も抑えるので、心筋が電気刺激を受け付けない時間（不応期）が長くなるため、異常な電気信号に対応しなくなり、リエントリーが起きにくくなる効果もあります（後述）

説明例

一方で、Ⅰa群の薬はNa$^+$抑制作用が強力のため正常な細胞にも効いてしまい、不整脈を引き起こしたり（催不整脈作用：QRS延長、QT延長）、心臓が弱ったり（左室機能低下：拍動で送り出される血液量低下）することがあり注意が必要です（STEP4）

説明例

Ⅰb群にはアプリンジン、リドカイン、メキシレチンがあります。リドカイン、メキシレチンは、特に心室の不整脈に有効です。つまり、心房の不整脈に無効です。これは、Na$^+$通路に結合する時間がとても短いため（速；fast）、素早く収縮してゆっくりと広がる心房筋では、ゆっくりと心房が伸びる間にNa$^+$専用通路から薬が離れてしまい、次のNa$^+$による電気刺激（脱分極）を抑えることができないからです。リドカイン、メキシレチンは、Na$^+$専用通路を抑える作用は弱いのですが、不整脈を起こす（催不整脈作用）、心臓の働き（左室機能）を抑えるなどの副作用は少ない利点があります。ですから、安全性が高く、心臓の病気がある方などに最初に使われている薬です

説明例

なお、アプリンジンは、Na$^+$を抑える作用（不活性化Na$^+$チャネル遮断、弱い活性化Na$^+$チャネル遮断）と弱いCa^{2+}、K$^+$を抑える作用があり、心房細動の停止に有効なこともあります。また不整脈（QRS延長、QT延長）を起こす恐れもあるので、他のⅠbの薬とは性質が違います

説明例

Ⅰc群には、3種類があり、心房、心室の頻脈性不整脈に用いられています。特にフレカイニド、ピルシカイニドは、長い時間、Na$^+$通路と結合して離れないためで（遅；slow）、Na$^+$専用通路の阻害は強力です。プロパフェノンにはβ受容体（後述）を抑える作用が、またフレカイニドは弱いながらK$^+$専用通路を抑える作用もあります（QT延長）。Ⅰc群は、心室の不整脈（QRS延長）、左室の働きを抑える（左室機能低下）などの作用もあり、使用時には注意が必要です（STEP4）

▶Ⅱ群：β遮断薬（表1、2）

説明例

自律神経の交感神経の働きが強くなった場合、心臓が過剰に動いて心拍数が増えて症状が強く表れます。この薬は、交感神経の作用（β作用）による洞結節と房室結節の興奮を抑えて、心臓をゆっくりと動かして脈拍数（心拍数）を減らし、自覚症状を抑えてくれます（レートコントロール）。心房細動や、運動などで交感神経が主に働いている時の不整脈に、使われています。なお、カルベジロールとビソプロロールは、慢性心不全の方に延命効果が期待できるので、心不全、心肥大、虚血性心疾患のある不整脈の方で処方（少量内服投与）されています

▶Ⅲ群：K⁺チャネル遮断薬（表1、2）

説明例

心房、心室のK⁺通路を止めることにより、心臓が電気刺激を受け付けない時間（不応期）を長くする薬です（第3相［K⁺流出］の時間延長［再分極時間延長］）。アミオダロン、ニフェカラント、ソタロールの3種類があります。速い調子で電気刺激がくるくる回り続けている、リエントリーのある頻脈性不整脈の治療に、とても効果があります。不整脈を抑える効果は強力で、危険な頻脈性不整脈（心房細動、心室頻拍など）や、他の薬が無効な不整脈に限定して使用されます

説明例

K⁺の作用は、心臓が縮んだ後（再分極）に関係するので、心臓が送り出す血液量は変化がなく、心筋の収縮力が低下する作用（左室機能低下）は、ほとんどありません。特に、ニフェカラント、ソタロールはNa⁺通路に作用しませんので、左室機能の影響は少なく、心臓の働きが良くない方に使うことができます。ほとんどの抗不整脈薬が心筋の収縮力を低下させるので、大きな長所となっています。ただ、電気刺激を受け付けない時間（不応期）が長くなればなるほど、QT間隔が延びて不整脈（心室性頻拍：Tdp）の危険性が高くなり要注意です（STEP4）

説明例

アミオダロンはK⁺通路以外にも、Na⁺通路、Ca²⁺通路、交感神経（α、β）を抑える作用があります。飲み始めたときには、主にNa⁺とCa²⁺通路を抑えますが、時間とともに、徐々にK⁺通路を抑える作用が表れてきます。ですから、薬の効果が得られるまでには、数週間の観察期間が必要です。また、アミオダロンとソタロールは交感神経（β作用）の働きを抑える作用によっても脈拍数を減らしますが、交感神経を抑えることで表れる副作用に注意が必要です（STEP4）

▶Ⅳ群：Ca²⁺チャネル遮断薬（Ca拮抗薬）（表2）

説明例

洞結節と房室結節のCa²⁺専用通路（イラスト16）を抑えて、洞結節からの電気刺激の発生と、房室結節での伝導を抑える薬です。ですから、異常が起こる場所が房室結節までの上室性不整脈に使われています。特に房室結節での伝導を抑える働きが強いので、ベラパミル、ジルチアゼムは発作性上室性頻拍（房室結節リエントリー性頻拍）を止めるために使わま

不整脈（概論）

す。また、心房細動・粗動による心室の収縮回数（心拍数）を減らすためにも使われます（レートコントロール）

説明例

上室ばかりでなく、心室の不整脈にも使われることがあります。ベラパミルは、電気刺激がくるくる回り続けるリエントリーに、Ca^{2+}が関係する不整脈（基礎疾患がなく、右脚ブロック・左軸変異型の左室起源突発性頻拍）で用いられています

説明例

注意事項としては、Caの心臓での主な働きは、電気刺激の発生、伝導だけではなく、心房筋、心室筋の収縮力を増強することです。ですから、その専用通路を抑えるベラパミル、ジルチアゼムでは、心臓の収縮力が落ちてしまうため、注意が必要です。虚血性心疾患、心肥大、心不全など、左室機能低下がある方にはあまり使用されない薬です

説明例

ジルチアゼムは純粋なCa^{2+}通路を抑える薬で、ベラパミルには弱いNa通路を阻害する作用があります。ですが、ベプリジルは、Ca^{2+}通路以外にも、Na^+通路、K^+通路、交感神経（α作用）を抑えるなど、様々な作用があり、持続性の心房細動や心室頻拍を停止するためにも使用されます。ベプリジルは、血液中の薬の量（血中濃度）が一定となるまでに、およそ2〜3週間を必要とするため、投与を開始してからの1カ月は毎週心電図を確認することが望ましいとされています

▶ジギタリス製剤（陰性変時作用、陽性変力作用）（表2）

説明例

この薬は、自律神経の副交感神経の作用を強めて、心臓の電気刺激の中継点である房室結節での電気の伝わりを抑えて、脈拍数（心拍数）を減らします（陰性変時作用）。ですから、脈が速くなる不整脈（頻脈性不整脈）で用いられることがあります。副交感神経が主に働いている時、つまり、体を休めている時（安静時）の心拍数を少なくします。ですが、運動している時など、もう1つの自律神経である交感神経が主に働いている時には、脈を少なくする効果はありません。運動時の脈拍数を少なくしたい時には、β遮断薬やCa拮抗薬といった薬と一緒に使われます。また、この薬にはもう1つ大きな作用あり、心臓の（Na^+流出とK^+流入を抑えて）Ca^{2+}量を増やして、心臓の収縮力を強くする作用があります（陽性変力作用）。ですから、心不全、虚血性心疾患、心肥大などの心疾患のある頻脈性不整脈の方に、よく処方される薬です（『心不全』参照）

STEP 4 服用に当たっての注意事項（副作用、その他）を説明する

　Ⅰ群では心抑制作用による催不整脈作用、特にⅠa群ではQT延長、抗コリン作用（頻脈、尿閉、便秘）、低血糖の副作用、Ⅰc群ではⅠc Flutter、Ⅲ群ではQT延長、アミオダロンでは肺疾患（間質性肺炎、肺線維症）、肝疾患（劇症肝炎、肝硬変、肝機能障害）、甲状腺機能異常、角膜色素沈着など、またⅣ群では徐脈性不整脈（房室ブロック）、ベプリジルでは間質性肺炎というように、各薬剤の副作用を説明する必要がある。なお、Ⅱ群のβ遮断薬、Ⅳ群のCa拮抗薬は『高血圧』、ジギタリス製剤では『心不全』を参照。

➡ Naチャネル遮断薬（Ⅰ群）（表2）
▶ 心臓障害

説明例

　Na^+専用通路を強く抑えるため、正常な心臓の筋肉の収縮力が弱まって（陰性変力作用）、心臓の働きが弱くなることや（左室機能低下：心拍出量低下：心不全）、不整脈（催不整脈作用：QT延長、QRS延長）を引き起こすことが知られています。特にNa^+通路と長く結合して（遅；slow）強力に抑える、Ⅰa群のシベンゾリン、ジソピラミド、ピルメノール、Ⅰc群のフレカイニド、ピルシカイニドでは注意してください。息苦しくなる、脈が速くなる（動悸）、手足に力が入らなくなる（脱力感）、頭が痛いなど、いつもと違う症状を感じた時はすぐに連絡してください。これらの自覚症状は表れない場合もあるので、定期的に心電図などの検査を必ず行う必要があります。なお、Ⅰb群では、アプリンジンによる不整脈には注意が必要ですが、リドカイン、メキシレチンは、Na^+専用通路を抑える作用は弱く、催不整脈作用、左室機能低下などの副作用が少なく、心臓の病気がある方などに最初に使われる薬です

▶ QT延長、抗コリン作用、低血糖など

説明例

　Ⅰa群の薬は、全てK^+専用通路を抑える作用があるため、心電図上のQT間隔を延長する恐れがあり要注意です（「K^+チャネル遮断薬」参照）。また、Ⅰa群のシベンゾリン、ジソピラミド、ピルメノールは、副交感神経を抑える作用があるため、口が乾いたり、便秘になったり、尿の出が悪くなったりすることがあります。前立腺肥大や緑内障（閉塞型）の方は飲めませんので、必ずご相談ください。また、Ⅰa群のシベンゾリン、ジソピラミド、ピルメノール、キニジンは、血糖値を下げるインスリンの膵臓からの分泌を増やすため（ATP依存性K^+チャネル抑制）、低血糖になる恐れがあります。手足が震える、冷や汗が出る、ドキドキする、急におなかが空くなどの、低血糖症状に注意してください。また、メキシレチン、キニジン、ピルシカイニドでは胃腸障害が表れることがあります。特にプロカインアミドは、心臓以外の副作用が表れやすいため、注意が必要な薬剤です

不整脈（概論）

▶心房細動の除細動にⅠc群を投与した後、発症する心房細動（Ⅰc Flutter）

Na⁺チャネル遮断作用が特に強いⅠc群を使用すると、心房細動が心房粗動に変わることがよくある。これをⅠc Flutterと呼び、房室結節が心房の興奮を1：1に心室に伝導するために起こる。一般に、房室結節は安全装置として機能し、心房の興奮を伝えるのに、2回に1回（2：1伝導）、4回に1回（4：1伝導）と間引きして心室に伝えている。従って、1：1伝導が起こった場合、心拍数が200〜250にも及び、突然のめまい、失神を引き起こす危険性がある。房室結節の伝導抑制作用の強いベラパミルやジルチアゼムなどの投与によって、3：1伝導などに徐拍化できる。

発作性心房細動の発作を止めるために、Ⅰc群を服用すると、心房細動が心房粗動に変わり、突然、脈拍が増えて、ふらつき、めまい、ひどい場合には失神を起こすことがあるので、注意が必要です。これらの症状が表れたら、すぐに受診してください

▶その他
Ⅰa群：シベンゾリン（頭痛、めまい、間質性肺炎など）、プロカインアミド（血圧低下、肝障害、顆粒球減少、SLE様症状）、キニジン（Cinchonism：キニーネ中毒［めまいなど］、SLE様症状）
Ⅰb群：リドカイン（アナフィラキシー、中枢神経症状［意識障害、振戦、痙攣、悪性高熱］など）、メキシレチン（幻覚、紅皮症）、アプリンジン（しびれ、肝障害、白血球減少）

Ⅰc群：フレカイニド（めまい、耳鳴、羞明、霧視、下痢）、プロパフェノン（筋肉痛、熱感、悪心、肝障害）、ピルシカイニド（神経症状など）

➡β遮断薬（Ⅱ群）：『高血圧』参照：徐脈、房室ブロック、心不全、気管支喘息悪化、うつ病、高血糖（ソタロール［Ⅲ群］は強いβ遮断により高血糖誘発：STEP2、以下参照）などについて説明する。

➡K⁺チャネル遮断薬（Ⅲ群）

K⁺通路を抑えると、心臓が電気刺激を受け付けない時間（不応期）が長くなり、長くなればなるほど、心電図のQT間隔が延長し、不整脈（心室性頻拍：Tdp）が表れる可能性があります。動悸、立ちくらみ、失神など自覚症状が表れたら、すぐにご連絡ください。また、自覚症状が表れず突然に起こることもありますので、定期的に心電図検査でQT間隔を調べることも必要です

▶アミオダロン塩酸塩（アンカロン他：表2）

アミオダロンは、Na⁺、Ca²⁺専用通路を抑える作用などがあるため（Na⁺およびCa²⁺チャネル遮断はQT延長抑制）、他のⅢ群の薬と比べるとQT延長を起こしにくいことが知られています。ですが、肺の病気（間質性肺炎、肺線維症）、肝臓の病気（劇症肝炎、肝硬変、肝機能障害）、低血圧などを起こしたり、甲状腺の働きを抑える作用や、ほぼ全症例に見られる角膜色素沈着など、多くの副作用があり要

注意です。咳、息苦しい、疲れる、皮膚の色が黄色になる（黄疸）、血圧低下、ふらつきや、首（甲状腺）が腫れる（『甲状腺機能異常症』参照）などの症状に注意してください。ですが、気が付かない場合も多いので、必ず定期的な検査を受けてください。また、アミオダロンは体に残りやすく、半分量に減るまでの日数は19～53日と長いため、飲むのを中止した後にも数カ月間、効果や副作用が続くことがあるので要注意です

▶ ソタロール塩酸塩（ソタコール：表2）

説明例

ソタロールには強い交感神経（β作用）を抑える作用があり、このため、人によっては血糖値が高くなることがあります。また、糖尿病の薬と併用すると、低血糖の諸症状（頻脈）が打ち消されて、低血糖の症状を見逃すことがありますので、注意が必要です（STEP2）

▶ その他：ニフェカラント塩酸塩（シンビット［静注のみ］：口渇、ほてり、頭重感）。

➡ Ⅳ群（Ca^{2+}チャネル遮断薬［Ca拮抗薬］：『高血圧』参照）

説明例

血管を広げるために起こる血圧低下、動悸、頭痛などのほか、脈拍数が減ったり（徐脈）、徐脈性不整脈（房室ブロック）が起こったりすることがあります。特にβ遮断薬との併用時には要注意です。ベプリジルでは、QT延長が表れたり、血糖値を下げるインスリンの分泌を促進する作用（ATP依存性K^+チャネル抑制）により、低血糖と

なる恐れがあるため、注意してください

▶ ジルチアゼム塩酸塩（ヘルベッサー他：難治性の浮腫、うっ血性皮膚炎・潰瘍、難治性皮膚炎など）、
▶ ベプリジル塩酸塩水和物（ベプリコール：間質性肺炎、肺線維症など）

➡ ジギタリス製剤
▶ ジギタリス中毒→消化器症状（食欲不振、悪心、嘔吐）、視覚異常（黄視：視界が黄色くなる）、精神神経症状（失見当識、錯乱、せん妄など）、催不整脈（高度の徐脈、二段脈、多源性心室性期外収縮、発生性心房性頻拍、心室性期外収縮、心室頻拍、心室細動など）。

説明例

体の中で、この薬の量が多くなったり、作用が強くなったりすると、『ジギタリス中毒』と呼ばれる副作用が表れやすくなります。まずは、脈拍数が1分間に50以下になることがあれば、ご連絡ください。また、ひどい頭痛や食欲がなくなる、気分が悪くなる、吐き気がする（消化器症状）、景色が黄色く見える（黄視）、光がないのにチラチラ見える（視覚異常）、現在の時間、場所、状況が分からなくなる（失見当識）、気持ちや考えが混乱してしまう（錯乱）——などの症状にも注意してください

説明例

この薬によって、逆に不整脈（期外収縮、頻脈性不整脈）が起こることがあります。これは、心臓のCa^{2+}量が増えて、筋肉を縮める作用が強く表れ過ぎるためと考えられています。脈が飛ぶ、強いドキドキ（動悸）、脈が早い、いきなり動悸が始ま

って治るなど、不整脈の症状があれば、直ちに受診してください

特に、体の中のカリウムの量が減ると（低カリウム血症）、心臓のカルシウム量が増えてジギタリスの作用が強く表れることが知られています。体のKを減らす薬（利尿剤など）はかなり多いので、他の薬を一緒に飲まれる時には（STEP2）、必ず薬剤師にご相談ください

このように、この薬の中毒は危険性が高く、常に注意が必要です。ですから、この薬を服用中の方は、心電図検査、血液検査（血中濃度、腎機能、血清電解質［K、Ca、Mgなど］）などの定期的検査を、必ず受けるようにしてください

▶その他：非閉塞性腸間膜虚血（腸管壊死の報告もある）など

まれではありますが、この薬によって、腸にある血管（動脈）が痙攣を起こして、腸管への血液の流れが悪くなってしまうことが報告されています。激しい腹痛や便に血が混ざるなどの症状が表れた場合には、すぐにご連絡ください

心房細動

心房細動は、無秩序なリエントリーによって、心房が高頻度に興奮した状態である。患者数は人口の1～2％（我が国では100万～200万人）と推測されており、加齢に伴って増え、我が国では増加の一途をたどっている。自覚症状に乏しい場合が多く、放置しておくと、脳塞栓症を合併して致命的な問題となる。従って、心房細動では、抗凝固薬による脳塞栓予防の服薬指導がツボとなる。

心房細動の概要と治療方針

　心房細動（AF）の我が国の患者数は、少し前のデータだが、2005年に約70万人と報告されており、高齢化社会を迎えた日本では増加傾向にある。明らかな基礎心疾患のない健常人でも多発し（孤立性）、動悸、息切れなどの自覚症状が強く表れるが、全く無症状の場合も多い（40％）。

　原因は、肺静脈入り口部周辺の期外収縮をきっかけとし、無秩序な電気的興奮（リエントリー）が心房各部分で高頻度に起こることである。統一性のない不規則で速い連続性の心房興奮であるため、心房が局所的には毎分400回、またはそれ以上の高頻度で興奮し、有効な心房収縮もなくなり、心房が停止した状態となる。

　心拍数は房室結節の伝導状態により速くなることが多いが（頻脈性AF）、遅くなることもあり（徐脈性AF）、しばしば不規則な頻脈（絶対不整脈：RR間隔不規則）となる。心電図では、P波が消失し、基線の細かい振れ（心房細動波：f波）を認め、しばしばRR間隔が不規則となる。

　AFは、その持続時間から発作性（発症後7日以内で停止）、持続性（発症後7日を超えてAFが持続）、永続性（慢性；電気的ショックあるいは薬理学的［抗不整脈薬により］に除細動不能）に分類される。

　AFは致死性の不整脈ではないが、心房収縮の消失は心房内での血流低下を来し、心房内に血栓を生じ、これが脳へ移行して心原性脳塞栓症（脳梗塞の一種）を合併することが大きな問題となる。また、心房の不規則な速い興奮により心房収縮が欠如し、十分な左室充満ができないため、心拍出量の低下が起こり、心不全の発症や増悪の原因となる。

　薬物治療の目的は、予後不良の心原性脳塞栓症の予防と、AFの除細動（停止）、再発予防によるQOLの改善であり、①抗血栓療法（抗凝固薬療法）②心拍数調節（レートコントロール）療法③洞調律維持（リズムコントロール）療法──が行われる。治療方針は、脳塞栓症を予防する①が必須となる。また、必要に応じて、抗不整脈薬による治療（ダウンストリーム治療）である②、③が選択される。

　そのほか、原因心疾患があれば、その治療（アップストリーム療法）が並行して行われる。大規模臨床試験の結果から②③の間で生命予後には差がないことから、無理に洞調律維持をする必要はなく、近年では簡易な②を選択する例が多い。非侵襲的治療法であるカテーテルアブレーション（肺静脈隔離術；『不整脈（概論）』参照）による根治術も、近年では積極的に行われている。

　服薬指導のツボは、抗凝固薬による抗血栓療法が、予後不良の合併症である脳塞栓を防ぐために、極めて重要であることを十分に理解させることである。

薬物療法（図1～4）

　心房細動における抗血栓療法（抗凝固薬療法）は、抗凝固薬のワルファリンカリウム（商品名ワーファリン他）、直接経口抗凝固薬（DOAC：ドアック）である直接トロンビン阻害薬（ダビガトランエテキシラートメタンスルホン酸塩［プラザキサ］）、選択的血液凝固因子Xa阻害薬（FXa阻害薬：リバーロキサバン［イグザレルト］、アピキサバン［エリキュース］、エドキサバントシル酸塩水和物［リクシアナ］）が、$CHADS_2$スコアやその他のリスクを考慮して投薬される（図1）。

　心拍数調節療法は、副伝導路（デルタ波、WPW症候群）、心不全の有無に基づき、「心不全なし」では、β遮断薬、非ジヒドロピリジン系Ca拮抗薬（ベラパミル塩酸塩［ワソラン他］、ジルチアゼム塩酸塩［ヘルベッサー他］）が、また「心不全あり」では、ジゴキシン（ジゴシン他）、アミオダロン塩酸塩（アンカロン他）、β遮断薬などが用いられる（図2）。また、洞調律維持療法では、発作性AFの除細動（洞調律化：図3）と再発防止（図4）には、器質的心疾患がない場合では強力なNa^+チャネル遮断薬（Ia、Ic群）が、持続性AFの除細動には、ベプリジル塩酸塩水和物（Ⅳ群、K^+チャネル遮断、Ca^{2+}チャネル遮断）が、また器質的心疾患がある場合の再発予防ではⅢ群の薬剤（アミオダロン塩酸塩、ソタロール塩酸塩：K^+チャネル遮断薬）の使用が推奨されている。なお、器質的心疾患があれば、ACE阻害薬、ARB、スタチン系薬などによるアップストリーム療法も施される（図4）。

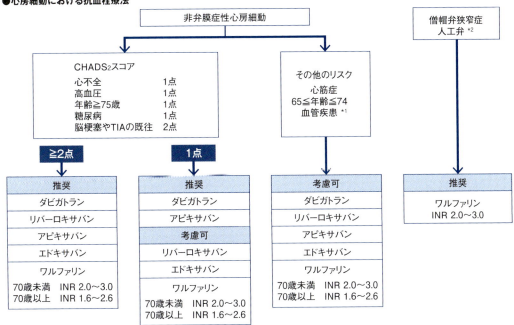

図1●心房細動における抗血栓療法

「心房細動治療（薬物）ガイドライン（2013年改訂版）」を一部改変
同等レベルの適応がある場合、新規経口抗凝固薬がワルファリンよりも望ましい。
*1：血管疾患とは心筋梗塞の既往、大動脈プラークおよび末梢動脈疾患などを指す。
*2：人工弁は機械弁、生体弁を共に含む。

図2●心房細動における心拍数調節（薬物治療）

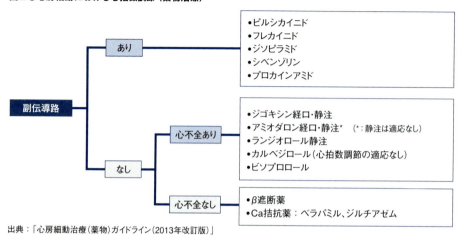

出典：「心房細動治療（薬物）ガイドライン（2013年改訂版）」

図3●心房細動の除細動

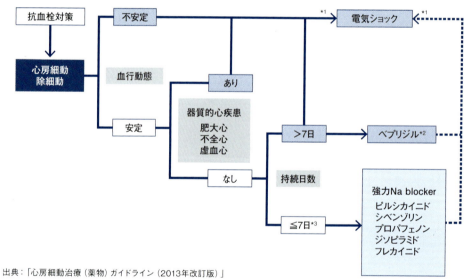

出典：「心房細動治療（薬物）ガイドライン（2013年改訂版）」
点線は考慮を要する部分。Na blocker：Naチャネル遮断薬。
*1：以下の場合に海外ではアミオダロン投与も選択肢に含まれるが、我が国の保険適用に抵触する可能性がある。
　　①器質的心疾患例で薬理学的除細動を試みる場合
　　②電気的除細動成功率を上げ、また除細動後の再発予防を目指す場合
*2：単剤で無効時にはベプリジルとアプリンジンや他のIc群薬の併用が奏効することがある。またアプリンジン単独でも有効なことがある。
*3：有効性と血栓塞栓症合併を減らす観点からは48時間以上にならないことが望ましい。

図4 ● 心房細動の再発予防

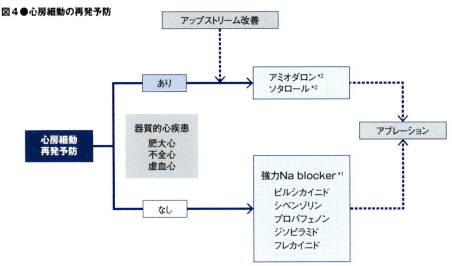

出典:「心房細動治療（薬物）ガイドライン（2013年改訂版）」
点線は考慮を要する部分。Na blocker：Naチャネル遮断薬。
*1：Naチャネル遮断薬以外に、持続性心房細動の除細動がベプリジルで成功した場合には同薬を再発予防に使用することもある。アミオダロンやソタロールも除細動後の持続性心房細動の再発予防に有効なことがある。
*2：アミオダロンは肥大型心筋症か心不全に伴う心房細動以外の例には、保険適用が認められていない。ソタロールは虚血性心疾患に伴う心房細動の再発予防に効果を示すが、保険適用は認められていない。また、ベプリジルやアプリンジンが心機能低下例において有効とする報告もある。

初診時の処方例

A 心原性塞栓予防薬

（抗凝固薬；処方例1、2のいずれかを選択。腎不全［クレアチニンクリアランス〈Ccr；15mL/min未満〉］、弁膜症性心房細動患者へのDOAC［処方例2］の使用は不可；図1）。

処方例1

```
ワーファリン錠1mg*1　1回1〜5錠（1日1〜5錠）
　1日1回　朝食後
```

*1 ワルファリンカリウム。ビタミンK依存性凝固因子合成阻害薬。初回投与後は、PT-INR（プロトロンビン時間国際標準比）を70歳未満で2〜3、70歳以上では、1.6〜2.6に収まるように維持

処方例2（下記4種類DOACのいずれかを選択）

```
プラザキサカプセル75mg*2
　　　　　　　　　　1回2カプセル（1日4カプセル）
　1日2回　朝夕食後
またはイグザレルト錠15mg*3　1回1錠（1日1錠）
　1日1回　朝食後
またはエリキュース錠5mg*4　1回1錠（1日2錠）
　1日2回　朝夕食後
またはリクシアナ錠60mg*5　1回1錠（1日1錠）
　1日1回　朝食後
```

*2 ダビガトランエテキシラートメタンスルホン酸塩。直接トロンビン阻害薬。中等度腎障害（クレアチニンクリアランス［Ccr；30〜50mL/min］）、P糖蛋白質（P-gp）阻害薬併用、70歳以上、消化管出血既往を有する患者においては110mg1回1カプセル1日2回を考慮
*3 リバーロキサバン。FXa因子阻害薬。細粒分包あり。腎障害が重度（Ccr；15〜29mL/min）、中等度（30〜49mL/min）の患者には10mgを1日1回投与
*4 アピキサバン。FXa因子阻害薬。80歳以上、体重60kg以下、血清クレアチニン1.5mg/dL以上のうち、2つ以上に該当する患者は1回2.5mg1日2回投与
*5 エドキサバントシル酸塩水和物。FXa因子阻害薬。OD錠あり。体重60kg以下、P-gp阻害薬（キニジン硫酸塩水和物、ベラパミル塩酸塩、エリスロマイシン、シクロスポリン）併用、腎障害が重度（Ccr；15〜29mL/min）、中等度（30〜50mL/min）の患者には1回30mg1日1回投与

B 発作予防・症状改善薬
(抗不整脈薬［Vaughan Wiliams分類］)（1日最大投与量mg）

① 心拍数調節（図2：レートコントロール：副伝導路なしの場合）

(a) 心不全なしの場合（処方例1または2のいずれか選択）

処方例1（非ジヒドロピリジン系Ca拮抗薬；IV群；いずれかを選択）

> ワソラン錠40mg*6　　1回1～2錠（1日3～6錠）
> 　1日3回　朝昼夕食後
> またはヘルベッサー錠30mg*7　1回1錠（1日3錠）
> 　1日3回　朝昼夕食後（180mgまで）

*6 ベラパミル（IV群）
*7 ジルチアゼム（IV群）

処方例2（β遮断薬；II群；いずれかを選択）

> アーチスト錠2.5mg*8　　　1回2錠（1日2錠）
> 　1日1回　朝食後（20mgまで）
> またはメインテート錠2.5mg*9　1回1錠（1日1錠）
> 　1日1回　朝食後（5mgまで）
> またはテノーミン錠 50*10　　1回1錠（1日1錠）
> 　1日1回　朝食後（100mgまで）
> またはナディック錠30mg*11　1回1～2錠（1日1～2錠）
> 　1日1回　朝食後
> またはインデラル錠 5mg*12　1回1錠（1日3錠）
> 　1日3回　朝昼夕食後（90mgまで）

*8　カルベジロール（II群）　　*9　ビソプロロールフマル酸塩（II群）
*10　アテノロール（II群）　　*11　ナドロール（II群）
*12　プロプラノロール塩酸塩（II群）

(b) 心不全ありの場合

処方例（いずれかを選択）

> アーチスト錠2.5mg*8　1回2錠（1日2錠）
> 　1日1回　朝食後（20mgまで）
> またはメインテート錠　2.5mg*9　1回1錠（1日1錠）
> 　1日1回　朝食後（5mgまで）
> またはジゴシン錠0.25mg*13
> 　　　　　　　　　　　1回1～2錠（1日1～2錠）
> 　1日1回　朝食後
> またはアンカロン錠100*14　1回2錠（1日4錠）
> 　1日2回　朝夕食後
> 　（減量し維持量は200mg/日だが適宜増減可）

*8　カルベジロール（II群）
*9　ビソプロロール（II群）
*13　ジゴキシン（維持療法）
*14　アミオダロン（III群）

② 除細動（図3：血行動態安定かつ肥大心・不全心・虚血心なしの場合）

（a）発作性心房細動（持続時間が7日以内）

処方例（いずれかを選択）

```
シベノール錠50mg*15  1回2錠（1日6錠）
    1日3回　朝昼夕食後（450mgまで）
またはリスモダンカプセル100mg*16
                1回1カプセル（1日3カプセル）
    1日3回　朝昼夕食後
またはタンボコール錠 50mg*17  1回1錠（1日2錠）
    1日2回　朝夕食後（200mgまで）
またはサンリズムカプセル50mg*18
                1回1カプセル（1日3カプセル）
    1日3回　朝昼夕食後（225mgまで）
またはプロノン錠 150mg*19  1回1錠（1日3錠）
    1日3回　朝昼夕食後
```

*15 シベンゾリンコハク酸塩（Ia群）
*16 ジソピラミドリン酸塩（Ia群）
*17 フレカイニド酢酸塩（Ic群）
*18 ピルシカイニド塩酸塩水和物（Ic群）
*19 プロパフェノン塩酸塩（Ic群）

[注意] クラスIc群投与後に発症する心房粗動（Ic Flutter）について

Naチャネル遮断作用が特に強いIc群を使用すると、心房細動が心房粗動に変わることがよくある。これをIc Flutterと呼び、房室結節が心房の興奮を1:1に心室に伝導するために起こる。一般に、房室結節は安全装置として機能し、心房の興奮を伝えるのに、2回に1回［2:1伝導］、4回に1回［4:1伝導］と間引きして心室に伝えている。従って、1:1伝導が起こった場合、心拍数が200～250にも及び、突然のめまい、失神を引き起こす危険性がある。房室結節の伝導抑制作用の強いベラパミルやジルチアゼムなどの投与によって、3:1伝導などに徐拍化できる。

（b）持続性心房細動（持続時間が7日超）

処方例

```
ベプリコール錠50mg*20  1回1錠（1日2錠）
    1日2回　朝夕食後（200mgまで）
```

*20 ベプリジル塩酸塩（Ⅳ群）

③ 再発予防（図4）

（a）肥大心・不全心・虚血心なしの場合

処方例（いずれかを選択）

```
シベノール錠50mg*15  1回2錠（1日6錠）
    1日3回　朝昼夕食後（450mgまで）
またはリスモダンカプセル100mg*16
                1回1カプセル（1日3カプセル）
    1日3回　朝昼夕食後
またはタンボコール錠 50mg*17  1回1錠（1日2錠）
    1日2回　朝夕食後（200mgまで）
またはサンリズムカプセル50mg*18
                1回1カプセル（1日3カプセル）
    1日3回　朝昼夕食後（225mgまで）
またはプロノン錠 150mg*19  1回1錠（1日3錠）
    1日3回　朝昼夕食後
```

（b）肥大心・不全心・虚血心ありの場合

処方例（Ⅲ群：いずれかを選択）

```
アンカロン錠100*14  1回2錠（1日4錠）
    1日2回　朝夕食後
    （維持量200㎎/日だが適宜増減可）
またはソタコール錠40mg*21  1回1錠（1日2錠）
    1日2回（320mgまで）
```

*14 アミオダロン（Ⅲ群）　*21 ソタロール（Ⅲ群）

STEP 1 禁忌疾患の有無を確認する

ワルファリン、DOAC（ドアック；直接経口抗凝固薬）の薬疹歴には注意する。ワルファリン、リバーロキサバンは妊婦には投与中止となる。またワルファリン、DOACの授乳婦への投与も避ける。ワルファリン、DOACを初回に投与する場合は、患者の出血やそのリスクのある疾患の有無を確認することが肝要である。特に、DOACを投与する場合には、常に腎機能障害の有無を確認することも重要であり、患者にその理由を説明しておく。なお、抗不整脈薬の禁忌疾患の有無は、『不整脈（概論）』を参照のこと。

薬疹歴
➡ あり
▶ 本成分に対し過敏症の既往歴→医師に連絡し投与中止。ワルファリンカリウム（商品名ワーファリン他）、DOAC（ダビガトランエテキシラートメタンスルホン酸塩［プラザキサ］、FXa阻害薬［リバーロキサバン〈イグザレルト〉、アピキサバン〈エリキュース〉、エドキサバントシル酸塩水和物〈リクシアナ〉］）

妊娠・授乳の有無
➡ 妊婦または妊娠している可能性のある女性
▶ ワルファリンカリウム（ワーファリン他）、リバーロキサバン（イグザレルト）は投与中止。ワルファリンは胎盤を通過し、点状軟骨異栄養症などの軟骨形成不全、神経系の異常、胎児の出血傾向に伴う死亡の報告。分娩時に母体の異常出血が表れることがある。リバーロキサバンは動物実験（ラット）で胎児に移行するとの報告。
▶ DOAC（ダビガトランエテキシラートメタンスルホン酸塩［プラザキサ］、アピキサバン［エリキュース］、エドキサバントシル酸塩水和物［リクシアナ］）は、治療上の有益性が危険性を上回ると判断される場合にのみ投与。安全性が確認されていない。

➡ 授乳婦
▶ ワルファリン、DOAC（ダビガトラン、リバーロキサバン、エドキサバン、アピキサバン）は中止。ワルファリンではヒト乳汁移行性の報告。DOACはラット乳汁移行性の報告。

禁忌疾患
〔出血〕
➡ 出血している患者（血小板減少性紫斑病、血管障害による出血傾向、血友病その他の血液凝固障害、月経期間中、手術時、消化管潰瘍、尿路出血、喀血、流早産・分娩直後等性器出血を伴う妊産褥婦、頭蓋内出血の疑いのある患者など）、出血する可能性のある患者（内臓腫瘍、消化管の憩室炎、大腸炎、亜急性細菌性心内膜炎、重症高血圧症、重症糖尿病の患者など）

▶ワルファリンカリウム（ワーファリン他）は投与中止。

➡出血症状、出血性素因および止血障害、臨床的に問題となる出血リスクのある器質的病変（6カ月以内の出血性脳卒中を含む）
　▶ダビガトランエテキシラートメタンスルホン酸塩（プラザキサ）は投与中止。

➡出血
　▶リバーロキサバン（イグザレルト）、エドキサバントシル酸塩水和物（リクシアナ）は投与中止。

➡臨床的に問題となる出血症状
　アピキサバン（エリキュース）は投与中止。
　〈参考〉DOACの出血に関する警告
　DOAC（ダビガトラン、リバーロキサバン、エドキサバン、アピキサバン）は添付文書に警告として「重篤な出血の場合、死に至る可能性がある」と記載されている。

〔肝障害〕
➡重篤な肝障害
　▶ワルファリンは投与中止。

➡中等度以上の肝障害（Child-Pugh分類BまたはCに相当）（出血の危険性が増大する恐れがある）、凝固障害を伴う肝疾患
　▶リバーロキサバンは投与中止。

➡凝血異常を伴う肝疾患
　▶エドキサバンは投与中止。

➡血液凝固異常および臨床的に重要な出血リスクを有する肝疾患
　▶アピキサバンは投与中止。

〔腎障害〕
➡重篤な腎障害
　▶ワルファリンは投与中止。

➡透析患者を含む高度の腎障害（クレアチニンクリアランス[Ccr] 30 mL/min未満）
　▶ダビガトランは投与中止。

➡️腎不全（Ccr 15 mL/min未満）の患者（使用経験がない）
▶ DOACは投与中止。

腎臓の悪い方が、DOACを飲まれる場合には、DOACの中止や減量などが必要です。これは、ダビガトラン、リバーロキサバン、アピキサバン、エドキサバンのそれぞれで、飲んだ量の約85％、40％、30％、35％が腎臓で排泄されるためです。つまり、腎臓に障害のある方では、DOACが尿から十分に排泄されずに体の中にたまって、効果が強く表れる恐れがあるためです。特に、ダビガトランでは尿中への排泄量が多いので、腎障害の方は要注意です

〔その他：中枢神経系など〕
➡️中枢神経系の手術または外傷後日の浅い患者
▶ ワルファリンは投与中止。

➡️脊椎・硬膜外カテーテルを留置および抜去後1時間以内
▶ ダビガトランは投与中止。外傷性や頻回の穿刺や術後の硬膜外カテーテルの留置によって脊髄血腫や硬膜外血腫の危険性が増大する。

➡️急性細菌性心内膜炎
▶ エドキサバンは投与中止。血栓剥離に伴う血栓塞栓様症状を呈する恐れがある。

STEP 2 併用薬・飲食物・嗜好品の有無を確認する

ワルファリンは、消化管吸収、血漿蛋白結合置換、薬物代謝酵素チトクロームP450（CYP）、腎排泄、血液凝固に起因する多くの相互作用があり、ミコナゾール、イグラチモドとの併用（ワルファリン作用増強）、骨粗鬆症治療用ビタミンK₂製剤との併用（ワルファリン効果減弱）が禁忌となる。特に、ビタミンK含有食品の摂取制限については必ず患者に説明する。ダビガトランおよびリバーロキサバンでは、主にP糖蛋白質（P-gp）阻害に起因する併用禁忌に注意する。ワルファリン、DOAC（ドアック；直接経口抗凝固薬）を服用中の患者には、抗凝固作用を有する薬剤の併用がないか、常にチェックすることが肝要である。なお、抗不整脈薬の相互作用については、『不整脈（概論）』を参照。

A 動態学的

①消化管吸収
〔併用注意〕
- ➡ ワルファリンカリウム（**ワーファリン**他）
  - ▶ コレスチラミン（**クエストラン**）→ワルファリンの作用減弱。吸着による吸収阻害。腸肝循環の抑制。

②血漿蛋白結合
〔併用注意〕
- ➡ ワルファリン
  - ▶ 非ステロイド抗炎症薬（NSAIDs）、フィブラート系薬（ベザフィブラート［**ベザトール**、**ベザリップ**他］）、フェニトイン（**アレビアチン**、**ヒダントール**）、エトトイン（**アクセノン**）、キノロン系抗菌薬など→ワルファリンの作用増強。血漿蛋白結合置換により遊離型が増えるため。

③トランスポーター（P-gp）
〔併用禁忌〕
- ➡ ダビガトランエテキシラートメタンスルホン酸塩（**プラザキサ**）
  - ▶ P-gp阻害薬（イトラコナゾール［**イトリゾール**他］）→抗凝固作用増強。
- ➡ リバーロキサバン（**イグザレルト**）
  - ▶ P-gp阻害薬（HIVプロテアーゼ阻害薬、アゾール系抗菌薬［フルコナゾール〈**ジフルカン**他〉、ホスフルコナゾール〈**プロジフ静注液**〉除く］）→リバーロキサバンの血中濃度が上昇、出血の危険性が増大する恐れ。CYP3A4阻害も関与。

〔併用注意〕
- ➡ ダビガトラン
  - ▶ P-gp阻害薬(ベラパミル塩酸塩[ワソラン他]、クラリスロマイシン[クラリス、クラリシッド他]など)→ダビガトランの血中濃度上昇の恐れ。併用する場合、減量投与を考慮(クラリスロマイシンは除く)。ベラパミルは、ダビガトラン服用後2時間経過してから服用(併用開始から3日間)。
  - ▶ P-gp誘導薬(リファンピシン[リファジン他]、カルバマゼピン[テグレトール他]、セイヨウオトギリソウなど)→ダビガトランの血中濃度低下の恐れ。
- ➡ エドキサバントシル酸塩水和物(リクシアナ)
  - ▶ P-gp阻害作用を有する薬剤(ベラパミル、マクロライド系抗菌薬、ジルチアゼム塩酸塩[ヘルベッサー他]など)→エドキサバンの血中濃度上昇。出血傾向増大。非弁膜症性心房細動患者における虚血性脳卒中および全身性塞栓症の発症抑制、静脈血栓塞栓症(深部静脈血栓症および肺血栓塞栓症)の治療および再発抑制の場合に、併用する時は減量を考慮。

④代謝
〔併用禁忌〕

- ➡ ワルファリン
  - ▶ ミコナゾール(ゲル・注射薬：フロリードゲル経口用、フロリードF注)→抗凝固作用増強。併用中止後も、ワルファリンの作用が遷延し、出血やプロトロンビン時間国際標準比(PT-INR)上昇に至ったとの報告もある。ミコナゾールの投与を中止。薬物代謝酵素阻害。
- ➡ リバーロキサバン
  - ▶ CYP3A4阻害薬(HIVプロテアーゼ阻害薬、アゾール系抗菌薬[フルコナゾール、ホスフルコナゾール除く])→リバーロキサバンの血中濃度が上昇、出血の危険性が増大する恐れ。P-gp阻害も関与。
  - ▶ CYP3A4阻害薬(コビシスタット含有製剤)→リバーロキサバンの血中濃度が上昇、出血の危険性増大の恐れ。

〔併用注意〕
- ➡ ワルファリン
  - ▶ CYP誘導作用の薬剤(バルビツール酸系など)、CYP2C9、3A4誘導薬(ボセンタン水和物[トラクリア]、セイヨウオトギリソウ)、アルコールなど→ワルファリンの作用減弱。肝薬物代謝酵素誘導。
  - ▶ CYP2C9阻害薬(セレコキシブ[セレコックス]、アミオダロン塩酸塩[アンカロン他]、ベンズブロマロン[ユリノーム他]など)、CYP1A2、2C9、3A4阻害薬(シメチジン[カイロック、タガメット他]など)、オメプラゾール(オメプラール、オメプラゾン他)、アロプリノール(ザイロリック他)、スルホニル尿素薬(SU薬)など→ワルファリンの作用増強。薬物代謝酵素阻害。

- ▶抗HIV薬(ネビラピン[ビラミューン])→ワルファリンの作用を変化させることがあるので、併用する場合には血液凝固能の変動に十分注意しながら投与すること。CYP3A4に影響。
- ▶アルコール→ワルファリンの作用増強。アルコールによる肝機能の低下。
- ▶抗てんかん薬(フェニトイン、エトトイン[アクセノン]、バルプロ酸ナトリウム[セレニカ、デパケン他])、SU薬など→ワルファリンにより作用増強(薬物代謝酵素の阻害)。

➡リバーロキサバン
- ▶CYP3A4阻害薬(フルコナゾールなど)→リバーロキサバンのクリアランスが減少。抗凝固作用の増強。
- ▶CYP3A4およびP-gp阻害薬(14員環マクロライド系薬など)→リバーロキサバンの血中濃度上昇。抗凝固作用の増強。
- ▶CYP3A4およびP-gp誘導薬(PXR活性化薬：リファンピシン、フェニトイン、セイヨウオトギリソウなど)→リバーロキサバンの血中濃度低下。抗凝固作用減弱。

➡アピキサバン(エリキュース)
- ▶CYP3A4、P-gpを同時に阻害する薬剤(アゾール系抗真菌薬[フルコナゾールを除く]、HIVプロテアーゼ阻害薬)→アピキサバンの作用増強の恐れ。アピキサバンの投与量の減量(半量)を考慮、あるいは治療上の有益性と危険性を十分に考慮して、併用が適切と考えられない場合は併用しない。
- ▶CYP3A4およびP-gp阻害薬(14員環マクロライド系抗菌薬、ジルチアゼム塩酸塩など)→アピキサバンの血中濃度上昇の恐れ。
- ▶CYP3A4およびP-gp誘導薬(PXR活性化薬：リファンピシン、セイヨウオトギリソウなど)→アピキサバンの血中濃度減少。静脈血栓塞栓症の患者では効果減弱の可能性があるため、併用は避けることが望ましい。

⑤腎排泄
➡ワルファリン
- ▶痛風治療薬(プロベネシド[ベネシッド])→ワルファリンの作用増強。腎尿細管分泌を阻害し、尿中排泄を低下させる。

B 薬力学的

①血液凝固

〔併用禁忌〕

➡ワルファリンカリウム(ワーファリン他)
- ▶骨粗鬆症治療用ビタミンK₂製剤(メナテトレノン[グラケー他])→ワルファリンの効果減弱。ビタミンK依存性凝固因子の生合成阻害作用と拮抗。骨粗鬆症治療用ビタミンK₂製剤の投与を中止。
- ▶納豆、青汁、クロレラ、モロヘイヤなどのビタミンK含有食品。また、大量のブロッコリー、緑黄色野菜、春菊、ほうれん草、キャベツなど→ワルファリン効果減弱。脳梗塞発症の恐れ。

説明例

ワルファリンは、ビタミンKの作用を抑えて血が固まらないようにする薬です。ですから、納豆、青汁、クロレラ、モロヘイヤなどのビタミンKを含む食品の摂取は、ワルファリンの効果を低下させて、心房細動による脳梗塞を起こす恐れがあります。ですから、これらの飲食は必ず避けてください。またビタミンKを含むブロッコリー、緑黄色野菜、春菊、ほうれん草、キャベツなどを、大量に食べることもダメです。飲食物のほかにも、ワルファリンは、飲み合わせが問題になる薬(医薬品、市販薬)、健康食品が多くあります。ですから、新たに薬を飲まれる時や、健康食品などを使う時には、必ずご相談ください。また、他の病院、薬局に行かれる場合にも、お薬手帳を見せて、ワルファリンを服用中であることを必ず伝えてください

〔併用注意〕

➡ワルファリン
- ▶NSAIDs、解熱鎮痛薬、選択的セロトニン再取り込み阻害薬(SSRI)、セロトニン・ノルアドレナリン再取り込み阻害薬(SNRI)、血小板凝集抑制作用を有する薬剤(イコサペント酸エチル[エパデール他]、クロピドグレル硫酸塩[プラビックス他]など)など→出血の恐れ。血小板凝集抑制作用。
- ▶DOAC、トロンビン生成を阻害する薬剤(乾燥濃縮人活性化プロテインCなど)、肝の血液凝固因子合成を阻害する薬剤(キニーネ塩酸塩水和物[塩酸キニーネ]、バルプロ酸ナトリウム[デパケン、セレニカ他]など)、血液凝固因子の活性阻害作用のある薬剤(アンチトロンビン製剤)、フィブリン溶解作用のある薬剤(ウロキナーゼなど)、抗トロンビン作用のある薬剤(デキストラン硫酸エステルナトリウムイオウ18[MDSコーワ:高脂血症用薬])など→相互に抗凝固作用、出血傾向を増強。
- ▶フィブラート系薬(ベザフィブラート[ベザトール、ベザリップ他])、ダナゾール[ボンゾール]→ワルファリンの作用増強。作用部位への親和性を増加させる。
- ▶アミオダロン塩酸塩(アンカロン他)、甲状腺製剤(レボチロキシンナトリウム水和物[チラーヂンS]など)、抗甲状腺製剤(チアマゾール[メルカゾール]など:低プロトロンビン血症)→ワルファリンの作用増強。甲状腺機能が亢進するとワルファリンの作用増強。

- ビタミンK依存性凝固因子の異化を促進する薬剤(ダナゾール)、ビタミンK依存性凝固因子の合成抑制あるいは分解を促進する作用のある薬剤(男性ホルモン[メチルテストステロン〈エナルモン〉など])、腸内細菌抑制作用のある薬剤(抗菌薬)→ワルファリンの作用増強。抗凝固能の亢進。
- NSAIDs、解熱鎮痛薬、副腎皮質ホルモン製剤(プレドニゾロン[プレドニン他]など)→ワルファリンが左記薬剤の副作用である消化管出血を助長する可能性。
- 抗甲状腺製剤(チアマゾールなど)→甲状腺機能亢進症の患者にワルファリンを投与し、甲状腺機能が正常化すると血液凝固能が亢進し、見掛け上のワルファリンの作用減弱。抗甲状腺製剤で甲状腺機能が正常化すると、増強されていたワルファリンの効果減弱。
- ビタミンKおよびビタミンK含有製剤(フィトナジオン[カチーフ、ケーワン他:ビタミンK_1]、メナテトレノン[ビタミンK_2]、経腸栄養薬[高カロリー輸液用総合ビタミン剤など])、納豆菌含有製剤など→ワルファリンの作用を減弱。ビタミンK依存性の凝固因子生合成阻害作用と拮抗。
- 副腎皮質ホルモン製剤(プレドニゾロンなど)→ワルファリンの作用を減弱または増強することがあるので、併用する場合には血液凝固能の変動に十分注意しながら投与すること。

➡ DOAC
- 抗凝固作用を有する薬剤、血栓溶解薬、血小板凝集抑制作用を有する薬剤(クロピドグレル、サリチル酸誘導体[アスピリンなど]、NSAIDs、SSRIなど)→出血の危険性増大。相加的に抗凝固作用増強。

②その他(機序不明)
〔併用禁忌〕

➡ ワルファリン
- イグラチモド(ケアラム、コルベット)→ワルファリンの作用を増強することがある。イグラチモドの投与を中止(機序不明)。

〔併用注意〕
➡ ダビガトランエテキシラートメタンスルホン酸塩(プラザキサ)
- SSRI、SNRI→出血危険性増大の恐れ。機序不明であるが、SSRI、SNRIにより血小板へのセロトニン取り込みが低下し、血小板凝集が抑制されるためと考えられる。
➡ ワルファリン
- アセトアミノフェン(カロナール他)、スタチン系薬(シンバスタチン[リポバス他]、フルバスタチンナトリウム[ローコール他]、ロスバスタチンカルシウム[クレストール他]など)→ワルファリンの作用増強。機序不明。

STEP 3-1 病識を持たせる

心房細動の定義、心電図波形の特徴、発現機序、原因、症状、予後、心原性脳塞栓、分類などについて、十分な指導時間と回数をかけて、少しずつ根気強く説明することが大切である。特に心原性脳塞栓症については、初診時から十分に理解させ、また再投薬時にも必ず説明して、意識付けを図ることが重要である。

病気の発症機序、原因、症状、予後などの説明

➡心房細動について説明する。

説明例

心房が1分間に400回も興奮して、細かく震えて痙攣している状態です。その震える回数は、時には1分間に600回以上になることもあります。このように心房がでたらめに興奮しているため、心房の興奮(電気刺激)がバラバラになって心室に伝わり、心臓が縮んで伸びる運動(拍動)の調子(リズム)が乱れて、脈が不安定になる不整脈を『心房細動』といいます

➡心房細動の心電図を説明する(イラスト1)。

説明例

心房細動は、心房が細かく震えて十分に収縮することができない状態です。ですから、心電図上では、心房の働き(刺激伝導)を反映しているP波はなくなっています。その代わりに、心房が細かく収縮していることを示す、基線が不規則で細かく揺れる細動波(fibrillation波:f波)が表れています

説明例

一方、心房が細かく震えていても、心室は収縮できますので、心臓の働きがすぐに悪くなるわけではありません。ですから、心室の動き(刺激伝導)を示すQRS波は、基本的に正常です。これは、心房と心室の間にある房室結節が、電気の伝導の安全装置として、全ての心房の電気(刺激)が、心室へ伝わらないように働いているためです。ですが、しばしば心房の電気刺激が不規則に伝わって、心室がバラバラに収縮するため、拍動のリズムが乱れてしまい、RR間隔が不規則となってしまいます

➡心房細動の発現機序を説明する(イラスト1、『不整脈(概論)』参照)。

説明例

心臓の電気刺激は、右心房にある洞結節から始まり、房室結節、ヒス束、そして右脚・左脚を通りプルキンエ線維の順に電気が伝わります。ところが、心房細動では、肺静脈と左心房が接合する辺りから、異常な電気信号が発生してしまいます。これが引き金となって、期外収縮という不整脈が始まり、心房の至る所で電気(刺激)が発生して、電気が消えることなく、ぐるぐる回るリエントリーを起こすため、心房が細かく震えて痙攣を起こしているのです

イラスト1●心房細動の心電図と発現機序

心電図

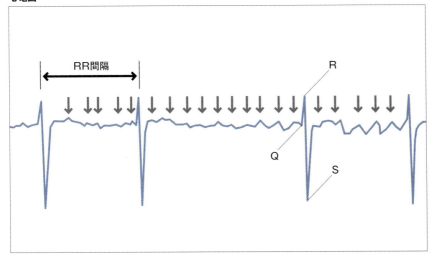

心房の収縮を示す波（P波；『不整脈（概論）』イラスト8参照）は無くなり、不規則な心室の収縮が起こるためRR間隔がバラバラとなって表れる。矢印の部分は「細動波」という波形であり、これは心房が細かく収縮していることを示す。電気刺激が心室に伝わった時にだけ、高い山（QRS波）が表れる。

心臓の状態

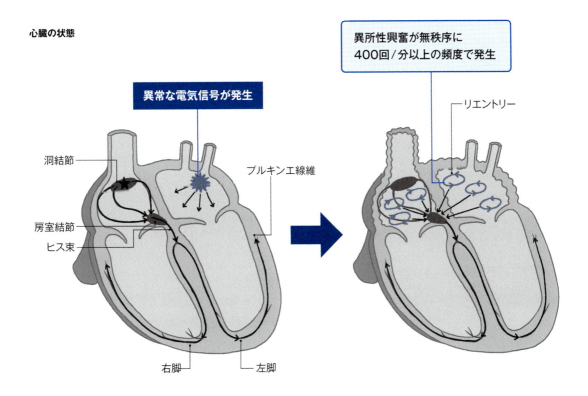

▶肺静脈起源の期外収縮

説明例

心房細動の多くは左心房で起こっています。少し専門的な話になりますが、左心房と肺からの静脈がつながっている部分は、左心房の心筋が2〜3cmほど肺静脈側に入り込んでいます。実は、ここの部分が電気（刺激）の発生源となりやすく、期外収縮を起こすことが知られています。これを、肺静脈起源の期外収縮といい、心房細動を起こす大きな原因であることが分かっています

▶心房細動のカテーテルアブレーション（『不整脈（概論）』のイラスト11）

説明例

心房細動においてカテーテルアブレーションを行う場合には、左心房につながる左肺静脈の根元の血管の入り口を、1周ぐるりと高周波で焼き切ります。これによって、異常な電気発生が左肺静脈から心房に伝わらなくなり、心房細動が根治できるとされています。ですが、焼き切る部位が技術的に難しい場所であり、1回の治療で根治するのは約半数で、2〜3回繰り返すことが多いようです（有効率60〜80％）

➡原因を説明する（『不整脈（概論）』参照）。

説明例

全ての不整脈で言えることですが、様々な病気が原因となって起こります。例えば、心臓病（心不全、虚血性心疾患など）、他の不整脈（心房粗動・頻拍、早期興奮症候群など）、生活習慣病（高血圧、糖尿病、脂質異常症）、慢性呼吸器疾患、甲状腺機能亢進症、貧血などです。ですが、特に病気がなくても、悪い生活習慣（ストレス、飲酒、睡眠不足、急な運動、過労など）が引き金になって起こることも知られています。原因となる病気をしっかりと治療すること（アップストリーム治療）、また、日常生活をしっかりと見直すことが、とても大事なのです

説明例

心房細動を一番起こしやすい原因といわれているのは、加齢です。これは避けられません。また、心房細動の15〜30％に、遺伝が関与すると考えられています。両親のいずれかが心房細動にかかると、その子どもが心房細動になる危険性は1.85倍になり、75歳以下では3.23倍にも高まるという研究結果があります

➡症状について説明する。

説明例

自覚症状には動悸、脈の乱れ、息切れ、血圧の低下、胸部の不快感などがあります。ですが、全ての人に自覚症状があるわけではなく、このような人は気が付かないで見過ごされることが多いのです。これを無症候性心房細動といいます。心房細動の約4割を占めるといわれ、たとえ重症になっても（永続性心房細動）、自覚症状がほとんど表れないことが多く、とても厄介です

➡予後について説明する。

▶致命的な合併症である心原性脳塞栓を発症（イラスト2）

説明例

心房細動自体は、命に関わることはないと考えられています。ですが、速くて細

イラスト2●心房細動で脳塞栓症が起こる仕組み

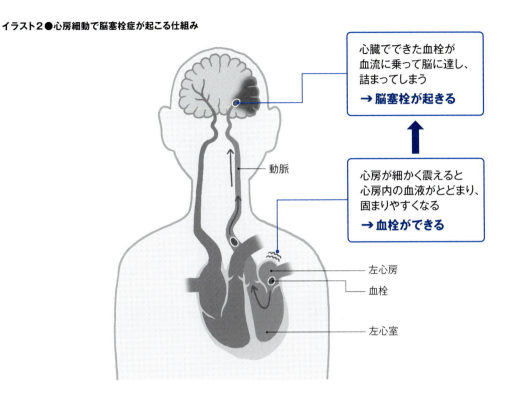

かいふるえが心房で長く続くと、心室にも負担となって、心臓の働きが悪くなり、心不全が起こる恐れがあります。さらに、心房内で血液がたまりやすくなるため、血の塊（血栓）ができやすくなり、これが心臓から血液に乗って脳に流れると、脳の血管で詰まり、脳塞栓という致命的な脳梗塞になる恐れがあります（後述参照）。このように、心房細動は、脳梗塞を合併するため、命に関わる病気なのです

➡心房細動による心原性脳塞栓について詳しく説明する。
　　▶脳塞栓の特徴

説明例

脳梗塞の原因の約3割が、心房細動による脳塞栓です。一般に、血管が詰まると、それを補うために血液の新しい通り道が作られます（側副血行路）。ですが、心房細動による脳塞栓では、急に脳の血管が詰まってしまうため、これが作られません。また、心房で出来た血栓は『かさぶた』のように大きいため（静脈血栓；後述参照）、脳にある太い血管を詰まらせます。ですから、一旦起こると、広い範囲で脳梗塞が起こり、重症になってしまいます

▶脳梗塞発症後は介護が必要

説明例

脳梗塞はたとえ一命を取り止めても、介護が必要となることが多い病気です。心

臓の血栓が原因で起こった脳塞栓のうち、約6割の人は介護が必要になったという報告もあります。体の右または左半身の運動が障害されて、麻痺を起こしたり（片麻痺）、突然に意識不明などの意識障害を起こしたりするなど、発症後の経過はよくありません

▶抗不整脈薬によって脳塞栓症を防ぐことができない

説明例

抗不整脈薬によって心房細動の発作や症状を抑えても、脳塞栓は関係なく表れることが知られています。つまり、心房細動は、不整脈そのものを治療するのではなく、合併症である脳塞栓を予防する治療（抗凝固療法）を行うことがとても大切な病気なのです

▶脳塞栓の症状

説明例

自覚症状には『顔がゆがむ』『ろれつが回らなくなる』『手が動かなくなる』などがあります。これらの症状が表れたら、すぐに救急車を呼ぶことが大切です。発症後、4～5時間以内なら、脳にある血栓を溶かす治療ができます（t-PAなど）。また、詰まった血栓が壊れて、血流が再開すると、重篤な出血を起こし、命に関わることもあります。その他、血栓が手足の血管で詰まってしまった場合は（四肢塞栓）、皮膚の色が異常に薄くなったり（皮膚蒼白）、脈拍がなくなったり、手足の痛みなどが表れたりすることもあります

➡血液凝固系と心房細動による脳塞栓（静脈血栓）について説明する（イラスト3）。

▶血液凝固系

説明例

私たちの体には、出血した時に血が流れ出ていかないように、血を固めて、血のかたまり（血栓）を作る働きがあります。血を止める方法は、大きく2つに分けられます（一次止血、二次止血）。まずは、血液の中にある血小板という成分が、ケガなどによって傷付いたところに集まり、素早く、大まかに血を固める方法です（一次血栓）。次に起こるのは、血液の中にある『フィブリン』（第Ⅰa因子）という成分が、じっくり、丁寧に血液を固めて、網で包むように安定した血のかたまり（血栓）を作ってくれます（二次血栓）。これは『かさぶた』みたいな大きなものです

説明例

実はこのフィブリンという成分は、いつもは仕事をしていません。ところが、血を固める仕事が必要になると、体の中にある10種類の物質（血液凝固因子［Ⅰ～Ⅻ：ⅣとⅥは欠番］）が働き始めて最終的に『トロンビン』（第Ⅱa因子）という物質を作ります。このトロンビンが、フィブリンを働くようにすることが分かっています。ですから、このトロンビンという物質は、フィブリンによって血を固めるためにはとても重要なものです

説明例

血を止めて固める様子は「壊れた堤防の補強」によく例えられます。大きな岩や石を積み上げて、早く大まかに水があふれ出すのを抑えることを、血小板による血

イラスト3●止血の仕組み

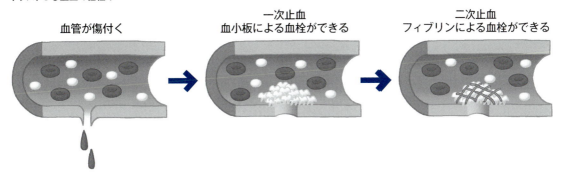

二次止血（凝固系）

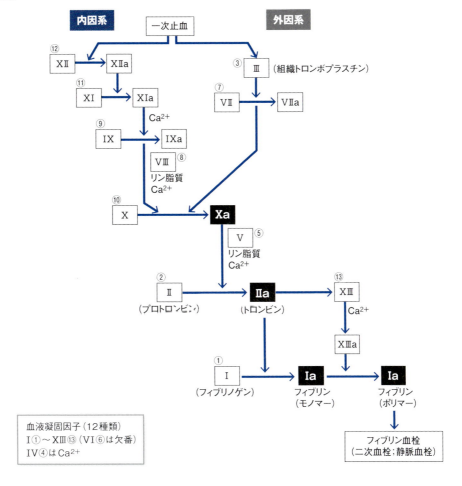

栓（一次止血）、その後、コンクリートでゆっくり固めることを、フィブリンによる血栓（二次止血）といった具合です

▶心房細動による静脈血栓（フィブリン血栓）

説明例

体の中で血栓ができる所は、血管の動脈と静脈に分けられます。動脈にできた血栓を動脈血栓、静脈にできた血栓を静脈血栓と呼びます。動脈血栓は、血液の流れが速い所でできて、血小板が主に働いています。ですが、静脈血栓は、血液の流れが遅い所で出来て、フィブリンが主に働いています。では心房細動の合併症である脳塞栓は、どちらの血栓によって引き起こされるかといいますと、実は静脈血栓なのです

説明例

そもそも血栓ができる原因には、①血液の流れが遅くなること（血液のうっ滞）、②血管の壁が傷付くこと（血管壁の傷害）、③血液を固める働きが異常に活発になること（血液凝固能の亢進）——と大きく3つあります。心房細動の場合は、心房の筋肉が細かく震えて、心房内に血液がとどまり、うまく送り出すことができていません。ですから、血液の流れが遅くなること、つまり静脈血栓ができやすいのです。加えて、血の流れが悪い時は、フィブリンが働くことも分かっています。つまり、心房細動による血栓は、左心房内の血液の流れが悪くなることで起こる、フィブリンによる静脈血栓なのです

➡心房細動の分類について説明する。

説明例

心房細動が続く時間の長さから、発作性、持続性、永続性の大きく3つに分けられます。発作性は、特に治療しなくても7日以内（多くは48時間以内）に自然と正常に戻るもの、持続性は、7日を超えて続いているけれども、薬や電気ショックなどの治療で正常に戻るもの、また永続性（慢性）は、持続性の状態が1年以上続いて、治療をしても正常に戻らないものです。持続性については、ヨーロッパでは48時間と定められています。これは、48時間を超えた心房細動は、発作の停止が見込めないとされているからです。心房細動が48時間以上続くようになると、心臓の興奮（収縮）に必要なナトリウム（Na^+）が出入りする専用の通路の数が、少なくなると考えられています。心房細動は発作性から持続性、そして永続性へと進行していく病気です。また、発作性の方の約1割は、平均2年間で持続性になることが知られています

心房細動

STEP 3-2 薬識を持たせる

心房細動では、合併症である心原性脳塞栓の予防のために、抗血栓療法(抗凝固療法)が必須になることを十分に理解させる。抗血栓薬にはビタミンK拮抗薬であるワルファリン、直接トロンビン阻害薬(ダビガトラン)、血液凝固第Xa因子(FXa)阻害薬(リバーロキサバン、アピキサバン、エドキサバン)などが用いられることを伝える。抗凝固療法の概要、各薬剤の作用機序、効果・安全性、特徴、長所・短所、薬剤選択などを説明する。一方、抗不整脈薬の薬剤選択についても伝えるが、QOL改善の目的で使用されることを理解させる。

薬物治療の説明

説明例

心房細動による脳塞栓は、自覚症状が全くないからならない、また強く出るからなるとは限りません。また、発作性から持続性、永続性(慢性)と進行して行く病気ですが、進行した方が脳塞栓になりやすいわけでもありません。発作性でも永続性でも脳塞栓の発症率には、大きな違いはありません。ですから、症状が軽いからといって、治療せずに放置しておくと、当然のことながら脳塞栓、心不全の危険性が高くなります。つまり、心房細動では、症状の有無や進行の程度にかかわらず、脳梗塞を予防する治療を早急に行うことが必要な病気なのです

▶抗血栓療法、抗不整脈薬療法、カテーテルアブレーション(『不整脈(概論)』参照)

説明例

治療の中心は薬物治療です。まずは、致命的な合併症である脳塞栓を防ぐために、抗凝固薬を投与して、静脈血栓ができないようにする治療が行われます。この治療の目的は、延命効果のためですので忘れないでください。また、発作が強く頻繁に繰り返されて、日常生活が苦痛となる場合には、抗不整脈薬を使うことがあります。抗不整脈薬には、心拍数を減らす薬(レートコントロール薬;β遮断薬[Ⅱ群]、Ca拮抗薬[Ⅳ群])など)と、拍動のリズムを安定させて発作を止める薬(リズムコントロール薬;Ⅰ群、Ⅲ群など)があります。また、非薬物治療には、発作性や持続性の心房細動を、緊急に早く止めるための電気ショック療法があります。さらに、薬によっても再発が予防できない方には、根治療法であるカテーテルアブレーションを、心房で行うことも増えています(STEP3-1)。また、原因となる病気があれば、その薬物治療も並行して行います(アップストリーム治療)

▶抗凝固薬療法(イラスト4)

説明例

心房細動と診断された時点から、脳塞栓を防ぐために、静脈血栓ができないようにする薬(抗凝固薬)が処方されます。これらの薬は、最終的にフィブリンの働きを抑えて、血栓ができないようにします。抗凝固薬には、ワルファリン、もしくは新規経口抗凝固薬(NOAC;novel/new/

イラスト4 ●経口抗凝固薬と主な作用機序

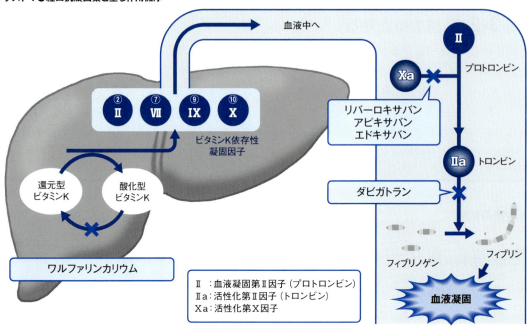

non-VKA oral anticoagulants）または直接経口抗凝固薬（DOAC；direct oral anticoagulants）と呼ばれる薬が4種類あります（ダビガトランとリバーロキサバン、アピキサバン、エドキサバン）。最近では、NOAC（ノアック）のNに複数の意味があり、紛らわしくなったため、DOAC（ドアック）と総称して呼ぶようになっています

各薬剤の説明

➡ ワルファリンカリウム（ワーファリン他）
　▶作用機序（イラスト4）

説明例

フィブリンによって血を固めて静脈血栓を作るためには、ビタミンKの働きが必要なことが分かっています。つまり、フィブリンが働くためには、体の中にある12種類の物質（血液凝固因子）の助けが必要ですが（イラスト3）、そのうち、4種類が作られるためにはビタミンKが必要なのです（血液凝固因子の第Ⅱ[2]因子、第Ⅸ[9]因子、第Ⅶ[7]因子、第Ⅹ[10]因子の活性化に必要：「ニクナットウ」とゴロで覚えてください）。ですから、ワルファリンはビタミンKの働きを抑えることで、血液が固まるために必要な4種類の物質の作用を抑えて、フィブリンによる静脈血栓ができないようにしています。なお、ワルファリンを正しく服用することによって、心房細動による脳塞栓の再発の方が、6割ほどに減ったという報告もあります

心房細動

▶血液凝固能検査を必ず行う

説明例

ワルファリンの効果は、かなりの個人差があることが分かっています。また、多量に服用したからといってよく効くのではなく、少ないからといって効かないわけでもありません。つまり、飲む量と効果が一致しません。さらに、薬や飲食物との飲み合わせによって、効果が増減することが多い薬です（STEP2）。ですから、ワルファリンを服用している間は、その効果を確認するために、定期的に採血をして、血が固まるまでの時間を調べる検査を行います（血液凝固能検査；PT-INR［プロトロンビン時間国際標準比］）。この時間が長いほど血液が固まりにくく、短いほど血液が固まりやすいことを示します。そして、担当医がこの検査結果の値を見ながら、70歳以上の方は1.6〜2.6、70歳未満の方であれば2.0〜3.0の規定範囲に収まるように、ワルファリンの微量調節を繰り返します。ですから、ワルファリンを飲んでいる間は、必ず血液の固まる時間の検査（血液凝固能検査）を受ける必要があります

▶その他；効果発現時間

説明例

普通は、ワルファリンの効果が表れるまでに3〜5日かかります。また、安定した効果になるまでに7〜10日かかるといわれています。そのため、効果を急ぐ場合には、服用し始めてから、他の薬（ヘパリンなど）を一緒に投与することがあります

➡DOAC；直接トロンビン阻害薬、FXa阻害薬（イラスト4）

説明例

DOAC（ドアック）は、フィブリンが働くために必要なトロンビンが、作用しないようにする薬です。トロンビンの働きを直接抑える薬がダビガトラン（直接トロンビン阻害薬）、またトロンビンを作る物質（FXa）の作用を抑えて、トロンビンが作られないようにする薬が、リバーロキサバン、アピキサバン、エドキサバンです（FXa阻害薬）。なお、心房細動による血栓は『かさぶた』のような静脈血栓なので、主にフィブリンが関わっています。ですから、アスピリンなどの血小板の働きを阻害して、血液をサラサラにする薬は使われません

▶ダビガトランエテキシラートメタンスルホン酸塩（プラザキサ；直接トロンビン阻害薬）
●効果・安全性（図5）

説明例

ワルファリンよりも有効性が高く（脳卒中、全身性塞栓症、脳梗塞［虚血性脳卒中］の予防効果）、脳梗塞を抑えた報告のある薬です（常用量時［150mg×2/日］）。また出血でも、ワルファリンと比べて、頭蓋内の出血が著しく少なくなり、低用量（110mg×2）では、大出血が低下するとの報告がある薬です（STEP4）。さらに、ワルファリンと比べて、75歳以上での大出血はやや多く、消化管の出血も多くみられるとの報告もあります。直接にトロンビンの作用を抑えるため、DOACの中で最も効果が強く、脳梗塞の危険性が高

い場合に使用されると考えられている薬です

●腎障害患者への投与

説明例

主に腎臓から排泄される薬です（尿中排泄率85%）。ですから、高度以上の腎障害の方では、薬が体の外に排泄できなくなって、体の中で大きく増える恐れがあるため使うことはできません。また、中等度の腎障害、70歳以上、消化管出血の既往、ダビガトランの尿中排泄を抑える薬（P-gp阻害薬；STEP2）を併用中――のいずれかがある方では、服用量を減らす（110mg×2）必要があります。DOACの中では、最も腎障害に注意する薬です

［参考］腎機能とクレアチニンクリアランス（Ccr）（mL/min）

軽度腎機能障害 ……………… 50〜79
中等度腎機能障害 …………… 30〜49
高度腎機能障害（透析を含む）…… 15〜29
腎不全 ……………………… 15未満

●その他：モニタリング、胃腸障害、粉砕不可、一包化不可能、相互作用（禁忌あり）

説明例

血液検査によって、血が固まるまでの時間を調べることができます（aPPT；活性化部分トロンボプラスチン時間）。これによって、効果や出血の危険性を知ることができます。ですから、他のDOACに比べて、安心して使える薬です

説明例

胃腸が悪くなることがあるので、注意してください（STEP4）。また、カプセルなので、飲み込むことがうまくできない方は服用しづらいかもしれません。コップ1杯の水で飲むなど、工夫されるのもよいでしょう。また、薬をシートから取り出すと、空気中の水分を吸って壊れるため、効果が1日と持ちません。ですから、薬の一包化、粉砕は残念ながら不可能です。冷蔵庫、湿気の高い場所などの保管方法にも、注意が必要です。なお、一緒に服用できない薬（イトラコナゾール）がありますので、他の薬を飲むときは必ずご相談ください（STEP2）

▶リバーロキサバン（イグザレルト；FXa阻害薬）

●効果・安全性（図5）

説明例

ワルファリンと比べると、有効性は同じですが（脳卒中、全身性塞栓症、虚血性脳卒中［脳梗塞］の予防効果；常用量時［15mg×1］）、日本人において脳梗塞を抑えるとの報告がある薬です。またワルファリンと比べて、頭蓋内出血は少なく、大出血は年齢に関わらず同程度、また消化管出血は多いという報告のある薬です

●腎障害患者への投与

説明例

腎臓でも排泄される薬です（尿中排泄率42%）。ですから、腎不全の方は服用できません。また、高度、中等度の腎障害の方では、減量（10mg×1）して服用しなければいけません

●その他：顆粒あり、粉砕可、一包化可、相互作用（禁忌あり）

説明例

非常に吸収されやすく（バイオアベイラビリティ66～112％）、1日1回で服用する薬です。小さな錠剤なので、飲みやすく、顆粒もありますので、飲み込めない方（嚥下困難患者）や経管栄養をされている方でも飲みやすくなっています。粉砕や一包化も問題ありません。なお、中等度以上の肝障害の方は、服用できません。また、一緒に服用できない薬がありますので、他の薬を飲むときは必ずご相談下さい（STEP2）

▶アピキサバン（エリキュース；FXa阻害薬）
●効果・安全性（図5）

説明例

ワルファリンと比べて有効性が高く（脳卒中、全身性塞栓症）、脳梗塞（虚血性脳卒中）の予防効果は同じです（常用量時[5mg×2]）。また年齢にかかわらず頭蓋内出血は著しく少なく、大出血の発生率も低下するという報告がある薬です。特に、中等度の腎機能障害の方でも、大出血はワルファリンより50％も少なくなり、消化管出血も増えることがなかった薬です。ワルファリンより有効性もあり、年齢に関係なく出血の副作用が少ない安全性の高い薬と言えるでしょう

●腎障害患者への投与

説明例

腎不全の方は服用できませんが、DOACの中で、腎臓で排泄される割合が最も少ない薬です（27％尿中排泄、25％糞中排泄）。高度の腎障害がある方にも、低用量（2.5mg×2）で服用されています。ですから、DOACの中で、腎障害のある方でも、最も安心して使われている薬です。また、①血清クレアチニンが1.5mg/dL以上、②80歳以上、③体重が60kg以下──のうち、2つ以上が該当する方も、低用量で服用しなくてはいけません

●その他：粉砕可、一包化可、相互作用

説明例

粉砕また一包化もできます。なお、飲み合わせが悪い薬はありますが、絶対に一緒に飲んではいけない薬はありません（STEP2参照）

▶エドキサバン（リクシアナ；FXa阻害薬）
●効果・安全性（図5）

説明例

ワルファリンと有効性は同じですが（脳卒中、全身性塞栓症、虚血性脳卒中；60mg×1服用時）、頭蓋内出血は著しく少なく、大出血の発生率も50％に低下し（30mg×1服用時）、消化管出血はワルファリンよりも多いとの報告もある薬です

●腎障害患者への投与

説明例

腎でも排泄されますので（尿中排泄率35.4％、糞中排泄62.2％）、腎不全の方は服用できません。中等度の腎障害の方では、薬の減量が必要になります。体重60kg以上の方は60mgを、60kg以下の方は30mgを1日1回で服用する薬です

図5-1 ●ワルファリンと抗凝固薬のアウトカム比較：脳卒中/全身性塞栓症

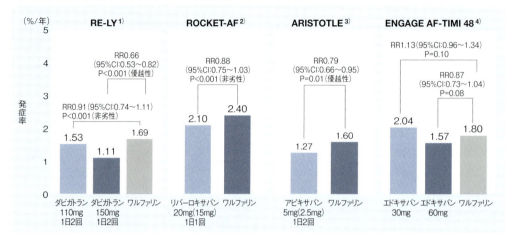

図5-2 ●ワルファリンと抗凝固薬のアウトカム比較：虚血性脳卒中

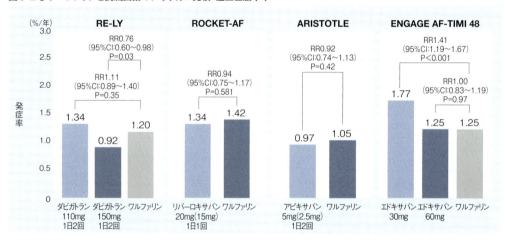

図5-3 ●ワルファリンと抗凝固薬のアウトカム比較：頭蓋内出血

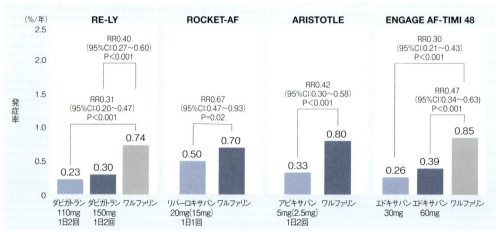

心房細動

図5-4 ●ワルファリンと抗凝固薬のアウトカム比較：大出血（ISTH基準）※

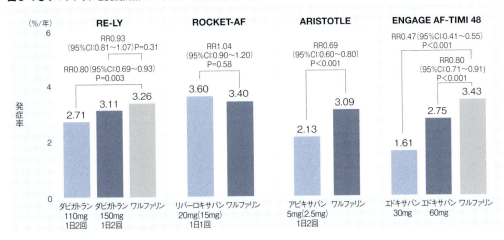

※ ISTH基準（International Society of Thrombosis and Hemostasis）による大出血の定義は以下の通り
1. 致死的な出血　2. 重要部位または臓器の症候性出血
3. ヘモグロビン値が2g/dL以上の減少を示すもの、2単位以上の輸血を必要とするもの

参考文献　1）N Engl J Med.2009;361:1139-51.　2）N Engl J Med.2011;365:883-91.
　　　　　3）N Engl J Med.2011;365:981-92.　4）N Engl J Med.2013;369:2093-104.

●その他：粉砕可、一包化可、OD錠、相互作用

説明例

1日1回で服用する薬です。粉砕、一包化もできます。OD錠があるので、薬が飲み込めない方や、水無しで飲みたい方はご相談ください。なお、飲み合わせの悪い薬はありますが、絶対に一緒に飲んではいけない薬はありません（STEP2）

➡DOACとワルファリンの違いを説明する。

▶DOACの長所

●有効性、安全性

説明例

DOACによる脳梗塞の予防効果はワルファリンと同じか、それ以上です。またDOACによる出血（頭蓋内出血、大出血；STEP4参照）も、ワルファリンと同じか少ないことが示されています。ですから、腎臓に異常がない方では、ワルファリンより強く推奨されている薬です

●食事の影響、相互作用（STEP2）

説明例

ワルファリンでは、納豆、青汁、クロレラ、モロヘイヤなどのビタミンKを含む食品の摂取は避けなくてはいけません。また大量のブロッコリー、緑黄色野菜、春菊、ほうれん草、キャベツなどを食べることもいけません。ですが、DOACにはこのような制限がありません。また、薬の飲み合わせも、DOACでは、ワルファリンほど多くはありません

●効果発現

説明例

ワルファリンは、ビタミンKの働きを抑えることで、フィブリンの産生に関わる

「服薬指導のツボ」虎の巻 第3版　345

4種類の物質（血液凝固因子）の作用を止めて効果を発揮します。ですから、効果が表れるまでに数日かかります。ですが、DOACは1種類の物質の作用を抑えるため、服用後30分から3.5時間で速やかに効果が表れます。効果を急ぐ場合には、ワルファリンでは、他の薬（ヘパリンなど）が一緒に使われますが、DOACでは、このような併用が必要ありません

◉出血

説明例

頭蓋内出血では、全てのDOACでワルファリンよりその危険性が低いことが知られています。また、大出血でも、DOACはワルファリンと同じか（リバーロキサバン）、少ないことが知られています。ただし、胃腸の出血では、ワルファリンとの違いが、まだはっきりしていません

▶ DOACの短所
◉腎障害

説明例

DOACは、主に腎臓から排泄されるため、腎臓に障害のある方には、服用量を減量するなど注意が必要です。また腎臓の働きとも関連している年齢、体重などにも注意が必要です

◉飲み忘れ

説明例

飲み忘れにより、速やかに効果が無くなってしまいます。つまり、飲み忘れが致命的となる可能性がありますので、服用をしっかりと守ることが重要です。もし飲み忘れた場合は、1日2回の薬では、思い出した時点でできる限り早く1回量を飲んでください。そして、次に飲むまでには、少なくとも6時間以上空けてください。決して2回分を一度に飲まないようにしてください。また1日1回の薬でも、飲み忘れを思い出したときに直ちに飲んで、次の日から毎日1回飲むようにしてください。次に飲むまでには、少なくとも12時間以上空けて、決して一度に2回分を飲まないようにしてください

◉FXa阻害薬では、モニタリングができない、中和剤がない

説明例

抗凝固薬の中で、ワルファリン、ダビガトランでは、採血して血液が固まる時間を検査すること（血液凝固能検査）によって、薬の効果を調べることができます。ですが、他の薬（FXa阻害薬；リバーロキサバン、エドキサバン、アピキサバン）では、効果を調べる検査方法がありません。また同様に、ワルファリン、ダビガトランには、危険な出血や出血が止まらないなどの緊急時には、薬の効果を抑える中和剤がありますが、他の3種類の薬（FXa阻害薬）では、まだ中和剤が作られていません。ですから、この3種類の薬を飲まれている方では、出血の症状（STEP4）には、特に注意することが重要です。また、必要に応じて便、尿の潜血の検査、貧血の検査（ヘモグロビン値）なども行います

心房細動

●選択の難しさ

説明例
DOACの4剤の効果や副作用を、直接比較した臨床試験はありません。効果と副作用を考えると、ワルファリンよりもDOACを使用することが望ましいと考えられます。ですが、どれを選ぶかは医師が判断します

➡CHADS₂スコアによる抗凝固薬の選択について説明する（図1）。

▶弁膜症性心房細動

説明例
抗凝固薬の選び方は、脳塞栓が起こる危険性の高さに応じて、使い分けられています。まず、弁膜症性（リウマチ性僧帽弁膜症［主に狭窄症］と人工弁［機械弁、生体弁］）の心房細動の方は、ワルファリンを一生飲み続けます

▶非弁膜症性心房細動

説明例
脳梗塞が起こる危険性は、①心不全（Congestive heart failure）・左室機能不全、②高血圧（Hypertension）、③年齢（Age）75歳以上、④糖尿病（Diabetes）、⑤脳梗塞や一過性脳虚血発作（Stroke/TIA）——の5つで高くなることが知られています。また、これらが重なると、さらに脳梗塞の危険性が高まります。特に、⑤の「脳梗塞や一過性脳虚血発作になったことがある方」では、脳梗塞が起こる危険性が約2倍になることが知られています（脳梗塞年間発症率が⑤で12％、①～④で5～8％）。ですから①～④までの項目を1点、⑤の病歴がある場合を2点とし

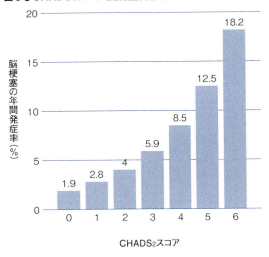

図6●CHADS₂スコアと脳梗塞発症率

て、これらの点数を合計すると、点数が高い場合ほど、脳梗塞が起こる危険性が高くなると予測できます（図6；CHADS₂スコア［0～6点］）

説明例
非弁膜症性の心房細動では、この点数によって抗凝固薬が決められます。まず、合計が2点以上では、全ての抗凝固薬が選ばれます。ですが、1点では、頭蓋内出血がワルファリンに比べて非常に少なく、安全性の高いダビガトラン、アピキサバンを選びます。ワルファリンでは、出血の危険性が脳梗塞の予防よりも高いために、またリバーロキサバン、エドキサバンでは1点の症例で臨床試験が行われていないため、それぞれ使用が「考慮可」となっています

説明例
最近では、その他にも、心筋症、血管疾患（vascular disease；心筋梗塞の既往、大動脈プラーク、末梢動脈疾患）、年齢65～74歳（age）、性別（sex category；女性）な

表1 ● CHADS₂-VAScスコア

	危険因子		スコア
C	Congestive heart failure/ LV dysfunction	心不全、左室機能不全	1
H	Hypertension	高血圧	1
A₂	Age≧75y	75歳以上	2
D	Diabetes mellitus	糖尿病	1
S₂	Stroke/TIA/TE	脳梗塞、TIA、血栓塞栓症の既往	2
V	Vasculer disease (prior myocardial infarction, peripheral artery disease, or aortic plaque)	血管疾患(心筋梗塞の既往、末梢動脈疾患、大動脈プラーク)	1
A	Age65〜74y	65歳以上74歳以下	1
Sc	Sex category (i.e.female gender)	性別(女性)	1
	合計		0〜9*

＊：年齢によって0、1、2点が配分されるので合計は最高で9点にとどまる。
TIA：一過性脳虚血発作
出典：『心房細動治療(薬物)ガイドライン(2013年度改訂版)』

図7 ● CHADS₂-VAScスコアと脳梗塞発症率

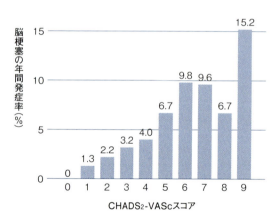

出典：『心房細動治療(薬物)ガイドライン(2013年度改訂版)』

ども脳梗塞の危険性があることから、これらを1点として、さらに75歳以上では危険性が高まるとして2点とし、その合計で脳梗塞の危険性を考えて、抗凝固薬を選ぶこともあります(CHA2DS2-VASc[0〜9点]；表1、図7)」

➡心房細動における抗不整脈薬投与について説明する(抗不整脈薬の説明は『不整脈概論』参照)。

説明例

抗不整脈薬による治療には、拍動のリズムを安定させるリズムコントロールと、心拍数を下げるレートコントロールを行う治療があります。どちらも、苦痛となる症状を抑えて、支障のない日常生活を送ることが目的です。永続性心房細動では、心拍数調節療法(レートコントロール療法)が行われます

▶レートコントロール(図2)

説明例

副伝導路(ケント束；WPW症候群)がなくて、心臓が正常に働いている(心不全がない)方の心拍数を減らすためには、β遮断薬(Ⅱ群)、Ca拮抗薬(Ⅳ群：ジルチアゼム、ベラパミル)を使用します。一方、心不全がある方では、Ca拮抗薬は心臓の収縮力を低下させるので使用しません。ジゴキシン、アミオダロン(Ⅲ群)、少量のβ遮断薬(内服、またはランジオロール静注)を使います

▶リズムコントロール（図3、図4）

説明例

原因となる心臓病（心不全、心肥大、虚血性心疾患）がない方で起こる、発作性の心房細動の停止には、心臓の興奮（収縮）に必要なナトリウム（Na^+）通路を強力に抑える薬（Ⅰa群［シベンゾリン、プロパフェノン、ジソピラミド］、Ⅰc群［ピルシカイニド、フレカイニド］など）が使われます。発作性では、心房細動の持続が48時間以上にならないうちに、薬を服用した方が良いとされています。これは、48時間以上になると、心房が形や大きさなど姿を徐々に変えていき（リモデリング；『心不全』参照）、Na^+通路が少なくなるため、Na^+通路を抑える薬が効かなくなるからです

説明例

一方、持続性の心房細動の停止には、ベプリジル（Ⅳ群；Ca^{2+}、Na^+、K^+通路、交感神経［α作用］を抑制）が使われます。ベプリジルには、心房の形や大きさの変化（リモデリング）を逆転させて、正常に戻すという作用が考えられています。また、アプリンジン（Ⅰb群；不活性化・活性化Na^+、弱いCa^{2+}、K^+通路を抑制）は、特に心房でよく効果を発揮すると考えられていて、単独で、あるいはベプリジルとの併用でも有効なこともあります

説明例

再発予防でも、原因となる心臓病がない方では、強力なNa^+通路を抑える薬（Ⅰa群、Ⅰc群）が使われます。一方、原因となる心臓病がある方では、K^+通路を強く抑えるアミオダロン（Ⅲ群；K^+、Na^+、Ca^{2+}通路、交感神経を抑制）、ソタロール（Ⅲ群；K^+通路、β作用を抑制）が使われます。心不全の方の心房では、形や大きさの変化（線維化など；リモデリング）が起こっていて、Na^+専用通路が少なくなっているため、K^+専用通路を抑える薬がより効果的と考えられます

▶レートコントロールとリズムコントロールの違い

説明例

抗不整脈薬を処方して、心房細動の拍動のリズム（洞調律）を元に戻すことは、望ましいことであると考えられていました。ですが、驚いたことに、大規模臨床試験の結果では、レートコントロールとリズムコントロールの治療法による延命効果には全く差がありませんでした。このことから、心房細動は、抗凝固療法を行なっていれば、自覚症状があって苦痛になっている以外は、無理に洞調律を維持する必要はないとされています

[参考]アップストリーム治療（図4）

説明例

主に高血圧、虚血性心疾患、慢性心不全を合併している方では、その病気をしっかりと治療することが大切です。各病気の治療薬が一緒に処方されます（『高血圧』『虚血性心疾患』『心不全』参照）

STEP 4 服用に当たっての注意事項（副作用、その他）を説明する

抗凝固薬全般による出血やその対処方法については、必ず説明する。特に、危険な出血である大出血、頭蓋内出血については詳しく伝える。出血のリスクの評価について、話すこともよいだろう。また抜歯および外科的手術を受ける時の対応についても説明しておく。出血以外では、ダビガトランによる胃腸障害は注意するように指導する。なお、抗不整脈薬の副作用については、『不整脈（概論）』を参照のこと。

➡抗凝固薬全般
　▶出血

説明例

血が固まらないようにする薬ですから、血が止まらなくなったり、出血しやすくなったりします。出血にも色々な程度があります。まず、最も軽いものは、歯茎の出血、鼻血、皮膚の青あざ、内出血などです。これらの症状が表れた場合には、必ずご相談ください。ですが、一般に、この程度の出血は、自然に止まったり、治ったりするものがほとんどで、大きな問題はありません。けがなどで出血した場合でも、タオルなどで患部をしばらく押さえると自然に止まることがほとんどです。逆に、薬が効き過ぎているかもしれないと不安になって飲むのを中止すると、血栓ができやすくなり、命に関わります。ですから、絶対に自己判断で服用を中止しないでください

説明例

尿が赤くなる場合（血尿）には腎臓、膀胱、尿道に出血が、また便が黒くなる場合（血便）には胃腸に出血が起こっている可能性があります。これらの潜血に気付いたら、すぐにご連絡ください

説明例

「大出血」と呼ばれている、頭や目などで起こる大変危険な出血（頭蓋内出血、眼内出血など）は、頭では命に関わり、目では失明につながってしまう恐れがあります。頭、目の症状が、出血によるものとは気が付きにくいものですが、しつこい頭痛、薬が効かない頭痛、何回も吐く、手足の動きやしびれ方が体の右半身と左半身で差がある、意識がもうろうとする──などの症状は、頭蓋内出血の恐れがありますので、すぐに医療機関を受診してください。また、目の出血では、物がかすんで見える、ゆがんで見える、視野の一部が欠ける、黒っぽく見える、色や明るさの判別がしにくい、などの症状が表れます。おかしいなと思ったら、すぐに眼科を受診してください

説明例

関節、筋肉、脊髄など、様々な臓器で出血が起こる恐れがあります。自覚症状に注意することは当然ですが、定期的な尿、便、血液検査（貧血検査など）を受けて、出血を早期に見つけることがとても大切です

心房細動

▶ワルファリンカリウム（ワーファリン他）とDOACによる出血の比較

説明例

ワルファリンによる頭蓋内出血の増加は、脳にたくさんある血液凝固に関わる物質（第Ⅶ因子）の作用を抑えるためと考えられています。ですが、DOACにはこの物質の働きを抑える作用はありません。ですから、頭蓋内出血はワルファリンよりもDOACに少なく、安全であるといえます。また、その他の大出血でも、DOACはワルファリンと同じか、より優れていると考えられています

[参考]大出血、頭蓋内出血とは

大出血とは、例えば、ダビガトランエテキシラートメタンスルホン酸塩（プラザキサ）が行ったRE-LY試験では、以下の基準を1つでも満たす場合と定義とされている。

1. 死亡または死亡につながる恐れがある出血
2. 後腹膜内、頭蓋内、眼内、または脊髄・脊髄腔内の出血（他覚所見により確認された）
3. 臨床的に明らかな出血で、4.5単位以上の輸血を必要とするもの
4. 臨床的に明らかな出血で、ヘモグロビン量が2g/dL以上の低下を伴うもの
5. 手術が必要となる出血

これ以外にも大出血には様々な基準があるが、基本的には大出血とは、致死的出血、重要な部位・臓器（頭蓋内、髄腔内、眼内、関節内、筋肉内、後腹膜）での出血、ヘモグロビン値2〜5g/dL以上の減少、輸血量（2〜4単位以上）、手術の必要性がある場合を指す。従って、頭蓋内出血

表2●HAS-BLEDスコア

頭文字	臨床像	ポイント
H	高血圧 *1	1
A	腎機能障害、肝機能障害（各1点）*2	2
S	脳卒中	1
B	出血 *3	1
L	不安定な国際標準比（INR）*4	1
E	高齢者（＞65歳）	1
D	薬剤、アルコール（各1点）*5	2
	合計	9

*1：収縮期血圧＞160mmHg
*2：腎機能障害：慢性透析や腎移植、血清クレアチニン200μmol/L（2.26mg/dL）以上。
　　肝機能障害：慢性肝障害（肝硬変など）または検査値異常（ビリルビン値＞正常上限×2倍、AST/ALT/ALP＞正常上限×3倍）。
*3：出血歴、出血傾向（出血素因、貧血など）
*4：INR不安定、高値またはTTR（time in therapeutic range）＜60%
*5：抗血小板薬やNSAIDs併用、アルコール依存症
出典：「心房細動治療（薬物）ガイドライン（2013年改訂版）」

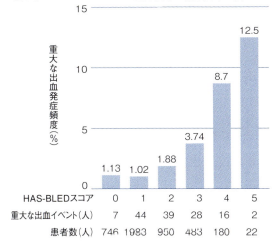

図8●HAS-BLEDスコアと重大な出血（抗凝固療法中）

は大出血に分類されている。

[参考]出血リスクの評価
（表2 HAS-BLEDスコア、図8）

説明例

出血の原因に基づいて、出血の危険性を予測する「HAS（ハス）-BLED（ブレッド）スコア」が知られています。高血圧（H；

hypertension)、腎・肝機能障害（A；abnormal renal/liver function）、脳卒中（S；stroke）、出血の既往や傾向（B；bleeding）、不安定なプロトロンビン時間国際標準比（L；labile INRs）、高齢者（年齢＞65歳）（E；elderly）、抗血小板薬、NSAIDs、アルコール（D；drug/alcohol）で点数化されていて、最大スコアは9点となっています。大出血の発症率は、スコア0点で低リスク（年間の重大な出血発症リスク1％）、スコア1〜2点で中等度リスク（同2〜4％）、3点以上を高リスク（同4〜6％）と評価されています

▶抜歯、手術

説明例

抗凝固薬を飲んでいる時に、抜歯や手術を受ける時には、出血の危険性が高くなるため、事前に必ず歯科医師や主治医に相談してください。薬を中止することがありますが、中止する日数は薬によって違います。DOACでは、手術前24時間以上服用を中止することが望ましいとされています。ワルファリンでは、以前は短期間中止して抜歯をしていたのですが、最近、積極的にワルファリンを投与したまま抜歯をすることが推奨されています。また外科手術では薬を休むことが必要です。血液凝固検査で効果が落ちているのを確認しながら、ワルファリンは少なくとも術前3日前には休薬する必要があります。いずれにせよ、手術の内容によって、抗凝固薬を中止するか否か、また何日間休むのか異なりますので、必ず医師に相談してください

➡ダビガトラン（直接トロンビン阻害薬）
　▶胃腸障害と吸湿性について説明する。

説明例

胃腸障害を起こす恐れがあります。胸やけ、胃もたれ、吐き気、胃の痛みなど（ディスペプシア；内視鏡検査でも異常はないが症状はある）の症状があれば、必ずご相談ください。これは、ダビガトランの吸収を助ける添加物の「酒石酸」によって起こるといわれています。酒石酸は、強い酸性の力を持っていて、胃腸を刺激するからです。なお、胃腸が悪くなった場合には、薬が変更となるか、変更が難しい場合には胃薬が処方されることがあります

▶間質性肺炎、急性肝不全・肝機能障害・黄疸。

➡ワルファリン
　▶皮膚壊死、肝機能障害、カルシフィラキス（慢性血液透析、腹膜透析中の症例を中心として四肢、躯幹、手足、足趾などに発症する有痛性の紫斑に続く、難治性の皮膚潰瘍を主症状とする疾患［難病情報センター〈www.nanbyou.or.jp〉］）。
➡リバーロキサバン（イグザレルト；FXa阻害薬）
　▶間質性肺疾患、肝機能障害・黄疸、血小板減少症。
➡アピキサバン（エリキュース；FXa阻害薬）
　▶間質性肺疾患、肝機能障害。
➡エドキサバントシル酸塩水和物（リクシアナ；FXa阻害薬）
　▶間質性肺疾患、肝機能障害・黄疸。

高尿酸血症・痛風

高尿酸血症は、プリン体の最終代謝産物である尿酸の血中濃度が7mg/dLを超えた状態と定義される。本症自体に自覚症状はないが、放置すると次第に尿酸塩結晶が関節や腎臓などに沈着し、痛風関節炎（発作）、尿路結石、痛風腎、結節などの合併症を引き起こす。圧倒的に男性に多く、成人男性の約20%に見られる。患者の約80%は肥満、高血圧、高脂血症、耐糖能異常などの生活習慣病を合併しており、心・脳血管疾患の高リスク群である。

薬物療法は、痛風関節炎の治療と間欠期（高尿酸血症）の治療に大別される。痛風関節炎に対しては痛みを鎮めるためにコルヒチンや非ステロイド抗炎症薬（NSAIDs）、経口ステロイドが、間欠期では合併症の予防、生命予後の改善のために尿酸降下薬が用いられる。尿酸排泄促進薬投与時には尿酸結石を防ぐために尿アルカリ化薬が併用される。

服薬指導で最も重要なことは、間欠期における尿酸降下薬の服薬アドヒアランスを良好に維持させることである。

初診時の処方例

痛風関節炎（発作）の治療

A　コルヒチン少量投与（発作前兆時。発作の極期では大量投与でも無効）

処方例

> コルヒチン錠0.5mg「タカタ」
> 　1回1錠　　発作予感時に頓用

B　非ステロイド抗炎症薬（NSAIDs）[*1]
　　（発作の極期では短期大量投与［処方例1～2］。鎮静後は常用量投与［処方例3～5］。軽快で中止）

処方例1

> ナイキサン錠100mg[*2]
> 　初回4～6錠　その後1回2錠を1日3回
> 　または1回3錠　3時間ごと　1日3回まで

[*2] ナプロキセン

処方例2

> ニフラン錠75mg[*3]　1回2～3錠（1日6～9錠）
> 　1日3回　朝昼夕食後

[*3] プラノプラフェン

処方例3

> ニフラン錠75mg　1回1錠（1日3錠）
> 　1日3回　朝昼夕食後

処方例4

> インテバンSP25[*4]　1回1カプセル（1日2カプセル）
> 　1日2回　朝夕食後

[*4] インドメタシン

処方例5

> アルボ錠200mg[*5]　1回1～2錠（1日1～4錠）
> 　1日1～2回　食後

[*5] オキサプロジン

[*1] アスピリンも痛風に適応がある。しかし、アスピリンは少量投与で血清尿酸値を上昇させ、大量投与で低下させる。痛風発作中に血清尿酸値を低下させると発作の増悪や遷延化を引き起こすため、発作時の鎮痛を目的としたアスピリンの使用は避けるべきである

C　経口ステロイド（NSAIDsの使用困難・無効例、あるいは重症例の場合）

処方例

> プレドニン錠5mg[*6]　1回1～2錠（1日2～6錠）
> 　1日2～3回　食後
> 　1週間ごとに3分の1ずつ減量して、3週間で中止
> 　（1日1錠を数カ月間投与する場合もある）

[*6] プレドニゾロン

間欠期（高尿酸血症）の治療[*7]

*7 ブコローム（パラミヂン）も尿酸排泄促進薬として高尿酸血症への適応があるが、臨床での使用頻度が低いため省略した

D 尿酸生成阻害薬（尿酸産生過剰型、混合型、病型不明）

処方例1

> ザイロリック錠100[*8]　1回1錠（1日1錠）
> 　1日1回　朝食後（1日3錠［分3］まで増量可）

*8 アロプリノール

処方例2

> フェブリク錠10mg[*9]　1回1錠（1日1錠）
> 　1日1回　朝食後
> 　（徐々に増量で維持量は1日1回40mg、最大60mg）

*9 フェブキソスタット

E 尿酸排泄促進薬＋尿アルカリ化薬（排泄低下型、肝機能異常や尿路結石がない場合）

処方例1

> ユリノーム錠25mg[*10]　1回1錠（1日1錠）
> 　1日1回　朝食後
> 　（1日6錠［分3］まで増量可）
> ウラリット配合錠[*11]　1回2錠（1日6錠）
> 　1日3回　朝昼夕食後
> 　（尿pHが6.2〜6.8になるよう調整）

*10 ベンズブロマロン
*11 クエン酸カリウム・クエン酸ナトリウム水和物

処方例2

> ベネシッド錠250mg[*12]　1回1錠（1日2錠）
> 　1日2回　朝夕食後
> 　（1日8錠［分4］まで増量可）
> ウラリット-U配合散[*11]　1回1g（1日3g）
> 　1日3回　朝昼夕食後
> 　（尿pHが6.2〜6.8になるよう調整）

*12 プロベネシド

STEP 1　禁忌疾患の有無を確認する

ベンズブロマロン、プロベネシドは、腎結石や高度の腎障害に投与禁忌である。また、前者では肝機能障害、後者では血液障害に注意する。経口ステロイドは原則禁忌となる疾患が多いため要注意。非ステロイド抗炎症薬（NSAIDs）の禁忌疾患も把握しておく。特にインドメタシンは重篤な膵炎に投与禁忌である。

薬疹歴
➡あり
　▶本成分に対し過敏症の既往歴→医師に連絡し中止。
　▶NSAIDsに対し過敏症の既往歴→ナプロキセン（商品名ナイキサン：プロピオン酸系）の投与中止。
　▶サリチル酸系化合物（アスピリン［バイアスピリン他］など）に対し過敏症の既往歴→インドメタシン（インテバン他：インドール酢酸系）の投与中止。

➡なし
　▶「発疹が出現したら、直ちに受診する」よう指導。初めて服用する患者には特に注意。

妊娠・授乳の有無
➡妊婦または妊娠している可能性のある女性
　▶コルヒチン(コルヒチン)、ベンズブロマロン(ユリノーム他)、オキサプロジン(アルボ：プロピオン酸系)、インドメタシン(インテバン他)の投与中止。ナプロキセン(ナイキサン)、プラノプロフェン(ニフラン他：プロピオン酸系)、アロプリノール(ザイロリック他)、フェブキソスタット(フェブリク)、プロベネシド(ベネシッド)、経口ステロイドは有益性が危険性を上回る場合に投与。ただし妊娠末期では、プラノプロフェン、ナプロキセンは中止。

➡授乳婦
　▶フェブキソスタット、ナプロキセン、インドメタシン、経口ステロイド、プロベネシドは授乳中止または本剤中止。オキサプロジン、アロプリノール、ベンズブロマロンは、原則禁忌(投与しないことが望ましい。投与時は授乳中止)。プラノプロフェンは有益性が危険性を上回る場合に投与。

禁忌または原則禁忌疾患
➡アスピリン喘息とその既往歴、消化性潰瘍、重篤な肝障害
　▶NSAIDs(ナプロキセン[ナイキサン]、オキサプロジン[アルボ]、インドメタシン[インテバン他]、プラノプロフェン[ニフラン])の投与中止。

➡重篤な血液異常・心機能不全・高血圧
　▶ナプロキセン、インドメタシン、プラノプロフェンの投与中止。

➡重篤な膵炎
　▶インドメタシンの投与中止。

➡腎結石、高度の腎機能障害(クレアチニン・クリアランス値30mL/分以下または血清クレアチニン値2mg/dL以上)
　▶ベンズブロマロン(ユリノーム他)、プロベネシド(ベネシッド)、NSAIDsの投与中止。

➡肝障害
　▶ベンズブロマロンの投与中止。添付文書の「警告」欄において、劇症肝炎などの重篤な肝障害が主に投与開始6カ月以内に発現し、死亡などの重篤な転帰に至る例も報告されているとして注意喚起あり。少なくとも6カ月間は必ず肝機能検査を実施する。また、投与開始6カ月以降も定期的に肝機能検査を行うこと。

➡血液障害、2歳未満の乳児
　▶プロベネシドの投与中止。

➡有効な抗菌薬のない感染症、全身の真菌症、消化性潰瘍、精神病、結核性疾患、単純疱疹性角膜炎、後嚢白内障、緑内障、高血圧、電解質異常、血栓症、内臓の手術創、急性心筋梗塞
　▶経口ステロイドの原則投与中止。

STEP 2 併用薬・飲食物・嗜好品の有無を確認する

NSAIDsでは血漿蛋白の結合置換、腎血流量低下、グルクロン酸抱合競合、腎毒性、痙攣、血管収縮などに起因する相互作用に注意する。コルヒチンでは薬物代謝酵素チトクロームP450（CYP）や薬物トランスポーター（P糖蛋白質[P-gp]）の競合、尿酸降下薬では陰イオン輸送系（OAT）やキサンチンオキシダーゼ、CYPなどの阻害が関与する。飲食物では、飲酒、高プリン食品の過剰摂取に注意。

A 動態学的

①尿pH上昇

〔併用禁忌〕

> ➡ 尿アルカリ化薬（クエン酸カリウム・クエン酸ナトリウム水和物[ウラリット他]）
> ▶ ヘキサミン→作用減弱。ヘキサミンは酸性尿下で効果を表すため。

②アルミニウムキレート形成：アルミニウム吸収促進

〔同時禁忌〕

> ➡ 尿アルカリ化薬
> ▶ 水酸化アルミニウム含有製剤（制酸薬など）→アルミニウム脳症・骨症の可能性。尿アルカリ化薬のクエン酸とアルミニウムがキレートを形成し、アルミニウムの吸収が促進されるため。服用間隔を2時間以上空ける。

③血漿蛋白結合置換

〔併用注意〕

> ➡ NSAIDs
> ▶ ヒダントイン系薬、ワルファリンカリウム（ワーファリン他）、スルホニル尿素（SU）薬→薬効増強。NSAIDsによる血漿蛋白結合置換作用に起因。

④腎排泄（尿酸排泄も含む）

〔併用注意〕

> ➡ NSAIDs
> ▶ メトトレキサート（リウマトレックス他）、リチウム製剤（炭酸リチウム[リーマス他]）、ジゴキシン（ジゴシン他）→血中濃度上昇。NSAIDsの腎血流量低下（腎糸球体濾過量減少）作用により上記薬剤の腎排泄が抑制される。

- ▶プロベネシド(ベネシッド)→NSAIDsの血中濃度上昇。プロベネシドによる腎有機アニオントランスポーター(OAT)阻害、肝グルクロン酸抱合阻害。
- ➡アロプリノール(ザイロリック他)
  - ▶SU薬、ナテグリニド(スターシス、ファスティック他)、シクロホスファミド水和物(エンドキサン)→血中濃度上昇。腎OAT阻害。CYP阻害も関与。
- ➡プロベネシド
  - ▶腎OATで排泄される薬剤：ワルファリン、SU薬、NSAIDs、メトトレキサート、抗菌薬(セフェム系、ペニシリン系、キノロン系、サルファ薬)、抗ウイルス薬(アシクロビル[ゾビラックス他]など)、パントテン酸製剤、ノギテカン塩酸塩(ハイカムチン)など→血中濃度上昇。プロベネシドのOAT阻害による腎排泄抑制に起因。
- ➡尿酸降下薬(アロプリノール、ベンズブロマロン[ユリノーム他]、プロベネシド)
  - ▶尿酸値を上昇させる薬剤・飲食物：ピラジナミド(ピラマイド：抗結核薬)、サリチル酸系薬(少量時)、利尿薬(特にループ系、チアジド系)、飲酒、高プリン体食→尿酸降下作用の減弱。
  - ▶尿酸値を低下させる薬剤(フェノフィブラート[トライコア、リピディル他]、ロサルタンカリウム[ニューロタン他])→尿酸降下作用の増強。ベンズブロマロン、プロベネシドと同様に上記の薬は尿酸の再吸収を行う尿酸トランスポーター(URAT1)を競合阻害。

⑤代謝(抱合も含む)阻害、P-gp阻害

〔併用禁忌〕

> ➡フェブキソスタット(フェブリク)、トピロキソスタット(トピロリック、ウリアデック)
>   - ▶チオプリン系薬(メルカプトプリン水和物[ロイケリン]、アザチオプリン[アザニン、イムラン])→メルカプトプリンの血中濃度上昇。骨髄抑制などの副作用を増強する恐れ。アザチオプリン代謝物(メルカプトプリン)の代謝酵素であるキサンチンオキシダーゼ阻害に起因。

〔併用注意〕
- ➡コルヒチン
  - ▶CYP3A4で代謝される薬剤(シクロスポリン[サンディミュン、ネオーラル他]、カルシウム拮抗薬など)、CYP3A4阻害薬(14員環マクロライド系抗菌薬など)→CYP3A4の代謝競合・阻害によるコルヒチンの副作用や中毒の発現。
  - ▶P-gpの基質となる薬剤(マクロライド系抗菌薬など)→コルヒチンの血中濃度上昇。肝細胞胆管側膜上のP-gp阻害によるコルヒチンの胆汁中への排泄低下。
- ➡アロプリノール
  - ▶チオプリン系薬(メルカプトプリン、アザチオプリン)→血中濃度上昇。キサンチンオキシダーゼ阻害によるチオプリン系薬の代謝阻害に起因。併用時にはチオプリン系薬の投与量を1/3～1/4にする。
  - ▶プリン系薬：キサンチン系薬(テオフィリン[テオドール他]、カフェインなど)、ビダラビン(アラ

セナ-A他)、ジダノシン(ヴァイデックス)→各薬剤の血中濃度上昇による副作用増強の恐れ。キサンチンオキシダーゼ阻害によるプリン系薬剤の代謝阻害に起因。
- ▶ワルファリン、フェニトイン(アレビアチン、ヒダントール他)、SU薬(クロルプロパミド[アベマイド]など)、ナテグリニド、シクロスポリン、シクロホスファミド→血中濃度上昇。アロプリノールのCYP阻害に起因。SU薬、ナテグリニド、シクロホスファミドでは腎OAT阻害も関与。
- ▶ペントスタチン(コホリン)、カプトプリル(カプトリル他)、ヒドロクロロチアジド(ベハイド他)、アンピシリン水和物(ビクシリン)→発疹の発現(機序不明)。

➡フェブキソスタット、トピロキソスタット
- ▶プリン系薬(テオフィリン、ビダラビン、ジダノシンなど)→血中濃度上昇。キサンチンオキシダーゼ阻害に起因。

➡トピロキソスタット
- ▶ワルファリン→血中濃度上昇。トピロキソスタットのCYP阻害に起因。

➡ベンズブロマロン(ユリノーム他)
- ▶ワルファリン→抗凝血薬の作用増強。CYP2C9競合。

➡プロベネシド
- ▶グルクロン酸抱合薬(インドメタシン、ナプロキセン[ナイキサン]、アスピリン[バイアスピリン他]、ジドブジン[レトロビル]など)→血中濃度上昇。プロベネシドによるグルクロン酸抱合阻害に起因。

B 薬力学的

①腎毒性
〔併用禁忌〕

> ➡インドメタシン(インテバン他:インドール酢酸系)
> - ▶トリアムテレン(トリテレン)→相互に副作用が増強(急性腎不全誘発)。トリアムテレンによる腎毒性を防御する腎プロスタグランジン(PG)E₂の合成を阻害。

〔併用注意〕
- ➡NSAIDs
  - ▶ACE阻害薬、アンジオテンシンⅡ受容体拮抗薬(ARB)、シクロスポリン(サンディミュン、ネオーラル他)→腎障害の誘発(機序不明)。

②その他のNSAIDsの薬力学的相互作用
〔併用注意〕
- ▶ニューキノロン系抗菌薬→痙攣の誘発。特にプロピオン酸系NSAIDs、フェニル酢酸系NSAIDsとの併用時には注意。

- ▶**降圧薬、利尿薬**→降圧・利尿作用が低下。PGを介する血管拡張作用や、腎における水、ナトリウム排泄作用をNSAIDsが抑制するため。
- ▶**抗凝固薬、抗血小板薬**→出血を助長する恐れ。
- ▶**イグラチモド**(ケアラム、コルベット)→胃腸障害の副作用増加の恐れ。両剤のPG合成阻害作用に起因。
- ▶**カリウム保持性利尿薬**(スピロノラクトン[アルダクトン他]、エプレレノン[セララ])→インドメタシンなどとの併用で、降圧作用減弱。腎機能障害患者で重度の高カリウム血症の恐れ。
- ▶**アスピリン**(バイアスピリン他)→消化器系副作用の発現増大。併用されたNSAIDs(インドメタシンなど)の作用減弱。アスピリンの抗血小板抑制作用減弱(ナプロキセン[ナイキサン]、イブプロフェン[ブルフェン他]、ピロキシカム[バキソ他])。
- ▶**飲酒**→消化器系副作用の発現増大。

C 経口ステロイドの相互作用

〔併用注意〕

- ▶**プレグナンX受容体(PXR)活性化剤**(CYP誘導薬:リファンピシン[リファジン他]、フェニトインなど)→ステロイドの作用減弱。
- ▶**サリチル酸誘導体**(アスピリン[バイアスピリン他]など)→サリチル酸誘導体の腎排泄、肝代謝促進。ステロイドの減量時のサリチル酸中毒。
- ▶**抗凝固薬**(ワルファリンカリウム[ワーファリン他]など)→抗凝固作用の拮抗。
- ▶**経口糖尿病治療薬**→血糖低下作用の拮抗。
- ▶**利尿薬**(カリウム保持性を除く)→低カリウム血症の誘発。
- ▶**活性型ビタミンD₃製剤**→高カルシウム尿症、尿路結石の出現(機序不明)。定期的な検査が必要。
- ▶**シクロスポリン**(サンディミュン、ネオーラル他)→シクロスポリンの代謝阻害。
- ▶**エリスロマイシン**(エリスロシン他)→プレドニゾロン(プレドニン他)の代謝阻害。
- ▶**非脱分極性筋弛緩剤**→筋弛緩作用の増減。

STEP 3-1 病識を持たせる

高尿酸血症は血中の尿酸値が高くなった状態であり自覚症状はないが、放置していると関節や腎臓に尿酸の結晶が沈着し、痛風関節炎、腎障害、尿路結石、結節などが起きることを説明する。尿酸値が高くなる原因には遺伝的要素もあるが、特に肥満と飲酒が重要であり、心・脳血管疾患を防ぐために生活習慣の改善も大切であることを理解させる。

病気の原因・症状・予後の説明

➡ 病気について説明する。

尿酸は体の老廃物の1つで、体中の血液を巡り腎臓から尿の中へ徐々に捨てられていきます。しかし、何らかの原因で体の中で尿酸が増えると『高尿酸血症』という病気になります。正確には、血液中の尿酸の量(尿酸値)が7mg/dLを超えた状態をいいます

尿酸が増えただけでは自覚症状は表れませんが、尿酸値が7mg/dLを超えると、血液に溶け切れなくなって結晶になり始め、関節や腎臓、耳たぶなどにたまります。特に手足の関節に結晶がたまって、突然激痛が生じるのが痛風です。また、腎臓や尿道に結晶がたまると痛風腎と呼ばれる腎臓の病気や尿路結石を起こします。女性ホルモンに尿酸の量を下げる作用があるため、この病気は圧倒的に男性に多く、成人男性の約2割が痛風の予備軍とされる高尿酸血症であることが知られています

➡ 原因について説明する。

痛風患者さんの約2割は父親、叔父、従兄弟も痛風であることから、遺伝が関与していると考えられています。また、薬の副作用や激しい運動、血液の病気、腎臓の病気などでも尿酸が増えることがあります。ですが、食生活の欧米化や過食、飲酒量の増加、それに伴う肥満の増加、ストレス過多や運動不足など、生活習慣の変化が大きな要因と考えられています。高尿酸血症・痛風は代表的な生活習慣病なのです

➡ 痛風関節炎(発作)について説明する。

痛風発作は手足のどの関節にも起きますが、最も多く見られるのが足の親指の付け根の関節です。急に針が刺さったような激しい痛みを起こし、赤く腫れあがって歩くのも難しくなります。一般に、痛みは24時間以内に最大となり、2～3日続いた後、10～14日たつと自然に治まります。このように、前触れもなく風のように痛みが表れて治まることから『痛風』と呼ばれるのです

発作後は全く症状のない時期(間欠期)が続きますが、治療を行わないと必ず再発します。約4割の患者さんが、最初の発作から1年以上たって2回目の発作を起こします。また、病気が進行すると慢性化

し、複数の関節で痛みが続くようになります

➡ 腎障害、尿路結石について説明する。

腎臓に尿酸の結晶がたまると、腎臓の働きが悪くなります。その結果、腎臓で尿へ排泄される尿酸の量が減るため、ますます尿酸値が高くなるという悪循環に陥り、最悪の場合には尿毒症となります。また、痛風の患者さんの約2〜3割が尿の中に石ができる尿路結石になります。これは、尿酸が尿の中で溶けずに結晶となり、石を作ってしまうためです。この石は表面がギザギザで大きいため、尿の通り道である尿管、膀胱、尿道を通過するときには、血尿や激しい痛みを伴います

➡ 予後について説明する。

高尿酸血症・痛風は自然に治ることの少ない病気で、治療せずに放っておくと、いつも症状が表れるようになり、薬も効きにくくなります。また、腎臓が悪くなり、命に関わることがあります。高尿酸血症の人の多くは、高血圧、脂質異常症、糖尿病などの生活習慣病も同時に持っているため、血管が硬くボロボロになる動脈硬化を起こしやすく、心臓病や脳卒中など命を脅かす病気に発展する恐れがあります

痛風発作の予防法（生活習慣の改善）の説明

➡ 食事指導

尿酸の増える主な原因は、太り過ぎとアルコールです。まず、食べ過ぎ、飲み過ぎをしないようにしてください。間食はできる限り避けましょう。食事では、できればカロリーに注意して、体重が標準近くなるように目標を立てて、毎日体重を測定してみてください

カロリーを厳格に制限する必要はありませんが、尿酸のもとになる『プリン体』という物質を多く含む食品（動物のレバーや魚の干し物、乾物など）は控えるようにしましょう。プリン体は、細胞の中の遺伝子（DNA、RNA）の成分で、体の中で常に作られては壊され、最後は尿酸となって尿に捨てられます。高尿酸血症の人がプリン体を多く含む肉、魚、野菜を取ると、尿酸値が上がって痛風発作を起こす恐れがあります

➡ アルコール制限

アルコールには、体の中の尿酸を増やし、排出されるのを減らす作用があるので、飲み過ぎに注意してください。特にビールは、他の酒類よりプリン体を多く含み、高カロリーであるため、肥満を起こしやすくします。適切なアルコール量は、1日に日本酒1合、焼酎0.4合、ビール中瓶1本、ウイスキーダブル1杯（シングル2杯）、赤ワイングラス2杯程度です（エタノール20〜30mL/日に相当。女性では10〜20mL/日以下が適切）。いきなり禁

高尿酸血症・痛風

食べ過ぎを避ける

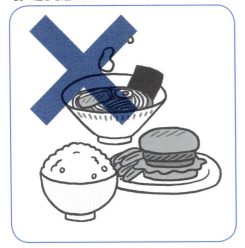

アルコールを控える

プリン体を多く含む食品を控える

高プリン体食品

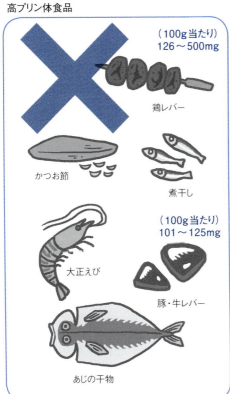

中等度プリン体食品

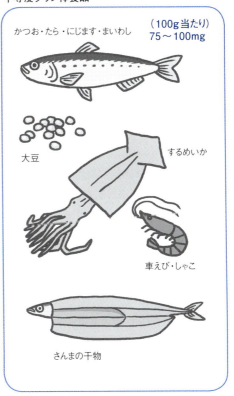

※このイラストは、巻末のイラスト集にカラーで収録されています。患者指導用のツールとしてご活用ください。

酒をする必要はなく、週2回ほど休肝日を作り、アルコールをこれまでの半量にすることから始めてみましょう

➡ 尿路結石の予防

説明例

尿路結石ができないようにするために、尿をアルカリ性にする食品（海藻類、乳製品など）を取り、水を多く飲んで尿の量を増やしましょう。尿の量が1日2L以上になるくらいが理想ですが、少なくとも毎日2L以上の水分を取るとよいでしょう。また、肥満やストレスを解消するため、軽い運動を行うことも重要です。全く運動されていないなら、まずは毎日30分程度の軽い散歩から始めてみてはいかがでしょう

STEP 3-2 薬識を持たせる

薬物治療は、痛風発作時の痛みを取る薬剤と、間欠期の高尿酸血症を改善する尿酸降下薬の2種類あることを説明する。薬物投与により発作は治まるが、引き続いて高尿酸血症の治療を行わなければ、痛風発作が再発するだけでなく、腎障害、尿路結石などの合併症や動脈硬化が進行し、心・脳血管疾患を招く恐れがあることを十分に理解させる。

服用目的の説明

➡ 薬物治療は対症療法であることを説明する。

説明例

尿酸の結晶が関節に増えて炎症が起こるために痛風の発作が表れるので、発作時には炎症を抑える薬を服用します。発作が治まると全く自覚症状はなくなりますが、その原因である尿酸の量を減らさない限り、発作が再発したり腎臓病や尿路結石、さらには動脈硬化などの病気が進行します。ですから、尿酸を下げる薬の服用を始める必要があります。自覚症状が全くないのに薬を服用することには抵抗があるかもしれませんが、医師の指示通りに服用してください

痛風関節炎（発作）治療薬の説明

➡ コルヒチン

説明例

この薬は、発作前に関節がムズムズ、ピリピリするなどの予感があったときに服用します。発作はいつ起きるか分かりませんので、常に服用できるように携帯しましょう。痛みが軽くなったら服用を中止しますが、既に起きてしまった激痛を抑える効果は弱いため、効果が出ないからといって、一度に飲み過ぎるのは絶対にやめてください。大量に服用すると、コルヒチン特有の激しい副作用が表れます（STEP4）

➡NSAIDs

説明例

この薬は、痛風発作の原因となっている炎症を抑える痛み止めです。関節でプロスタグランジンという炎症物質が作られないようにする作用があり、特に、痛風発作が強いときに使用されます。激痛時には通常より多い量を服用します。例えば、ナプロキセン（ナイキサン）の場合には1回3錠を3時間ごとに3回、1日限り服用し、様子を見ます。痛みを我慢できないからといって飲み過ぎると、副作用につながりますので、指示された用法・用量を守ることが大切です

➡経口ステロイド

説明例

炎症を抑える痛み止めが使用できない場合や、痛み止めを使用しても効果が十分得られない場合に使用されます。よく効く薬ですが、長期に服用すると全身性の副作用が出る恐れがありますので、指示された用法・用量を厳守してください（STEP4）

間欠期（高尿酸血症）の治療薬の説明

➡尿酸降下薬

説明例

高尿酸血症には、尿酸が排泄されにくいタイプと、尿酸を作り過ぎるタイプ、その混合タイプがあります。前者の場合は尿酸の排泄を増やす薬（ベンズブロマロン［ユリノーム他］）が、後者の場合は尿酸が作られるのを抑える薬（アロプリノール［ザイロリック他］、フェブキソスタット［フェブリク］、トピロキソスタット［トピロリック、ウリアデック］）が主に用いられます。タイプに関係なく、どちらかの薬剤が使用できない場合には他方を使用します。例えば、腎臓病や尿路結石になられたことがある方には、尿酸が作られるのを抑える薬を使用します。どの薬も尿酸値を下げる作用が強いため、服用を始めた時に痛風発作が起きることがあります。ですから、少量から服用を始めて、3～6カ月かけて徐々に増量し、尿酸を下げるようにします。尿酸値が、痛風や心臓病になりにくいとされる6（mg/dL）以下になることを目標とします。血圧の薬などと同じく、一生服用を続ける薬と思ってください

➡尿アルカリ化薬

説明例

尿酸の排泄を増やす薬を服用すると、尿の中の尿酸が増えて、溶けずに結晶となり、尿路結石になる可能性があります。これを防ぐため、尿酸が尿の中でよく溶けるように尿をアルカリにする薬が一緒に処方されています。尿酸が溶けるようにするためには、尿量を増やすのも重要ですので、水分をできる限り多く取ってください

STEP 4 服用に当たっての注意事項（副作用、その他）を説明する

特に注意すべき副作用は、コルヒチン中毒、NSAIDsによる胃腸障害・腎障害、ベンズブロマロンによる肝機能障害、プロベネシドによる血液障害である。経口ステロイドでは服用期間が1週間以上になる場合、全身性の副作用に注意する。

➡コルヒチン
- ▶急性中毒症状（悪心、嘔吐、腹部痛、激烈な下痢、咽頭部・胃・皮膚の灼熱感、血管障害、ショック、血尿、乏尿、著明な脱力感、中枢神経系の上行性麻痺、せん妄、痙攣、呼吸抑制による死亡）→大量服用の場合、数時間以内に症状が表れる。用法・用量を厳守させる。

説明例

指示された用法・用量を厳守してください。大量に服用すると、腹痛、下痢、吐き気、手足のひきつりなどの副作用が起きます。もし、このような症状が表れた場合には、直ちに服用を中止し、受診してください

- ▶血液障害、腎障害、肝障害、横紋筋融解症、ミオパチー、末梢神経障害→投与中は、定期的に検査を実施して、これら副作用の有無を注意深く観察する。

➡NSAIDs
- ▶胃腸障害→自覚症状は投与1週間以内に起きることが多い。患者には胃腸障害について恐怖心を与えないように説明し、少しでも症状が認められる場合には薬剤師や医師に連絡するよう指導する。

説明例

痛みを抑える薬には、多かれ少なかれ胃腸障害が出ることがあります。空腹時は避けて、食後または軽く食物を取ってから服用してください。腹痛、吐き気などの症状があれば服用を中止し、受診してください

- ▶浮腫→下肢、眼瞼などの浮腫が生じることがある。腎障害も併発する可能性があり、症状が認められたら服用を中止し、直ちに受診するよう指導。

➡経口ステロイド
- ▶消化器障害、口腔内カンジダ、離脱症状など→1週間以内という短期間投与であれば、副作用の発症頻度は少ない。だが、難治性痛風に使用した場合などでは、長期に投与されることもあり、全身性の副作用に注意。なお、成人の分泌量はヒドロコルチゾン10mg／日である。

説明例

1週間以内に服用が終わる場合には、副作用はほとんど心配ありません。しかし、痛みが治まらないなどの理由で、数カ月間服用する場合には注意が必要です。例えば、胃が悪い、口の中がおかしいなど、いつもと違った症状があれば、必ずご相談ください。また、服用を突然中止すると強く副作用が出る恐れがあるため、数カ

月かけて少しずつ服用量を減らして中止する必要があります。用法・用量を必ず守ってください

➡ アロプリノール(ザイロリック他)
▶ 胃腸障害、全身倦怠感、脱毛→最も頻度の高い副作用(0.1〜5%未満)。貧血、浮腫も0.1%未満に見られることがある。そのほか、頻度不明だが複数の重大な副作用(血液障害、腎障害、横紋筋融解症、肝機能障害、間質性肺炎、スティーヴンス・ジョンソン症候群、ライエル症候群など)が報告されている。

➡ フェブキソスタット(フェブリク)
▶ 関節痛、肝機能検査値異常→1〜5%未満で発現。プリン骨格を有するアロプリノールとは異なり、非プリン骨格であるため、アロプリノールで見られる重大な副作用は引き起こしにくいと考えられる。

➡ トピロリック(トピロリック、ウリアデック)
▶ 肝機能検査値異常、腎機能検査値異常→最も頻度の高い副作用(5%以上)。フェブキソスタットと同様に非プリン骨格であるため、アロプリノールで見られる重大な副作用は引き起こしにくいと考えられている。

➡ ベンズブロマロン(ユリノーム他)
▶ 肝機能障害→添付文書の警告欄で注意が喚起されている。肝障害の症状は必ず説明する。

説明例

薬が肝臓に影響を与えることがありますので、疲れやすい、熱、痒みがある、食欲不振、吐き気、下痢、皮膚・白目・尿が黄色になるなど、いつもと違う症状があれば、すぐに医師に連絡して受診してください。また、これら症状は表れないこともありますので、飲み始めて6カ月間は定期的に採血して肝機能検査を行う必要があります。なお、6カ月以降も定期的に肝機能検査は行われます

➡ プロベネシド(ベネシッド)
▶ 血液障害→血液障害の悪化だけでなく、発症にも注意。
▶ 消化器症状(潰瘍、食欲不振、胃部不快感など)、皮膚炎(過敏症)、頭痛→比較的頻度の高い副作用(0.1〜5%未満)。過量投与により昏睡や中枢神経系副作用(痙攣、呼吸不全など)を引き起こすので注意。

➡ 尿アルカリ化薬
▶ 高カリウム血症、肝機能障害、消化器症状、排尿障害→排尿障害は縮小した結石による尿管閉塞が原因なので要注意。

メニエール病

メニエール病は、原因不明の内リンパ水腫(内耳にリンパ液がたまる状態)によって回転性めまいや蝸牛症状(耳鳴り、難聴)が突然発症し、反復する内耳性疾患である。吐き気・嘔吐、頭痛、肩凝りなどの自律神経症状を伴うこともある。患者は働き盛りの30歳代から50歳代に多い。有病率は人口10万人につき約20人である。生命予後は良好だが、進行すると耳鳴りや難聴などが慢性化し、生活の質(QOL)が著しく低下する。

なお、しばしば使われる「メニエール症候群」という言葉は、上記のような回転性めまいなどの症状が繰り返される状態を指すが、内耳性疾患ではない原因不明な病態も含まれるため、厳密にはメニエール病とは異なる点に注意が必要である。

メニエール病の薬物治療は、発作時の治療と間欠期の治療に大別され、発作時には点滴療法が行われる。間欠期では水腫の軽減や発症予防を目的に、浸透圧利尿薬や抗めまい薬、内耳循環改善薬などが用いられる。抗不安薬や自律神経調整薬、制吐薬なども適宜併用される。聴力低下が著しい重症例ではステロイドの漸減療法が行われる。

服薬指導の一番のツボは、間欠期における服薬アドヒアランスを維持させ、内耳障害の慢性化を防ぐことである。

初診時の処方例

発作時の治療（グリセリン・果糖［グリセオール注他］、塩酸メトクロプラミド［プリンペラン注他］、炭酸水素ナトリウム［メイロン静注他］を混合して点滴静注を行い、処方例1〜3のいずれかを目まい感が消失するまで併用する

処方例1

```
イソバイドシロップ70％*1    ○mL
  1回40mL（1日120mL）  1日3回
  朝昼夕食後（めまい軽減後服用）
```

*1 イソソルビド（浸透圧利尿薬）

処方例3

```
2mgセルシン錠*5    1回1錠（1日1錠）
  1日1回  就寝前  ○日分
```

*5 ジアゼパム（ベンゾジアゼピン系薬）

処方例2

```
セファドール錠25mg*2   1回1錠（1日3錠）
グランダキシン錠50*3   1回1錠（1日3錠）
プリンペラン錠5*4      1回1錠（1日3錠）
  1日3回  朝昼夕食後  ○日分
```

*2 ジフェニドール塩酸塩（抗めまい薬：椎骨脳底動脈血流改善、前庭神経路調整作用）
*3 トフィソパム（自律神経調整薬）
*4 メトクロプラミド（制吐薬）

間欠期の治療

A 目まい発作の予防（処方例1〜4のいずれかを用いる）

処方例1

```
イソバイドシロップ70％    ○mL
  1回40mL（1日120mL）  1日3回
  朝昼夕食後（めまい軽減後服用）
```

処方例3

```
メリスロン錠6mg*7            1回1錠（1日3錠）
アデホスコーワ顆粒10％*8    1回1g（1日3g）
カルナクリン錠25*9           1回1錠（1日3錠）
  1日3回  朝昼夕食後  ○日分
```

処方例2

```
ダイアモックス錠250mg*6   1回1〜3錠（1日1〜3錠）
  1日1回  夕食後  ○日分
```

*6 アセタゾラミド（炭酸脱水酵素阻害薬：内耳水腫の除去、中枢神経興奮抑制作用）

*7 ベタヒスチンメシル酸塩（抗めまい薬：内耳循環障害改善、内リンパ水腫改善作用）
*8 アデノシン三リン酸ニナトリウム水和物（代謝賦活薬：内耳血流増加、内リンパ水腫改善作用）
*9 カリジノゲナーゼ（末梢循環障害改善作用）

B 聴力改善の治療（処方例1はグリセロールテスト*10 陽性例、処方例2は急激な聴力悪化例）

処方例1*11

```
イソバイドシロップ70％
1回40mL（1日120mL、2週間）→ 1回30mL（1日
90mL、2週間）→ 1回25mL（1日75mL、4週間）
  1日3回  朝昼夕食後（8週間かけて漸減）
```

*11 イソソルビドの漸減療法

処方例2*12

```
プレドニン錠5mg   1回6錠→4錠→2錠→1錠
  1日1回  朝食後（10日〜2週間かけて漸減）
```

*12 ステロイドの漸減療法

*10 確定診断のためにグリセロール（グリセリン：浸透圧利尿薬）を経口投与し、内リンパ水腫の存在を調べる検査。内服前と内服1時間後、2時間後、3時間後の聴力を調べる。内リンパ水腫が存在する場合は内服後に難聴が軽減

STEP 1 禁忌疾患の有無を確認する

イソソルビドは頭蓋内血腫、ジフェニドールは重篤な腎障害、カリジノゲナーゼは脳出血が禁忌である。ベンゾジアゼピン系薬とアセタゾラミドは閉塞性緑内障に、後者は電解質異常にも留意する。経口ステロイドは原則禁忌が多い。

薬疹歴
➡あり
- ▶本成分に対し過敏症の既往歴→次の薬剤は医師に連絡して投与中止。ジフェニドール塩酸塩(商品名セファドール他)、メトクロプラミド(プリンペラン他)、経口ステロイド(プレドニゾロン[プレドニン他]など)。
- ▶本成分またはスルホンアミド系薬剤に過敏症の既往歴→アセタゾラミド(ダイアモックス)の投与中止。

➡なし
- ▶「発疹が出現したら、直ちに受診する」よう指導。初めて服用する患者には特に注意。

妊娠・授乳の有無
➡妊婦または妊娠している可能性のある女性
- ▶アセタゾラミド(ダイアモックス)、アデノシン三リン酸二ナトリウム水和物(アデホスコーワ他：ATP製剤)は原則中止(投与しないことが望ましい)。次の薬剤は有益性が危険性を上回る場合に投与。イソソルビド(イソバイド他)、ジフェニドール塩酸塩(セファドール他)、メトクロプラミド(プリンペラン他)、ベンゾジアゼピン系薬(ジアゼパム[セルシン、ホリゾン他]、トフィソパム[グランダキシン他]、エチゾラム[デパス他])、ベタヒスチンメシル酸塩(メリスロン他)、経口ステロイド。カリジノゲナーゼ(カルナクリン他)は添付文書に記載なし。

➡授乳婦
- ▶アセタゾラミド、経口ステロイドは授乳中止または本剤中止。トフィソパム、メトクロプラミド、ジアゼパム、エチゾラムは原則禁忌(投与しないことが望ましいが、投与時には授乳中止)。次の薬剤は添付文書に記載なし。イソソルビド、ジフェニドール、ベタヒスチン、ATP製剤、カリジノゲナーゼ。

禁忌または原則禁忌疾患
➡急性頭蓋内血腫
- ▶イソソルビド(イソバイド他)の投与中止(頭蓋内圧の減少により再出血の可能性)。

➡重篤な腎障害
- ▶ジフェニドール塩酸塩(セファドール他)の投与中止(ジフェニドールの排泄低下により蓄積が起き副作用が発現する恐れ)。

- ➡褐色細胞腫の疑い
    - ▶メトクロプラミド(プリンペラン他)の投与中止(急激な昇圧の恐れ)。
- ➡消化管に出血、穿孔または器質的閉塞がある
    - ▶メトクロプラミドの投与中止(消化管症状悪化の恐れ)。
- ➡急性狭隅角緑内障
    - ▶ジアゼパム(セルシン、ホリゾン他)、エチゾラム(デパス他)の投与中止(抗コリン作用により、症状を悪化させる恐れ)。
- ➡重症筋無力症
    - ▶ジアゼパム、エチゾラムの投与中止(筋弛緩作用により、症状を悪化させる恐れ)。
- ➡肝硬変などの進行した肝疾患または高度の肝機能障害
    - ▶アセタゾラミド(ダイアモックス)の投与中止(血中アンモニア濃度を上昇させ、肝性昏睡を誘発する恐れ)。
- ➡無尿、急性腎不全
    - ▶アセタゾラミドの投与中止(排泄遅延により副作用が強く表れる恐れ)。
- ➡高クロール血症性アシドーシス、体液中のナトリウム・カリウムが明らかに減少している患者、副腎機能不全・アジソン病
    - ▶アセタゾラミドの投与中止(電解質異常が増悪される恐れ)。
- ➡脳出血直後の新鮮出血時の患者
    - ▶カリジノゲナーゼ(カルナクリン他)の投与中止(血管拡張作用により出血を助長する恐れ)。
- ➡慢性閉塞隅角緑内障
    - ▶アセタゾラミドの長期投与中止(緑内障の悪化が不顕化の恐れ)。
- ➡有効な抗菌薬が存在しない感染症
    - ▶経口ステロイド(プレドニゾロン[プレドニン他])の原則投与中止。
- ➡全身の真菌症
    - ▶経口ステロイドの原則投与中止。
- ➡結核性疾患
    - ▶経口ステロイドの原則投与中止。
- ➡消化性潰瘍
    - ▶経口ステロイドの原則投与中止。
- ➡精神病
    - ▶経口ステロイドの原則投与中止。
- ➡単純疱疹性角膜炎
    - ▶経口ステロイドの原則投与中止。
- ➡後嚢白内障
    - ▶経口ステロイドの原則投与中止。
- ➡単純疱疹性角膜炎

▶経口ステロイドの原則投与中止。
➡緑内障
　▶経口ステロイドの原則投与中止。
➡高血圧
　▶経口ステロイドの原則投与中止。
➡電解質異常
　▶経口ステロイドの原則投与中止。
➡血栓症、最近行った内臓の手術創、急性心筋梗塞
　▶経口ステロイドの原則投与中止。

STEP 2 併用薬・飲食物・嗜好品の有無を確認する

ジフェニドールの抗コリン作用、メトクロプラミドの抗ドパミン作用、アセタゾラミドのカリウム低下作用に起因する薬力学的相互作用に注意する。アセタゾラミド、ATP製剤、カリジノゲナーゼ製剤は降圧薬の効果を増強。ベンゾジアゼピン系薬では、薬物代謝酵素チトクロームP450（CYP）阻害作用および中枢神経抑制作用に関係する相互作用に留意する。

A 動態学的
①代謝阻害
〔併用禁忌〕

➡ジアゼパム（セルシン、ホリゾン他）
　▶リトナビル（ノービア：HIVプロテアーゼ阻害薬）→過度の鎮静、呼吸抑制などの可能性。CYP3A4阻害によりジアゼパムの血中濃度を上昇させるため。

〔併用注意〕
➡トフィソパム（グランダキシン他）
　▶タクロリムス水和物（プログラフ、グラセプター他）→CYP3A4阻害によるタクロリムスの血中濃度上昇。
➡ジアゼパム
　▶CYP3A4阻害薬（シメチジン［タガメット、カイロック他］、塩酸シプロフロキサシン［シプロキサン他］、フルボキサミンマレイン酸塩［デプロメール、ルボックス他］など）、CYP2C19阻害薬（オメプラゾール［オメプラゾン、オメプラール他］など）→眠気、注意力、集中力低下。ジアゼパムの

血中濃度上昇のため。
- ➡エチゾラム(デパス他)
  - ▶モノアミン酸化酵素(MAO)阻害薬→過鎮静、昏睡、痙攣など。MAO阻害薬による肝代謝抑制が関与。
  - ▶CYP2C9阻害薬、CYP3A4阻害薬(フルボキサミンなど)→エチゾラムの血中濃度上昇。

②血漿蛋白結合競合、腎排泄競合
〔併用注意〕
- ➡アセタゾラミド(ダイアモックス)
  - ▶大量のアスピリン→アセタゾラミドの副作用増強。血漿蛋白結合の競合や腎排泄競合のため。

B 薬力学的
①抗コリン作用
〔併用注意〕
- ➡ジフェニドール塩酸塩(セファドール他)、ベンゾジアゼピン系薬(ジアゼパム[セルシン、ホリゾン他]、エチゾラム[デパス他]、トフィソパム[グランダキシン他])
  - ▶抗ヒスタミン薬、抗コリン薬→抗コリン症状(便秘、口渇など)増強の可能性。

②抗ドパミン作用
〔併用注意〕
- ➡メトクロプラミド(プリンペラン他)
  - ▶フェノチアジン系薬(クロルプロマジン塩酸塩[コントミン他]など)、ブチロフェノン系薬(ハロペリドール[セレネース他]など)、ラウオルフィアアルカロイド製剤(レセルピン[アポプロン]など)、ベンザミド系薬(スルピリド[ドグマチール、ミラドール、アリビット他]など)→抗ドパミン作用の増強により錐体外路症状、内分泌機能異常が発現。
  - ▶ジギタリス製剤→中毒症状(悪心・嘔吐、食欲不振など)が不顕化される恐れ。
  - ▶カルバマゼピン(テグレトール他)→中毒症状(眠気、悪心・嘔吐、めまいなど)が表れる恐れ。
  - ▶抗コリン薬(アトロピン硫酸塩水和物[硫酸アトロピン他]など)→消化管運動作用が拮抗。

③中枢神経抑制
〔併用注意〕
- ➡トフィソパム
  - ▶中枢神経抑制薬、アルコール→中枢神経抑制作用が相加的に増強。
- ➡ジアゼパム
  - ▶中枢神経抑制薬、アルコール→中枢神経抑制作用が相加的に増強。
  - ▶マプロチリン塩酸塩(ルジオミール他)→眠気、注意力、集中力低下(中枢神経抑制作用の協力)。併用中にジアゼパムを中止すると、抑制されていたマプロチリンの痙攣誘発作用が表れる可能性がある。

メニエール病

　　▶ダントロレンナトリウム水和物(ダントリウム)→筋弛緩作用の協力。
　➡エチゾラム
　　▶中枢神経抑制薬、アルコール→中枢神経抑制作用が相加的に増強。

④低K血症
〔併用注意〕
　➡アセタゾラミド(ダイアモックス)
　　▶ジギタリス製剤→ジギタリスの作用増強。アセタゾラミドの血清カリウム低下作用が関与。
　　▶副腎皮質ホルモン(ステロイド)→血清カリウム低下作用の協力。

⑤血管拡張、収縮
〔併用注意〕
　➡ATP製剤(アデノシン三リン酸二ナトリウム水和物[アデホスコーワ他])
　　▶ジピリダモール(ペルサンチン他)→心血管に対する作用が増強(血圧低下などの心血管障害の恐れ)。ジピリダモールはATPの分解産物であるアデノシンの取り込みを抑制し、アデノシン血中濃度を上昇させるため。
　➡カリジノゲナーゼ(カルナクリン他)
　　▶ACE阻害薬→過度の血圧低下。本剤のキニン産生とACE阻害薬のキニン分解抑制により血管平滑筋弛緩が増強。

⑥その他
〔併用注意〕
　➡アセタゾラミド
　　▶降圧薬→降圧効果増強(機序不明)。
　　▶カルバマゼピン→カルバマゼピン中毒の誘発(血中濃度上昇：機序不明)。
　　▶塩化アンモニウム→アセタゾラミドの効果減弱(機序不明)。
　　▶大量のビタミンC→腎・尿路結石を誘発。代謝物のシュウ酸の尿中排泄が増加しカルシウム析出を助長するため。
　　▶バルビツール酸系薬(フェノバルビタール[フェノバール他])、ヒダントイン系薬(フェニトイン[アレビアチン、ヒダントール他]など)→くる病、骨軟化症の発現。機序不明だが、アセタゾラミドによる代謝性アシドーシスのため、カルシウム、リン酸塩の排泄が促進され、抗てんかん薬による骨障害が増悪すると考えられる。

C 経口ステロイドの相互作用
〔併用注意〕
　➡経口ステロイド
　　▶プレグナンX受容体(PXR)活性化薬(CYP誘導薬：リファンピシン[リファジン他]、フェニトイン

など)→ステロイドの作用減弱。
- ▶サリチル酸誘導体(アスピリン[バイアスピリン他]など)→サリチル酸誘導体の腎排泄、肝代謝促進。ステロイド減量時のサリチル酸中毒に注意。
- ▶抗凝固薬(ワルファリンカリウム[ワーファリン他]など)→抗凝固作用の拮抗。
- ▶経口糖尿病治療薬→血糖低下作用の拮抗。
- ▶利尿薬(カリウム保持性を除く)→低カリウム血症。
- ▶活性型ビタミンD₃製剤→高カルシウム尿症、尿路結石の出現(機序不明)。定期的な検査が必要。
- ▶シクロスポリン(サンディミュン、ネオーラル他)→代謝阻害。
- ▶エリスロマイシン(エリスロシン他)→プレドニゾロンの代謝阻害。
- ▶非脱分極性筋弛緩薬→筋弛緩作用の増減(機序不明)。

STEP 3-1　病識を持たせる

メニエール病は、原因不明の内耳の内リンパ水腫により回転性のめまいや耳鳴り、難聴などの発作が表れる病気であることを説明する。生命予後は良好であるが、放置していると難聴、耳鳴りなどの症状が慢性化することを理解させる。また、代表的なストレス疾患の一種であるため、生活習慣改善の指導も重要である。

病気の原因・症状・予後の説明

➡病気について説明する。

説明例

耳は外耳、中耳、内耳の3つの部分から成りますが、メニエール病は、一番奥の内耳が障害されることによって、めまいなどが起きる病気です

説明例

内耳には、音を感じる部分(蝸牛)と、体の回転(三半規管)、動きや位置(耳石器官)を感じて平衡感覚を伝える部分(前庭)があり、これらの内部はリンパ液という液体で満たされています。体の動きによってこの液体の流れ方が変わり、それを神経が感知し平衡感覚として脳に伝えます。その結果、人間は真っすぐ立つことができ、どちらの方向に回っているかも分かるのです。メニエール病はこの液体が何らかの原因で増えて、内耳が水風船のようにパンパンに膨らみ、平衡感覚に異常を来し、めまいが起きる病気です

➡原因について説明する。

説明例

内耳が水膨れする原因はよく分かっていませんが、この病気は強いストレスが掛かる働き盛りの30歳代から50歳代に多いことから、肉体的・精神的ストレスが引き金となって起きると考えられています

メニエール病

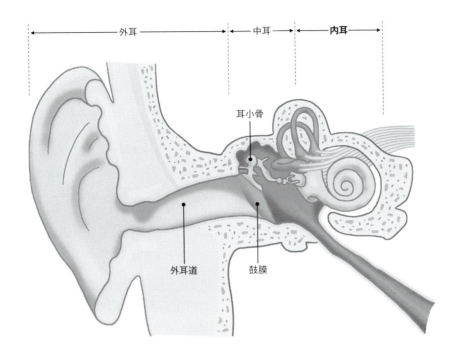

内耳の構造

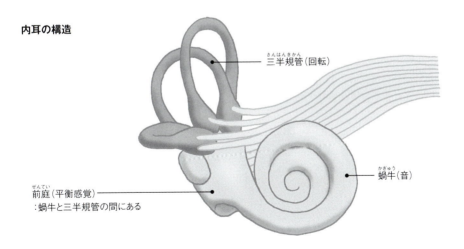

※このイラストは、巻末のイラスト集にカラーで収録されています。患者指導用のツールとしてご活用ください。

➡️症状について説明する。

説明例

主な症状は、自分自身または周囲がグルグル回る（回転性）激しいめまいです。突然に起き、30分から数時間続きます。このほか、耳の聞こえが悪くなる（難聴）、耳鳴り、耳が塞がった感じなどの症状（蝸牛症状）が表れることがあります。これは、内耳の音を感じる部分（蝸牛）にも障害が表れるためです。また、吐き気や嘔吐、冷や汗、顔面が青白くなる、脈が速くなるなどの症状（自律神経症状）を伴うことも知られています。これらの症状はいったん治まっても再発することが多いのですが、その頻度は人によって異なり、週1回や年1回など様々です

➡️予後について説明する。

説明例

内耳の病気なので、症状がひどいからといって命に関わることはありません。ですが、放っておくと病気が進行し、難聴や耳鳴りなどの症状が慢性的に続くようになって、快適な日常生活を送れなくなります。ですから、症状が慢性化しないうちに、早期に治療を始めることが必要です

生活習慣の改善に関する説明

➡️ストレスの回避や生活習慣の改善に関して説明する。

説明例

メニエール病は典型的な文明病、ストレス病の一つと考えられています。ですから、ストレスを減らし、ためないようにすることが重要です。過労を避け、十分な睡眠を取るなど規則正しい生活を送りましょう。旅行や運動、趣味を楽しみ、ストレスを発散してください。特に季節の変わり目や気候が変化したときは発作が起きやすいので要注意です

➡️塩分、水分、飲食物、喫煙

説明例

内耳の水膨れを防ぐため、塩分を控え、必要以上に水を飲まないようにしてください。また、アルコール、コーヒー、喫煙は発作を誘発するため過度の摂取は控え、禁煙を心掛けましょう

STEP 3-2　薬識を持たせる

薬物治療は対症療法であり、発作時の症状を抑える治療と、間欠期の発作を予防する治療があることを説明する。利尿薬や内耳循環障害改善薬などの使用により発作は治まるが、引き続いて発作を予防する治療を行わなければ、発作が再発するだけでなく難聴や耳鳴りなどが慢性化する恐れがあることを十分に理解させる。

服用目的の説明

➡ 対症療法であることを説明する。

説明例

残念ながら、メニエール病は原因不明の病気で、根本的に治す薬はありません。ですが、薬を服用することによって内耳の水膨れが改善し、めまいなどの症状が治まり、快適な日常生活を送れるようになります。症状が治まった後も、症状の再発や慢性化を防ぐために薬を服用し続けることが大切です。自覚症状がないのに薬を服用することには抵抗があるかもしれませんが、医師の指示通りに服用してください

各薬剤の説明

➡ 利尿薬（イソソルビド[イソバイド他]、アセタゾラミド[ダイアモックス]）

説明例

体の余分な水分を取る薬です。排尿を促して内耳の水膨れを取る作用があります。イソソルビドという薬は、発作を抑える目的で処方される場合と、発作の予防や聴力の回復を目的として処方されることがあります。ですから、症状がなくなっても自己判断で服用を中止せず、必ず医師の指示に従ってください

➡ メトクロプラミド（プリンペラン他）

説明例

発作時の吐き気を抑えるために用いる薬です。吐き気が強くて内服できない場合には、注射薬が使用されることもあります

➡ 抗目まい薬（ジフェニドール塩酸塩[セファドール他]、ベタヒスチンメシル酸塩[メリスロン他]）

説明例

ジフェニドールは、耳に血液を供給している動脈（椎骨脳底動脈）の血流を増やしたり、内耳から脳につながる神経を抑える作用によって、めまいを改善します

説明例

ベタヒスチンはさらに内耳近くで作用し、内耳の血流を良くしたり、水膨れを改善する作用があり、発作時にも処方されます。もし効果が十分でない場合には、ジフェニドールという薬に変更したり、併用されることがあります

➡ 内耳循環障害改善薬（カリジノゲナーゼ製剤）

説明例

血管を広げて、内耳の血流やリンパの流れを改善し、目まいの発作を予防する薬です。目まいを改善するのではなく、予防のための薬なので、症状がなくなって

も自己判断で中止せず服用を続ける必要があります

➡抗不安薬、自律神経調整薬

説明例

目まいの発作は精神的不安やストレス、不眠とも関係があります。この薬を服用することによって精神が安定してストレスも和らぎます

➡ATP製剤(アデノシン三リン酸二ナトリウム水和物[アデホスコーワ他])

説明例

この薬には、内耳の血管を広げて血流やリンパの流れを改善し、めまいを引き起こす部分(前庭)の機能を調節する作用もあります。目まいの緩和や予防のほか、難聴の改善にも用いられる薬です

➡経口ステロイド

説明例

症状が重く、急速に難聴が進む場合に用いられる薬です。内耳の水膨れに対する改善効果があります。服用期間は2週間で、この間に徐々に服用量を減らしていく必要があるため、必ず医師の指示に従って服用してください

STEP 4 服用に当たっての注意事項(副作用、その他)を説明する

イソソルビドは酸味、苦味が強いため、飲みやすくする工夫を説明する。アセタゾラミドでは降圧作用に基づくめまい・ふらつき、尿路結石、低カリウム血症の誘発に注意。ジフェニドール、ベンゾジアゼピン系薬、ベタヒスチンでは抗コリン症状、メトクロプラミドでは抗ドパミン作用による副作用などに留意する。

➡イソソルビド(イソバイド他)

▶酸味、苦味→初め甘味と酸味があり、後やや苦い。

説明例

この薬は独特の甘味、酸味、苦味があり、人によっては飲みにくいと感じることがあります。飲みにくい場合、冷水で2倍程度に薄めて服用してください。それでも飲みにくい場合は5倍程度まで薄めるか、レモン汁を加える、氷を入れて冷やす、少し凍らせてシャーベット状にするなどの方法があります。ただし、牛乳で薄めると蛋白質の固まりができますので、牛乳の使用は避けてください

▶消化器症状→吐き気、悪心、下痢、嘔吐など。

▶神経症状→不眠、頭痛など。

メニエール病

- ➡ アセタゾラミド(ダイアモックス)
  - ▶ 降圧作用→めまい、ふらつきなど。

  説明例 この薬には排尿を促して血圧を下げる作用があるため、めまいやふらつきの症状が表れることがあります。ですから、自動車の運転や高い所で作業などを行う場合には十分に注意してください

  - ▶ 次の副作用に注意する。重篤な血液障害、電解質異常、光線過敏症、急性腎不全、腎・尿路結石、精神錯乱、痙攣など→投与中は観察を十分に行い、異常が認められた場合には服用を中止し、直ちに受診するよう指導する。

- ➡ ジフェニドール塩酸塩(セファドール他)、ベタヒスチンメシル酸塩(メリスロン他)
  - ▶ 抗コリン作用→口の渇きや便秘、排尿障害など。

  説明例 口の渇きや便秘、尿の出が悪くなるといった症状が出ることがありますので、症状が気になる場合は必ず相談してください

- ➡ ベタヒスチン
  - ▶ 胃腸障害→胸やけや胃痛など。

  説明例 この薬は胃酸の分泌を促進するヒスタミンという物質に似た働きがあるため、胃腸障害が起こることがあります。服用後、胸やけや胃痛など気になる症状が起きた場合は必ずご相談ください

- ➡ メトクロプラミド(プリンペラン他)
  - ▶ 抗ドパミン作用→内分泌機能異常(プロラクチン値上昇)、錐体外路症状。

  説明例 お乳が張る、手が震える、足がうまく前に出ないなどの症状があれば、必ずご相談ください

  - ▶ 眠気、めまい→自動車の運転など危険を伴う機械の操作に従事させない。
  - ▶ 次の副作用に注意する。悪性症候群、意識障害、痙攣、遅発性ジスキネジアなど→投与中は観察を十分に行い、異常が認められた場合には服用を中止し、直ちに受診するよう指導する。

- ➡ カリジノゲナーゼ製剤(カルナクリン、カリクレイン、サークレチンS他)
  - ▶ 血管拡張作用→ほてり。
  - ▶ 消化器症状→胃部不快感、吐き気・嘔吐、食欲不振、上腹部痛、下痢、便秘など。

- ➡ ベンゾジアゼピン系薬
  - ▶ 眠気、注意力・集中力・反射運動能力低下→自動車の運転など危険を伴う機械の操作に従事させない。
  - ▶ 抗コリン症状→口渇、便秘など。
  - ▶ 呼吸抑制→慢性気管支炎など呼吸器疾患のある人では注意。

- ➡ 経口ステロイド
  - ▶ 消化器障害、不眠、しゃっくりなど→2週間以内という短期間投与であれば副作用発症頻度は少ない。

骨粗鬆症

骨粗鬆症は、「骨強度(骨密度＋骨質)の低下を特徴とし、骨折のリスクが増大しやすくなる骨格疾患」と定義される。その数は、人口の急速な高齢化に伴い増加しつつあり、現時点では、日本に約1300万人の患者がいると推測されている。閉経以後の女性や加齢が原因となる原発性骨粗鬆症と、他の基礎疾患や薬剤(特に、経口ステロイドの長期連用)などが原因となる続発性骨粗鬆症に分けられるが、原発性骨粗鬆症が全体の90％を占める。

本症の治療目的は、骨折を予防し、生活の質(QOL)の維持・改善を図ることである。中でも、日常生活動作(ADL)やQOLの悪化を引き起こす、大腿骨近位部骨折と椎体骨折の予防がその中心に位置づけられる。

「骨粗鬆症の予防と治療ガイドライン2015年版」に基づき、病態・病期に応じた薬物療法が行われる。治療薬として、ビスホスホネート(BP)製剤、選択的エストロゲン受容体モジュレーター(SERM)、副甲状腺ホルモン(テリパラチド)製剤、活性型ビタミンD_3製剤、カルシウム製剤、女性ホルモン(エストロゲン)製剤、ビタミンK_2製剤、カルシトニン製剤、抗RANKL抗体製剤、イプリフラボンが用いられている。

服薬指導の最大のツボは、骨折予防の中心となる薬剤に対して患者のアドヒアランスを向上させることである。

図1●骨粗鬆症の薬物治療開始基準

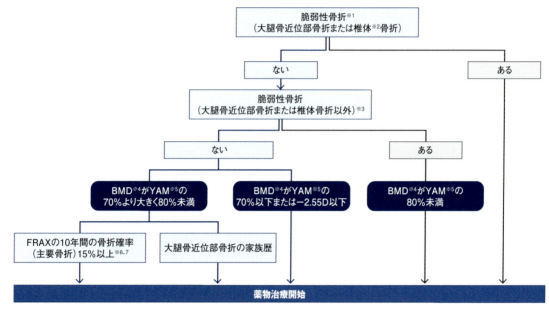

※1 軽微な外力によって発生した非外傷性骨折。軽微な外力とは、立った姿勢からの転倒か、それ以下の外力を指す。
※2 形態椎体骨折のうち、3分の2は無症候性であることに留意するとともに、鑑別診断の観点からも脊椎エックス線像を確認することが望ましい。
※3 その他の脆弱性骨折：軽微な外力によって発生した非外傷性骨折で、骨折部位は肋骨、骨盤（恥骨、坐骨、仙骨を含む）、上腕骨近位部、橈骨遠位端、下腿骨。
※4 Bone Mineral Density（骨密度）は原則として腰椎または大腿骨近位部骨密度とする。
※5 骨密度若年成人平均値。
※6 75歳未満で適用する。また、50歳代を中心とする世代においては、より低いカットオフ値（陽性と陰性を分ける値）を用いた場合でも、現行の診断基準に基づいて薬物治療が推奨される集団を部分的にしかカバーしないなどの限界も明らかになっている。
※7 この薬物治療開始基準は原発性骨粗鬆症に関するものであるため、FRAX®（骨折リスク評価ツール）の項目のうち糖質コルチコイド、関節リウマチ、続発性骨粗鬆症に当てはまる者には適用されない。すなわち、これらの項目がすべて「なし」である症例に限って適用される。
出典：日本骨粗鬆症学会他「骨粗鬆症の予防と治療ガイドライン2015年版」

表1●病態・病期ごとの薬剤選択

1．閉経後早期での骨吸収亢進の患者
→選択的エストロゲン受容体モジュレーター（SERM）が第一選択薬※1。
2．骨量の減少（負のカルシウムバランス）が骨吸収亢進に関与している患者
→活性型ビタミンD₃製剤の投与を考慮。
3．椎体、非椎体、大腿骨近位部骨折が全て高リスクの患者
→アレンドロン酸ナトリウム水和物（フォサマック、ボナロン他）、リセドロン酸ナトリウム水和物（アクトネル、ベネット他）が第一選択薬※2。
4．①椎体、非椎体骨折が高リスクの患者、②ビスホスホネート（BP）製剤やSERMなどの治療でも骨折を生じた患者、③高齢で複数の椎体骨折や大腿骨近位部骨折を生じた患者、④骨密度の低下が著しい患者
→副甲状腺ホルモン（テリパラチド）製剤（フォルテオ、テリボン他）を選択。

※1 SERMの椎体骨折抑制効果はアレンドロン酸と差がなかったとの報告がある。
※2 デノスマブ（プラリア）も大腿骨近位部骨折抑制のエビデンスがあり、これらの薬物と同様に選択し得る。また、ビスホスホネート（BP）製剤では、一般的に骨密度上昇、骨代謝マーカーの測定値の改善が同等であれば、骨折抑制効果も同じであると推定されるため、ミノドロン酸水和物（ボノテオ、リカルボン他）はアレンドロン酸と同様の大腿骨近位部骨折抑制効果を有すると推定される（現在、非椎体骨折と大腿骨近位部骨折抑制を主要評価項目とした2年間にわたる臨床試験が進行中でその結果が待たれている）。

骨粗鬆症

表2●骨粗鬆症治療薬の有効性の評価[※1]

分類	薬物名	骨密度	椎体骨折	非椎体骨折	大腿骨近位部骨折
カルシウム製剤	L-アスパラギン酸カルシウム水和物（アスパラ-CA他）	B	B	B	C
	リン酸水素カルシウム水和物				
女性ホルモン（エストロゲン）製剤	エストリオール（エストリール他）	C[※2]	C	C	C
	結合型エストロゲン[※3]（プレマリン）	A	A	A	A
	エストラジオール（ジュリナ他）	A	B	B	C
活性型ビタミンD₃製剤	アルファカルシドール（アルファロール、ワンアルファ他）	B	B	B	C
	カルシトリオール（ロカルトロール他）	B	B	B	C
	エルデカルシトール*（エディロール）	A	A	B	C
ビタミンK₂製剤	メナテトレノン（グラケー、ケイツー他）	B	B	B	C
ビスホスホネート（BP）製剤	エチドロン酸ニナトリウム（ダイドロネル）	A	B	C	C
	アレンドロン酸ナトリウム水和物*（フォサマック、ボナロン他）	A	A	A	A
	リセドロン酸ナトリウム水和物*（アクトネル、ベネット他）	A	A	A	A
	ミノドロン酸水和物（ボノテオ、リカルボン他）	A	A	C	C
	イバンドロン酸ナトリウム水和物（ボンビバ）	A	A	B	C
選択的エストロゲン受容体モジュレーター（SERM）	ラロキシフェン塩酸塩*（エビスタ他）	A	A	B	C
	バゼドキシフェン酢酸塩（ビビアント）	A	A	B	C
カルシトニン製剤[※4]	エルカトニン*（エルシトニン他）	B	B	C	C
	カルシトニン（サケ）（カルシトラン他）	B	B	C	C
副甲状腺ホルモン（テリパラチド）製剤	テリパラチド（遺伝子組換え）（フォルテオ）	A	A	A	C
	テリパラチド酢酸塩（テリボン他）	A	A	C	C
抗RANKL抗体製剤	デノスマブ（プラリア）	A	A	A	A
その他	イプリフラボン（オステン他）	C	C	C	C

※1 有効性の評価；
・骨密度上昇効果　**A**：上昇効果がある　**B**：上昇するとの報告がある　**C**：上昇するとの報告がない
・骨折発生抑制効果（椎体、非椎体、大腿骨近位部骨折のそれぞれについて）
　A：抑制する　**B**：抑制するとの報告がある　**C**：抑制するとの報告がない
※2 カルシウム製剤との併用で、椎体骨密度を増大させたという臨床試験がある。
※3 骨粗鬆症は保険適用外
※4 現在、カルシトニン製剤の国内における効能効果は、「骨粗鬆症における疼痛」であり、疼痛を有する症例に対し、疼痛改善に有用である（グレードA；行うように強く勧められる）。
＊ QOLの改善効果が報告されている。
日本骨粗鬆症学会他「骨粗鬆症の予防と治療ガイドライン2015年版」より改変引用

初診時の処方例

A 主として椎体骨折を予防する処方例

① ビスホスホネート製剤※

処方例1

> ボノテオ錠50mg*1 またはリカルボン錠50mg*1
>   1回1錠（1日1錠） 4週に1回 起床時

*1 ミノドロン酸水和物

処方例2

> ボンビバ静注1mgシリンジ*2
>   1回1シリンジ 月1回

*2 イバンドロン酸ナトリウム水和物

処方例3

> ボンビバ錠100mg*2 1回1錠（1日1錠）
>   月1回 起床時

② 選択的エストロゲン受容体モジュレーター（SERM）

処方例4

> エビスタ錠60mg*3 1回1錠（1日1錠）
>   1日1回 朝食後

*3 ラロキシフェン塩酸塩

処方例5

> ビビアント錠20mg*4 1回1錠（1日1錠）
>   1日1回 朝食後

*4 バゼドキシフェン酢酸塩

③ 活性型ビタミンD_3製剤

処方例6

> エディロールカプセル0.75μg*5
>   1回1カプセル（1日1カプセル） 1日1回 朝食後

*5 エルデカルシトール

B 椎体骨折リスクが特に高い重篤骨粗鬆症患者への処方例

① 副甲状腺ホルモン（テリパラチド）製剤

処方例1

> フォルテオ皮下注キット600μg*6 1本
>   1回20μg 1日1回

*6 テリパラチド（遺伝子組換え）。投与日数は合計で24カ月間まで。自己注射が可能

処方例2

> テリボン皮下注用56.5μg*7
>   1回56.5μg 週1回

*7 テリパラチド酢酸塩。投与週数は合計で24カ月間まで。医療機関で注射が行われる

C 椎体骨折のみならず非椎体骨折、特に大腿骨近位部骨折を予防する処方例※

① ビスホスホネート製剤

処方例1

```
フォサマック錠35mg*8 またはボナロン錠35mg*8 または
ボナロン経口ゼリー
    1回35mg  週1回  起床時
```

処方例2

```
ボナロン点滴静注バック900μg*8
    1回900μg  4週に1回  30分以上かけて点滴静脈
    内投与
```

*8 アレンドロン酸ナトリウム水和物

処方例3

```
アクトネル錠17.5mg*9 またはベネット錠17.5mg*9
    1回1錠  週1回  起床時
```

処方例4

```
アクトネル錠75mg*9 またはベネット錠75mg*9
    1回1錠  月1回  起床時
```

*9 リセドロン酸ナトリウム水和物

② 抗RANKL抗体製剤

処方例1

```
プラリア皮下注60mgシリンジ*10
    1回60mg  6カ月に1回  皮下に注射
デノタスチュアブル配合錠*11  1回2錠（1日2錠）
    1日1回  朝食後
```

*10 デノスマブ（遺伝子組換え）
*11 沈降炭酸カルシウム・コレカルシフェロール（天然型ビタミンD）・炭酸マグネシウム配合錠。デノタスチュアブル配合錠を用いない場合は、活性型ビタミンD3製剤もしくはその誘導体を併用する

※ Aの①、Cについては、活性型ビタミンD3製剤を併用することで有効性を高めることが多い。特に、Cの②でデノタスチュアブル配合錠を用いない場合は、低カルシウム血症を予防するために併用が強く勧められる

D その他の処方例

① ビタミンK2製剤（適応：骨粗鬆症における骨量・疼痛の改善）

処方例

```
グラケーカプセル15mg*12
                1回1カプセル（1日3カプセル）
    1日3回  朝昼夕食後
```

*12 メナテトレノン

② 女性ホルモン（エストロゲン）製剤（適応：閉経後骨粗鬆症[処方例1]、老人性骨粗鬆症[処方例2]）

処方例1

```
エストラーナテープ0.72mg*13
    2日ごとに1枚  下腹部または臀部に貼付
```

*13 エストラジオール

処方例2

```
エストリール錠1mg*14  1回1錠（1日2錠）
    1日2回  朝夕食後
```

*14 エストリオール

③ イプリフラボン（適応：骨粗鬆症における骨量減少の改善）

処方例

> オステン錠200mg*15　1回1錠（1日3錠）
> 　1日3回　朝昼夕食後

*15 イプリフラボン

④ カルシウム製剤（適応：骨粗鬆症におけるカルシウム補給）

処方例1

> アスパラ-CA錠200*16　1回2錠（1日6錠）
> 　1日3回　朝昼夕食後

処方例2

> リン酸水素カルシウム　1回1g（1日3g）
> 　1日3回　朝昼夕食後

*16 L-アスパラギン酸カルシウム水和物

STEP 1　禁忌疾患の有無を確認する

ビスホスホネート（BP）製剤は、食道狭窄など食道通過を遅延させる障害に最も注意する。女性ホルモン（エストロゲン）製剤、選択的エストロゲン受容体モジュレーター（SERM）は、静脈血栓塞栓症のリスクの高い患者に禁忌である。副甲状腺ホルモン（テリパラチド）製剤は高カルシウム血症や骨肉腫のリスクの高い患者、また活性型ビタミンD₃製剤やカルシウム製剤は、高カルシウム血症に注意。BP製剤、デノスマブは低カルシウム血症に注意する。

薬疹歴

➡ あり
　▶ 本成分に過敏症の既往歴→医師に連絡し投与中止。

➡ なし
　▶「発疹が出現したら、直ちに受診する」よう指導。初めて服用する患者には特に注意。

妊娠・授乳の有無

➡ 妊婦または妊娠している可能性のある女性
　▶ エストロゲン製剤（エストラジオール［商品名ジュリナ］、結合型エストロゲン（プレマリン：骨粗鬆症は保険適用外）、エストリオール［エストリール他］）、SERM（ラロキシフェン塩酸塩［エビスタ他］、バゼドキシフェン酢酸塩［ビビアント］）、BP製剤（エチドロン酸二ナトリウム［ダイドロネル］、リセドロン酸ナトリウム水和物［アクトネル、ベネット他］、ミノドロン酸水和物［ボノテオ、リカルボン他］、イバンドロン酸ナトリウム水和物［ボンビバ］）、テリパラチド製剤（テリパラチド［遺伝

子組換え］：フォルテオ、テリパラチド酢酸塩：テリボン他）、活性型ビタミンD₃製剤のエルデカルシトール（エディロール）、デノスマブ（プラリア）は投与中止。活性型ビタミンD₃製剤のアルファカルシドール（アルファロール、ワンアルファ他）とカルシトリオール（ロカルトロール他）、BP製剤のアレンドロン酸ナトリウム水和物（フォサマック、ボナロン他）、カルシトニン製剤（エルシトニン注40単位は妊娠末期の患者には禁忌）、イプリフラボン（オステン他）は、有益性が危険性を上回る場合にのみ投与。ビタミンK₂製剤（メナテトレン［グラケー他］）は、安全性が確立されていない（使用経験がない）。

➡授乳婦
▶エストロゲン製剤のエストラジオール（結合型エストロゲン、エストリオールには授乳婦の記載なし）、SERM、テリパラチド製剤（テリパラチド［テリボン他］については記載なし）、エルデカルシトールは投与中止。アルファカルシドールとカルシトリオール、BP製剤、デノスマブは原則禁忌（やむを得ず投与する場合は授乳を中止）。イプリフラボンは慎重投与。ビタミンK₂製剤、カルシトニン製剤は、安全性が確立されていない（使用経験がない）。

禁忌疾患
➡食道通過を遅延させる障害（食道狭窄、アカラシア［食道弛緩不能症］など）、服用時に立位、座位を30分以上保てない
▶BP製剤（アレンドロン酸ナトリウム水和物［フォサマック、ボナロン他］、リセドロン酸ナトリウム水和物［アクトネル、ベネット他］、ミノドロン酸水和物［ボノテオ、リカルボン他］、イバンドロン酸ナトリウム水和物［ボンビバ］：イバンドロン酸については座位を60分以上保てない患者には禁忌）の投与中止。食道通過が遅延することにより、食道局所における副作用発現の危険性が高くなる。

➡低カルシウム血症
▶BP製剤（アレンドロン酸、リセドロン酸、ミノドロン酸、イバンドロン酸）の投与中止。血清カルシウム値が低下し、低カルシウム血症（手足のしびれ、テタニー症状［痛みを伴う筋肉痙攣］）が悪化する恐れがある。

➡高度な腎障害（重篤な腎不全）
▶リセドロン酸（クレアチニンクリアランス値が約30mL/分未満の患者では排泄が遅延する恐れがある）、カルシウム製剤の投与中止。

➡骨軟化症
▶エチドロン酸二ナトリウム（ダイドロネル）の投与中止。

➡静脈血栓塞栓症（深部静脈血栓症、肺塞栓症、網膜静脈血栓症など）およびその既往歴、長期不動状態（術後回復期、長期安静期など）、抗リン脂質抗体症候群
▶SERM、エストロゲン製剤の投与中止。静脈血栓塞栓症を起こしやすい。

➡高カルシウム血症、骨肉腫のリスクが高いと考えられる患者（骨ページェット病、原因不明のアルカリホスファターゼ高値を示す患者、小児および若年者で骨端線が閉じていない患者、過去に骨への影響が

考えられる放射線治療を受けた患者）。原発性悪性骨腫瘍もしくは転移性骨腫瘍の患者、骨粗鬆症以外の代謝性骨疾患（副甲状腺機能亢進症など）
　　▶テリパラチド製剤の投与中止。
➡高カルシウム血症、ビタミンD中毒症状
　　▶活性型ビタミンD_3製剤、カルシウム製剤などの投与中止。
➡エストロゲン依存性腫瘍（例えば乳癌、子宮内膜癌）およびその疑い、乳癌の既往歴
　　▶エストロゲン製剤の投与中止。腫瘍の悪化あるいは顕性化を促すことがある。
➡重篤な肝障害
　　▶エストロゲン製剤の投与中止。代謝能が低下しており肝臓の負担が増加するため、症状が増悪する可能性。
➡動脈性の血栓塞栓疾患（例えば冠動脈性心疾患、脳卒中）とその既往歴
　　▶エストロゲン製剤の投与中止。
➡診断の確定していない異常性器出血
　　▶エストロゲン製剤の投与中止。出血が子宮内膜癌による場合は、癌の悪化あるいは顕性化を促すことがある。
➡未治療の子宮内膜増殖症
　　▶エストロゲン製剤の投与中止。子宮内膜増殖症は細胞異型を伴う場合がある。
➡腎結石
　　▶カルシウム製剤の投与中止。

STEP 2　併用薬・飲食物・嗜好品の有無を確認する

メナテトレノンとワルファリンの併用は禁忌、またテリパラチド製剤と活性型ビタミンD_3製剤の併用は原則禁忌である。BP製剤と、水以外のあらゆる飲食物、薬剤との同時併用も金属錯体（キレートなど）を形成するため同時併用が禁忌である。活性型ビタミンD_3製剤やカルシウム製剤では高マグネシウム血症、高カルシウム血症が関与する相互作用、SERMのラロキシフェンでは、陰イオン交換樹脂や腸管循環を低下させる薬剤（抗菌薬）、ワルファリン、腸管循環を低下させる薬剤との併用、エストロゲン製剤では薬物代謝酵素チトクロームP450（CYP）3A4を誘導または阻害する薬剤、血糖降下薬との併用に、それぞれ注意する。SERMのバゼドキシフェン、デノスマブには相互作用の記載が添付文書上にない。

A　動態学的
①金属キレート、吸着
〔同時併用禁忌〕

> ➡ BP製剤
> 　▶ 水以外の全ての飲食物および薬剤→キレート形成などで薬剤の吸収阻害。起床時服用後、少なくとも30分間（イバンドロン酸ナトリウム水和物［ボンビバ］は60分間）は水以外の飲食、薬剤服用を避けるよう指導（エチドロン酸二ナトリウム［ダイドロネル］の指導は異なる）。
>
> ➡ カルシウム製剤
> 　▶ テトラサイクリン系抗菌薬、ニューキノロン系抗菌薬、BP製剤→キレート形成による消化管吸収阻害。併用の場合、テトラサイクリン系抗菌薬はカルシウム製剤を服用後2〜4時間以上、ニューキノロン系抗菌薬はカルシウム製剤を服用後2時間以上、BP製剤は起床時服用後30分以上、間隔を空けてカルシウム製剤を服用する。

〔併用注意〕

➡ ラロキシフェン塩酸塩（エビスタ他）
　▶ 陰イオン交換樹脂（コレスチミド［コレバイン］など）→ラロキシフェンの血中濃度が低下する可能性（吸着による消化管吸収の低下）。

② 代謝誘導、阻害

〔併用注意〕

➡ エストロゲン製剤
　▶ CYP3A4阻害薬（HIVプロテアーゼ阻害薬、マクロライド系抗菌薬、イミダゾール系抗真菌薬、トリアゾール系抗真菌薬など）→エストロゲン製剤の血中濃度が増加し、作用が増強される恐れがある。
　▶ プレグナンX受容体（PXR）活性化薬（CYP3A4誘導薬：リファンピシン［リファジン他］、セント・ジョーンズ・ワート含有食品、フェニトイン［アレビアチン、ヒダントール他］、カルバマゼピン［テグレトール他］など）→卵胞ホルモンの代謝が促進することで血中濃度が低下し、作用が減弱する。

➡ イプリフラボン（オステン他）
　▶ テオフィリン（テオドール他）→イプリフラボンがテオフィリンの代謝を阻害（血中濃度上昇）。テオフィリンの減量を考慮する。

③ 腸内細菌

〔併用注意〕

➡ ラロキシフェン
　▶ 抗菌薬（アンピシリン水和物［ビクシリン］など）→ラロキシフェンの血中濃度が低下する可能性（抗菌薬により腸内細菌叢が減少し、ラロキシフェンの腸管循環が低下）。

④血漿蛋白結合置換
〔併用注意〕

➡イプリフラボン(オステン他)
　▶ワルファリンカリウム(ワーファリン他)→血漿蛋白結合置換によるワルファリンの作用増強。ワルファリンの減量を考慮。

B　薬力学的
①血液凝固拮抗
〔併用禁忌〕

➡メナテトレノン(グラケー他)
　▶ワルファリンカリウム(ワーファリン他)→ワルファリンの作用減弱。同剤によるビタミンK代謝阻害作用に拮抗。ワルファリンを優先(ケイツーなどのビタミンK₂製剤では禁忌ではなく、併用注意である)。

②高マグネシウム血症、高カルシウム血症
〔原則禁忌〕

➡テリパラチド製剤(フォルテオ、テリボン他)
　▶活性型ビタミンD₃製剤(カルシトリオール[ロカルトロール他]、マキサカルシトール[オキサロール他]、ファレカルシトリオール[フルスタン、ホーネル]、エルデカルシトール[エディロール]、アルファカルシドール[アルファロール、ワンアルファ他：原則禁忌はテリボンのみ]など)→血清カルシウム値上昇。相加作用。併用は避けることが望ましい。

〔併用注意〕

➡テリパラチド製剤
　▶ジギタリス製剤(ジゴキシン[ジゴシン他])→ジギタリスの作用増強(ジギタリス中毒)。高カルシウム血症に起因。
➡テリパラチド製剤(フォルテオのみ)
　▶アルファカルシドール→血清カルシウム値が上昇することがある。
➡活性型ビタミンD₃製剤
　▶マグネシウム製剤→高マグネシウム血症(腸管でのマグネシウムの吸収を促進させると考えられる)。
　▶ジギタリス製剤→活性型ビタミンD₃による高カルシウム血症でジギタリス製剤の作用が増強し、不整脈などを引き起こす恐れがある。
　▶カルシウム製剤、ビタミンD₃およびその誘導体、テリパラチド製剤→活性型ビタミンD₃は腸管で

のカルシウム吸収を促進し、相加的に高カルシウム血症を誘発する恐れがある。
- ➡カルシウム製剤
  - ▶ジギタリス製剤→ジギタリスの作用増強（ジギタリス中毒）。定期的に中毒の有無を確認。心電図検査を行い、必要に応じてジギタリスの血中濃度測定。異常が認められた場合、ジギタリス製剤を減量または中止する。

③血糖値
〔併用注意〕
- ➡エストロゲン製剤
  - ▶血糖降下薬（スルホニル尿素［SU］薬など）→血糖降下作用の減弱。卵胞ホルモン（主に結合型および合成エストロゲン）による耐糖能低下のため。

④その他
〔併用注意〕
- ➡ラロキシフェン塩酸塩（エビスタ他）
  - ▶ワルファリン→プロトロンビン時間国際標準比（PT-INR）の減少が報告されている（機序不明）。
- ➡イプリフラボン（オステン他）
  - ▶エストロゲン製剤→エストロゲン作用増強の可能性。
- ➡たばこ、アルコール、カフェイン、塩分、糖分
  - ▶これらの飲食物は骨折の危険因子であり、過剰摂取でカルシウムの吸収低下、尿排泄促進を起こす恐れあり。
- ➡エストロゲン製剤（結合型エストロゲン製剤［プレマリン］）
  - ▶副腎皮質ホルモン（プレドニゾロンなど）→エストロゲンはこれらの薬剤の代謝を抑制すると考えられており、これらの薬剤の併用が増強する可能性がある。
- ➡カルシトニン製剤
  - ▶BP製剤→両剤のカルシウム低下作用により、血清カルシウムが急速に低下する恐れがある。高度の低カルシウム血症が表れた場合には、投与を中止し、注射用カルシウム薬の投与など適切な処置を行う。

STEP 3-1　病識を持たせる

骨粗鬆症は、様々な要因により骨吸収と骨形成のバランスが崩れて骨量が低下し、骨折の危険性を増大させる疾患である。骨粗鬆症の多くは原発性であり、原因が明らかでないが、閉経と加齢を背景にカルシウムやビタミンD・Kなどの摂取不足、喫煙、過度の飲酒、運動不足、遺伝（骨折の家族歴）などの誘因が重なって発症すると考えられている。患者に対しては、自覚症状は乏しくとも椎体骨折を来しやすく、腰背部痛や円背などが表れてQOLが障害されること、大腿骨が骨折すると寝たきりの原因にもなることを説明し、骨折予防のために薬を服用する必要があることを理解させる。また、骨粗鬆症の悪化や骨折を招く様々な要因を回避するための生活指導を行うことも重要である。

病気の原因・症状・予後の説明

➡ どんな病気であるかを説明する。

説明例

誰でも年を取るとともに骨が弱くなり、骨折しやすくなります。ですが、骨粗鬆症の人は、同じ年齢の健康な人と比べて、骨の量・質ともに著しく減少しているため、骨がもろく弱くなっており、道路でつまずくなど普段なら何でもないようなことでも骨折してしまうのです。『骨粗鬆症』の『鬆（ショウ）』という文字は『す』とも読みますが、まさに、すの入った大根のように骨がすかすかになってしまった状態を意味しています

➡ なぜ起きるのかを説明する。

説明例

骨粗鬆症は、リウマチなどの慢性的な病気やステロイドなどの薬の副作用で起きることもありますが、ほとんどが原因不明です。ただ、閉経による急激な女性ホルモンの減少や老化が深く関係していると考えられています。また、カルシウム、ビタミンD、ビタミンKなどの摂取不足（栄養不良）、お酒の飲み過ぎ、喫煙、運動不足なども関係しているといわれています。そのため、高血圧、糖尿病などと同じように生活習慣病の1つと考えられています。実は、若い頃からの食生活が影響している病気でもあるのです

➡ なぜ女性に多いのかを説明する。

説明例

この病気にかかっている人の約8割が女性です。特に中年以降の女性に多く、60歳代で約20％、70歳代で約40％、80歳代で約60％の女性がこの病気にかかっています。女性は男性に比べて、生まれつき骨の量が少なく、食も細いこと、出産や授乳の際にカルシウムを大量に消費すること、中年以降では閉経により骨を守る女性ホルモンの量が低下することなどが、その理由として挙げられています

➡ 症状や予後を説明する。

説明例

骨の強さが弱まるだけでは自覚症状はほとんどありませんが、骨折することによって症状が表れてきます。最も多いのが背骨の骨折で、背骨が上下から押しつぶ

されて起きます(椎体の圧迫骨折)。背骨の骨折は、重い物を持ったり転んだりするなど、普段より少し余計な力が掛かるだけでも起きてしまいます。腰や背中に激しい痛みが生じ、時には胸や尻に痛みを感じることもあります。たとえ痛みがなくても、骨折によって骨が変形し、背中が曲がる、身長が縮むなど、姿勢や歩き方が変わってきます。50歳代では、手首の骨折も多いのですが、最も怖いのは、『大腿部骨折』と呼ばれている股の付け根の骨の骨折です。この骨折は年を取るほど起こしやすく、お年寄りの寝たきりの大きな原因になります。寝たきりになると、不自由な生活を余儀なくされるだけでなく、家族の方々に介護の負担を掛けてしまいます。ですから、骨粗鬆症と診断されたら、たとえ自覚症状がなくても早めに治療することをお勧めします

骨折の予防法(生活環境・習慣の改善)の説明

　骨粗鬆症の治療では、薬物療法と並行して食事療法や運動療法を行うことが重要である。食事では、カルシウムとその吸収に必要なビタミンDを、十分に摂取することが基本になる。これらの成分を多く含む飲食物について、パンフレットなどを渡して説明する(イラスト1参照)。運動は1日60分の散歩を週3日程度行うことを勧める。詳しくは、年齢、活動性、転倒リスク、骨粗鬆症重症度(椎体骨折数)などを考慮に入れて患者に勧める。転倒予防のための生活環境の改善、またロコモティブシンドローム(運動器症候群)についても説明する。

➡飲食物、嗜好品

説明例

親からの遺伝や老化、閉経は避けられませんが、栄養不足や喫煙、飲み過ぎ、運動不足などの要因は生活改善により避けることが可能です。まず、1日3回の食事を規則正しく取ってください。無謀なダイエットをしてはいけません。痩せ過ぎると骨の量が減ってきます。また、年を取ると食事の量が減り、カルシウムの腸からの吸収も低下するため、カルシウムが不足しがちになります。成人が1日に必要なカルシウム摂取量は600mgですが、更年期の方、高齢の方では、最低でも1日700mg以上が必要です。ですから、骨に必要なカルシウムを多く含む食品をたくさん食べてください。また、腸でのカルシウムの吸収をよくするため、ビタミンDを含む食品を一緒に取ることも大切で、日本人は主に魚類(イワシやサケなど)やきのこ類(干しシイタケやきくらげ)から摂取しています(健康に悪影響のないカルシウムの最大摂取量は1日2500mgとされている)

説明例

飲み過ぎ、喫煙(ニコチンが影響)、ホウレン草の食べ過ぎ(シュウ酸が影響)、ストレスは、カルシウムの腸からの吸収を減らします。コーヒーなどに含まれるカフェインや塩分の取り過ぎも、カルシウムの尿からの排泄を増やすといわれています。特に飲み過ぎ、喫煙は、骨折を起こしやすくすることがはっきりしています。これら飲食物を控え、禁煙しましょう

➡日光浴、運動

説明例

ビタミンDは食べ物から取るほかに、日光に当たることで皮膚からも作られます。屋外に出て適度に日光を浴びましょう。夏なら木陰で30分、冬なら顔や手に日光を1時間当てるくらいでよいといわれています。また、適度な運動は筋肉だけでなく、骨の強さを保つためにも非常に大切で、転倒の予防にも効果的です。軽く汗ばむ程度の運動を1日60分、1週間に3日以上を目安に行ってみてください。天気の良い日に散歩をする習慣を身に付けるのがよいでしょう。ただし、関節に変形がある方、他の病気のある方は、医師に相談してから実施してください

➡転倒予防のための生活改善

説明例

足の付け根（大腿部）の骨の骨折の9割は、転倒によって起きることが知られています。しかも、転倒が起きる場所は自宅とその周辺、あるいは室内が最も多いとされています。家の中では素足になり、つまずきそうな物を整理する、段差をなくす、階段には手すりや滑り止めを付ける、お風呂場には手すりを付ける、湯船の中や洗い場には滑り止めマットを置く、暗い所では足元を照らす明かりを付けるなどの対策を立ててください。また、人混みを避け、大雨、強風、雪などの日などは外出を控えてください。外出時には運動靴を履き、重い物を持ったり、運んだり、長い時間働いたりしないようにしましょう

➡ロコモティブシンドローム（ロコモ）と骨粗鬆症の予防

説明例

ロコモとは、体を動かしたり支えたりする筋肉、骨、関節などの運動器が衰えてしまい、立つ、歩く、走る、座るなどの動作が難しくなり（移動機能低下）、日常生活に支障がある状態です。放置しておくと、転倒、骨折につながり、介護が必要になったり、寝たきりになったりする恐れがあります。主な原因は、加齢や運動不足などの生活習慣による筋肉量や筋力の低下、衰えと考えられていますが、骨の病気である骨粗鬆症（そのほかには変形性膝関節症、脊柱管狭窄症）もロコモの原因となります。これは、骨粗鬆症によって骨折が起こり、入院や運動不足となり筋肉などの運動器の全てが衰えてしまうからです

説明例

超高齢化社会となり、介護が必要な高齢者は2014年には580万人になりました。高齢者がロコモのない健康な日常生活を送れるようにすることが大切です。ですから、骨粗鬆症の予防、つまりロコモの予防はとても重要となっています。まず、骨を強くしてロコモを予防するには、食事、運動、日光浴がとても大切です（上述参照）。また、ロコモの主な原因は筋肉の衰えですから、適度の運動により筋肉を鍛える習慣を身に付けることが大切です。運動により筋肉量や筋力を増やすことは、骨粗鬆症の改善にもつながります。運動不足の方は、まずは骨粗鬆症の予防と同じように、散歩などの軽い運動から始めるとよいでしょう（上述参照）。また、筋肉を鍛えるには、腰を下ろしては立ち上がる運動（スクワッ

骨粗鬆症

イラスト1 ●カルシウムを多く含む食品

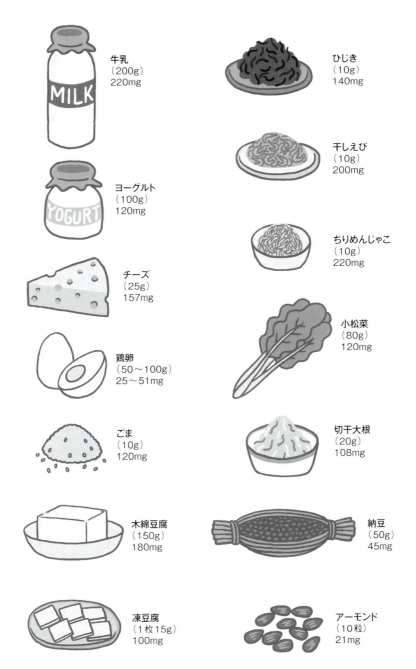

※このイラストは、巻末のイラスト集にカラーで収録されています。患者指導用のツールとしてご活用ください。　（「五訂日本食品標準成分表」より）

ト）や片足で立つ運動が効果的です（ロコモーショントレーニング；ロコトレ）。ですが、どんどんやれば良いわけではありません。過度の運動は逆効果です。運動指導員などの専門家に指導してもらいましょう。また、筋肉量、筋力を増やすためには、良質な蛋白質（必須アミノ酸）を食事から摂取することも重要です」

STEP 3-2 薬識を持たせる

薬物治療は骨折を防止し、QOLを改善する対症療法であることを説明する。骨折予防の効果が示されているのは、骨吸収抑制や骨形成促進作用を有するビスホスホネート製剤とSERM、テリパラチド製剤、抗RANKL抗体製剤、エルデカルシトールなどであり、骨粗鬆症の第一選択薬となる。ただし、テリパラチド製剤は骨折の危険性が高い患者に限られる。また、栄養摂取の不足が背景にある場合は、活性型ビタミンD_3製剤、ビタミンK_2製剤、カルシウム製剤などが併用される。患者に対しては、これらの薬剤の服用意義、作用機序、服用方法、服用期間などを詳細に説明する。

服用目的・作用機序・服用期間の説明

➡ なぜ薬を服用するかを説明する。

説明例

残念ながら、減った骨の量を若い人のレベルにまで戻す薬はありませんが、骨の量を年相応にまで増やす薬はあります。つまり、放っておくと骨折する可能性が高くなりますが、薬を飲むことによって骨折を防ぎ、快適な日常生活が送れるようにするのです

➡ 骨吸収阻害薬と骨形成促進薬の2種類があることを理解させる。

説明例

骨は建物の鉄骨のように体重を支えるためにある硬い組織に見えますが、実は体内では常に壊されながら、新しく再生されるというサイクルを繰り返しているのです（骨リモデリング）。これは、体全体が正常に機能するために必要なカルシウム（およびリン）を、骨から取り出して血液に溶かし、心臓、脳、筋肉などに提供するためです。骨が壊れるのを骨吸収、骨が作られるのを骨形成と呼び、健康人では両方のバランスがうまく取れています。骨粗鬆症の方は、このバランスが崩れて骨の量が減り、質が落ちてしまうのです。例えば、閉経後では、骨形成は保たれているのですが、女性ホルモンの急激な減少のため著しく骨吸収が進んでしまいます（高回転型骨粗鬆症）。また、年を取るにつれて骨の新陳代謝も鈍くなりますが、特に骨形成が減ると考えられています（低回転型骨粗鬆症）。骨粗鬆症の薬には骨吸収を抑制する薬と骨形成を促進する薬の2種類あり、これらをうまく使ってこれ以上骨を減らさないようにするのです

骨粗鬆症

➡効果の指標や服用期間を説明する。

説明例

薬の効果は、骨の密度や骨の量の減少に伴って増える物質（骨代謝マーカー）を血液検査や尿検査で調べたり、背中の骨折（椎体骨折）の有無などによって判断します。一般に、薬の効果が表れるまで、ビスホスホネート製剤やラロキシフェン（エビスタ）では3〜6カ月、エストロゲン製剤では6カ月〜1年、イプリフラボン（オステン他）では1〜3カ月、ビタミンD・K製剤では1年以上かかります。効果が表れても、服用を中止すれば骨の密度や量が減少してきますので、長期にわたって根気よく服用を継続しなくてはいけません

各薬剤の説明

➡ビスホスホネート製剤

説明例

骨を壊している細胞に主に働いて、骨吸収を抑える薬です。骨折の予防効果があることがはっきりと分かっており、骨粗鬆症の治療の中心となる大切な薬です。服用方法は、朝起きた後に十分な量（コップ1杯）の水で服用してください。必ず起床時に服用して、もし忘れたらその日は服用せずに、明朝の起床時に1回分を服用してください。また、必ず水で服用し、水以外の飲料での服用は避けてください。服用した後は、30分間（ボンビバ錠は60分間）は横にならないでください。また、水以外の飲み物、食べ物、薬などを口にしてはいけません。服用後、座ったり、歩いたりすることは全く問題ありません。少し変わった飲み方ですが、この服用方法を守らなければ薬が効かなくなり、食道障害などの副作用が表れる恐れがあります（STEP4）。もしこの服用方法を続けることができない場合は、医師あるいは薬剤師に必ずご相談ください。毎日服用することが難しい場合は、1週間に1回服用するだけでよい薬（アクトネル錠17.5mg、ベネット錠17.5mg、フォサマック錠35mg、ボナロン錠35mg）、1カ月に1回だけでよい薬（アクトネル錠75mg、ベネット錠75mg、ボノテオ錠50mg、リカルボン錠50mg、ボンビバ錠100mg）、また注射薬ではありますが、1カ月に1回だけでよい薬（ボンビバ静注1mg）、年に1回だけでよい薬（リクラスト点滴静注用5mg）もあります

説明例

1週間に1回服用する薬は、定められた曜日に服用します。もし忘れたら、その日は服用せずに、明朝の起床時に服用し、その後は今までと同じく定められた曜日に服用を続けてください。曜日を変える必要はありません。月に1回服用する薬の場合は、毎月同じ日に服用し、忘れたら翌日に服用してその後は定められた日に服用しください

➡ダイドロネル錠の服用方法

説明例

ダイドロネル錠も同じビスホスホネート製剤ですが、服用方法が少し異なります。ダイドロネルは1日1回食事と食事の間に服用します。薬の吸収をよくするため、服用前後2時間は食べ物を食べてはいけません。また、ダイドロネル錠は、2週間内服した後、10〜12週間服用を休むこと

を繰り返して治療する薬です

➡ SERM（ラロキシフェン塩酸塩［エビスタ他］、バゼドキシフェン酢酸塩［ビビアント］）

説明例

女性の場合、閉経による女性ホルモン（エストロゲン）の減少（約90％減少）により、骨吸収が著しく促進されます。つまり、女性ホルモン製剤を服用することによって、骨折を防ぐことができます。ただし、このホルモンは骨以外のところにも作用してしまうため、副作用が問題となっていました。SERMと呼ばれるこの薬は、主に骨に対する女性ホルモンの作用を増やすようにしてあるため、このような問題が少なくなっています。また、悪いコレステロールを下げる作用もあるようです。骨の量を増やす効果は少し低いのですが、骨折の予防効果があることがはっきりと分かっています（骨質改善作用のため）。ただし、全く副作用がないわけではありませんので、注意が必要です（STEP4参照）

➡ テリパラチド製剤（フォルテオ）

説明例

この薬は、人工的に作られた副甲状腺ホルモンの注射薬です。『フォルテオ』はご自身で毎日おなかや太ももに注射する薬です。骨の形成を強力に促進する作用があり、骨吸収を抑える薬（ビスホスホネート製剤）よりも骨密度を増やして、骨折を予防することが示されています。ですから、骨折の危険性が高い方に使われています。実は、体内で副甲状腺ホルモンの量が増え続けると、骨が吸収されやすくなってしまうのですが、一時的に量を増やすだけだと、逆に骨が作られやすくなるという変わった作用があります。つまり、注射で副甲状腺ホルモンを数時間だけ高めるようにすれば、骨が作られる作用のみが表れ、骨粗鬆症の治療に役立つのです。なお、この効果は注射を初めて1カ月ほどしてから表れ、約2年間続くことが分かっています。また2年後に中止した後に他の薬（ビスホスホネート製剤）に変えた人を調査した結果、骨折に対する効果がある程度持続することが示されています（約18カ月の追跡調査結果）。『フォルテオ』は1日1回の注射ですが、週に1回、院内で注射できるタイプの『テリボン』もありますので、興味のある方は医師にご相談ください

説明例

フォルテオを使えるのは一生のうち2年間だけと決められています。ネズミを使った実験で、ヒトに使用する量の2.4〜48倍の薬の量を、2年間以上使用した場合に骨の癌（骨肉腫、骨腫瘍性病変）が起こり、長期間使用すればするほど起きやすくなることが示されています。ですから、この薬が使用できる期間が2年間と決められているのです。なお、ヒトで骨の癌が増えたという報告は今のところ全くありませんので、安心してください。ただ、毎日同じ場所に注射するとその部分が硬くなるので（硬結）、注射の位置を毎回ずらしながら行ってください

➡ 活性型ビタミンD_3製剤

説明例

ビタミンDの摂取量が少ないために処方されています。このビタミンは主にカル

シウムが腸から吸収されるのを促す作用があり、骨折を予防するとの報告もあります。特にエルデカルシトール（エディロール）と呼ばれる薬は、骨が壊れるのを抑える作用と、骨が作られるのを進める作用（ミニモデリング）も示し、背骨の骨折を予防するデータがはっきりと示されています。食物中のビタミンDは体に入ってから、肝臓、腎臓で作用を受けて初めて働くようになります。年を取るとこのような臓器の働きが低下しやすくなりますが、この薬は臓器の力を借りることなく体で働くようになっていますので、効率よく効果を発揮します（アルファカルシドール［アルファロール、ワンアルファ他］は肝代謝が必要なため、肝機能障害患者には適さない）。胃腸障害を防ぐため、食後に服用した方がよいでしょう

➡ビタミンK₂製剤

ビタミンKの摂取量が少ないために処方されています。ビタミンKは骨吸収と骨形成の両方に作用して、骨の量をわずかですが増やして、骨折を予防するという報告もあります。ビタミンKの不足は、胃の切除、お酒の飲み過ぎ、肝臓や胆嚢の病気、抗菌薬の長期服用などによっても起きることが知られています。空腹時に服用すると、吸収が極端に減ってしまいますので、必ず食後に服用してください

➡エストロゲン製剤

女性ホルモン（エストロゲン）製剤には、強力な骨吸収の抑制作用や、骨量を増やすカルシトニンという物質の分泌促進作用もあり、骨折の予防効果があることがはっきりと分かっています。一方で、女性ホルモンの服用は乳癌、子宮内膜癌などの危険性を高くすることが知られています（STEP 4参照）。恐らく、医師は骨粗鬆症だけではなく、更年期障害の症状が強いために、この薬を処方していると思います。医師の指示に従って、定期的に診察や検診（乳癌検診など）を受けてください。また、内服薬は、胃腸障害を避けるために、食後に服用した方がよいでしょう

➡イプリフラボン（オステン他）

マメ科の植物に多く含まれている物質から作られた薬です。エストロゲンと似た作用を持つため、植物エストロゲンともいわれています。骨吸収と骨形成の両方に穏やかに作用して、骨の量の減少を抑えます（カルシウム製剤などと併用して使われることが多い）。胃腸障害を避けるため、必ず食後に服用するようにしてください

➡カルシウム製剤

カルシウムの摂取量が少ないため、これを補給するために処方されています。体のカルシウムが少なくなると、骨が作られなくなるばかりでなく、体にカルシウムを供給するために骨吸収が進んでしまいます。カルシウムだけでは骨折を抑えることはできませんので、他の薬と一緒に服用します

➡️デノスマブ（プラリア）

説明例

デノスマブは骨吸収を行うのに必要なランクル（RANKL）と呼ばれる物質の働きを抑えることで、骨吸収を強力に抑える今までにない新しい働きをする薬です。6カ月に1回皮下に注射します。骨吸収を強力に抑えるので、低カルシウム血症になることがあり（STEP4）、その約半数は初回の注射から1週間以内に起きるようです。ですから、低カルシウム血症の予防のために、毎日カルシウムとビタミンDの補給を並行して行います。

STEP 4 服用に当たっての注意事項（副作用、その他）を説明する

ビスホスホネート製剤の主な副作用は消化器障害である。食道障害を防ぐため、服用後は少なくとも30分間は横にならないよう指導する。近年は、デノスマブとともに重大な副作用として、顎骨壊死・顎骨骨髄炎も報告されており、これに関する説明も必要である。SERMはエストロゲン製剤とは異なり、乳癌発症の頻度は有意に低いが、重篤な副作用として静脈血栓塞栓症に注意する。テリパラチド製剤では一過性の高カルシウム血症、心筋陽性変力変時作用、起立性低血圧に注意させる。エストロゲン製剤では婦人科癌のリスクがあるため、定期的に検診を受けるよう指導する。デノスマブは、低カルシウム血症に注意する。

➡️ビスホスホネート製剤
▶消化器症状（口腔・咽頭、食道、胃腸）→重篤な口腔内潰瘍、食道炎、食道潰瘍、胃十二指腸潰瘍（出血性）などが報告されている。連日服用製剤は特に注意する。

説明例

この薬が食道にとどまって張り付くと、食道に炎症や潰瘍が起き、粘膜がただれてしまうことがあります。起床時に十分な量の水で服用し、服用してから30分間（ボンビバは60分間）は、食道にとどまることのないように、横になってはいけません。服用後に30分以上（ボンビバは60分以上）立っていたり座っていたりできない方は、服用できません。この注意事項を守っていても、もし食道の症状、例えば、食事の際に物を飲み込みにくい、痛みがある、胸やけが続くなどの症状を感じたら、必ず相談してください

説明例

口の中（口腔・咽頭）、胃腸にも副作用が表れることがあります。絶対に薬をかんだり、なめたり、口の中で溶かさないようにしてください。もし、口内炎、舌炎などで口の中が痛む、味がしない、また胃の不快感、吐き気、むかつき、腹痛、便秘、下痢、便に血が混じるなど、胃腸の調子が悪くなったら、必ずご相談ください

▶骨痛、顎骨壊死・顎骨骨髄炎→骨痛は、投与初期から数カ月後に、まれにQOLに支障を来す激しい痛みを生じることが報告されている(ほとんどが投与中止により軽快)。重大な副作用である顎骨壊死・顎骨骨髄炎の発現は、ほとんどが抜歯などの歯科処置や局所感染に関連して発現している。

説明例

足や腰の痛みがひどくなるようなら、必ずご相談ください。また、歯科を受診する際には、必ず今の薬を服用していることをお伝えください。もし、歯科治療の後に、発熱や顎が痛むようなことがあれば、服用を中止し、必ず受診するようにしてください

説明例

「口の中の痛み、特に抜歯後の痛みがなかなか治らない」「歯茎に白色あるいは灰色の硬いものが出てきた」「顎が腫れてきた」「下唇が痺れた感じがする」「歯茎がぐらついてきて、歯が自然に抜けた」などの症状が見られた場合には、放置せずに必ず連絡してください

▶肝機能障害(γGTP、AST[GOT]上昇を伴う肝機能障害、黄疸)→投与中止。
▶低カルシウム血症→骨吸収の抑制に起因する。痙攣、しびれ、テタニー(痛みを伴う筋肉痙攣)、QT延長などを引き起こす。カルシウム製剤の点滴を行う。
▶スティーヴンス・ジョンソン症候群(SJS)、中毒性表皮壊死症(TEN)
▶外耳道骨壊死
▶非定型大腿骨骨折
▶血液障害(好中球数・白血球数・ヘモグロビン・ヘマトクリットなどの減少、リンパ球数増加など)
▶精神神経障害(めまい、頭痛など)
▶眼障害、ぶどう膜炎眼症状(かすみ、異和感など)、強膜炎、上強膜炎
▶体重増加、尿潜血陽性、尿中β2ミクログロブリン増加など

➡SERM(ラロキシフェン塩酸塩[エビスタ他]、バゼドキシフェン酢酸塩[ビビアント])
▶静脈血栓塞栓症(深部静脈血栓症、肺塞栓症、網膜静脈血栓症など)→エストロゲン製剤とは異なり、乳癌発症の頻度は有意に低い(総コレステロール、LDLコレステロールを低下することも示されている)。乳癌と椎体骨折のリスクは4割前後減るが、静脈血栓塞栓症と致命的な脳卒中が44〜49%増加するという海外の報告も出されている。注意深く経過を観察することが必要。

説明例

足の痛みやむくみがある場合、また突然に息がしにくくなり、息切れ、胸の痛みがある場合、物が見えにくくなるような場合は、直ちに相談してください

▶肝機能障害(γGTP、AST、ALTなどの著しい上昇)→投与中止。
▶低カルシウム血症→骨吸収の抑制に起因する。
▶乳房緊満
▶下肢痙攣
▶体重増加、多汗など

➡テリパラチド製剤(フォルテオ、テリボン他)
▶投与後4〜6時間を最大とした一過性の

血清カルシウム値上昇→悪心、嘔吐、便秘、嗜眠（強い刺激でないと起きない状態）、筋力低下などが表れたら直ちに医療機関を受診するよう指導。
▶心筋陽性変時変力、血管平滑筋弛緩（起立性低血圧）→自動車運転などに注意。
▶悪心、食欲不振、頭痛、筋痙縮、高尿酸血症、肝機能異常など→1〜5％未満で発症。

➡活性型ビタミンD₃製剤
▶消化器症状→食後服用を指導する。
▶高カルシウム血症に基づく症状：消化器症状、腎機能障害、腎結石、急性腎不全（アルファカルシドールで報告あり）→投与中止。
▶精神神経症状、目・関節石灰化（結膜充血、化骨形成）、皮膚そう痒感、動悸など→血清カルシウム値を測定することが望ましい。

➡ビタミンK₂製剤
▶消化器症状→吸収低下を防ぐため、食後服用を指導する。
▶肝機能障害、BUN上昇、浮腫、目の異常、血液凝固促進など

➡エストロゲン製剤
▶乳房障害（乳癌発症、乳腺症、乳房結節発症、不正出血）、子宮粘膜障害（子宮内膜癌発症および悪化、子宮筋腫および内膜症の悪化）、血栓症（静脈および動脈）
▶冠動脈疾患、脳卒中→体液貯留などが原因と考えられる。
▶耐糖能低下、てんかん増悪→体液貯留などが原因と考えられる。
▶血液凝固能亢進（心血管系の副作用増加）、全身エリテマトーデスの悪化、高トリグリセリド血症など

説明例

女性ホルモン製剤を服用すると、乳癌、子宮内膜癌、心筋梗塞、脳卒中など、様々な副作用が出現することが知られています。このため使用前には、病歴、家族歴の問診、乳癌検診ならびに婦人科検診を行い、使用開始後にも定期的に検診を受ける必要があります。副作用の軽減のため、3週間服用して、1週間薬を中止することを繰り返すこともあります。いずれにせよ、必ず医師の指導に従ってください

➡イプリフラボン（オステン他）
▶消化器症状（消化性潰瘍、胃腸出血など）→毎食後服用が原則。
▶肝機能障害（黄疸）→投与中止など適切な処置。
▶女性化乳房→投与中止など適切な処置。
▶貧血

➡カルシウム製剤
▶腹部膨満感、軟便など
▶高カルシウム血症、結石症

➡カルシウムサプリメントの摂取について

説明例

カルシウムサプリメントは、1度に大量の摂取は控えるようにしましょう（理由は不明だが、1回に500mg以上の摂取で心血管障害のリスクが高まったとの報告がある）

➡デノスマブ（プラリア）
▶低カルシウム血症（頻度：0.8％）→徐脈、

痙攣、痺れ、気分が落ち込むなどが表れたら、直ちに医療機関を受診するように指導。
- 顎骨壊死(頻度：0.1%)、顎骨骨髄炎→投与中止など適切な処置。
- アナフィラキシー→投与中止など適切な処置。
- 非定型大腿骨骨折
- 治療中止後の多発性椎体骨折
- 重篤な皮膚感染症

甲状腺機能異常症

　甲状腺機能異常症は、20～40歳代の女性に多い自己免疫性の内分泌疾患である。サイロキシン（T_4）とトリヨードサイロニン（T_3）という甲状腺ホルモンの分泌異常により起きる。バセドウ病に代表される甲状腺機能亢進症と、橋本病をはじめとする甲状腺機能低下症に大別される。甲状腺ホルモンは通常、脳下垂体からの甲状腺刺激ホルモン（TSH）により一定量に制御されている。自己抗体の産生など何らかの原因で甲状腺が刺激や攻撃を受けると、甲状腺ホルモンの分泌異常を来す。その結果、多汗や倦怠感、傾眠など様々な全身症状が表れるが、更年期障害などとして見過ごされることも多い。

　薬物治療は、定期的に血清中の遊離T_3（FT_3）、遊離T_4（FT_4）、TSH濃度などを測定しながら行う。甲状腺機能亢進症に対しては、FT_4、TSH濃度の正常化などを目的に抗甲状腺薬のチアマゾール（メルカゾール）を第一選択で用いる。副作用が問題となる場合はプロピルチオウラシル（チウラジール、プロパジール）に変更することがある。甲状腺機能低下症ではレボチロキシン（チラーヂンS他）を少量から開始し、心機能を見ながら漸増して維持量を決める。動悸が強い場合にはβ遮断薬が併用される。薬物療法は長期に及ぶため、服薬アドヒアランスを良好に維持させることが重要になる。

表1 ● バセドウ病の診断ガイドライン

▶ **バセドウ病**
　a）の1つ以上に加えて、b）の4つを有するもの

▶ **確からしいバセドウ病**
　a）の1つ以上に加えて、b）の1、2、3を有するもの

▶ **バセドウ病の疑い**
　a）の1つ以上に加えて、b）の1と2を有し、遊離T4、遊離T3高値が3カ月以上続くもの

a）臨床所見
1. 頻脈、体重減少、手指振戦、発汗増加などの甲状腺中毒症所見
2. びまん性甲状腺腫大
3. 眼球突出または特有の眼症状

b）検査所見
1. 遊離T4、遊離T3のいずれか一方または両方高値
2. TSH低値（0.1μU/mL以下）
3. 抗TSH受容体抗体（TRAb、TBⅡ）陽性、または刺激抗体（TSAb）陽性
4. 放射性ヨード（またはテクネシウム）甲状腺摂取率高値、シンチグラフィでびまん性

付記
1. コレステロール低値、アルカリホスファターゼ高値を示すことが多い
2. 遊離T4正常で遊離T3のみが高値の場合がまれにある
3. 眼症状がありTRAbまたはTSAb陽性であるが、遊離T4およびTSHが正常の例はeuthyroid Graves' diseaseまたはeuthyroid ophthalmopathyといわれる
4. 高齢者の場合、臨床症状が乏しく、甲状腺腫が明らかでないことが多いので注意をする
5. 小児では学力低下、身長促進、落ち着きのなさなどを認める
6. 遊離T3（pg/mL）/遊離T4（ng/dL）比は無痛性甲状腺炎の除外に参考となる
7. 甲状腺血流測定が無痛性甲状腺炎との鑑別に有用である

表2 ● 甲状腺機能低下症の診断ガイドライン

▶ **原発性甲状腺機能低下症**
　a）およびb）を有するもの

a）臨床所見
無気力、易疲労感、眼瞼浮腫、寒がり、体重増加、動作緩慢、嗜眠、記憶力低下、便秘、嗄声などいずれかの症状

b）検査所見
遊離T4低値およびTSH高値

付記
1. 慢性甲状腺炎（橋本病）が原因の場合、抗マイクロゾーム（またはTPO）抗体または抗サイログロブリン抗体陽性となる
2. 阻害型TSH受容体抗体により本症が発生することがある
3. コレステロール高値、クレアチンホスホキナーゼ高値を示すことが多い
4. 出産後やヨード摂取過多などの場合は一過性甲状腺機能低下症の可能性が高い

▶ **中枢性甲状腺機能低下症**
　a）およびb）を有するもの

a）臨床所見
無気力、易疲労感、眼瞼浮腫、寒がり、体重増加、動作緩慢、嗜眠、記憶力低下、便秘、嗄声などいずれかの症状

b）検査所見
遊離T4低値でTSHが低値～正常

除外規定
甲状腺中毒症の回復期、重症疾患合併例、TSHを低下させる薬剤の服用例を除く

付記
1. 視床下部性甲状腺機能低下症の一部ではTSH値が10μU/mLくらいまで逆に高値を示すことがある
2. 中枢性甲状腺機能低下症の診断では下垂体ホルモン分泌刺激試験が必要なので、専門医への紹介が望ましい

表3 ● 慢性甲状腺炎（橋本病）の診断ガイドライン

▶ **慢性甲状腺炎（橋本病）**
　a）およびb）の1つ以上を有するもの

a）臨床所見
1. びまん性甲状腺腫大
　ただしバセドウ病など他の原因が認められないもの

b）検査所見
1. 抗甲状腺マイクロゾーム（またはTPO）抗体陽性
2. 抗サイログロブリン抗体陽性
3. 細胞診でリンパ球浸潤を認める

付記
1. 他の原因が認められない原発性甲状腺機能低下症は慢性甲状腺炎（橋本病）の疑いとする
2. 甲状腺機能異常も甲状腺腫大も認めないが抗マイクロゾーム抗体およびまたは抗サイログロブリン抗体陽性の場合は慢性甲状腺炎（橋本病）の疑いとする
3. 自己抗体陽性の甲状腺腫瘍は慢性甲状腺炎（橋本病）の疑いと腫瘍の合併と考える
4. 甲状腺超音波検査で内部エコー低下や不均一を認めるものは慢性甲状腺炎（橋本病）の可能性が強い

（表2、表3とも「甲状腺疾患診断ガイドライン第7次案」より）

初診時の処方例[*1]

バセドウ病の治療

A 軽症（FT4値が5ng/dL未満）

処方例[*2]

```
メルカゾール錠5mg[*3]　1回3錠（1日3錠）
　1日1回　朝食後
```

[*3] チアマゾール（抗甲状腺薬）

B 中等度以上（FT4値が5ng/dL以上）

処方例

```
メルカゾール錠5mg　1回3錠（1日6錠）
　1日2回　朝夕食後
```

C 動悸・頻脈が強い場合（処方例1、2に併用）

処方例[*4]

```
インデラル錠10mg[*5]　1回1錠（1日3錠）
　1日3回　朝昼夕食後
```

[*5] プロプラノロール塩酸塩（β遮断薬）

D チアマゾールの副作用が問題となった場合、妊娠を計画している場合
（メルカゾール錠5mgと同じ錠数で置き換える）

処方例

```
チウラジール錠50mg[*6]　1回2錠（1日6錠）
　1日3回　朝昼夕食後
```

[*6] プロピルチオウラシル（抗甲状腺薬）

橋本病の治療（甲状腺機能低下の場合のみ）[*7]

処方例1[*8]

```
チラーヂンS錠25μg[*9]　1回1錠（1日1錠）
　1日1回　朝食後
```

[*9] レボチロキシンナトリウム（甲状腺ホルモン[T4]）

処方例2[*4][*10]

```
ロプレソール錠20mg[*11]　1回1錠（1日3錠）
　1日3回　朝昼夕食後
```

[*11] メトプロロール酒石酸塩（β遮断薬）

[*1] 薬物療法のほかに、放射性ヨード治療、外科的手術が選択されることがある
[*2] 最終的には5mg/日（プロピルチオウラシルでは50mg/日）を維持量として2～3カ月ごとにFT4とTSHが正常域にあることを確認しつつ、長期投与する。休薬は、5mgの隔日投与で、6カ月～1年間 TRAb陰性、FT4とTSHが正常に維持できたときに考慮する
[*4] 保険適用外。β遮断薬の服薬指導は『高血圧』参照
[*7] 一般に橋本病患者の8～9割は甲状腺機能が正常であり治療の必要はない。しかし組織破壊が進行すると機能低下（T4低下）となり、治療が必要となる。甲状腺機能低下があるときのみにT4製剤で補充するのが基本。粘液水腫性昏睡には即効性のT3製剤のリオチロニンナトリウム（チロナミン）を用いる
[*8] 心臓合併症、高齢者では12.5μg/日から開始。以後、2～4週間隔で25～50μgずつ増量。副腎機能低下がある場合には、副腎皮質ホルモン製剤を1～2週間投与して補充した後、75～100μg/日のチラーヂンS錠を投与する
[*10] 無痛性甲状腺炎で甲状腺中毒症状による動悸などが強いときのみ投与。抗甲状腺薬は用いない。無痛性甲状腺炎は、甲状腺が破壊され血中にホルモンが流出して一過性の中毒症状が表れるが、甲状腺自体の痛みはない。原則的には経過観察でよい

STEP 1 禁忌疾患の有無を確認する

抗甲状腺薬では発疹など過敏症の既往歴に注意する。甲状腺ホルモン製剤では心臓疾患、プロピルチオウラシルでは肝機能障害に要注意。妊婦に禁忌の薬剤はないが、詳しく説明して患者の不安を取り除く。チアマゾールは授乳婦に原則禁忌。プロピルチオウラシルの大量投与時は授乳を中止させる。

薬疹歴
➡ あり
- ▶ 本成分に対し過敏症の既往歴→抗甲状腺薬(チアマゾール[商品名メルカゾール]、プロピルチオウラシル[チウラジール、プロパジール])の中止。

➡ なし
- ▶「発疹が出現したら、直ちに来院する」よう指導。初めて服用する患者には特に注意する。

妊娠・授乳の有無
➡ 妊娠または妊娠している可能性のある女性
- ▶ チアマゾールは治療の有益性が危険性を上回る場合に投与。

説明例

甲状腺ホルモンやその分泌を抑えるプロピルチオウラシル(チウラジール、プロパジール)は、胎盤を通過して胎児に行くことは少なく催奇形性もないので、妊娠にはほとんど影響がありません。胎児への効果を期待して、妊娠時に増量することさえあります。ただし、自己判断で薬を中止したり飲み忘れたりすると、胎児に影響が表れるばかりでなく、甲状腺ホルモンが過剰になり流産や早産の原因になります(正常の約2倍)。これまで通り定期的に受診して検査し、きちんと薬を服用して、正常なホルモン量を維持してください。なお、チアマゾール(メルカゾール)は胎盤を通過しますが、危険性よりも治療の方が大切な場合には服用されています

➡ 授乳婦
- ▶ チアマゾールは原則禁忌(投与しないことが望ましい。投与時は授乳を中止する)。プロピルチオウラシルの大量投与時は授乳を中止。T_3製剤(リオチロニンナトリウム[チロナミン])は有益性が危険性を上回る場合に投与。T_4製剤(レボチロキシンナトリウム水和物[チラーヂンS他])は、妊婦・授乳婦に関する記載なし。

説明例

ほとんどの薬は問題ありませんが、チアマゾールは母乳に移行するため、プロピルチオウラシルに変更となることがあります。ですが、チアマゾールの1日量が15mg以下の方は、服用後8時間以上空ければ授乳が可能です。10mg以下では乳児の甲状腺に影響がないとされています

➡ **心筋梗塞**
  ▶ 甲状腺ホルモン製剤(レボチロキシン、リオチロニン)の中止。基礎代謝の亢進により心臓への負担が増大し病態が悪化。
➡ **プロピルチオウラシル使用後に肝機能が悪化**
  ▶ プロピルチオウラシルの中止。本剤使用後に肝機能が悪化した例で、継続投与中、劇症肝炎の発生例が報告されている。

STEP 2 併用薬・飲食物・嗜好品の有無を確認する

制酸薬など、甲状腺ホルモンと結合し消化管吸収を抑制する薬剤は同時併用禁忌である。甲状腺ホルモンにはP糖蛋白の誘導作用がある。また、甲状腺ホルモンの抱合促進に関係する相互作用にも注意する。クマリン系抗凝固薬、ジギタリス製剤は甲状腺機能正常化により薬効が変化。交感神経刺激薬による甲状腺ホルモンの作用増強や、リチウム製剤など甲状腺機能低下作用のある薬剤にも注意。

A 動態学的
①金属キレート、結合
〔同時併用禁忌〕

➡ 甲状腺ホルモン製剤(レボチロキシンナトリウム水和物[**チラーヂンS他**]、リオチロニンナトリウム[**チロナミン**])
  ▶ アルミニウム、鉄、カルシウム、亜鉛、ランタンを含有する薬剤(水酸化アルミニウムゲル・水酸化マグネシウム[**マーロックス他**]、炭酸カルシウム、鉄剤、炭酸ランタン水和物[**ホスレノール**]など)、それらを含む健康食品、コレスチラミン(**クエストラン**)、コレスチミド(**コレバイン**)、セベラマー塩酸塩(**レナジェル**、**フォスブロック**)→甲状腺ホルモン製剤の吸収低下(効果減弱)。消化管内で結合するため。アルミニウム含有の制酸薬と併用する場合、制酸薬服用後8時間空けて甲状腺ホルモン製剤を服用する。または、甲状腺ホルモン薬服用後4時間以上空けて制酸薬を服用する。ランタン含有製剤では服用間隔を4時間以上空ける。鉄、亜鉛含有製剤では2時間以上空ける。リチウム製剤との併用は、投与間隔をできる限り空ける。**マグネシウム含有製剤との同時服用は問題ない**。コレスチラミンと併用する場合、コレスチラミン服用前4時間または服用後4～6時間空けて甲状腺ホルモン薬を服用。コレスチミドと併用する場合、コレスチミド服用1時間前または服用後4時間空けて甲状腺ホルモン薬を服用。セベラマーと併用する場合、セベラマーの服用1時間前および服用3時間後に投与するかTDM実施を考慮。

②P糖蛋白質（P-gp）、抱合
〔併用注意〕
➡抗甲状腺薬（チアマゾール［メルカゾール］、プロピルチオウラシル［チウラジール、プロパジール］）、甲状腺ホルモン製剤
　▶ジギタリス製剤（ジゴキシン［ジゴシン他］など）→ジギタリスの血中濃度が変動。ジギタリス製剤の用量調節。甲状腺機能亢進時にはジゴキシン製剤の代謝、排泄促進で血中濃度が低下する（甲状腺ホルモンによるP-gpの誘導）。薬の投与により甲状腺機能が正常化した場合、ジギタリス製剤の血中濃度が上昇する。

➡甲状腺ホルモン製剤
　▶フェニトインナトリウム［アレビアチン他］→血中濃度低下。フェニトインには甲状腺ホルモン異化促進作用、グルクロン酸抱合促進作用などがある。
　▶プレグナンX受容体（PXR）活性化薬（リファンピシン［リファジン他］、フェニトイン、カルバマゼピン［テグレトール他］など）→作用減弱。グルクロン酸抱合酵素の誘導などでホルモン代謝が促進。

B 薬力学的
①血液凝固、交感神経系、血糖値など
〔併用注意〕
➡抗甲状腺薬、甲状腺ホルモン製剤
　▶クマリン系抗凝固薬（ワルファリンカリウム［ワーファリン他］）→血液凝固能が変化。ワルファリンの用量調節。甲状腺機能亢進でビタミンK依存性凝固因子の異化が進み、ワルファリンの抗凝固作用が増強。薬の投与により甲状腺機能が正常化した場合、ワルファリンの作用が減弱する。

➡甲状腺ホルモン製剤
　▶交感神経刺激薬（アドレナリン［ボスミン］、エフェドリンなど）→作用増強。冠動脈疾患の患者では冠不全のリスクが増大。甲状腺ホルモンがカテコールアミン類の受容体感受性を増強するため。
　▶血糖降下薬→血糖値変動。甲状腺ホルモンが糖代謝全般に作用するため。
　▶甲状腺機能低下作用のある薬剤（リチウム製剤［リーマス他］、アミオダロン塩酸塩［アンカロン他］など）→作用が減弱する。

甲状腺機能異常症

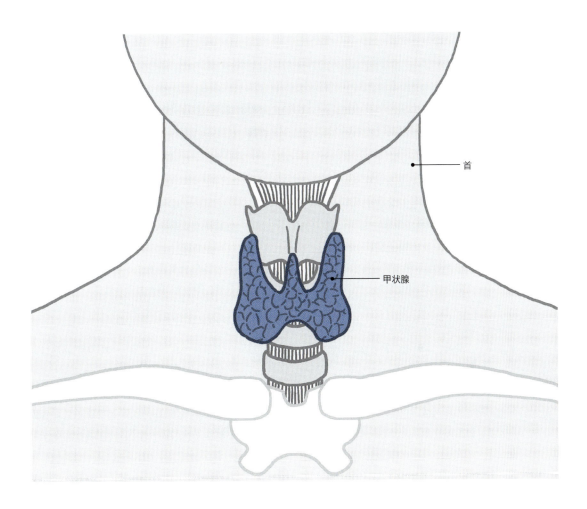

※このイラストは、巻末のイラスト集にカラーで収録されています。患者指導用のツールとしてご活用ください。

STEP 3-1 病識を持たせる

甲状腺機能異常症は女性に多い病気であり、体の新陳代謝をつかさどる甲状腺ホルモンの分泌量が変化することにより、様々な全身症状が表れることを説明する。放置していると、心臓などに悪影響を及ぼし、最悪の場合は命に関わることを理解させる。バセドウ病では生活習慣の指導も重要である。

病気の原因・症状の説明

➡甲状腺機能異常症について説明する。

説明例

甲状腺は喉仏のすぐ下にあり、ちょうど蝶が羽を広げたような形をしています。大きさ3〜4cm、重さ18gぐらいの小さな器官ですが、甲状腺ホルモンを作り、体の働きを正常に保つ大切な役割を担っています。この甲状腺の働きが異常になり、ホルモンの分泌が過剰になったり、少なくなったりするのが甲状腺の病気です。甲状腺の病気は症状が様々で全身に表れますので、見過ごされることも多いです

説明例

甲状腺の働きが活発になり、ホルモンの分泌が増える病気は『バセドウ病』と呼ばれます。逆に働きが衰え、ホルモンが少なくなった病気は『橋本病』といわれます。20〜40歳代の女性に多く、バセドウ病は成人女性の200人に1人に、橋本病は女性の20人に1人に起きます。ちなみに橋本病という病名は、日本人の橋本策（はかる）先生が発見したことから名付けられました

➡甲状腺機能異常症の原因について説明する。

説明例

ヒトには、細菌や花粉などの外敵や異物（抗原）が体に入ってきたとき、『異物が入ってきたぞ』という情報を受けて抗体というものを作り、異物と結合させて体の外に排除する免疫という仕組みがあります。ところが、バセドウ病や橋本病は甲状腺の中の蛋白質を異物とみなして抗体（自己抗体）を作り、自分自身を刺激したり攻撃したりすることで起きます（自己免疫疾患）

説明例

バセドウ病では抗体が甲状腺を刺激してホルモンを作り続けますが、橋本病では抗体（抗サイログロブリン抗体、抗マイクロゾーム抗体）が甲状腺を攻撃して炎症を起こすため、ホルモンができなくなります。このような抗体ができる理由としては体質が関係しているようですが、はっきりしたことは分かっていません

➡甲状腺機能異常症の症状について説明する。

説明例

食事から摂取した栄養を、脳や心臓、胃腸、皮膚など全身の様々な器官でうまく利用することを『新陳代謝』といいます。甲状腺ホルモンは体の新陳代謝を活発にして元気を保ち、生命を維持するという大切な働きをしています。ですから、甲状腺の病気

によって甲状腺ホルモンのバランスが崩れると、体と心に様々な症状が表れます。基本的には、バセドウ病と橋本病では全く逆の症状が表れると思ってよいでしょう

各病態の説明

➡バセドウ病について説明する。

説明例

甲状腺の機能が高まって、常に全力で走っているような状態ですから、多くの方（約7割）が『疲れやすくなった』と訴えられます。また半数以上の方で、『脈が速くなる』『指が震える』『汗が多く出る』『食欲が増える』『体重が減る』『首が太く見える』（甲状腺腫）などの症状が表れます。診察の際に高血圧、不規則な脈（不整脈）、微熱などが見つかり、他の病気と間違えられることがあります。そのほか、顔つきや目つきが悪くなり、約2～3割の方に眼球が前に突き出るような症状（眼球突出）が見られます。『イライラして寝られない』『不安になる』といった精神症状や『下痢が続く』などの消化器症状も表れ、女性では月経異常が表れることもあります

➡橋本病について説明する。

説明例

ほとんどの方（約9割）で甲状腺が腫れるのが特徴です（甲状腺腫）。ただし、多くの方（6～7割）は腫れが小さく、痛みや喉の圧迫感も少ないので、なかなか気づきません。ですが、ホルモンの量が少なくなり新陳代謝が悪くなると、『体がだるい』『やる気が出ない』『覚えられない（記憶力低下）』『眠い』『食欲がない』『太る』『寒い』『筋肉が引きつる』『髪の毛が薄くなる』『便秘になる』などの症状が表れます。女性では月経異常（月経過多など）も表れることがあります。ですから、更年期障害や認知症、うつ病などと間違えられたり、『年のせい』などと見過ごされやすい病気です

説明例

むくみが出るのも特徴です（粘液水腫）。むくみは、皮膚に粘液状の物質（コンドロイチン、ヒアルロン酸など）が集まるために起きるもので、普通のむくみと違って指で押してもへこみません。皮膚は乾燥してカサカサになり、まぶたがむくんで、唇・舌が厚くなってお面をかぶったような独特の人相になります。喉の粘膜がむくむと、声がしゃがれて低音となります（嗄声）。ですから、腎臓病や皮膚炎、気管支炎などに間違えられることがあります

➡バセドウ病の予後について説明する。

説明例

常に心臓が激しく動いているため、治療をせず放置していると、脈が常に乱れたり（不整脈や心房細動）、心臓のポンプの働きが鈍くなる（心不全）といった心臓の病気につながることがあります。まれに、細菌やウイルスの感染などがきっかけとなって、急に症状が悪化して、発熱、吐き気、全身にふるえが生じたり、脈が速くなる（120拍以上／分）、意識がおかしくなるなどの症状が表れ、命に関わることがあります（甲状腺クリーゼ）。治療法がなかった時代には、約5割の方が亡くなったという報告があるほどです。男性は筋肉に障害が表れやすく、肩や股の近くの筋肉が縮んだり（萎縮）、力が出なくなったり（筋肉炎）、手

足が麻痺して動かなくなる病気（周期性四肢麻痺）になることもあります

➡橋本病の予後について説明する。

甲状腺の働きが悪くなっているのに放っておくと、けがやかぜ（感染症）、寒さ、痛み止めの服用などがきっかけとなり、急に症状（全身の粘液水腫、意識障害、体温低下、呼吸不全、心不全、低血糖など）が悪化して昏睡状態になることがあります（粘液水腫性昏睡：致死率60％）。また、炎症のため甲状腺が壊れてホルモンが漏れると、逆にホルモンの作用が急に強くなって中毒症状（発熱、体重が減少、動悸など）が表れることがあります（橋本病の急性増悪、または無痛性甲状腺炎）。さらに、コレステロールが高くなる脂質異常症を起こし、動脈硬化を進めて致命的な心臓や脳の病気にもつながります

食事に関しては、ヨードの不足または取り過ぎが問題になります。ヨードは、甲状腺ホルモンの原料で海藻類に含まれています。日本人は食事などを通して世界で最もヨードを取っている民族なので、普通に食事をしていれば、不足することはありません。気を付けたいのはヨードの取り過ぎです。橋本病はヨードの取り過ぎが病気を進行させてしまいます（甲状腺機能低下症や無痛性甲状腺炎を起こす）。また、ヨードを使った検査・治療を行うときには、厳重にヨードの量を制限しなくてはいけません。食品だけでなく、うがい薬や心臓の薬（アミオダロン［アンカロン他］など）といった医薬品類にもヨードが含まれるものがあり、注意が必要です

生活習慣の改善に関する説明

バセドウ病では、疲れや精神的ストレスが発症や再発に関係します。睡眠や食事など、規則正しい生活を心掛けてください。また、運動などをして精神的ストレスを発散させることも大切です。喫煙は、眼球が前に突き出る症状を悪化させ、薬の効果を悪くして再発率も高めますので、禁煙をお勧めします

STEP 3-2 薬識を持たせる

薬物治療の目的は、甲状腺のホルモン量を正常に維持することで、症状を改善して生活の質（QOL）を向上させることである。しかし完治は難しく、多くの患者は長期に服薬する必要があることや、症状が寛解しても服薬を中止すると再発しやすいことを説明し、服薬アドヒアランスの維持を心掛ける。

服用目的の説明

➡服用目的について説明する。

説明例

放っておいて治る病気ではありません。また、原因がよく分かっていないので、病気を根本的に治す治療法もありません。ですが、甲状腺ホルモン量を正常に維持する薬によって症状を改善したり、病気の進行を抑えることはできます。バセドウ病では甲状腺ホルモンが過剰にできないようにする薬（抗甲状腺薬）、橋本病では不足している甲状腺ホルモンを薬として補います

説明例

薬は、病気を根本的に治すためではなく、ホルモンの量を正常に維持して、運動、仕事、妊娠・授乳など、普通の生活ができるようにするために処方されています。自覚症状がなくなると、うっかり服用を忘れてしまうことが多くなりますが、自己判断で服用を中止すると、再発するばかりか、薬が効きにくくなります。薬の量は、定期的に血液検査をして、甲状腺ホルモン量（FT$_4$、FT$_3$）やそれを調節するホルモン量（TSH）、抗体の有無を指標にして決められます。ですから、医師の指示に従って定期的に受診し、忘れずに薬を服用してください

服用方法・期間の説明

➡バセドウ病に対する薬の服用方法を説明する。

説明例

バセドウ病では、まず薬を始めて2～3カ月で甲状腺ホルモン量が正常となります。その後、徐々に薬の量を減らして、血液検査の値（TSHとFT$_4$）が正常値を維持できる適切な量にして、しばらく飲み続けます。この時点で服薬を中止すると、数カ月後に必ず再発（再燃）しますので、最低でも1年以上の服用が必要です。薬の中止には個人差がありますが、抗体がなくなった後6カ月から1年間、1日おきに薬を服用して、全ての検査値に問題がない状態を目安にします。約3割の方は、1～2年の服用で中止となり病気は治りますが、残りの多くの方は長期に薬を飲む必要があります。ですから、ゆっくりと気長に薬を服用してください

➡橋本病に対する薬の服用方法を説明する。

説明例

薬を飲むことが唯一の治療法になります。普通は少量から服用を始め、血液検査、心臓の動きなどに注意して、2～4週間ごとに少しずつ増量し、正常なホルモンの量に近づけていきます。ほとんどの場合、約1カ月以内に症状は軽くなり、1年ほどで健康を取り戻し、3カ月から半年おきの通院

で血液検査をすれば十分となります。ですが、病気が治ったわけではなく、薬を一生続けることが必要な病気です

薬剤の説明

➡ 抗甲状腺薬

説明例

チアマゾール(メルカゾール)とプロピルチオウラシル(チウラジール、プロパジール)という薬があります。どちらも甲状腺に作用して過剰にホルモンが分泌されるのを抑える働きがあります。チアマゾールは1日1回の服用で十分な効果が表れるため、よく使われています。ですが、副作用が表れたり、授乳を希望される場合には、プロピルチオウラシルに変更されることがあります。一般に、服薬を始めてから甲状腺ホルモンが少なくなり始めるまで、2週間以上かかります。これは、既に分泌されていた甲状腺内のホルモンが血液へ流れて作用しているためです。ですから、効かないからといって自己判断で服薬を中止してはいけません

➡ 甲状腺ホルモン製剤

説明例

甲状腺ホルモンには、ヨードという物質が3個付いているもの(T_3)と、4個付いているもの(T_4)の2種類あります。同じように、人工的に作った甲状腺ホルモンの薬にもレボチロキシン(チラーヂンS他：T_4)とリオチロニンナトリウム(チロナミン：T_3)の2種類あります。一般に橋本病では、1日1回の服用でよく効くレボチロキシンが用いられています。リオチロニンは作用が強力ですぐに効くのですが、効果持続時間がレボチロキシンより短いのです。服用時点はホルモンが体の中で多く出る朝にしますが、食事の影響を多少受けますので、最初に食前か食後のどちらかに決めて、変えないようにしてください。もし飲み忘れた場合は、2回分をまとめて服用せず、翌朝に1回分のみを服用するようにしてください

STEP 4 服用に当たっての注意事項（副作用、その他）を説明する

長期の服用が必要になるため、抗甲状腺薬では重篤な血液障害(特に無顆粒球症)、発疹、血管炎などの自覚症状を必ず伝える。甲状腺ホルモン製剤ではほとんど副作用はないが、狭心症や心筋梗塞がある患者では、薬による基礎代謝の亢進が病態を悪化させる恐れがあるため、特に動悸などの症状が起き得ることを説明する。

➡ 抗甲状腺薬
▶ 無顆粒球症(チアマゾール[メルカゾール]では「警告」)→発熱、全身倦怠、咽頭痛など。

説明例

薬を飲み始めて3カ月以内に副作用が表れることが多いので注意しましょう。最も注意すべき副作用は、白血球の一種で

甲状腺機能異常症

ある顆粒球が減ってしまい、抵抗力が落ちる病気です。500～1000人に1人の確率で起きます。チアマゾールでは服用を始めてから2カ月間は、2週間ごとに受診して必ず血液検査を行う必要があります。また、それ以降も定期的な検査を行います。急に高い熱や喉の痛みが出るといった、かぜのような症状が表れたら、直ちに薬を中止して受診してください

▶過敏症→発疹、蕁麻疹、発熱など。

説明例

チアマゾールでは約5％の方に発疹、蕁麻疹が起きることがありますので、このような場合にもご連絡ください。軽い場合はお薬で対処しますが、ひどい場合は薬を変更することになります

▶抗好中球細胞質抗体（ANCA）関連血管炎症候群→血尿や蛋白尿、感冒様症状、紫斑、皮膚潰瘍など。

説明例

肘、膝などの関節炎、尿に血が混ざる、痰と一緒に血が出る、皮膚に内出血ができるなどの出血に気が付いたら、すぐに連絡してください。プロピルチオウラシル（**チウラジール**、**プロパジール**）で表れやすいとされています。何年も服用していても表れることがあるため注意が必要です

▶次の副作用にも注意する。血液障害（白血球減少症、再生不良貧血、汎血球減少症、低プロトロンビン血症、第Ⅶ因子欠乏症、血小板減少、血小板減少性紫斑病）、肝機能障害・黄疸（異常がある場合、投与を中止。プロピルチオウラシルでは劇症肝炎の報告）、関節痛、インスリン自己免疫症候群、間質性肺炎、脱毛、色素沈着、下痢、悪心・嘔吐、筋肉痛、味覚減退など

➡甲状腺ホルモン製剤

▶狭心症、心筋梗塞→基礎代謝の亢進による心負荷により、病態が悪化。

説明例

この薬は体の中にあるホルモンを補充するだけなので、副作用はほとんどありません。ですが、動悸が激しくなる、脈が増える、震えるなどの症状が表れることがあります。これは、薬の量が多過ぎて、効果が強く出たために起きたと考えられます。ですから、このような症状が表れたら直ちに受診してください。血液検査でホルモン量を調べて、薬を減量すればすぐに治ります

▶次の副作用にも注意する。肝機能障害、黄疸、うっ血性心不全（T_3製剤で報告）。下痢（続くときはT_4量を増量する）、不眠、興奮、嘔吐、筋肉痛、発汗など

前立腺肥大症

前立腺肥大症は40歳以降の発症が多く、50歳代の男性の約半数に見られる男性特有の加齢性疾患で、予防法や根治療法は存在しない。日本での患者数は数百万人ともいわれる。良性疾患であるため、全てが治療の対象にはならない。薬物治療の目標は、前立腺肥大に伴う排尿障害の緩和によるQOL（生活の質）の維持となる。

　薬物は排尿障害の原因に応じて使い分けられる。α受容体を介した前立腺部および尿道の緊張による機能的な閉塞にはα$_1$遮断薬が、加齢によるNO産生低下で起きる尿道や前立腺などの平滑筋の緊張や、下部尿路組織における血流障害にはホスホジエステラーゼ5（PDE5）阻害薬が用いられる。また、肥大そのものによる物理的な閉塞には5α還元酵素阻害薬や抗アンドロゲン薬が、肥大に伴う炎症・浮腫による刺激には植物エキス製剤（漢方薬を含む）やアミノ酸製剤が主に用いられる。

初診時の処方例

A　α₁遮断薬（適応：前立腺肥大に伴う排尿障害。処方例4〜6は高血圧症に、処方例6は神経因性膀胱に伴う排尿困難にも適応あり）

処方例1

> ユリーフ錠4mg[*1]　1回1錠（1日2錠）
> 1日2回　朝夕食後

[*1] シロドシン（選択的α₁A遮断薬）

処方例2

> ハルナールD錠0.2mg[*2]　1回1錠（1日1錠）
> 1日1回　食後

[*2] タムスロシン塩酸塩

処方例3

> フリバス錠25mg[*3]　1回1錠（1日1錠）
> 1日1回　食後

[*3] ナフトピジル、効果不十分のとき1〜2週間の間隔をおいて50〜75mgへ漸増

処方例4

> ハイトラシン錠0.5mg[*4] またはバソメット錠0.5mg[*4]
> 1回1錠（1日2錠）
> 1日2回　朝夕食後

[*4] テラゾシン塩酸塩水和物（持続性α₁遮断薬）

処方例5

> ミニプレス錠0.5mg[*5]　1回1錠（1日3錠）
> 1日3回　朝昼夕食後

[*5] プラゾシン塩酸塩

処方6

> エブランチルカプセル15mg[*6]
> 1回2カプセル（1日4カプセル）
> 1日2回　朝夕食後

[*6] ウラピジル

B　5α還元酵素阻害薬（適応：前立腺肥大症）

処方例

> アボルブカプセル0.5mg[*7]
> 1回1カプセル（1日1カプセル）
> 1日1回　食後

[*7] デュタステリド

C　抗アンドロゲン薬（適応：前立腺肥大症）

処方例1

> プロスタールL錠50mg[*8]　1回1錠（1日1錠）
> 1日1回　朝食後

[*8] クロルマジノン酢酸エステル

処方例2

> パーセリン錠25mg[*9]　1回1錠（1日2錠）
> 1日2回　朝夕食後

[*9] アリルエストレノール

D　ホスホジエステラーゼ5（PDE5）阻害薬（適応：前立腺肥大症）

処方例

> ザルティア錠5mg[*10]　1回1錠（1日1錠）
> 1日1回　食後

[*10] タダラフィル

E 植物エキス製剤、アミノ酸製剤(適応[処方例3は除く]：前立腺肥大に伴う排尿困難、残尿および残尿感、頻尿)

処方例1

> エビプロスタット配合錠SG*11　1回2錠（1日6錠）
> 　1日3回　朝昼夕食後

*11 植物エキス製剤

処方例2

> セルニルトン錠*12　1回2錠（1日6錠）
> 　1日3回　朝昼夕食後

*12 セルニチンポーレンエキス

処方例3

> ツムラ八味地黄丸エキス顆粒*13　1回2.5g（1日7.5g）
> 　1日3回　朝昼夕食前

*13 漢方薬

処方例4

> パラプロスト配合カプセル*14
> 　　　　　　　　　　　1回2カプセル（1日6カプセル）
> 　1日3回　朝昼夕食後

*14 グルタミン酸・アラニン・アミノ酢酸配合薬（アミノ酸製剤）

STEP 1　禁忌疾患の有無を確認する

α1遮断薬の投与が禁忌となるのは、過敏症の既往歴のみ。一方、デュタステリドは女性、小児、重度肝障害の患者、また抗アンドロゲン薬であるクロルマジノン、アリルエストレノールは、重篤な肝障害・肝疾患のある患者に投与禁忌である。

薬疹歴

➡ **あり**
  ▶ 本成分に過敏症の既往歴→医師に連絡し投与中止。
  ▶ 5α還元酵素阻害薬（フィナステリド[商品名プロペシア他]など）に過敏症の既往歴→デュタステリド（アボルブ）の投与中止。

➡ **なし**
  ▶「発疹が出現したら、直ちに受診する」よう指導。初めて服用する患者には特に注意。

禁忌疾患

➡ **重篤な肝障害・肝疾患**
  ▶ 抗アンドロゲン薬のクロルマジノン酢酸エステル（プロスタール他）、アリルエストレノール（パーセリン他）の投与中止（肝機能障害誘発のため）。

➡ **女性、小児など、重度肝機能障害**
  ▶ デュタステリドの投与中止。

➡心血管系障害を有する患者(不安定狭心症のある患者、心不全[NYHA分類Ⅲ度以上]のある患者、コントロール不良の不整脈、低血圧[血圧＜90/50mmHg]またはコントロール不良の高血圧[安静時血圧＞170/100mmHg]のある患者、心筋梗塞の既往歴が最近3カ月以内にある患者、脳梗塞・脳出血の既往歴が最近6カ月以内にある患者、重度の腎障害のある患者、重度の肝障害のある患者
　　▶タダラフィルの投与中止(心血管系のリスクファクターを有する患者で心筋梗塞、心突然死、心室性不整脈、脳出血、一過性脳虚血発作などの重篤な心血管系障害が発現する恐れ。重度の腎障害でタダラフィルの血中濃度が上昇。重度の肝障害患者には使用経験がないため)。

説明例　この薬は血管を広げる作用を持つため、服用すると血圧が下がる可能性があります。狭心症や心筋梗塞、心不全や脳梗塞、脳出血などを起こした経験のある方は重篤な副作用が発現する可能性がありますので、必ず医師、薬剤師に伝えてください

STEP 2　併用薬・飲食物・嗜好品の有無を確認する

α1遮断薬では、血管拡張につながる相互作用に最も注意する。また、一般にα1遮断薬とアドレナリンの併用は禁忌である。α1A遮断薬のシロドシン、5α還元酵素阻害薬のデュタステリドは薬物代謝酵素チトクロームP450(CYP)3A4で代謝されるため、CYP3A4阻害薬との併用で血中濃度が上昇する可能性がある。前立腺肥大への抗コリン薬の投与は、尿閉を悪化させるため禁忌が多く要注意。植物エキス製剤のエビプロスタットは腸溶性であるため、牛乳などで同時服用しないようにさせる。漢方薬の併用時には、生薬成分の重複に注意する。

A　動態学的
①腸溶性の損失
〔同時併用禁忌〕

➡植物エキス製剤(エビプロスタット)
　　▶pHを上昇させる薬剤(制酸薬など)・飲食物(牛乳など)→腸溶性が損なわれるので1時間以上間隔を空ける。

②代謝阻害
〔併用注意〕

➡シロドシン(ユリーフ)
　　▶CYP3A4阻害薬(イトラコナゾール[イトリゾール他]、14員環マクロライド系抗菌薬など)→代謝

阻害によりシロドシンの血中濃度上昇。最高血中濃度（Cmax）および血中濃度時間曲線下面積（AUC）がイトラコナゾールにより3.7倍および2.9倍に上昇するとの報告あり。

➡ デュタステリド（アボルブ）
- ▶ CYP3A4阻害薬→デュタステリドの血中濃度上昇。

➡ タダラフィル（ザルティア）
- ▶ CYP3A4阻害薬（イトラコナゾール、クラリスロマイシン［クラリス、クラリシッド他］、テラプレビル［テラビック］、グレープフルーツジュース、HIVプロテアーゼ阻害薬など）→代謝阻害により、タダラフィルの血中濃度上昇。リトナビル（ノービア）との併用により、タダラフィルのAUCが124％増加するとの報告あり。
- ▶ CYP3A4誘導薬（リファンピシン［リファジン他］、フェニトイン［アレビアチン、ヒダントール］、フェノバルビタール［フェノバール他］など）→代謝誘導により、タダラフィルの血中濃度低下。リファンピシンの併用により、タダラフィルのAUCおよびCmaxが88％および46％低下するとの報告あり。

B 薬力学的

①交感神経
〔併用禁忌〕

➡ $α_1$遮断薬
- ▶ アドレナリン→アドレナリンは$α$より$β$受容体に親和性が高いため、$α_1$遮断薬の作用によってさらに$β$受容体刺激作用（血管拡張）が優位となり、アドレナリンの昇圧作用が逆転し血圧が低下する。歯科用の局所麻酔薬にアドレナリンが含有されているので注意。

②抗コリン作用
〔併用注意〕

➡ 抗コリン薬（前立腺肥大の患者への投与は禁忌が多い）
- ▶ 前立腺肥大の排尿障害では、膀胱刺激による頻尿、尿意切迫、切迫性尿失禁などの自覚症状（過活動膀胱［OAB］症状、『過活動膀胱』の項参照）を併発することがあり、$α_1$遮断薬、抗アンドロゲン薬だけでは効果が不十分なことから、オキシブチニン塩酸塩（ポラキス他）、プロピベリン塩酸塩（バップフォー他）、コハク酸ソリフェナシン（ベシケア）、酒石酸トルテロジン（デトルシトール）などの抗コリン薬が併用されることがある。これらは尿閉を悪化させる可能性があるため、十分な経過観察を行う。

③血管拡張
〔併用禁忌〕

> ➡タダラフィル(ザルティア)
> ▶硝酸薬およびNO供与薬(ニトログリセリン、亜硝酸アミル[亜硝酸アミル]、硝酸イソソルビド[ニトロール他]など)、sGC刺激薬(リオシグアト[アデムパス])→cGMP濃度増大によるNOの血圧低下作用の増強。

〔併用注意〕
➡ $α_1$遮断薬
▶血管拡張作用を有する薬剤(降圧薬、ホスホジエステラーゼ5[PDE5]阻害薬[バルデナフィル塩酸塩水和物(レビトラ)、シルデナフィルクエン酸塩(レバチオ、バイアグラ他)]など)→低血圧、起立性低血圧が出現(減量などを行う)。

➡タダラフィル
▶血管拡張作用を有する薬剤(降圧薬、α遮断薬、カルペリチド[ハンプ])→降圧作用の増強($α$遮断薬との併用により、失神などの症状を伴う血圧低下を起こしたとの報告あり)。

④その他
〔併用注意〕
➡八味地黄丸エキス
▶他の漢方薬の含有生薬の重複。特に、ブシ(トリカブト含有、主成分アコニチン)を含む製剤との併用では中毒症状の発現に注意。

前立腺肥大症

STEP 3　病識・薬識を持たせる

前立腺肥大症の原因は不明であるが、加齢と男性ホルモンが関係する良性疾患であり、癌にはならないこと、また自然治癒する病気ではなく予防や根治が難しいが、肥大そのものが原因で死亡することはない点を理解させる。薬物治療は、前立腺肥大そのものを治すのではなく、患者を悩ませる排尿障害を改善するのが目標であることを認識させる（対症療法）。

病気の原因・症状・予後の説明

➡ 原因を説明する。

説明例

前立腺はクルミやクリの実のような形・大きさの器官で（約20g）、男性の精液の一部を作っています。この前立腺が大きくなることを前立腺肥大症といいます。人によってはリンゴと同じ大きさまでになることもあります。前立腺が肥大する原因ははっきりと分かっていませんが、老化現象の1つであり、男性ホルモンが関係していると考えられています。男性の30～40歳代で約8％、50歳代で40％、60歳代で67％、70歳代で92％、80歳代では100％がかかるといわれている病気です。事故などで精巣（睾丸）を失うと、年を取っても前立腺肥大にはならないことが分かっています

➡ 症状を説明する。

説明例

不快な症状は、前立腺の真ん中を通っている尿道が前立腺で圧迫されて、尿がうまく出せなくなるために起きます。尿は腎臓で作られて膀胱という袋にたまり、尿道を通って出るのですが、前立腺は膀胱のすぐ下にあり、尿道を取り囲むようにくっついています。ドーナツ（前立腺）の穴に柔らかいホース（尿道）が通っている状態をイメージしてください。ドーナツが膨れると、穴がどんどん小さくなりホースが締まって水（尿）が通りにくくなりますね。これらの症状は、アルコール摂取、自転車漕ぎ、便秘、胃薬やかぜ薬（抗コリン薬、抗ヒスタミン薬）の服用の際に悪化することがありますので注意してください

説明例

症状には色々あります。まず、トイレに行った後1時間もたたないうちにまたトイレに行きたくなります。特に、夜間トイレに3回以上行くようになります。また、尿の勢いがなくなる、ちょろちょろ出る、途中で途切れる、出始めから終わるまで時間が掛かる、おなかに力を入れないと出ない、排尿後まだ残っているように感じる、などです。また、急にトイレに行きたくなって我慢できないといった感覚（尿意切迫感）を伴う、過活動膀胱という状態になることもあります（『過活動膀胱』参照）。

➡ 予後を説明する。

説明例

適切に治療せず長く放置しておくと、肥大が進行して尿が膀胱や尿道に残り、菌が増えて膀胱や腎臓、前立腺に炎症を起こすことがあります。また、尿を全く出せな

い状態（尿閉）になると、尿が膀胱から腎臓に逆流して尿毒症になることがあります。お花見などでビールを多く飲んで、急に悪化して尿閉になる方もいます。尿毒症は命に関わる恐ろしい病気です。尿を全く出せなくなれば、直ちに外科的手術が必要になってきます。自分では気が付かないのに尿が漏れる症状は、尿が出なくなる一歩手前といわれていますので、早期に診断を受けることが必要です

➡前立腺癌になる病気ではないことを説明する。

説明例

前立腺癌は高齢者に多いのですが、前立腺肥大症が進行して癌になることはありません。専門的になりますが、前立腺の内側の部分を内腺、外側の部分を外腺と呼び、前立腺肥大は内腺に起き、癌は外腺に生じる病気で、発症するところが全く違うのです。もっとも、前立腺癌と前立腺肥大は男性によく見られる病気です。前立腺癌は骨に転移しやすく（腰痛症状に注意）、喫煙、欧米型の食生活（高脂肪食、高蛋白食）などの関係もあるといわれています。ですから、50歳以上の方は定期的に前立腺癌のチェックも受けることをお勧めします

薬剤の説明
〔服用目的〕

➡薬物治療は対症療法であることを説明する。

説明例

薬は、前立腺肥大そのものを治すのでなく、尿が出にくいなどの症状を軽くし、快適な日常生活を送れるようにするためのものです。それでも症状が良くならない場合には、手術による治療を考えます。薬が効かずに不快感が続く場合は、医師に相談してください

〔作用機序〕

➡ $α_1$ 遮断薬

説明例

前立腺が大きくなると、尿の出を調節する自律神経が強く働き、前立腺や尿道の筋肉を緊張させ、排尿障害を起こすことが知られています。この薬は、交感神経の作用を抑えて筋肉を緩ませる作用があり、それによって尿道が広がり、尿の通りがよくなります。前立腺は小さくなりませんが、2週間以内に効果が表れます

➡デュタステリド（アボルブ）

説明例

この薬は、前立腺の肥大に関与している男性ホルモン（ジヒドロテストステロン：アンドロゲンの一種）が作られるのを抑えて、前立腺を小さくし排尿障害を改善します。交感神経を抑える薬（$α_1$遮断薬）と比較して、排尿障害を長期間抑えたり、手術の実施を遅らせることができるといわれています。また男性ホルモン（テストステロン）量が低下することはほとんどありませんので、ホルモンが減少して起

前立腺肥大症

横から見たときの解剖図

正面から見たときの解剖図

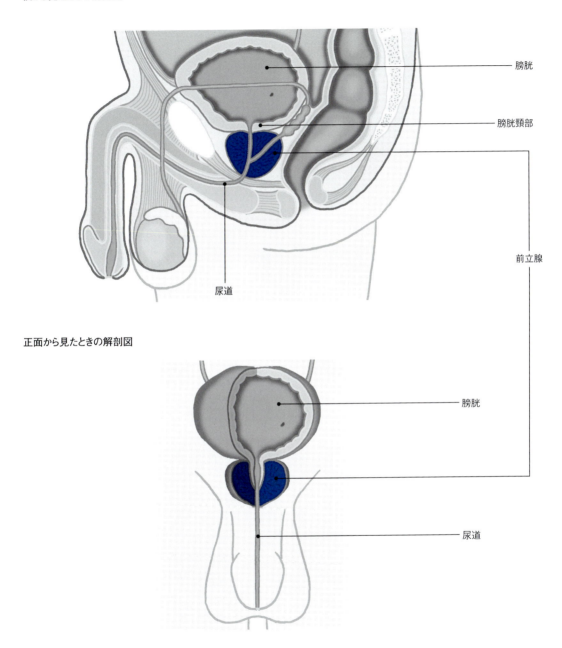

※このイラストは、巻末のイラスト集にカラーで収録されています。患者指導用のツールとしてご活用ください。

きる副作用（インポテンス、性欲低下、女性化乳房：STEP4）が少ないことも知られています。効果はすぐに表れることもありますが、通常は服用を始めてから6カ月後に効果を判定する薬です。ですから、自己判断で服用を中止せず、6カ月間は服用を継続してください

➡抗アンドロゲン薬

説明例

この薬は、前立腺の肥大に関与している男性ホルモンの作用を抑えて、前立腺を小さくして排尿障害を改善します。この薬を飲むことによって、手術が必要であった方がその必要がなくなるほど改善した例もあります。ホルモンの作用を徐々に抑えるので、即効性はなく、効果が表れるまで早くても1～2カ月かかります

➡タダラフィル（ザルティア）

説明例

一般的に尿道や前立腺、膀胱の出口部分（膀胱頸部）では、一酸化窒素（NO）と呼ばれる気体の物質が作られていて、この一酸化窒素が排尿に関わる筋肉を緩めて排尿を促します。ですが、年を取るとこの一酸化窒素の生成量が少なくなり、排尿困難の原因の一つになっています。この薬は一酸化窒素の生成量を増やし、尿道や前立腺などの筋肉を緩めることで尿道を広げ、尿の通りをよくします。

➡植物エキス製剤（漢方薬を含む）、アミノ酸製剤

説明例

これらの薬の作用機序は不明ですが、主に前立腺肥大による炎症や腫れを抑えて排尿障害を改善する効果があります。植物エキス製剤（エビプロスタット）に含まれる植物成分には菌の増殖を抑える作用もあり、膀胱炎などの予防も可能です。これらの薬の効果は、他の前立腺肥大の薬に比べ多少劣りますが、副作用が比較的軽いため長く服用できます

〔服用期間〕

➡α₁遮断薬、漢方薬、植物エキス製剤、アミノ酸製剤、タダラフィル

説明例

排尿障害の症状が改善されない場合は服用を中止しますが、症状が改善した場合でも、服用を中止すれば症状がまた表れますので、服用を継続してください

➡抗アンドロゲン薬

説明例

薬の効果は、約4カ月で判定しますので、その間は自己判断で中止せず、しっかりと服用してください。前立腺が小さくなり、症状が改善されていれば、服用を継続します。ただし、医師によっては、4カ月後いったん薬を休み、肥大や症状が表れたところで（約3カ月）、服用を再開することもあります。薬を休む期間は、前立腺癌の早期発見に必要な検査（前立腺特異抗原：PSA）に影響がなくなる4カ月を目安とすることもあります

前立腺肥大症

STEP 4 服用に当たっての注意事項(副作用、その他)を説明する

α₁遮断薬の処方時には、主に低血圧、起立性低血圧に注意するよう指導する。選択的α1A遮断薬のシロドシンは射精障害、抗アンドロゲン薬は肝障害やインポテンツ、性欲低下などへの注意を喚起する。

➡ α₁遮断薬

▶ 低血圧、起立性低血圧→前立腺、膀胱底部、尿道はα1A受容体を介して、また高齢者の血管はα1B受容体を介して収縮すると考えられている。α1B受容体に対する親和性が高く、高血圧症の適応があるテラゾシン(ハイトラシン、バソメット)、プラゾシン(ミニプレス他)、ウラピジル(エブランチル)では、(起立性)低血圧が起きやすい。

説明例

この薬は、そもそも高血圧の薬として開発されたため、血圧を下げることがあります。特に、立ち上がるときに血圧が急に下がる『起立性低血圧』という症状が起きやすくなります。めまい、ふらつき、立ちくらみなどがあれば、必ず横になるなどして安静にしてください。また、頭痛、顔のほてり、心臓がドキドキするなどの症状が出ることもあります。特に、高血圧の薬を服用されている方は、血圧が下がり過ぎることがあるため要注意です。全ての患者さんで起きるわけではないのですが、このような症状がある場合には、直ちに医師に連絡し、指示を受けるようにしてください。経験上、薬を飲み始めたときに起こりやすいため、しばらくは注意してください

▶ 術中虹彩緊張低下症候群(IFIS)→α1A受容体は虹彩の散大筋に存在するため、白内障手術中に虹彩の異変が起きることがある。患者には、α₁遮断薬を服用していることを、必ず眼科医に伝えるように指示する。

➡ シロドシン(ユリーフ)

▶ 射精障害(射精時の精液量の減少)→射精時には、まず精囊や精管の平滑筋が収縮し、精液が尿道に送り出され、次いで、尿道海綿体筋が収縮して尿道から精液が体外に放出される。一方、射精時には膀胱括約筋が収縮して閉じているため、精液は膀胱に逆流しない。シロドシンは、これらの筋収縮を抑制する作用が強いため、精液の尿道への移行が抑制され、また精液が膀胱内へ流入しやすくなり(逆行性射精)、結果的に精液量の低下を引き起こす。シロドシン服用患者の約20%に見られるが、そのうち約70%は服用して4週間以内に起きる。射精障害は可逆性であり、約80%が服用中または服用中止後4週間以内に回復する。膀胱内の精液は尿と一緒に排泄されるため、健康に害はないが、患者に説明しておく必要がある。

説明例

射精障害は精液量が減ったり、出なくなったりする障害で、勃起障害ではありま

せん。薬を飲み始めて1カ月以内に起きることが多く、薬の効果がある人ほど起きやすいといわれています。健康には害はありませんし、服用を続けていても1カ月以内に元に戻るといわれています。心配ありませんが、子どもを望む場合や、どうしても気になる場合は医師に相談してください

▶口渇、鼻閉、下痢など→ひどいときには相談（$α_{1A}$受容体遮断に起因）。

➡デュタステリド（アボルブ）
▶勃起不全、乳房障害、リビドー減退（男性ホルモンの働きが抑制されることで、性欲、性衝動が低下する現象）→1％以上の頻度。デュタステリドは抗アンドロゲン薬と比較して、血中のテストステロン濃度を低下させる作用がないため、インポテンツ、性欲低下、女性化乳房などの副作用はほとんどない。
▶脱毛症、多毛症など

➡抗アンドロゲン薬
▶肝障害→投与1～2カ月後に劇症肝炎、黄疸が表れ、死亡した例がある。投与後3カ月間は少なくとも1カ月に1回、それ以降も定期的な肝機能検査を行う。

説明例

疲れやすい、熱い、痒みがある、食欲不振、悪心、嘔吐、下痢、皮膚・白目・尿が黄色になるなどがあれば、すぐに医師に連絡し受診してください。また、これらの症状が表れなくても、飲み始めて3カ月間は月に1回、その後も定期的に採血して肝機能検査を行う必要があります

▶インポテンツ、性欲低下、女性化乳房→血中のテストステロン濃度低下のため。最も多く見られるのはインポテンツである。アリルエストレノール（パーセリン他）はクロルマジノン（プロスタール他）より発現頻度がやや低いとされている。

説明例

男性ホルモンの作用を抑える薬なので、勃起障害、性欲減退などを起こすことがありますが、薬を中止すれば元に戻ります。子どもを望む場合や、どうしても気になる場合は医師に相談してください

▶うっ血性心不全→心疾患（弁膜症など）、慢性閉塞性肺疾患、腎不全患者などでは出現しやすいので、下肢浮腫、呼吸困難などがあれば直ちに受診させる。出現したら投与中止。
▶血栓症（脳、心、肺、四肢など）→出現したら投与中止。
▶糖尿病（およびその悪化）あるいは高血糖→昏睡、ケトアシドーシスを伴う重症例が報告されている。血糖値、尿糖など十分な観察を行う。出現したら投与中止。
▶浮腫、体重増加→ナトリウム、体液の貯留に起因。

➡タダラフィル（ザルティア）
▶消化器症状→消化不良、下痢、腹痛など。
▶頭痛
▶急激な視力低下や視野欠損、聴力低下や突発性難聴（耳鳴りやめまいを伴うことがある）→出現したら投与中止し、各専門医を受診。
▶勃起の延長または持続勃起→陰茎組織の損傷または勃起機能を永続的に損なうこ

とがあるので、勃起が4時間以上持続するようなら直ちに受診。

- ➡ **植物エキス製剤、アミノ酸製剤**
    - ▶ **消化器症状**→吐き気、胃部不快感、食欲不振、下痢・軟便など。
    - ▶ **トリカブト中毒**→八味地黄丸エキスの成分のブシによる。口・舌のしびれ、嘔吐、下痢、運動麻痺、知覚麻痺、痙攣、呼吸困難、心伝導障害、心悸亢進などの症状に注意。

過活動膀胱

過活動膀胱（OAB：overactive bladder）とは、「尿意切迫感を有し、通常は頻尿および夜間頻尿を伴い、切迫性尿失禁を伴うこと（OABwet）もあれば、伴わないこと（OABdry）もある状態」と定義された症状症候群である。症状として尿意切迫感は必須で、診断は他疾患を除外した上で、自覚症状の程度を患者に質問して得られるOAB症状スコア（OABSS）によって行われる。

OABは原因によって、神経因性（脳、脊髄病変）と非神経因性（生活習慣病、前立腺肥大症、加齢、骨盤底筋脆弱など）に区別される。我が国では2003年に疫学調査が行われており、2012年の人口構成では、実数は1040万人で有症状率は14.1%と推定される。

治療目的は症状の緩和によるQOLの改善である。主な治療は薬物療法、行動療法、神経変調療法（neuromodulation）である。初期治療の第一選択としては行動療法も加わるが、根幹を成すのは薬物療法である。治療薬は抗コリン薬が中心であり、抗コリン作用による全身性の副作用に注意しながら投与されている。また、β_3刺激薬は症状改善効果に加えて、抗コリン薬に特徴的な副作用がほとんど認められないことから、使用頻度が高まっている。前立腺肥大症によるOAB症状には、α_1遮断薬が第一選択となり、抗コリン薬の追加も考慮される。

服薬指導の最大のツボは、薬物治療の重要性を十分に理解させてコンプライアンスを高めることであり、必要に応じて行動療法（生活指導、膀胱訓練、骨盤底筋訓練）をサポートすることも重要となる。

表1 ● 過活動膀胱症状質問票（OABSS）
以下の症状がどれくらいの頻度でありましたか。この1週間のあなたの状態に最も近いものを、1つだけ選んで、点数の数字を○で囲んでください。

質問	症状	点数	頻度
1	朝起きた時から寝る時までに、何回くらい尿をしましたか	0	7回以下
		1	8〜14回
		2	15回以上
2	夜寝てから朝起きるまでに、何回くらい尿をするために起きましたか	0	0回
		1	1回
		2	2回
		3	3回以上
3	急に尿がしたくなり、我慢が難しいことがありましたか	0	なし
		1	週に1回より少ない
		2	週に1回以上
		3	1日1回くらい
		4	1日2〜4回
		5	1日5回以上
4	急に尿がしたくなり、我慢できずに尿をもらすことがありましたか	0	なし
		1	週に1回より少ない
		2	週に1回以上
		3	1日1回くらい
		4	1日2〜4回
		5	1日5回以上
	合計点数	点	

出典：日本排尿機能学会『過活動膀胱診療ガイドライン［第2版］』

過活動膀胱の診断基準としては、「質問3の尿意切迫感スコアが2点以上で、かつOABSSの合計スコアが3点以上」である。また、OABSSをOABの重症度判定基準として用いる場合は、合計スコアが5点以下を軽症、6〜11点を中等症、12点以上を重症と判定する。また、臨床的に意味のある改善を示すOABSSの最小スコア変化は、3点以上の低下と報告されている。

図1● 過活動膀胱のアルゴリズム（一般医家向け）

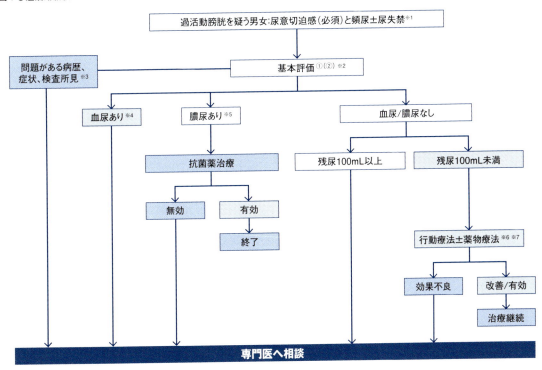

- ※1 過活動膀胱症状スコア（OABSS）の質問3（尿意切迫感）で2点以上が必須である。なお、基本評価②には一般医家には必須ではない。
- ※2 基本評価①（必須）
  自覚症状の問診（下部尿路症状：蓄尿症状［過活動膀胱症状］、排尿症状、排尿後症状）、過活動膀胱症状スコア（OABSS）、病歴・既往歴・合併症、服用歴、水分摂取習慣、身体理学的所見・神経学的所見、検尿、残尿測定
  基本評価②（症例により選択）
  その他の症状質問票（国際前立腺症状スコア、主要下部尿路症状スコア）、QOL評価（キング健康質問票、過活動膀胱質問票）、排尿日誌（または排尿記録）、尿細菌検査、超音波検査、血清クレアチニン、血清前立腺特異抗原（男性）、台上診（女性）、直腸診（男性）
- ※3 問題がある病歴、症状、検査所見：肉眼的血尿、高度排尿困難、尿閉の既往、再発性尿路感染症、骨盤部の手術・放射線治療の既往、神経疾患の合併または後遺症、腹圧性尿失禁、骨盤臓器脱、膀胱痛、前立腺癌の疑い、超音波検査の異常（膀胱内に結石、腫瘍などの病変を疑わせる所見を認める）などは専門医に紹介
- ※4 血尿：検尿で血尿のみを認める場合は、膀胱癌、腎盂尿管癌などの尿路悪性腫瘍が疑われる。肉眼的血尿、顕微鏡的血尿、尿潜血陽性の場合は、専門医を紹介
- ※5 膿尿：膿尿に血尿、排尿痛を伴う場合は、下部尿路の炎症性疾患（細菌性膀胱炎、前立腺炎、尿道炎、間質性膀胱炎）と尿路結石（膀胱結石、尿道結石、下部尿管結石）を鑑別する必要がある。膀胱や前立腺の急性細菌感染症の場合は、抗菌薬による治療を行う。なお、標準的な抗菌薬治療により改善が認められない、あるいは尿路感染症を反復する場合には、専門医の診察が必要。検尿で血尿も膿尿もなく、残尿量が100mL未満の場合は※6※7へ進む。
- ※6 行動療法：行動療法には、生活指導、膀胱訓練・計画療法、理学療法（骨盤底筋訓練、バイオフィードバック訓練）、行動療法統合プログラム、その他の保存療法が含まれる。
- ※7 薬物療法：
  （1）女性
  　抗コリン薬もしくはβ3作動薬の単独投与を行うことができる。混合性尿失禁に対しても、切迫性が主体であれば抗コリン薬あるいはβ3作動薬の投与は推奨される。過活動膀胱の症状に加えて排尿症状がみられる場合は、抗コリン薬は低用量から始めるなど慎重に投与する。特に高齢女性（80歳以上）では、過活動膀胱と排尿筋収縮障害が共存していることがあるので、排尿症状が強い場合や残尿が多い場合は専門医に紹介する。
  （2）男性
  　①50歳未満の男性の過活動膀胱
  　　比較的若年男性の過活動膀胱では、背景に神経疾患（神経変性疾患、脊柱管狭窄症など）や前立腺炎などを合併していることがあるので、一度、専門医に紹介。
  　②中高齢（50歳以上）の男性の過活動膀胱
  　　前立腺肥大症に合併する過活動膀胱の可能性が高いので、排尿症状および前立腺肥大症の存在を確認したなら、α1遮断薬あるいはPDE5阻害薬（タダラフィル）の投与を最優先する。過活動膀胱症状の改善が得られない時には、抗コリン薬やβ3作動薬などを併用することもできるが、残尿量増加や尿閉などのリスクがあるため、専門医への紹介が望ましい。

出典：日本排尿機能学会『過活動膀胱診療ガイドライン［第2版］』

初診時の処方例

A 選択的抗コリン薬

処方例1
```
デトルシトールカプセル2mg*1
            1回1カプセル（1日1カプセル）
  1日1回　朝食後
```
*1 酒石酸トルテロジン

処方例2
```
ベシケア錠5mg*2　1回1錠（1日1錠）
  1日1回　朝食後
```
*2 コハク酸ソリフェナシン

処方例3
```
ウリトス錠0.1mg*3　1回1錠（1日2錠）
  1日2回　朝夕食後
```
*3 イミダフェナシン

処方例4
```
トビエース錠4mg*4　1回1錠（1日1錠）
  1日1回　朝食後
```
*4 フェソテロジンフマル酸塩

B 非選択的抗コリン薬

処方例1
```
バップフォー錠20*5　1回1錠（1日1錠）
  1日1回　夕食後
```
*5 プロピベリン塩酸塩、高齢者は10mg/日から投与開始

処方例2
```
ポラキス錠2*6　1回1錠（1日3錠）
  1日3回　朝昼夕食後
```
*6 オキシブチニン塩酸塩

処方例3
```
ネオキシテープ73.5mg*6　1回1枚
  1日1回　1回1枚を下腹部または腰部、大腿部のい
  ずれかに貼付
```
*6 オキシブチニン塩酸塩

C β_3刺激薬

処方例
```
ベタニス錠50mg*7　1回1錠（1日1錠）
  1日1回　朝食後
```
*7 ミラベグロン

過活動膀胱

STEP 1 禁忌疾患の有無を確認する

プロピベリンを除く選択的・非選択的抗コリン薬、ミラベグロンは過敏症の既往歴、授乳婦には禁忌である。フェソテロジンはトルテロジンの活性代謝物（5HMT）のプロドラッグであるため、トルテロジン過敏症歴の場合も禁忌となる。抗コリン薬では、前立腺肥大などの下部尿路閉塞、緑内障、胃腸閉塞、重症筋無力症、重篤な心疾患などの患者への投与禁忌が多い。フェソテロジン、ソリフェナシン、ミラベグロンは重度の肝機能障害にも禁忌である。

薬疹歴
➡ あり
- ▶ 本成分に対し過敏症の既往歴→次の薬剤は投与中止。抗コリン薬（酒石酸トルテロジン[商品名デトルシトール]、コハク酸ソリフェナシン[ベシケア]、イミダフェナシン[ウリトス、ステーブラ]、フェソテロジンフマル酸塩[トビエース]、オキシブチニン塩酸塩[ポラキス他、ネオキシ]）、β3刺激薬（ミラベグロン[ベタニス]）。
- ▶ トルテロジンに対し過敏症の既往歴→フェソテロジンは中止。
- ▶ フェソテロジンに対して過敏症の既往歴→トルテロジンは中止。

➡ なし
- ▶「発疹が出現したら、直ちに受診する」よう指導。初めて服用する患者には特に注意。

妊娠・授乳の有無
➡ 妊婦または妊娠している可能性のある女性
- ▶ ミラベグロンは中止。
- ▶ イミダフェナシン、非選択的抗コリン薬（オキシブチニン塩酸塩[ポラキス他、ネオキシ]、プロピベリン塩酸塩[バップフォー他]）は原則中止。
- ▶ トルテロジン、ソリフェナシン、フェソテロジンは有益性が危険性を上回る場合に投与。

➡ 授乳婦
- ▶ 次の薬剤は授乳中止または投与中止。選択的・非選択的抗コリン薬、ミラベグロン。

禁忌疾患
➡ 尿閉、高度な下部尿路閉塞
- ▶ 選択的・非選択的抗コリン薬は投与中止。

➡ 下部尿路閉塞症状である排尿困難
- ▶ オキシブチニン塩酸塩（ポラキス他）は投与中止。

➡ 閉塞隅角緑内障
- ▶ ソリフェナシン、イミダフェナシン、プロピベリン、オキシブチニン（ネオキシ）は投与中止。

➡眼圧が調節できない閉塞隅角緑内障
　▶トルテロジン、フェソテロジンは投与中止。
➡緑内障
　▶オキシブチニン(ポラキス他)は投与中止。
➡麻痺性イレウス
　▶トルテロジン、オキシブチニン(ポラキス他、ネオキシ)は投与中止。
➡幽門・十二指腸・腸管閉塞
　▶プロピベリンは投与中止。
➡幽門・十二指腸・腸管閉塞、麻痺性イレウス
　▶ソリフェナシン、フェソテロジン、イミダフェナシンは投与中止。
➡消化管運動・緊張低下
　▶イミダフェナシンは投与中止。
➡胃・腸アトニー
　▶トルテロジン、ソリフェナシン、フェソテロジン、プロピベリン、オキシブチニン(ネオキシ)は投与中止。
➡衰弱患者または高齢者の腸アトニー
　▶オキシブチニン(ポラキス他)は投与中止。
➡重症筋無力症
　▶選択的・非選択的抗コリン薬は投与中止。
➡重篤な心疾患
　▶選択的・非選択的抗コリン薬、ミラベグロンは投与中止。抗コリン作用により症状悪化の恐れ、およびQT延長誘発のため。
➡重度肝障害
　▶ソリフェナシン、フェソテロジン、ミラベグロンは投与中止。

STEP 2 併用薬・飲食物・嗜好品の有無を確認する

過活動膀胱治療薬は薬物代謝酵素チトクロームP450（CYP）での代謝に起因するものが多い。トルテロジンはCYP2D6および3A4、ソリフェナシンはCYP3A4、イミダフェナシンはCYP3A4およびUDPグルクロン酸転移酵素（UGT）1A4、フェソテロジンはCYP2D6および3A4で代謝される。ミラベグロンは一部がCYP3A4で代謝されCYP2D6阻害効果を示すのに加え、P糖蛋白阻害作用もある。薬力学的相互作用では、抗コリン薬の抗コリン作用増強、およびミラベグロンのβ_3刺激と関連した交感神経刺激作用やQT延長作用に注意を要する。

A 動態学的
①代謝誘導、阻害
〔併用禁忌〕

➡ **ミラベグロン（ベタニス）**
　▶ フレカイニド酢酸塩（タンボコール）、プロパフェノン酸塩（プロノン他）→抗不整脈薬の血中濃度上昇によるQT延長、心室性不整脈の恐れ。ミラベグロンのCYP2D6代謝阻害、QT延長誘発に関与。

〔併用注意〕
➡ 選択的抗コリン薬、ミラベグロン（CYP3A4で代謝）
　▶ CYP3A4阻害薬（マクロライド系抗菌薬など）→OAB治療薬の血中濃度上昇により効果・副作用が増強する恐れがある。併用時は酒石酸トルテロジン（デトルシトール）の1日量を2mgに、フェソテロジンフマル酸塩（トビエース）は1日量を4mgにそれぞれ減量する。CYP3A4阻害作用に起因。ミラベグロンではP糖蛋白質の阻害作用も関与。
　▶ CYP3A4誘導薬（プレグナンX受容体[PXR]活性化薬：リファンピシン[リファジン他]など）→過活動膀胱治療薬の血中濃度低下により効果が減弱する恐れがある。CYP3A4誘導作用に起因。ミラベグロンではP糖蛋白の誘導作用も関与。
➡ フェソテロジン（CYP2D6で代謝）
　▶ CYP2D6阻害薬（キニジン[硫酸キニジン]、パロキセチン[パキシル他]など）→フェソテロジン活性代謝物（5HMT）の血中濃度上昇による効果増強の可能性。4mgから8mgへの増量は慎重に行う。CYP2D6阻害作用に起因。
➡ トルテロジン（CYP3A4、2D6で代謝）
　▶ CYP3A4阻害薬（マクロライド系抗菌薬など）→トルテロジンおよびトルテロジン活性代謝物（DD01）の血中濃度の上昇に伴い、効果や副作用の増強が予想されるため、1日用量を2mgに減量する。

- ➡ ミラベグロン
  - ▶ CYP2D6基質(デキストロメトルファン臭化水素酸塩水和物[メジコン他]、三環系抗うつ薬、メトプロロール酒石酸塩[セロケン、ロプレソール他]、ピモジド[オーラップ：CYP3A4、2D6、1A2で代謝]など)→併用薬の作用増強の恐れ。ミラベグロンのCYP2D6阻害作用に起因。ピモジドではQT延長、催不整脈作用の可能性あり。

②P糖蛋白質阻害、誘導
〔併用注意〕
- ➡ ミラベグロン(P糖蛋白質[P-gp]の基質)
  - ▶ P-gp阻害薬(イトラコナゾール[イトリゾール他]、リトナビル[ノービア]など)→P-gpの阻害によるミラベグロン血中濃度上昇。心拍数増加などが表れる恐れあり。
  - ▶ P糖-gp誘導薬(PXR活性化薬：リファンピシン、フェニトイン[アレビアチン、ヒダントール他]など)→P-gpの誘導による排出促進でミラベグロンの血中濃度が低下し、効果が減弱する恐れ。
  - ▶ ジギタリス製剤(ジゴキシン[ジゴシン他]など)→P-gp阻害によるジゴキシン腎排泄阻害でジゴキシン血中濃度上昇の恐れあり。

B 薬力学的

①交感神経系
〔併用注意〕
- ➡ ミラベグロン(ベタニス)
  - ▶ カテコールアミン(アドレナリン[ボスミン他]など)→頻脈・心室細動発現の危険性が増大する。アドレナリン作動性神経刺激の増加による。

②抗コリン作用
〔併用注意〕
- ➡ 抗コリン薬全般
  - ▶ 抗コリン作用を有する薬剤(他の抗コリン薬、三環系抗うつ薬、フェノチアジン系薬など)→抗コリン作用増強により、口内乾燥、便秘、排尿困難などが表れる恐れがある。

③心機能
〔併用禁忌〕

- ➡ ミラベグロン
  - ▶ フレカイニド酢酸塩(タンボコール)、プロパフェノン塩酸塩(プロノン他)→QT延長、心室性不整脈の恐れあり(協力作用)。ミラベグロンのCYP2D6阻害作用(フレカイニド、プロパフェノンの血中濃度上昇)も関与。

〔併用注意〕
➡ ミラベグロン
▶ ピモジド(オーラップ)→QT延長、心室性不整脈の恐れあり。催不整脈作用の協力作用による。本剤のCYP2D6阻害作用(ピモジドの血中濃度上昇)も関与。

> ## STEP 3-1 病識を持たせる
> 過活動膀胱は加齢とともに増加し、尿意切迫感、切迫性尿失禁、頻尿などによってQOLに支障を来すことを理解させる。排尿の仕組みを説明するとともに、膀胱が過敏になることによって、生活習慣病、認知症などの脳神経疾患や前立腺肥大、骨盤底筋機能低下などにも関係することを説明する。生活指導や骨盤底筋体操などの行動治療法についても、患者のニーズに応じて説明した方がよい。

病気の原因、予後、症状などの説明

➡ 過活動膀胱について説明する。

説明例

過活動膀胱(OAB)は、日本で40歳以上のおよそ8人に1人に見られるとされていて、高齢になるほど増える病気です。主な症状は、突然に我慢できないほどトイレに行きたくなる(尿意切迫感)、尿を我慢できずに漏らしてしまうことがある(切迫性尿失禁)、トイレが近い(頻尿)の3つです。このうち1番目の『尿意切迫感』があればOABと診断されます。何かに夢中になってトイレを我慢して尿が漏れそうになることは誰にでもありますが、OABは何の前触れもなく突然尿意を感じて我慢できなくなり、漏らしてしまうこともあります

➡ 予後について説明する。

説明例

命を脅かすような病気ではありません。ただ、放置しておくとトイレの回数がどんどん多くなり、尿漏れも増えます。そのため尿漏れが心配で行動が制限されたり、外出が不安になったり、仕事に集中できないなど、日常生活を送る上で悩むことが多くなります

➡ 原因について説明する。
▶ 基本的な排尿の機序

説明例

腎臓で作られた尿は、膀胱に一定量たまると、尿道を通って排泄されます。膀胱は伸び縮みする風船のような、筋肉の袋でできています。尿が半分くらいたまって広がると、神経を通って『膀胱がいっぱいになりそう』という合図が脳に伝わります。そして脳が排尿の指令を出すと、尿道にある括約筋という筋肉が緩み、膀胱は縮んで尿を押し出して、排尿がスムーズに行われます。もし脳が『今は排尿してはいけない』と判断すると、自分の意思で尿道の筋肉を締めて、尿が出ないようにすることができます。このように、脳が

過活動膀胱の症状

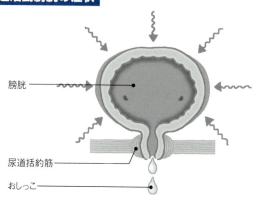

突然、我慢ができないほどトイレに行きたくなる（尿意切迫感）、尿を我慢できず漏らしてしまうことがある（切迫性尿失禁）、トイレに頻繁に行く（頻尿）、などの症状が特徴的

骨盤底筋と尿失禁

正常

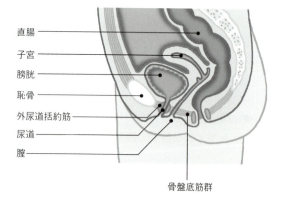

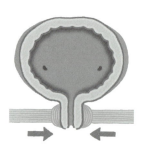

骨盤底筋群や外尿道括約筋が尿道を締め付けて尿が漏れないようにしている

尿失禁

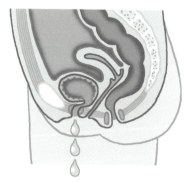

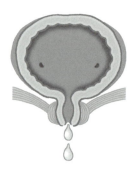

おなかに力が掛かるときに、骨盤底筋群や外尿道括約筋が緩んでいると、膀胱が下がって尿道を締める圧力が掛かりにくくなり、尿が漏れやすくなる。特に女性では骨盤底筋の緩みが原因になることが多い

膀胱、尿道と信号をやり取りして排尿が調節されています。OABは、この脳と膀胱の筋肉を結ぶ神経の経路に問題が生じるか（神経因性）、それ以外の原因（非神経因性）によって、膀胱（膀胱体部平滑筋［排尿筋］）が過敏になることで起きます。膀胱が勝手に縮まって、少しの尿でも我慢できなくなります

▶神経因性と非神経因性

説明例

OABの原因には、脳卒中、パーキンソン病、認知症などの脳の病気、脊髄損傷や多発性硬化症といった神経の病気など、脳と膀胱の筋肉との間での信号トラブルがあります（神経因性）。また、男性では前立腺肥大症、女性では骨盤底筋の緩みなども原因になり、加齢など様々な要因が考えられます（非神経因性）。最近では、食事、運動、喫煙、飲酒、ストレスなどの生活習慣が深く関与して起こる肥満、高血圧、脂質異常症、糖尿病などの生活習慣病や、これらの病気になる一歩手前のメタボリックシンドロームも原因になっていると考えられています

▶前立腺肥大症（『前立腺肥大症』参照）

説明例

前立腺は男性にある臓器で、尿道をドーナツのように取り囲んでいます。この前立腺が大きくなると、尿道を圧迫して尿の通りが悪くなり、排尿障害を起こします。これが前立腺肥大症です。前立腺肥大症になると膀胱の壁が次第に厚くなり、尿もたまらなくなるため、膀胱の神経が過敏に働くようになってOAB症状が表れると考えられています。高齢者の前立腺肥大症患者の50〜75％にOAB症状が見られるとの報告があります

▶骨盤底筋の緩み

説明例

女性では、骨盤の底に骨盤底筋群と呼ばれるたくさんの筋肉があり、骨盤内にある膀胱、子宮、直腸などの大切な臓器をしっかり支えています。つまり骨盤底筋群はソファーのクッションのような働きをしています。この筋肉が、妊娠や出産、加齢、女性ホルモンの低下などが原因で緩んでくると、膀胱が下がり、尿道を締める力が弱くなって、尿漏れなどのOAB症状が起きると考えられています。さらに、女性の尿道の長さは4cmで、男性に比べて約1/6と短く、しかも直線になっていて、もともと尿漏れを起こしやすい構造です。ですから、咳、くしゃみ、運動などでおなかに力が入ると、尿が漏れてしまいやすいのです（腹圧性尿失禁）

▶加齢

説明例

年を取るとともにOAB症状で悩まれる方が増えてきます。日本では40歳代では約5％ですが、80歳代になると約3人に1人に見られるようになります。年齢による衰えで、脳と膀胱との信号トラブルや前立腺肥大症、骨盤底筋の緩みのほか、動脈硬化など老化によって起きる様々な体の機能の低下が重なるためと考えられます

行動療法の指導

➡行動療法（骨盤底筋訓練、膀胱訓練、生活指導など）のアドバイスを行う。

▶骨盤底筋訓練

説明例

弱った骨盤底筋を鍛えれば、尿が漏れにくくなる可能性があります。これは便秘にも非常に効果的な方法です（『便秘』参照）。『骨盤底筋体操』のパンフレットなど参考になる資料が薬局にありますので、詳しくはそれをご覧になって始めてください。効果が出るまでには約3カ月かかるといわれています。根気よく継続して行う必要があります。ただし、男性での有効性は今のところ分かっていません

▶膀胱訓練

説明例

OABになると、尿意切迫感や尿漏れなどの症状が気になって、少ししか尿がたまってないのにトイレに行く癖がついてしまいます。すると、さらに膀胱が小さくなったり過敏になったりして、尿をたくさんためることができなくなり、ますます症状が悪化します。このような方では、膀胱に尿をためる訓練をします。尿意を我慢する時間を、短い時間から始めて少しずつ延ばしていく方法です。医師の指導を受けて訓練してください

▶生活指導

説明例

肥満、高血圧、糖尿病、脂質異常症などの生活習慣病の方、またこれらの病気の一歩手前のメタボリックシンドロームの方は、暴飲暴食、運動不足、夜更かしなどの生活習慣を見直すことが、OAB症状の改善のためにとても大事です。特に体重を減らすことが勧められています

説明例

日常生活で気を付けることで、症状を軽くできるポイントがたくさんあります。まず、散歩などの適度な運動を毎日しましょう。女性の方は、骨盤底筋訓練体操をするのもよいでしょう。特に、下半身を冷やさないようにしてください。尿が出るのが心配だからといって、水分摂取量をあまり減らさないでください。腎臓の機能の低下や、膀胱炎、尿路結石の原因になることがありますので、適度に水分を取ってください。また、コーヒー、お茶などのカフェイン含有飲料やアルコールには、尿を出す作用があります。多量に飲まないようにしましょう。ワサビやトウガラシなどは、膀胱を刺激するため大量摂取は控えるようにしましょう。早めにトイレに行けるように、外出時はトイレの場所を確認しておきましょう。高齢者の方は、ポータブルトイレや採尿器などの準備をしたり、着衣の工夫などもしておくと安心です

STEP 3-2 薬識を持たせる

薬物療法は対症療法であり、OAB症状を緩和してQOLを改善するのが目標であることを理解させる。服用期間が長期にわたるため、抗コリン薬、β₃刺激薬の作用機序や特徴などを十分に説明しておく必要がある。

服用目的の説明

➡ 対症療法であることを説明する。

説明例

薬は、OABそのものを治すのではありません。厄介なOABの症状を軽くして、快適な日常生活を送れるようにするために飲むものです。ですから、症状が良くなったからといって、勝手に薬を中止しないようにしましょう。服用を中止すると、症状は戻ってしまいます。面倒かもしれませんが、根気よく服用してください

各薬剤の説明

➡ 抗コリン薬全般

説明例

膀胱の筋肉は、車のアクセルとブレーキの関係のように、自律神経である交感神経と副交感神経によって無意識に調節されています。膀胱は、交感神経によって緩められ、副交感神経によって縮められます。OABでは、特に副交感神経の情報を伝えるアセチルコリンという物質が過剰に働いていると考えられています。ですから、これらの薬は膀胱のアセチルコリンを受け取る場所に蓋をして、膀胱の過敏な動きを抑える働きがあります。これらの抗コリン薬はすぐ効くものではなくて、1週間から数週間、長いもの(フェソテロジン[トビエース])では1〜2カ月ほどかかることもあります。すぐ効かないからといって中止しないでください

▶ 選択的・非選択的抗コリン薬

説明例

抗コリン薬には、主に膀胱だけに作用する薬(選択的抗コリン薬)と全身に作用する薬(非選択的抗コリン薬)があります。膀胱に主に作用する薬の方が、全身に作用する薬よりも副作用が表れにくく、安全性が高いとされ広く使われています。膀胱だけに作用する薬には、トルテロジン(デトルシトール)、ソリフェナシン(ベシケア)、イミダフェナシン(ウリトス、ステーブラ)、フェソテロジン(トビエース)の4種類があります。ただ、肝臓や腎臓が悪い方では投与量を減らすなどの注意が必要で、ソリフェナシン、フェソテロジンでは、重度の肝障害の患者さんには使えません(STEP1)。全身に作用する抗コリン薬には、オキシブチニン[ポラキス他]、プロピベリン[バップフォー他]がありますが、全身性の副作用などが表れやすく、特にオキシブチニンは使いにくいとされています(STEP4)。そのため、オキシブチニンには副作用低減を目的とした貼り薬(経皮吸収型製剤；ネオキシテープ)も発売されています

▶前立腺肥大症に対する抗コリン薬投与

説明例

前立腺肥大症の排尿障害には、交感神経の作用を抑える薬（α₁遮断薬）が主に使われています（『前立腺肥大症』参照）。前立腺肥大症などで尿道が締まっている方に抗コリン薬を投与すると、さらに尿の出を悪くする可能性があります。ですから、前立腺肥大症の患者さんには基本的に抗コリン薬の投与は禁止になることが多く、特に尿がほとんど出ない方（重度の下部尿路閉塞）は服用できません（STEP1）。ただし、交感神経の作用を抑える薬だけでは効果が不十分な場合には、OAB症状を抑える目的で抗コリン薬が追加されることもあります。その場合は『急に尿が出なくなった』『尿が一日中出ない』などの症状があれば、直ちに服用を中止して医療機関を受診することが必要になります

➡ミラベグロン（ベタニス：β₃刺激薬）

説明例

膀胱には、交感神経の情報を伝えるアドレナリンという物質の受け皿（β₃受容体）があります。この薬は、その受け皿を刺激して交感神経の働きを強める作用があります。その結果、膀胱が緩んで尿が多くたまるようになり、OABの症状を和らげてくれます。抗コリン薬とは異なりアセチルコリンに作用しませんので、抗コリン薬の副作用が強く出る方、抗コリン薬が使えない病気（緑内障、下部尿路閉塞性疾患など）を持つ方、抗コリン薬が効かない方などによく使用されます

説明例

薬の効果は3カ月服用してから判断されますので、自己判断で中止しないようにしてください。食後に服用する薬で、空腹時に服用すると作用が強く表れることがありますので注意してください。また、徐々に溶けるように工夫してある薬なので、割ったり潰したりせずに、そのままかまずに飲んでください

説明例

この薬が刺激するアドレナリンの受け皿は、体全体の中で約9割が膀胱に集まっています。ですから、この薬の全身への作用は少ないと考えられます。ただし、妊婦、授乳婦、重度の肝臓病（血中濃度上昇の恐れ）、重篤な心臓病を患っている方は使用できません（STEP1）。また心臓への副作用（QT延長）があるため、併用できない薬があります（STEP2）。また、生殖器への影響が懸念されますので若い方では使用に注意が必要となります（STEP4）

過活動膀胱

STEP 4 服用に当たっての注意事項（副作用、その他）を説明する

抗コリン作用に起因する副作用は必ず説明しておく。β3刺激薬では、生殖器、心臓の副作用に関して十分に注意するよう指導する。生殖器への影響については、警告がなされている。

➡抗コリン薬全般
▶便秘、口渇、霧視、眼球乾燥、残尿、尿閉など（抗コリン作用）

説明例

便秘、口の中の乾燥、目のかすみ（霧視）、目がショボショボするなどの症状が表れることがあります。腸管や唾液腺、眼（虹彩）などには副交感神経が働いているので、その作用を薬で抑えるためにそうした症状が表れると考えられます。特に、全身作用性があるオキシブチニン（ポラキス他）で表れやすく、低用量から服用を始めるなどの注意が必要です。もしこれらの症状が出た場合には、たとえ軽くても必ずご相談ください。また、膀胱への効き具合が強過ぎると、逆に尿の出が悪くなったり、残尿感がひどくなることもあります。このような症状がある場合には、直ちに服用を中止して医療機関を受診してください

▶認知機能障害（抗コリン作用）

説明例

お薬が脳のアセチルコリンの働きを抑えることがあり、認知症を悪化させる可能性があります。特にオキシブチニンでは、高齢の方が長期に服用する場合に注意が必要です。一方、トルテロジン（デトルシトール）、フェソテロジン（トビエース）は脳に移行しにくいため、高齢者への投与はさほど問題ないことが示されています

▶認知機能障害→特にオキシブチニンで注意。
▶幻覚、せん妄→症状が表れた場合にはプロピベリン（バップフォー他）、ソリフェナシン（ベシケア）、イミダフェナシン（ウリトス、ステーブラ）の投与中止。
▶健忘（一過性記憶喪失など）→表れた場合はトルテロジンの投与中止。
▶消化不良、動悸、血圧上昇など

➡プロピベリン
▶パーキンソン病、ジスキネジア、QT延長など

➡ミラベグロン（ベタニス：β3刺激薬）
▶生殖系への影響『警告』、QT延長

説明例

動物実験でオス・メスの生殖器への悪影響が示されています。例えば、精子を貯える精嚢や、前立腺、子宮が小さく軽くなる結果が出ています。また、発情期が短くなったり、妊娠に必要な卵巣の黄体数が減り、着床数や胎児の生存数が減ることも示されています。これらはあくまでも動物実験のデータで、ヒトと同じというわけではありませんが、若い方の使用は、できるだけ避ける必要があります。そのほか、脈拍が速くなるなど心臓にも

悪い影響を与える可能性がありますので、重い心臓病の方は服用することができません。胸が苦しくなる、ドキドキする、ふらつく、めまいがする、気が遠くなるなど、いつもと違う症状が出てきたら、直ちに服用を中止して診察を受けるようにしてください

▶肝胆道系疾患、便秘、口渇、尿蛋白陽性、白血球減少など

消化性潰瘍

消化性潰瘍は、胃液中の胃酸・ペプシンが消化管壁を消化し、粘膜下層、筋層、漿膜の深さまで欠損が及んだ状態である。原因は主にヘリコバクター・ピロリ（ピロリ菌）感染と非ステロイド抗炎症薬（NSAIDs）服用であり、消化管粘膜への攻撃と防御のバランスが崩れて発症する。上腹部不快感、心窩部痛を主症状とするが、無症状の場合もあり、放置していると、吐血、下血、穿孔などの重篤な合併症を引き起こす。患者は約80万人で、男性に多い。

治療の目的は、潰瘍を治癒させ再発を防止することにより、生活の質（QOL）を改善することである。まず止血処置やNSAIDs中止を行い、ピロリ菌陽性であれば除菌治療を実施する（図1）。ピロリ菌陰性や除菌適応のない場合はプロトンポンプ阻害薬（PPI）などによる潰瘍治療を行い、治癒後は再発予防のための維持療法を続ける。

服薬指導では、除菌療法や維持療法のアドヒアランスを良好に保ち、潰瘍の再発を防ぐことが重要である。

図1 ●消化性潰瘍診療ガイドラインに示された治療のフローチャート

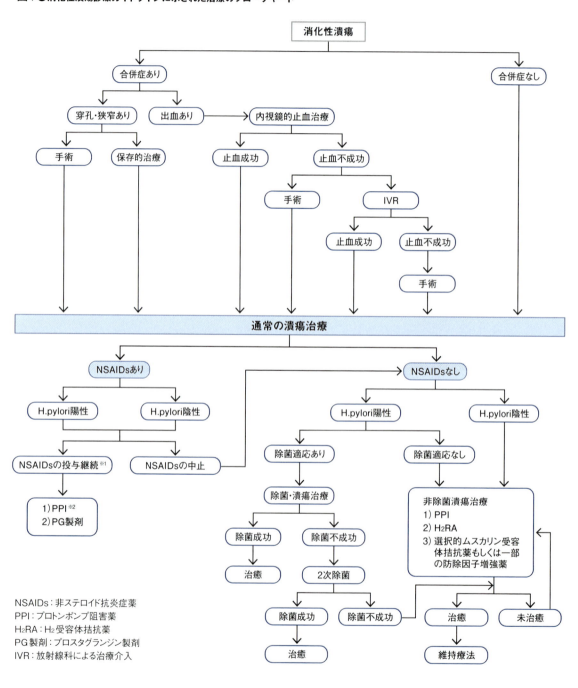

NSAIDs：非ステロイド抗炎症薬
PPI：プロトンポンプ阻害薬
H₂RA：H₂受容体拮抗薬
PG製剤：プロスタグランジン製剤
IVR：放射線科による治療介入

※1 禁忌である。中止不能のため、やむを得ず投与する場合
※2 LDA潰瘍はPPIを選択
出典：日本消化器病学会「消化性潰瘍診療ガイドライン2015（改訂第2版）」

消化性潰瘍

初診時の処方例

A ヘリコバクター・ピロリ除菌治療

① 1次除菌（初期治療）

処方例1
```
ランサップ400または800*1　1日1シート
　3剤を同時に朝夕食後の2回に分けて服用、7日間
```

*1 1シート（1日分）中、ランソプラゾールカプセル30mg（2カプセル）、アモキシシリン水和物カプセル250mg（6カプセル）、クラリスロマイシン錠200mg（ランサップ400は2錠、ランサップ800は4錠）を組み合わせたもの。ピロリ菌除菌治療薬

処方例2
```
オメプラール錠20*2またはタケプロンOD錠30*3または
パリエット錠10mg*4またはネキシウムカプセル20mg*5ま
たはタケキャブ錠20mg*6
　　　1回1錠（1日2錠）
サワシリンカプセル250*7
　　　1回3カプセル（1日6カプセル）
クラリシッド錠200mg*8　1回2錠（1日4錠）

　1日2回　朝夕食後　7日分
```

*2 オメプラゾール（プロトンポンプ阻害薬）
*3 ランソプラゾール（プロトンポンプ阻害薬）
*4 ラベプラゾールナトリウム（プロトンポンプ阻害薬）
*5 エソメプラゾールマグネシウム水和物（プロトンポンプ阻害薬）
*6 ボノプラザンフマル酸塩（プロトンポンプ阻害薬）
*7 アモキシシリン水和物（ペニシリン系抗菌薬）
*8 クラリスロマイシン（マクロライド系抗菌薬）

② 2次除菌（1次除菌が不成功の場合）

処方例
```
オメプラール錠20またはタケプロンOD錠30または
パリエット錠10mgまたはネキシウムカプセル20mg
　　　　　　　　　　　　　1回1錠（1日2錠）
サワシリンカプセル250　1回3カプセル（1日6カプセル）
フラジール内服錠250mg*9　1回1錠（1日2錠）

　1日2回　朝夕食後　7日分
```

*9 メトロニダゾール（抗寄生虫薬）

B 非除菌治療（潰瘍治療：プロトンポンプ阻害薬を第一選択薬、H₂受容体拮抗薬を第二選択薬とする）

処方例1
```
オメプラール錠20またはタケプロンOD錠30または
パリエット錠20mgまたはネキシウムカプセル20mgまたは
タケキャブ錠20mg　1回1錠（1日1錠）
　1日1回　朝食後
```

処方例3
```
ガストロゼピン錠25mg*11　1回1錠（1日3錠）
　1日3回　朝昼夕食後
```

*11 ピレンゼピン塩酸塩水和物（ムスカリン受容体拮抗薬）

処方例5
```
サイトテック錠200*13　1回1錠（1日4錠）
　1日4回　朝昼夕食後と就寝前
```

*13 ミソプロストール（プロスタグランジン製剤）

処方例2
```
ガスターD錠20mg*10　1回1錠（1日2錠）
　1日2回　朝夕食後
```

*10 ファモチジン（H₂受容体拮抗薬）

処方例4
```
アルサルミン細粒90%*12　1回1g（1日3g）
　1日3回　朝昼夕食後
```

*12 スクラルファート水和物（防御因子増強薬）

処方例6
```
カムリードカプセル25*14
　　　　　　　　　1回1カプセル（1日2カプセル）
　1日2回　朝夕食後
```

*14 エンプロスチル（プロスタグランジン製剤）

C NSAIDs潰瘍治療（NSAIDs中止が不可能の場合）

処方例1
```
タケプロンOD錠15　1回1錠（1日1錠）
　1日1回　朝食後
```

処方例2
```
サイトテック錠200　1回1錠（1日4錠）
　1日4回　朝昼夕食後と就寝前
```

処方例3
```
カムリードカプセル25　1回1カプセル（1日2カプセル）
　1日2回　朝夕食後
```

D 維持療法（再発予防）

①非除菌治療による潰瘍の治癒後

処方例1
```
ガスターD錠20mg　1回1錠（1日1錠）
　1日1回　夕食後または就寝前
```

処方例2
```
アルサルミン細粒90％　1回1g（1日3g）
　1日3回　朝昼夕食後
```

処方例3[*15]
```
タケプロンOD錠30　1回1錠（1日1錠）
　1日1回　朝食後
```

[*15] 適応外処方

②NSAIDs投与継続下の再発予防

処方例1
```
サイトテック錠200　1回1錠（1日4錠）
　1日4回　朝昼夕食後と就寝前
```

処方例2[*15]
```
タケプロンOD錠15またはネキシウムカプセル20mg
またはタケキャブ錠10mg
　　　　　　　　　　　1回1錠（1日1錠）
　1日1回　朝食後
```

処方例3[*15]
```
ガスターD錠20mg[*16]　1回2錠（1日4錠）
　1日2回　朝夕食後
```

[*16] 高用量処方

③低用量アスピリン投与継続下の再発予防

処方例1
```
タケプロンOD錠15またはパリエット錠5mg[*17]またはネキ
シウムカプセル20mgまたはタケキャブ錠10mg
　　　　　　　　　　　　1回1錠（1日1錠）
　1日1回　朝食後
```

[*17] 効果不十分な場合は10mg

STEP 1　禁忌疾患の有無を確認する

プロトンポンプ阻害薬(PPI)、抗菌薬、H₂受容体拮抗薬、プロスタグランジン(PG)製剤は過敏症歴に注意。ミソプロストール、メトロニダゾールは妊娠の有無を確認する。メトロニダゾールは血液・脳脊髄疾患が、アモキシシリンは単核症が、スクラルファートは透析患者が禁忌となる。

薬疹歴
➡ あり
- ▶本剤の成分に対し過敏症の既往歴→次の薬剤は投与中止。PPI(オメプラゾール[商品名オメプラゾン、オメプラール他]、ランソプラゾール[タケプロン他]、ラベプラゾールナトリウム[パリエット他]、エソメプラゾールマグネシウム水和物[ネキシウム]、ボノプラザンフマル酸塩[タケキャブ])、クラリスロマイシン(クラリシッド、クラリス他)、メトロニダゾール(フラジール他)、H₂受容体拮抗薬(ラニチジン塩酸塩[ザンタック他]、ファモチジン[ガスター他]、ラフチジン[プロテカジン他]、シメチジン[カイロック、タガメット他])、ピレンゼピン塩酸塩水和物(ガストロゼピン他))。
- ▶本剤の成分によるショックの既往歴→アモキシシリン水和物(サワシリン、パセトシン他)の中止。
- ▶本剤およびペニシリン系抗生物質に過敏症の既往歴→アモキシシリンの原則中止。
- ▶PG製剤に対する過敏症の既往歴→ミソプロストール(サイトテック)の中止。

➡ なし
- ▶「発疹が出現したら、直ちに受診する」よう指導。

妊娠・授乳の有無
➡ 妊婦または妊娠している可能性のある女性
- ▶ミソプロストール(サイトテック)の投与中止。メトロニダゾール(フラジール他)は、妊娠3カ月以内は投与中止。次の薬剤は有益性が危険性を上回る場合に投与。PPI(オメプラゾール[オメプラゾン、オメプラール他]、ランソプラゾール[タケプロン他]、ラベプラゾールナトリウム[パリエット他]、エソメプラゾールマグネシウム水和物[ネキシウム]、ボノプラザンフマル酸塩[タケキャブ])、H₂受容体拮抗薬(ラニチジン塩酸塩[ザンタック他]、ファモチジン[ガスター他]、ニザチジン[アシノン他]、ロキサチジン酢酸エステル塩酸塩[アルタット他]、ラフチジン[プロテカジン他]、シメチジン[カイロック、タガメット他])、抗菌薬(クラリスロマイシン[クラリシッド、クラリス他]、アモキシシリン水和物[サワシリン、パセトシン他])、ピレンゼピン塩酸塩水和物(ガストロゼピン他)。

➡ 授乳婦
- ▶PPI(オメプラゾール、ランソプラゾール、ラベプラゾール、エソメプラゾール、ボノプラザン)、H₂受容体拮抗薬(ラニチジン、ファモチジン、ニザチジン、ロキサチジン、ラフチジン、シメチジン)、抗菌薬、メトロニダゾール、ピレンゼピンは原則禁忌(投与しないことが望ましいが、投与時は授乳中止)。ミソプロストールは、有益性が危険性を上回る場合に投与(投与時は授乳中止)。

禁忌疾患
- ➡脳・脊髄に基質的疾患
  - ▶メトロニダゾール(フラジール他)の投与中止(中枢神経系症状が表れることがある)。
- ➡伝染性単核症
  - ▶アモキシシリン水和物(サワシリン、パセトシン他)の投与中止(発疹の発現頻度を高める恐れがある)。
- ➡透析患者
  - ▶スクラルファート水和物(アルサルミン他)の投与中止(アルミニウム脳症、アルミニウム骨症、貧血などが表れやすいため)。

STEP 2　併用薬・飲食物・嗜好品の有無を確認する

主に動態学的相互作用が問題となる。クラリスロマイシンの薬物代謝酵素チトクロームP450(CYP)3A4とP糖蛋白質(P-gp)阻害に起因する相互作用、メトロニダゾールのジスルフィラム様作用に注意する。PPIやH₂受容体拮抗薬は消化管吸収に起因する相互作用。ラベプラゾールを除くPPIはCYP2C19、3A4阻害・誘導に関係する相互作用に留意する。スクラルファートでは、アルミニウムキレート形成、吸着に気を付ける。

A　動態学的

①代謝(CYP、アルデヒド脱水素酵素)

〔併用禁忌〕

- ➡クラリスロマイシン(クラリシッド、クラリス他)
  - ▶ピモジド(オーラップ)→QT延長、心室性不整脈。クラリスロマイシンのCYP3A4阻害によりピモジドの血中濃度が増大。
  - ▶エルゴタミン製剤(エルゴタミン酒石酸塩・無水カフェイン配合薬[クリアミン]、ジヒドロエルゴタミンメシル酸塩[ジヒデルゴット他])→血管攣縮、四肢虚血などの麦角中毒の誘発。クラリスロマイシンのCYP3A4阻害によりエルゴタミンの血中濃度上昇。
  - ▶アスナプレビル(スンベプラ)→肝臓に関連した副作用の発現や重症化の恐れ。クラリスロマイシンのCYP3A4阻害によりアスナプレビルの血中濃度上昇。
  - ▶バニプレビル(バニヘップ)→悪心、嘔吐、下痢の発現増加の恐れ。クラリスロマイシンのCYP3A4阻害によりバニプレビルの血中濃度上昇。
  - ▶タダラフィル(アドシルカ、ザルティア)、スボレキサント(ベルソムラ)→タダラフィル、スボレキサントの作用増強。クラリスロマイシンのCYP3A4阻害によりタダラフィル、スボレキサントの血中濃度上昇。

消化性潰瘍

- ➡ メトロニダゾール(フラジール他)
  - ▶ アルコール→ジスルフィラム様作用により腹部痛、嘔吐、潮紅、呼吸困難、頭痛などが出現。メトロニダゾールによるアルデヒド脱水素酵素阻害に起因する血中アセトアルデヒド濃度上昇。

〔併用注意〕

- ➡ PPI(オメプラゾール[オメプラゾン、オメプラール他]、ランソプラゾール[タケプロン他]、エソメプラゾールマグネシウム水和物[ネキシウム])
  - ▶ CYP2C19で代謝される薬剤(ジアゼパム[セルシン、ホリゾン他]、フェニトイン[アレビアチン他]、シロスタゾール[プレタール他]など)、CYP3A4で代謝される薬剤(タクロリムス水和物[プログラフ、グラセプター他]、ワルファリンカリウム[ワーファリン他]など)→血中濃度上昇。代謝競合に起因。
  - ▶ CYP2C19、3A4阻害薬(ボリコナゾール[ブイフェンド他]など)→血中濃度上昇。CYP2C19、3A4阻害に起因。
  - ▶ テオフィリン(テオドール他)→血中濃度低下。芳香族炭化水素受容体(AhR)活性化によるCYP1A2誘導に起因。
- ➡ ボノプラザンフマル酸塩[タケキャブ]
  - ▶ CYP3A4阻害薬(クラリスロマイシンなど)→血中濃度上昇。CYP3A4阻害に起因。
- ➡ オメプラゾール
  - ▶ クロピドグレル硫酸塩[プラビックス他]→作用減弱。クロピドグレルの活性体への代謝(CYP2C19、3A4)阻害に起因。
- ➡ オメプラゾール、エソメプラゾール
  - ▶ セント・ジョーンズ・ワート(SJW)→血中濃度低下。代謝酵素(CYP2C19、3A4)誘導に起因。
- ➡ クラリスロマイシン
  - ▶ CYP3A4、P-gpの基質となる薬剤(カルバマゼピン[テグレトール他]、カルシウム拮抗薬、グリベンクラミド[オイグルコン、ダオニール他]、コルヒチン、アトルバスタチンカルシウム水和物[リピトール他]、テオフィリン、リファブチン[ミコブティン]など)→血中濃度上昇。CYP3A4およびP-gp阻害に起因。
  - ▶ コルヒチン(コルヒチン)→血中濃度上昇に伴う汎血球減少、肝機能障害、筋肉痛、腹痛、嘔吐、下痢、発熱などの中毒症状の報告。**肝障害、腎障害の患者においては原則併用禁忌**。クラリスロマイシンのCYP3A4阻害に起因。
  - ▶ プレグナンX受容体(PXR)活性化薬(CYP、P-gp誘導薬：リファンピシン[リファジン他]など)→血中濃度低下。PXR活性化によるCYP3A4誘導に起因。
- ➡ シメチジン(カイロック、タガメット他)
  - ▶ CYPの基質となる薬剤→血中濃度増加。シメチジンの非特異的CYP(CYP1A2、2C9、2D6、3A4)阻害。

➡︎ラニチジン塩酸塩[ザンタック]
- ▶︎ワルファリン→プロトロンビン時間に影響の報告。ラニチジンによるCYP阻害に起因。

➡︎メトロニダゾール
- ▶︎アルコール含有製剤(リトナビル[ノービア]など)、アルコール含有食品(薬用酒、奈良漬、ケーキなど)→ジスルフィラム様作用により腹部痛、嘔吐、呼吸困難、頭痛などが出現。アルデヒド脱水素酵素阻害に起因。
- ▶︎ジスルフィラム(ノックビン)→精神症状が出現。
- ▶︎ワルファリン→作用増強。アゾール系抗真菌薬によるCYP2C9、3A4阻害に起因の可能性。
- ▶︎フェノバルビタール(フェノバール他)→メトロニダゾールの血中濃度低下。フェノバルビタールによる代謝酵素誘導に起因。

②P-gp阻害

〔併用注意〕

➡︎PPI(オメプラゾール、ランソプラゾール、ラベプラゾール、エソメプラゾール)
- ▶︎ジゴキシン(ジゴシン他)、メチルジゴキシン(ラニラピッド他)→血中濃度上昇。P-gp阻害と胃酸抑制によるジゴキシンの分解抑制に起因。

➡︎クラリスロマイシン
- ▶︎CYP3A4、P-gpの基質となる薬剤(カルバマゼピン、カルシウム拮抗薬、グリベンクラミド、コルヒチン、アトルバスタチン、テオフィリンなど)→血中濃度上昇。CYP3A4およびP-gp阻害に起因。

③消化管吸収(溶解性・金属キレート・酸分解・腸溶性損失・結合・吸着・解離度)

〔併用禁忌〕

➡︎PPI(オメプラゾール、ランソプラゾール、ラベプラゾール、エソメプラゾール、ボノプラザン)
- ▶︎アタザナビル硫酸塩(レイアタッツ)、リルピビリン硫酸塩(エジュラント)→作用減弱。PPIによる酸分泌抑制によりアタザナビル、リルピビリンの溶解性が低下し吸収が阻害される(血中濃度低下)。

〔同時禁忌〕

➡︎スクラルファート(アルサルミン他)
- ▶︎クエン酸製剤→血中アルミニウム濃度上昇。スクラルファートに含まれるアルミニウムとクエン酸とのキレート形成により消化管吸収が促進。同時服用を避ける。クエン酸含有の柑橘系の果実または果実ジュース、健康食品にも注意。

消化性潰瘍

〔併用注意〕

➡ PPI(オメプラゾール、ランソプラゾール、ラベプラゾール、エソメプラゾール、ボノプラザン)
- ▶ 酸性条件下で溶解する薬剤(イトラコナゾール[イトリゾール他]、ゲフィチニブ[イレッサ]、ニロチニブ塩酸塩水和物[タシグナ]、エルロチニブ塩酸塩[タルセバ]、プルリフロキサシン[スオード]など)→血中濃度低下。
- ▶ ジゴキシン、メチルジゴキシン→血中濃度上昇。P-gp阻害と胃酸抑制によるジゴキシンの分解抑制に起因。

➡ ラベプラゾール
- ▶ 水酸化アルミニウム含有制酸薬→ラベプラゾールの血中濃度時間曲線下面積(AUC)が低下。制酸薬により腸溶性が変化するためと推測される。

➡ H_2受容体拮抗薬
- ▶ 酸性条件下で溶解する薬剤(アタザナビル、イトラコナゾール、ゲフィチニブ、プルリフロキサシンなど)→血中濃度低下。胃内pHが上昇し、溶解性が低下。

➡ ラニチジン塩酸塩(ザンタック他)
- ▶ トリアゾラム(ハルシオン他)→血中濃度上昇。胃内pHが上昇しトリアゾラムの吸収が増大。

➡ スクラルファート
- ▶ 血清カリウム抑制イオン交換樹脂(ポリスチレンスルホン酸カルシウム[カリメート他])→効果減弱。消化管内で樹脂がアルミニウムと結合するためカリウムの結合率が低下。
- ▶ キノロン系抗菌薬、ジギタリス製剤、フェニトイン(アレビアチン、ヒダントール)、テトラサイクリン系抗菌薬、甲状腺ホルモン製剤、胆汁酸製剤、スルピリド(ドグマチール、ミラドール、アビリット他)、テオフィリン→血中濃度低下(吸収低下)。吸着およびキレート形成による消化管吸収低下。
- ▶ 弱塩基性薬剤(キニジン硫酸塩水和物など)→薬効増強。制酸薬による尿のpH上昇で非イオン型キニジンが増え、腎再吸収促進(血中濃度上昇)。

➡ ミソプロストール(サイトテック)
- ▶ 酸化マグネシウム含有制酸剤→緩下作用増強。ミソプロストールによる小腸蠕動運動亢進作用によって、小腸からの水、Naの吸収が阻害される。

④腸内細菌叢

〔併用注意〕

➡ アモキシシリン(サワシリン、パセトシン他)、クラリスロマイシン
- ▶ ワルファリン→作用増強。腸内細菌叢の乱れによるビタミンK産生低下に起因。
- ▶ 経口避妊薬→効果減弱。腸内細菌叢の乱れによる腸肝循環での再吸収阻害に起因。
- ▶ ジゴキシン→ジギタリス中毒。腸内細菌叢の乱れによるジゴキシンの不活性化抑制。クラリスロマイシンでは、P-gp阻害によるジゴキシン排泄抑制も関与。

⑤腎排泄(OCT阻害、OAT阻害)
〔併用注意〕
➡シメチジン(タガメット、カイロック他)
▶有機カチオントランスポーター(OCT)で腎排泄される薬(アシクロビル[ゾビラックス他]、プロカインアミド塩酸塩[アミサリン]、プラミペキソール塩酸塩水和物[ビ・シフロール、ミラペックス他])→血中濃度上昇。シメチジンによるOCT阻害で腎排泄抑制。
➡アモキシシリン
▶プロベネシド(ベネシッド)→アモキシシリンの血中濃度上昇。プロベネシドの尿細管分泌(有機アニオントランスポーター;OAT)阻害に起因。

⑥機序不明
〔併用注意〕
➡PPI(オメプラゾール、ランソプラゾール、ラベプラゾール、エソメプラゾール)
▶メトトレキサート(リウマトレックス、メソトレキセート他)→メトトレキサートの血中濃度上昇。高用量のメトトレキサート投与時は一時的にPPIの投与中止を考慮。

B 薬力学的
〔併用注意〕
➡ミソプロストール(サイトテック)
▶マグネシウム含有製剤→下痢の頻度上昇。協力作用。

STEP 3-1 病識を持たせる

消化性潰瘍はヘリコバクター・ピロリ(ピロリ菌)感染や非ステロイド抗炎症薬(NSAIDs)服用が原因となり、消化管粘膜への攻撃と防御のバランスが崩れ発症することを知ってもらう。放置しておくと、消化管出血や穿孔などの重篤な合併症を起こす恐れがあることを説明する。また、潰瘍の発症・再発を予防するためには、生活習慣の改善も重要であることを理解させる。

病気の原因の説明

➡消化性潰瘍について説明する。

説明例

摂取した食べ物は、主に胃の中で胃液と混ざり合いドロドロに消化されてから腸で吸収されます。つまり、胃液の中にはどんなに硬い食べ物でも十分に消化できる強力な酸や消化酵素が含まれています。胃潰瘍は、この胃液が胃の壁も消化し、傷付けてしまう病気です

消化性潰瘍

説明例
十二指腸潰瘍は胃に続く小腸の最初の部分（胃から5～8cm）が傷付く病気ですが、潰瘍の場所が違うだけなので、両者をまとめて消化性潰瘍と呼ぶこともあります。胃や十二指腸の壁は、何枚もの層が重なってできています。食べ物と触れる一番内側の粘膜と呼ばれる層だけに浅い傷ができて、剥がれ落ちた状態を『びらん』（胃炎）といいます。消化性潰瘍は、粘膜層よりさらに深いところまで傷が及んだ状態と考えてください

➡ ピロリ菌感染が原因であることを説明する。

説明例
かつて胃潰瘍は、治療によりいったん治っても、簡単に再発する厄介な病気でした。しかし1980年代に、強い酸性の状態で細菌がすむことはできないと思われていた胃の粘膜にピロリ菌が発見され、その後、潰瘍の原因の多くがピロリ菌であることが明らかになりました。ピロリ菌に感染している人は通常よりも消化性潰瘍に3～4倍なりやすく、十二指腸潰瘍の9割以上、胃潰瘍の7～8割はピロリ菌が原因であるといわれています。ピロリ菌の発見者にはノーベル賞が授与されました

説明例
健康な胃では、胃粘膜が消化されないように粘液が胃粘膜表面を覆い、アルカリ性の分泌物が、胃液の中の強力な酸である胃酸を中和して粘膜を守っています。粘膜の血液の流れも粘膜がきちんと働くために大切で、胃を守る仕組みの一つです。一方、ピロリ菌がすみついた胃では、菌自身から出る炎症物質や、菌を殺傷しようとする白血球が過剰に働いていて、粘膜を守る働きが低下し、わずかな胃酸の量でも粘膜が消化されるため、胃潰瘍を発症すると考えられます。十二指腸潰瘍では、ピロリ菌により胃酸の分泌が促進されることが原因の1つと考えられています

➡ NSAIDsによる潰瘍について説明する。

説明例
潰瘍ができる原因には、ピロリ菌のほか、痛み止めや解熱薬として使われている消炎鎮痛薬があります。痛み止めは炎症が起きたところで大量に作られるプロスタグランジンという物質ができないようにして痛みを抑えます。一方でプロスタグランジンには胃粘膜を守る役目があり、胃粘膜で常に作られて粘液やアルカリ性物質の分泌を増やし、粘膜の血流を良くする役割を果たしています。痛み止めによってこの胃を守る仕組みがうまく働かなくなり、潰瘍を起こすと考えられています

説明例
潰瘍の予防治療をせずに、痛み止めを服用した場合、10～15％の方が胃潰瘍に、3％の方が十二指腸潰瘍となり、約1％の方で潰瘍による出血を起こすことが示されています。また、痛み止め（非アスピリン）服用による潰瘍は特に服用開始3カ月以内の発生が多くなっています。ですから、潰瘍の患者さんで痛み止めを服用している場合には、直ちに服用を中止してください。なお、痛み止めでもアスピリンの少量の服用は、血液が固まって血管が詰まるのを防ぐ作用があるため、脳梗塞や心筋梗塞の予防に使われていますが、少量でも潰瘍を起こすことが知られています

潰瘍のできやすい場所

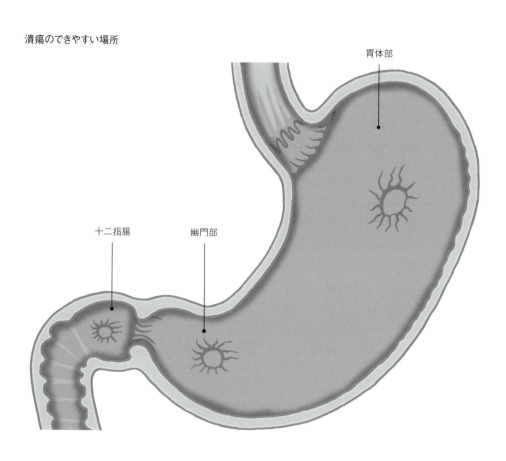

消化性潰瘍の重症度

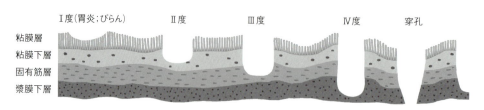

※このイラストは、巻末のイラスト集にカラーで収録されています。患者指導用のツールとしてご活用ください。

消化性潰瘍

説明例

痛み止め服用による潰瘍の発生率は痛み止めの種類や用量によって違うことが知られています。痛み止めは、炎症部位および胃粘膜の双方のプロスタグランジンができないようにする薬（非選択的COX阻害薬）と、主に炎症部位のプロスタグランジンができないようにする薬（非選択的COX2阻害薬）に分けられます。当然のことですが、後者の薬は明らかに潰瘍や出血の発生率が低いと示されています。また、痛み止めを飲む量が多くなるほど、痛み止めの数が多くなるほど（重複投与）、潰瘍や出血の発生率が高くなります。さらに、潰瘍になった経験がある方、また飲み合わせのよくない薬（抗凝固薬、抗血小板薬、低用量アスピリン、糖質コルチコイド、ビスホスホネート製剤など）を飲んでいる方、高齢の方や重い病気の方でも注意が必要です。

説明例

なお、痛み止めによる潰瘍の発生は、経口薬と坐薬で差はありません。また、痛み止め服用による潰瘍では、出血を起こす場合でも無症状であることが多く注意が必要です。そのため、痛み止めを服用される方は定期的な検査（内視鏡、貧血の有無）が勧められます。

症状・合併症の説明

➡消化性潰瘍の症状について説明する。

説明例

最も多い症状は、おなかのみぞおちの部分の痛みです（心窩部痛）。胸や背中まで痛みが広がることがあります。十二指腸潰瘍では胃酸が増えているため、空腹時に痛みを感じ、食事で軽くなる特徴がありますが、胃潰瘍では食後でも痛み、食事で軽くなることは少ないようです

説明例

そのほかの症状として、吐き気や嘔吐、酸っぱいものがこみ上げる感じ（呑酸）、胸やけ、ゲップ、胃のもたれ感などがあります。これらの症状は、胃の出口が狭くなって胃から食べ物が出にくくなっている場合（吐き気、嘔吐）や、胃酸が口と胃の間を結ぶ食道内に逆流した場合（呑酸、胸やけ、ゲップ）によくある症状です。特に食道の粘膜は、赤ちゃんの肌のように柔らかく酸に弱いため、胃酸で刺激されて痛みやすいのです

➡合併症（出血、穿孔）について説明する。

説明例

潰瘍ができていても、自覚症状が全くない場合もあります。ですが、放置しておくと潰瘍が進行して出血し、血を吐いたり（吐血）、便に血が混ざる（下血）といった危険な合併症に発展することがあります。貧血で顔色が悪くなるだけで自覚症状のない出血もありますが、突然に大量の出血を起こすと、真っ赤な血を吐いて血圧が低下し、意識がないショック状態となり、命に関わることがあります。吐いた血は、胃液と混ざってコーヒーの残りかすのような薄い黒色となったり（コーヒー残渣様）、便と混じってコールタールのような黒色となります（タール便）。このような症状があれば、すぐに受診しなくてはいけません

説明例

潰瘍が進行すると、とうとう胃袋に『穿孔』と呼ばれる穴が開いて、胃の中の食べ物が

おなかの中に漏れ出す恐ろしい状態になることがあります。おなかの膜に炎症を起こし、突然に激しい腹痛を感じてショック状態となることもあり、命に関わることがあります

生活習慣

➡食事指導

説明例

潰瘍のない元気な人でも、50歳以上の半数以上の人がピロリ菌に感染しているといわれています。ですから、そのような人々は悪い生活習慣がきっかけとなり、いつ潰瘍を起こしても不思議ではありません。喫煙、ストレス、食べ過ぎのほか、香辛料やコーヒーなどの刺激物、甘みの強い食べ物をたくさん取ることなどが、潰瘍の引き金になると考えられています。高血圧や糖尿病など他の生活習慣病にならないためにも、禁煙を行い、食べ過ぎを避け、刺激物も控え、1日3食の規則正しい食事をして、ストレス解消を心掛けましょう

➡アルコール制限

説明例

ピロリ菌の除菌に1度失敗し、2度目の除菌を行う際は、禁酒してください。除菌薬の1つであるメトロニダゾール(フラジール他)という薬を服用しているときにお酒を飲むと、アルコールの毒性を高める(アセトアルデヒド脱水素酵素阻害によるアルデヒド上昇)恐れがあるためです

➡5歳以下の子どもに「口移し」をしない

説明例

5歳くらいになると胃酸が強くなり、新たにピロリ菌が胃に入ってきたとしても死滅するので感染はしません。ですが、5歳に満たない子どもだと胃酸がまだ弱く、ピロリ菌が胃に入っても死滅せずにすみついてしまうと考えられています。ピロリ菌は5歳までに感染することが多いとされていますので、子どもには口移しで物を食べさせないようにしましょう

➡適正な体重・姿勢の維持

説明例

おなかの周囲に脂肪がたくさん付いていたり、前かがみの姿勢でいると胃を圧迫し、胃が潰れたようになり、胃酸が食道に逆流して胸やけなどの症状が起きやすくなります。例えば、パソコンを長時間使う方、草むしりや畑仕事など前かがみの仕事を長時間する方、猫背の方、腰が曲がっている高齢者の方などは注意が必要です。潰瘍のある方は、ダイエットでおなかの周りの脂肪を減らしたり、姿勢を良くし、前かがみの仕事は長時間しないようにしましょう。また、食後すぐに横になると、胃の入り口が食道よりも高くなり、胃酸が逆流しやすいため、横にならないようにしましょう

STEP 3-2 薬識を持たせる

ピロリ菌陽性で除菌治療が開始された場合、除菌によって潰瘍を根治できることを十分に説明し、除菌治療薬のアドヒアランスを良好に維持させる。NSAIDs潰瘍は、服薬を中止して潰瘍治療を行えば完治すること、NSAIDs非投与でピロリ菌陰性といった原因不明の潰瘍では、潰瘍治療後の維持療法の継続が重要であることを理解させる。

服用目的・方法の説明

➡ 服用目的について説明する。

薬物治療の最大の目的は、潰瘍の原因であるピロリ菌を取り除き、潰瘍を完治させることです

➡ 除菌の治療法について説明する。

ピロリ菌がすみついた胃は除菌を行わない限り永遠に感染が続き、潰瘍が再発します。ですから、ピロリ菌に感染していると分かった場合は、必ず除菌治療を行います。除菌されれば潰瘍は完治し、再びピロリ菌に感染することもほとんどありません。除菌には2種類の抗菌薬(アモキシシリン水和物[サワシリン、パセトシン他]、クラリスロマイシン[クラリシッド、クラリス他])に、胃酸を強力に抑える胃薬(PPI)を加えた計3種類を、朝・夕食後の1日2回、1週間服用します。潰瘍を完全に治す治療なので、飲み忘れたり、自己判断で中止したり、飲む量を調節してはいけません。除菌に失敗して治療が無駄になるばかりか、抗菌薬が効かなくなり、潰瘍の完治が不可能になってしまいます

除菌の確認は、薬を1週間飲み終わってから4～6週間後に検査を行い判断します。これは、初回の治療で除菌できる方は7割程度で、ピロリ菌が本当にいなくなったのか、それとも(抗菌薬やPPIのために)一時的に減っているだけなのかを見分けるためです。もし除菌に失敗した場合、2回目の除菌治療を行いますが、抗菌薬のクラリスロマイシンをメトロニダゾール[フラジール他]に替えると、約9割の方で除菌が成功します。メトロニダゾールは、そもそもトリコモナスという寄生虫に効く薬ですが、いつも使用すると効かなくなることがあります。そのため、初回ではなく2回目の除菌に使用しているのです

➡ 除菌前後に行う潰瘍治療について説明する。

除菌治療に前後して、胃酸を強力に抑える胃薬(PPI)を約8週間服用し、潰瘍の傷を治します。この薬が使用できない場合は、PPIより胃酸を抑える力が少し弱い胃薬(H_2受容体拮抗薬)が処方されます。両方とも使用できない場合には、他の胃薬が使われます。これらの薬を服用して調子が良くなっても、服用を自己判断で中止してはいけません。症状がなくなっても、潰瘍の

傷はまだ治ってないことが多いからです

➡除菌不可能時の潰瘍治療と維持療法の目的について説明する。

説明例
残念ながら、除菌の薬が合わない、除菌に何度も失敗した、除菌が不可能などの場合には、まず胃酸を抑える胃薬によって潰瘍の傷を治します。しかし、ピロリ菌を取り除く治療ではありませんので、潰瘍が治った後に薬をやめると再発してしまいます。ですから、維持療法として再発を防止する薬（H₂受容体拮抗薬、スクラルファート[アルサルミン他]など）を飲み続けなくてはいけません

➡NSAIDs潰瘍の治療について説明する。

説明例
ピロリ菌の有無に関係なく、痛み止めの服用を中止して、潰瘍の治療を行います。痛み止めが原因の場合、この治療で潰瘍は完治し、再発はありません。ですが、どうしても痛み止めが中止できない場合は、胃を守るH₂受容体拮抗薬という薬やプロスタグランジン製剤が一緒に処方されますので、潰瘍になったことのある方は、必ず医師にお話しください

➡原因不明時の維持療法について説明する。

説明例
残念ながら、患者さんの潰瘍は原因不明であり、潰瘍を根本的に治療することはできません。ですが、胃酸を抑える薬の服用によって潰瘍の傷を治し、維持療法によって再発や出血などの合併症を防ぐことができます。自覚症状がないのに薬を服用することに抵抗を感じるかもしれませんが、指示通り服用することが大切です

各薬剤の説明

➡PPI

説明例
胃の壁の中にある、胃酸の分泌を行っているプロトンポンプという酵素の働きを直接妨げて、潰瘍の傷を素早く治す薬です。胃薬の中で最も効果が高く、約8〜9割の方の潰瘍を治すため、潰瘍治療の一番手として使われています。痛み止めが中止できない潰瘍の治療や、痛み止めによる潰瘍の予防薬としても処方されます。胃液が逆流して食道の粘膜を傷付ける逆流性食道炎という病気にも使われます

説明例
健康保険の関係から、胃潰瘍では8週間（十二指腸潰瘍の場合は6週間）以上続けてPPIを服用できませんので、再発予防には他の薬が使われます。除菌の際にも使われますが、これは同時に服用する、酸に不安定な抗菌薬の効果が落ちないようにするためです

➡H₂受容体拮抗薬

説明例
ヒスタミンという物質が胃の壁に作用して胃酸分泌を促す仕組みを抑えて、潰瘍の傷を治す薬です。約8週間の服用で高い効果が得られます。プロトンポンプ阻害薬という薬が使用できない場合や、潰瘍治療後の再発の予防によく使われます。また、痛み止めによる潰瘍の再発予防にも使われることがあります

➡ムスカリン受容体拮抗薬

説明例

アセチルコリンという神経伝達物質が胃の壁の中で作用して胃酸分泌を促す仕組みを抑えて、潰瘍の傷を治す薬です。また、粘液の分泌を増やし、粘膜の血流を良くして胃を守る作用もあります。約12週間の服用で高い効果が期待できますが、胃酸を強力に抑える他の薬が使用できない場合に使用される薬です

➡プロスタグランジン（PG）製剤

説明例

体の中にあって胃酸の分泌を抑えたり、胃の粘膜を守るプロスタグランジンと同じ作用を持つ薬です。主に潰瘍の治療に使われます。約12週間の服用で高い効果が期待できますが、胃酸を抑える他の薬が使用できない場合に処方されます

プロスタグランジンと同じ作用の薬は、痛み止めが中止できないときの潰瘍の治療にも使います。ミソプロストール（サイトテック）という薬は痛み止めによる潰瘍の再発の予防薬として、痛み止めと一緒に処方されることがあります

➡スクラルファート（アルサルミン他）

説明例

主に潰瘍の部分に強く結合して、胃酸の消化から粘膜を守り、潰瘍の治癒を早める薬です。約12週間の服用で高い効果が期待できますが、胃酸を抑える他の薬が使用できない場合に処方されます。潰瘍が治った後の再発予防薬としても、よく服用される薬です。ただし、アルミニウムを含んでいるため、薬の飲み合わせや、脳や骨の副作用に注意が必要です

STEP 4　服用に当たっての注意事項（副作用、その他）を説明する

除菌治療では消化器系の副作用が起きやすいが、比較的軽度の場合が多いため、事前にそれらの症状を説明して、良好な服薬アドヒアランスを可能な限り維持させる。まれではあるが、PPIやH₂受容体拮抗薬における血液障害などの重篤な副作用、スクラルファートによるアルミニウム脳症・骨症の発現には注意が必要である。

➡除菌治療薬全般（PPI、抗菌薬）

▶消化器障害→軟便や下痢、味覚障害など。

説明例

最も多く見られる副作用は、便が軟らかくなったり、おなかを下す胃腸症状です。患者さんの約1割に起きます。抗菌薬が、腸で便通を整えている善玉菌の働きを抑えるためです。特にクラリスロマイシン（クラリシッド、クラリス他）では、胃腸の運動を良くするホルモンに似た作用があります。また、抗菌薬は苦みが生じたり、口の中を清潔にしている細菌の働きも抑

えて口を荒らすことがあります。プロトンポンプ阻害薬という薬によって、口が渇いて食事の味がいつもと違うといった味覚異常が表れることもあります。これらの副作用は、薬の治療が終了すれば自然に治りますので心配は要りません。ただし、発熱や腹痛を伴ったり、便に血が混ざるなど症状がひどい場合は、直ちに薬の服用を中止して、ご連絡ください

➡ PPI
- ▶ショック、アナフィラキシー様症状→全身発疹、顔面浮腫、呼吸困難など。
- ▶血液障害（無顆粒球症、汎血球減少症、血小板減少症、溶血性貧血など）→全身倦怠感、脱力、皮下・粘膜下出血、発熱などが表れたら、血液検査を実施。
- ▶肝機能障害→黄疸、AST、ALTの上昇など。
- ▶コラーゲン形成大腸炎→水様性の下痢を主訴とする。大腸粘膜上皮の直下にコラーゲン蓄積、肥厚。

説明例
この薬を長く服用していると、水様性の下痢が続いたり、下血、血便、腹痛や体重減少など、腸炎のような症状が表れることがあります。このような症状があれば必ずご相談ください。なお、薬を中止すると2週間以内に下痢が治まることが知られています

➡ クラリスロマイシン、アモキシシリン（サワシリン、パセトシン他）
- ▶ショック、アナフィラキシー様症状→全身発疹、顔面浮腫、呼吸困難など。
- ▶血液障害（無顆粒球症、汎血球減少症、血小板減少症、溶血性貧血など）→全身倦怠感、脱力、皮下・粘膜下出血、発熱などが表れたら、血液検査を実施。
- ▶肝機能障害→黄疸、AST、ALTの上昇など。
- ▶腎障害→乏尿や血中クレアチニン値上昇などの腎機能低下所見に注意。

➡ クラリスロマイシン
- ▶間質性肺炎・PIE症候群→発熱、咳嗽、呼吸困難など。
- ▶QT延長、心室性不整脈→胸痛、脈が乱れるなど。

➡ メトロニダゾール
- ▶消化器症状→黒色便、下痢、味覚異常、上腹部痛。
- ▶肝機能障害→黄疸、AST、ALTの上昇。

➡ H₂受容体拮抗薬
- ▶消化器症状→便秘、下痢などに注意。
- ▶女性化乳房・月経異常→抗アンドロゲン作用に起因。シメチジン（カイロック、タガメット他）で要注意。
- ▶乳汁分泌→プロラクチン分泌促進に起因。シメチジンで要注意。
- ▶QT延長（ファモチジン[ガスター他]）→脈が乱れる。

説明例
主な副作用は、便秘や下痢、皮膚の発疹や痒み、手足のひきつけ、気分が悪くなるなどです。まれに、肝障害や腎障害、貧血、脈が乱れる、男性の胸が膨らむ、月経不順になる、乳汁が出ることもあります

消化性潰瘍

- ムスカリン受容体拮抗薬（ピレンゼピン塩酸塩水和物［ガストロゼピン他］）
  - コリン系副作用→口渇、便秘、イレウス、下痢。尿閉、排尿困難、残尿感、目の乾燥・ちらつき・調節障害、心悸亢進、せん妄など。抗コリン作用に起因する。緑内障、前立腺肥大による排尿障害、重篤な心疾患、麻痺性イレウスの患者は投与注意。

- スクラルファート（アルサルミン他）
  - 消化器症状→便秘、口渇、悪心が主な副作用。
  - 脳症・骨症→認知症症状、骨粗鬆症など。長期連用でアルミニウムが蓄積して発症する。腎障害患者で起きやすい。透析患者は投与禁忌。腎障害患者では、定期的に血中アルミニウム、リン（アルミニウムはリンの吸収を阻害）、カルシウムなどの測定を行う。

- プロスタグランジンPG製剤（エンプロスチル［カムリード］、ミソプロストール［サイトテック］）
  - 消化器症状→下痢・軟便・腹痛など。PGの消化管運動の亢進作用に起因し、高用量で表れやすい。

説明例　この薬を飲むと便が軟らかくなったり、下痢をすることがあります。しばらくすると慣れることもありますが、症状がひどく表れる、また気になる場合には医師や薬剤師にご相談ください

- 月経異常、流産→PGの子宮筋収縮作用に起因。

説明例　ミソプロストールを服用されている方は、子宮が収縮することがあり、妊娠した場合、流産を起こす恐れがありますので、妊娠しないようにしっかり避妊してください。また、妊娠すると薬を中止しなければなりませんので、すぐに相談してください

- 肝機能障害→黄疸、AST、ALTの上昇。
- ショック・アナフィラキシー様症状（ミソプロストール）→呼吸困難、ふるえ。

便秘(機能性便秘)

便秘とは、「3日以上排便がない状態、または排便があっても残便感がある状態」と定義される。慢性の便秘は、その原因によって器質性便秘と機能性便秘に分かれる。前者は大腸癌などの器質性疾患が原因のものを指す。一方、多くの患者で見られるのは生活習慣が主因の機能性便秘であり、その原因から弛緩性便秘、直腸性便秘、痙攣性便秘に大きく分けられる。

機能性便秘の治療は、まず食事や運動などの生活習慣を改善し、症状が解消しなければ薬物治療を開始するのが基本である。薬物治療の目標は、症状緩和による生活の質(QOL)の向上である。使用される薬剤は便秘のタイプで異なることもあるが、主に緩下薬、腸刺激性下剤、ポリカルボフィルカルシウム、刺激性下剤、ルビプロストン、リナクロチド(現在の適応は便秘型過敏性腸症候群に限られる)、直腸刺激性下剤(外用剤)などの下剤が使用され、必要に応じて副交感神経刺激薬、乳酸菌製剤、消化管運動機能改善薬、漢方薬などが併用される。

服薬指導の一番のツボは、便秘のタイプとその原因を十分理解させて、生活習慣の改善と服薬アドヒアランスを良好に維持させることである。

初診時の処方例

A 弛緩性便秘

①緩下薬

処方例1
```
【般】酸化マグネシウム末
        1回0.67〜2.0g（1日2.0g）
    1日1〜3回　就寝前または朝昼夕食後
```

処方例2
```
バルコーゼ顆粒75％*1
        1回0.67〜2.67g（1日2.0〜8.0g）
    1日3回　朝昼夕食後
```
*1 カルメロースナトリウム

②刺激性下剤

処方例1
```
プルゼニド錠12mg*2  1回1〜2錠（1日1〜2錠）
    1日1回　就寝前
```
*2 センノシド

処方例2
```
ラキソベロン内用液0.75％*3　30mL
    1回10〜15滴　1日1回　就寝前
```
*3 ピコスルファートナトリウム水和物

③直腸刺激性下剤（外用剤）

処方例1*4
```
新レシカルボン坐剤*5
    1回1個　肛門内に挿入　頓用
```

処方例2
```
【般】グリセリン浣腸液50％　500mL
    1回60mL　肛門内に挿入　頓用
```

*4 直腸、結腸刺激性の坐薬としてビサコジル（テレミンソフト）が処方される場合もある。
*5 炭酸水素ナトリウム・無水リン酸二水素ナトリウム

④その他の下剤

処方例1（保険適用外）
```
コロネル錠500mg*6  1回2錠（1日6錠）
    1日3回　朝昼夕食後
```
*6 ポリカルボフィルカルシウム

処方例2
```
アミティーザカプセル24μg*7
        1回1カプセル（1日2カプセル）
    1日2回　朝夕食後
```
*7 ルビプロストン

処方例3
```
リンゼス錠0.25mg*8  1回2錠（1日2錠）
    1日1回　食前
```
*8 リナクロチド

⑤主に下剤と併用される薬剤

処方例1
```
ワゴスチグミン散（0.5％）*9  1回1〜3g（1日1〜9g）
    1日1〜3回　就寝前または朝昼夕食後
```
*9 ネオスチグミン臭化物

処方例2
```
ラックビー微粒N*10  1回1〜2g（1日3〜6g）
    1日3回　朝昼夕食後
```
*10 ビフィズス菌

処方例3*11（保険適用外）
```
ガスモチン錠5mg*12  1回1錠（1日3錠）
  1日3回  朝昼夕食後
```

処方例4（保険適用外）
```
ツムラ大建中湯エキス顆粒（医療用）
              1回5.0～7.5g （1日15g）
  1日2～3回  食前または食間
```

*11 消化管運動機能改善薬であるドパミン受容体拮抗薬（メトクロプラミド[プリンペラン他]、ドンペリドン[ナウゼリン他]、イトプリド塩酸塩[ガナトン他：コリンエステラーゼ阻害作用あり]）が処方されることもある。
*12 モサプリドクエン酸塩

B 痙攣性便秘

処方例1
```
コロネル錠500mg  1回2錠（1日6錠）
  1日3回  朝昼夕食後
```

処方例2
```
セレキノン錠100mg*13  1回1～2錠（1日3～6錠）
  1日3回  朝昼夕食後
```

*13 トリメブチンマレイン酸塩

STEP 1 禁忌疾患の有無を確認する

ルビプロストンは胎児喪失、ドンペリドンは催奇形作用のため、妊婦への投与が禁忌である。一般に妊婦への下剤投与は子宮収縮を誘発して流早産の危険性を高める可能性があり、特にグリセリン浣腸は投与中止、カルメロースおよびセンナでは大量投与を避ける。投与禁忌疾患では、急性腹症、消化管出血・穿孔など消化管損傷のある患者に注意する。なお、痙攣性便秘患者へのアントラキノン系薬の大量投与、ビサコジル投与は禁忌である。

薬疹歴
➡ あり
- ▶ 本成分およびセンノシド製剤に過敏症の既往歴→次の薬剤は投与中止。アントラキノン系薬（ヤンナ、センノシド[商品名プルゼニド他]などやその配合薬）。
- ▶ 本成分に過敏症の既往歴→次の薬剤は投与中止。ピコスルファートナトリウム水和物（ラキソベロン他）、ポリカルボフィルカルシウム（コロネル、ポリフル）、ルビプロストン（アミティーザ）、リナクロチド（リンゼス）、炭酸水素ナトリウム・無水リン酸二水素ナトリウム坐剤（新レシカルボン）、メトクロプラミド（プリンペラン他）、ドンペリドン（ナウゼリン他）、イトプリド塩酸塩（ガナトン他）。

➡ なし
- ▶「発疹が出現したら、直ちに受診する」よう指導。初めて服用する患者には特に注意。

妊婦・授乳の有無
➡ 妊婦または妊娠している可能性のある女性

- ▶ルビプロストン(アミティーザ：胎児喪失)、リナクロチド(リンゼス：動物実験において胎児毒性)、ドンペリドン(ナウゼリン他：催奇形作用)は投与中止。
- ▶グリセリン浣腸液(流早産)、ネオスチグミン臭化物(ワゴスチグミン：コリンエステラーゼ阻害薬)は原則投与中止。
- ▶カルメロースナトリウム(バルコーゼ他)は大量投与を避けること(流早産の危険性)。
- ▶センナは大量に服用しないように指導(流早産の危険性)。
- ▶アントラキノン系薬(センナ、センノシド)、ピコスルファートナトリウム水和物(ラキソベロン他)、ポリカルボフィルカルシウム(コロネル、ポリフル)、ビサコジル(テレミンソフト他)、モサプリドクエン酸塩(ガスモチン他：5HT₄作動薬)、メトクロプラミド(プリンペラン他)、イトプリド塩酸塩(ガナトン他)は有益性が危険性を上回る場合に投与。

➡授乳婦
- ▶ドンペリドンは投与中止。
- ▶アントラキノン系薬(センナ、センノシド)、ルビプロストン、リナクロチド、モサプリド(5HT₄作動薬)、メトクロプラミド、イトプリドは原則投与中止。
- ▶カルメロース、ビサコジルは大量投与を避けること。
- ▶ピコスルファート、グリセリン浣腸液、ポリカルボフィルは有益性が危険性を上回る場合に投与。
- ▶ネオスチグミンは記載なし。

禁忌疾患
➡急性腹症、痙攣性便秘、重症硬結便、電解質失調(低カリウム血症)
- ▶アントラキノン系薬(センナ、センノシド)の大量投与を避けること。

➡急性腹症
- ▶カルメロースナトリウム(バルコーゼ)、ピコスルファートナトリウム水和物(ラキソベロン他)、ビサコジル(テレミンソフト他)は投与中止。

➡腸管閉塞(大腸検査前処置に用いる場合)
- ▶ピコスルファート(液、ドライシロップのみ)は投与中止。

➡重症硬結便
- ▶カルメロース、ビサコジルは投与中止。

➡肛門裂創、痙攣性便秘、重症硬結便、潰瘍性痔核
- ▶ビサコジルは投与中止。

➡急性腹症が疑われる患者、腸管内出血・腹腔内炎症、腸管穿孔またはその恐れのある患者、全身衰弱の強い患者、下部消化管術直後
- ▶グリセリン浣腸液は投与中止。

➡急性腹部疾患(虫垂炎、腸出血、潰瘍性結腸炎)、術後イレウス、高カルシウム血症、腎結石、腎不全
- ▶ポリカルボフィルカルシウム(コロネル、ポリフル)は投与中止。

➡腸閉塞

便秘（機能性便秘）

　　　▶ ルビプロストン（アミティーザ）、リナクロチド（リンゼス他）は投与中止。
➡ 消化管または尿路の器質的閉塞のある患者、迷走神経緊張症
　　　▶ ネオスチグミンは投与中止。
➡ 消化管出血・穿孔・器質的閉塞、褐色細胞腫
　　　▶ メトクロプラミドは投与中止。
➡ 消化管出血・穿孔、機械的イレウス、プロラクチン分泌性の下垂体腫瘍
　　　▶ ドンペリドン（ナウゼリン他）は投与中止。

STEP 2　併用薬・飲食物・嗜好品の有無を確認する

酸化マグネシウムは、特にマグネシウムとのキレート形成および吸着に起因する相互作用に注意する（同時禁忌）。また活性型ビタミンD製剤との併用時には、高マグネシウム血症の恐れがある。ポリカルボフィルカルシウムも、カルシウムとのキレート形成、カルシウム脱離、高カルシウム血症に関する相互作用が問題となる。なお、ネオスチグミンは脱分極性筋弛緩作用を増強するため、スキサメトニウムとの併用が禁忌である。

A　動態学的

① 吸収阻害（金属キレート形成、吸着、胃内pH上昇、結合、その他機序不明）

〔同時禁忌〕

➡ 酸化マグネシウム
　　▶ ビスホスホネート製剤（エチドロン酸二ナトリウムなど）、テトラサイクリン系抗菌薬（テトラサイクリン塩酸塩など）、ニューキノロン系抗菌薬（シプロフロキサシンなど）、ミコフェノール酸モフェチル（セルセプト他）、エルトロンボパグオラミン（レボレード）、ペニシラミン（メタルカプターゼ）など → 金属キレート形成により吸収率が低下し併用薬の効果が減弱するため、服用間隔を空ける（例：ニューキノロン系薬投与後、2時間以上空けて酸化マグネシウムを投与）。

酸化マグネシウム製剤とニューキノロン系抗菌薬の場合

処方例			
	グレースビット錠50mg	1回2錠（1日2錠）	1日1回昼食後
	マグミット錠330mg	1回2錠（1日6錠）	1日3回朝昼夕食後

説明例

　グレースビットとマグミットは同時に飲まないようにしてください。一緒に飲んでしまうと、グレースビットの効果が弱まるからです。これはマグミットに含まれるマグネシウムとグレースビットが結合（キレート結合）して、腸から吸収されにくくなるためです。ですが、グレースビットを飲んだ後、2時間以上空けてからマグミットを飲むようにすれば、問題ないことが分かっています。ですから、2時間以上空けてマグミットを飲むようにしてく

> ださい。また、間隔を空けて飲むことが難しい方は、グレースビットを飲んでいる期間はマグミットを飲まないように医師が指示することがあります。
>
> ▶鉄剤、フェキソフェナジン塩酸塩(アレグラ他)、セフジニル(セフゾン他)→薬剤吸着により吸収率が低下し併用薬の効果が減弱するため、服用間隔を2時間以上空ける。セフジニルではキレート形成が関与している可能性は低い。

〔併用注意〕
➡酸化マグネシウム、pHを上昇させる薬剤および食品(抗コリン薬、H₂受容体拮抗薬、プロトンポンプ阻害薬、制酸薬[水酸化アルミニウムゲルなど]、牛乳など)
　▶ポリカルボフィルカルシウム(ポリフル、コロネル)→効果が減弱する恐れがある。ポリカルボフィルは酸性条件下でカルシウムを脱離して薬効を発揮するが、胃内pH上昇によりカルシウムの脱離が抑制される。

➡酸化マグネシウム
　▶高カリウム血症改善イオン交換樹脂製剤(ポリスチレンスルホン酸カルシウム[カリメート]など)→効果が減弱する恐れがある。マグネシウムがカリウムと交換して結合する。
　▶活性型ビタミンD₃製剤(カルシトリオール[ロカルトロール他]など)→高マグネシウム血症が生じる恐れがある。マグネシウムの消化管吸収促進による。
　▶ジギタリス製剤(ジゴキシン[ジゴシン他]など)→ジギタリスの効果が減弱する恐れがある。吸着による吸収阻害が起きる。

➡ポリカルボフィル
　▶テトラサイクリン系抗菌薬、キノロン系抗菌薬→抗菌薬の効果が減弱する恐れがある。カルシウムとのキレート形成により吸収率低下。
　▶活性型ビタミンD₃製剤(アルファカルシドール[ワンアルファ、アルファロール他]など)→高カルシウム血症の恐れがある(カルシウム吸収促進)。ポリカルボフィルは1g中に約200mgのカルシウムを含有。
　▶カルシウム剤(乳酸カルシウムなど)→下剤の効果が減弱する恐れがある。ポリカルボフィルはカルシウムが脱離して薬効を発揮するが、カルシウムの共存下では再結合により薬効が減弱する。

➡ドンペリドン(ナウゼリン他)
　▶制酸薬、H₂受容体拮抗薬、プロトンポンプ阻害薬→ドンペリドンの効果が減弱する恐れがある(胃内pH上昇による吸収阻害)。両剤の投与時間を考慮。

②腎排泄
〔併用注意〕
➡酸化マグネシウム

便秘(機能性便秘)

▶大量の牛乳、カルシウム製剤→ミルクアルカリ症候群(高カルシウム血症、高窒素血症、アルカローシスなど)が生じる恐れがある。症状が表れた場合は投与中止。代謝性アルカローシスの持続による尿細管カルシウム再吸収の増加に起因する。高カルシウム血症、代謝性アルカローシス、腎機能障害のある患者での併用は特に危険。

説明例
大量の牛乳(ミルク)、またカルシウムを飲まれている方が、マグネシウムを含んでいる薬を飲むと、血液中のカルシウム量が異常に増えてしまい(高カルシウム血症)、様々な症状が見られることがあります。この病気をミルクアルカリ症候群と呼んでいます。マグネシウムによって血液がアルカリ性に傾くことが原因で、このためにカルシウムがたまって増えると考えられています。牛乳を1日に1リットル以上たくさん飲んでいる方、また健康食品でカルシウムを飲んでいる方が、便秘薬などマグネシウムを含む薬を飲む場合には、特に注意が必要です。ごくまれに起こる病気ですが、万が一、便秘・吐き気、腹痛、食欲がない、尿の回数が多い、体がだるい、なんとなくすっきりしない(意識障害)などの症状が表れた場合には、受診しましょう。

B 薬力学的

①副交感神経作用
〔併用注意〕
- ➡ネオスチグミン臭化物(ワゴスチグミン:コリンエステラーゼ阻害薬)
  - ▶コリン作動薬(アセチルコリン塩化物など)→コリン作動作用が増強する。
  - ▶抗コリン薬(副交感神経抑制薬:アトロピン硫酸塩水和物など)→消化管運動拮抗(常用は避ける)。抗コリン薬はコリン作動性クリーゼの初期症状を不顕性化する恐れがある。
- ➡モサプリドクエン酸塩(ガスモチン他:5HT₄作動薬)、ドパミン受容体拮抗薬(メトクロプラミド[プリンペラン他]、ドンペリドン[ナウゼリン他]、イトプリド塩酸塩[ガナトン他:コリンエステラーゼ阻害作用あり])
  - ▶抗コリン薬→消化管運動拮抗。
- ➡ドパミン受容体拮抗薬(メトクロプラミド、ドンペリドンなど)
  - ▶フェノチアジン系薬(プロクロルペラジン[ノバミン]など)、ブチロフェノン系薬(ハロペリドール[セレネース他]など)、レセルピン(アポプロン)、ベンザミド系薬(スルピリド[ドグマチール、アビリット、ミラドール他]など)→抗ドパミン作用増強(錐体外路症状発現、内分泌機能異常などが発現しやすくなる)。

②筋弛緩作用
〔併用禁忌〕
- ➡ネオスチグミン
  - ▶脱分極性筋弛緩薬(スキサメトニウム塩化物など)→脱分極の筋弛緩作用増強。

③高カルシウム血症
〔併用注意〕
- ➡ポリカルボフィルカルシウム(コロネル、ポリフル)
    - ▶強心配糖体(ジゴキシン[ジゴシン他]など)→不整脈などの恐れ。カルシウムは強心配糖体の心筋収縮力作用を増強する。

C その他
〔併用注意〕
- ➡酸化マグネシウム
    - ▶ミソプロストール(サイトテック)→下痢発症の恐れ。ミソプロストールは小腸蠕動運動亢進、小腸水分吸収阻害により下痢を誘発する。
    - ▶アジスロマイシン水和物(ジスロマック他)、セレコキシブ(セレコックス)、ロスバスタチンカルシウム(クレストール他)、ラベプラゾールナトリウム(パリエット他)、ガバペンチン(ガバペン)→これらの薬剤の血中濃度が低下する恐れがある(機序不明)。
- ➡ドパミン受容体拮抗薬(メトクロプラミド[プリンペラン他]、ドンペリドン[ナウゼリン他]など)
    - ▶ジギタリス剤(ジゴキシン[ジゴシン他]など)→ジギタリス中毒(悪心・嘔吐・食欲不振など)を不顕性化する恐れがある。抗ドパミン薬には制吐作用があるため。
- ➡メトクロプラミド
    - ▶カルバマゼピン(テグレトール他)→カルバマゼピンの中毒症状出現(眠気・悪心・嘔吐・めまいなど)の恐れがある(機序不明)。

便秘（機能性便秘）

STEP 3-1　病識を持たせる

便秘の原因を理解させるためには、まずは食べ物がどのように便となり排出されるのかを簡潔に説明する必要がある。その上で、様々な便秘のタイプの中で自分がどれに当たるのかを十分に理解させ、食事や運動を中心とした生活習慣の改善の指導を行うことが重要である。

病気の原因・症状・予後などの説明

➡便秘の定義について説明する。

説明例

摂取した食べ物は、食道を通過して、胃や小腸で消化吸収されて、残りが大腸を通り肛門へ運ばれ、最終的に固形の便となって排泄されます。便秘とは、これらの仕組みに何らかの異常が起き、便が十分に排出されずに大腸にとどまってしまう状態です。便秘の定義としては『3日以上排便がない状態、または毎日排便があっても便がまだおなかに残っている感じがする（残便感）状態』をいいます。ですから、毎日排便がある方でも、便秘である方がいらっしゃいます

➡排便の仕組みについて説明する。

説明例

食べ物は、まず胃腸で消化吸収されて盲腸に運ばれます（2～6時間後）。この段階では液状ですが、結腸で水分が吸収されて固形となりS状結腸に蓄えられます（食後約12時間前後）。ここからが排便の仕組みなのですが、まず食事などで胃が刺激されると、便をS状結腸から直腸に送り込む大腸の強い運動（蠕動運動）が起こり（胃腸反射：特に朝食後に強い）、便が直腸へと移動します。すると、直腸に到達した便が直腸内の壁を押し広げるために脳が刺激されて、そこで初めて『便意』が表れます。便意が起きると、自然に直腸がぎゅっと縮んで（収縮）、肛門の筋肉（肛門括約筋）が緩み、そこに息む力（腹圧亢進）が働いて便が押し出されます

➡排便に関与する筋肉の働きを説明する。排便に関与する筋肉には、肛門括約筋、腹筋、骨盤底筋（深会陰横筋、尿道括約筋、肛門挙筋、尾骨筋の総称）、大腰筋がある。

▶肛門括約筋、腹筋

説明例

肛門には内側と外側の筋肉があります。内側の筋肉は無意識に働く（自律）神経で調節されているので、便意を感じると自動的に緩みます。一方、外側の筋肉は自分の意志で開けたり閉じたりできるので、排便を自分の意志でコントロールするのに使っています。また、息む力（腹圧）は、腹筋、呼吸筋などおなかの周りの筋肉に力を入れて、直腸を押しつぶすように圧迫する力のことです。ですから、腹筋も排便のコントロールに使います

▶骨盤底筋、大腰筋

説明例

骨盤の底には、骨盤底筋群と呼ばれるたくさんの筋肉があり、骨盤内にある膀胱、

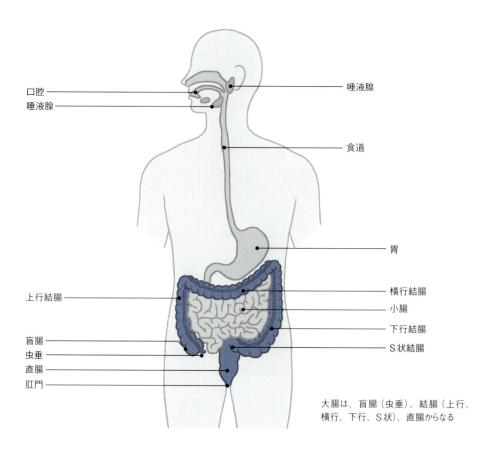

大腸は、盲腸（虫垂）、結腸（上行、横行、下行、S状）、直腸からなる

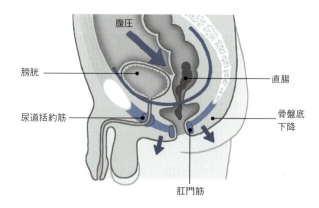

骨盤底筋群が弱くなると、いきむ際に骨盤底が大きく下がってしまい（骨盤底下降）、腹圧が直腸に届かなくなって便が出にくくなりやすい

※このイラストは、巻末のイラスト集にカラーで収録されています。患者指導用のツールとしてご活用ください。

子宮、直腸などの大切な臓器をしっかり支えています。尿道や肛門を引き締める役割もあります。例えば、息みによる直腸への圧迫には骨盤底筋による支えが必要です。また、息むと骨盤底筋が緩み、肛門が緩んで排便が進みます。そのほか、大腸のすぐ後ろにある大腰筋という筋肉を動かすと、これが刺激となって大腸の働きがよくなり、排便がスムーズになります。骨盤底筋、大腰筋は自分の意思で動かせる種類の筋肉（随意筋）なのですが、動かそうと思っても自由自在には動かしにくい筋肉でもあります

➡便秘の原因により様々なタイプの便秘があることを説明する。

説明例

便秘には様々なタイプがあります。慢性的に起きている便秘には、大腸癌、ポリープなどが原因となる便秘（器質性）と、大腸の運動や機能の異常が原因となる便秘（機能性）に大きく分けられます。ほとんどは後者の機能性便秘で、その発症の原因によって、弛緩性、直腸性、痙攣性（過敏性腸症候群）の3タイプに分けられます。そのほか、数は少ないですが病気による便秘（病性）、薬による便秘（薬剤性）もあります。慢性ではなく急性の便秘は、食事や旅行、運動不足などによって起きますが、原因が改善されれば正常に戻ります

➡便秘の診断について説明する。

説明例

慢性的に便秘がある場合、大腸癌、甲状腺機能低下症などの重大な病気が隠れているおそれがあり、まずは大腸内視鏡検査や血液検査が行われることがあります。またパーキンソン病、高カルシウム血症、うつ病、糖尿病、認知症などの影響ではないか、さらに咳止め（コデインリン酸塩水和物など）や、睡眠薬（副交感神経遮断：抗コリン薬など）、降圧薬（カルシウム拮抗薬など）といった薬の副作用ではないかをチェックします。そして、これらの原因が見当たらない場合、機能性便秘と判断し、問診によってどのタイプに当てはまるかを診断していきます

➡機能性便秘のそれぞれのタイプについて説明する。

▶弛緩性便秘

説明例

最も多く見られる便秘のタイプです。原因は大腸の動き（蠕動運動）が鈍い、あるいは排便に必要な筋力の低下などで、便をスムーズに押し出すことができない状態です。おなかが張った感じ（腹部膨満感）や残便感などもありますが、大腸の通過時間がゆっくりとなるため、排便回数が少ない（週3回未満）、便が硬い、便意がないなどの特徴があります。特に、腹筋が弱い高齢者、多産婦、内蔵下垂の方に多く、若い女性や、糖尿病の方にも見られることがあります

▶直腸性便秘

説明例

大腸の蠕動運動に問題はないが、便が直腸まで到達したにもかかわらず、便意が生じずに排便できないケースです。つまり、常に直腸に便がたまっている状態で

す。便秘患者さんの約2〜3割がこのタイプです。トイレを我慢する習慣がある方や、直腸を刺激する浣腸や坐薬をよく使っている方、また痔や肛門の病気がある方などで多いようです。排便を我慢したり下剤で直腸を刺激し続けたりすると、直腸が鈍感になるためです。また、息んでも骨盤底筋や肛門が緩まないために便が出ない方もいます。『便意はあるが息んでも排泄できない』『残便感があり、市販の下剤を飲んだら下痢になってしまう』などの場合は、こうした直腸性の便秘であることが多いです

▶過敏性腸症候群（IBS：痙攣性便秘）

腸の働きが過敏になり過ぎて痙攣を起こすケースです。下痢型と便秘型、両方を交互に繰り返す混合型の3つに大きく分けられます。便秘型は直腸の手前のS状結腸が痙攣して縮まるために、便の通過が妨げられて起きます。主な特徴は、『腹痛が頻繁にある』『ウサギの糞のようなコロコロした便が出る』『排便によってこれらの症状が改善される』などです。一方、下痢型は大腸全体が細かく痙攣しているため腸内容物が急速に通過して起きると考えられています

過敏性腸症候群は20〜40代の若い人に多く、特に便秘型は女性でよく見られますが、原因ははっきり分かっていません。ですが、ストレスや性格などによる自律神経の乱れが関係すると考えられています。腸の運動は自律神経である交感神経と副交感神経によって無意識に調節されていま

す。両者は自動車でいうブレーキとアクセルのような関係ですが、『過敏性腸症候群』では、ストレスによりこの関係が乱れてしまい、腸が過敏になると考えられています。いったん発症すると『またおなかの調子が悪くなるかも』と不安になり、それがストレスとなり悪循環になってしまいます。腸は『第二の脳』とも呼ばれており、便秘は心の状態によって引き起こされるともいえます

➡予後について説明する。

便秘があるために排便時に強く息むと、血圧が急に高くなり、心筋梗塞や脳卒中を引き起こす原因になります。特に高血圧などの生活習慣病がある人では注意が必要です。息みは痔の発症や悪化を招くこともあります。また、硬い便による大腸壁の傷や、強い息みなどが原因で、腸の壁の弱い部分が一部風船のように飛び出すこと（憩室：けいしつ）があります。ここに便がたまると、コロコロした便の原因となりますが、普通は無症状で治療の必要もありません。ですが、まれにこの風船部分が炎症や出血を起こすことがあり、放置しておくと穴が開き（穿孔）、腹膜炎を起こして緊急に手術をしないと致命的になることがあります。そのほか、便秘によって抵抗力（免疫力）が低下して、ウイルスや細菌などによる病気（感染症）にかかりやすくなるとも考えられています

生活習慣の指導
➡指導内容は便秘のタイプによって異なる。

便秘（機能性便秘）

説明例

便秘には生活習慣の改善がとても大切で、食事と運動の見直しが基本です。まず、食事は1日3食、過不足なく規則正しく取りましょう。食事の量が極端に少なければ便の量も少なくなります。ですから、ダイエット目的の過剰な食事制限は避けてください。一般に、食物繊維を多く取り、散歩や体操などの運動を習慣にすることが大切ですが、便秘のタイプによっては食物繊維の摂取や運動が逆効果になることがありますので注意してください。ただし、腸内環境（腸内細菌）を整える食品を摂取することは全ての便秘のタイプに関して基本となります

▶腸内環境（腸内細菌）を整えるとは？

説明例

腸の中には善玉菌（20%）、悪玉菌（10%）、日和見菌（70%）と呼ばれる3グループの細菌がバランスよく存在しています。善玉菌は『便通を整える』『消化を助ける』『ビタミンを作る』『免疫を高める』など、体の調子を保つために働きます。一方、悪玉菌（ウェルシュ菌、ブドウ球菌など）は善玉菌と逆の方向に働きます。そして日和見菌（大腸菌など）は名前の通り、善玉菌と悪玉菌のうち優勢な方の味方をします。人間社会にも似たような場合がありますよね。大腸内ではこれらの菌がバランスを取りながら共存しています。これらの腸内細菌（叢）は腸内フローラ（花畑）とも呼びます。便秘が起きたときには、腸内フローラのバランスが崩れて、善玉菌が悪玉菌の勢力に押されている状態になると考えられています。ですから、善玉菌を増やすために乳酸菌、ビフィズス菌を含む発酵食品（ヨーグルト、納豆、味噌、キムチ、ザーサイなど）を摂取して、善玉菌そのものを増やしたり、善玉菌の栄養となるオリゴ糖を含む食品（ゴボウなど）を摂取して、善玉菌が優勢になるように腸内環境を整えることが大切なのです

➡弛緩性便秘
▶運動の習慣化

説明例

便秘で悩んでいる方は、日々の運動が不足していることが多いです。適切な運動は体の血液の流れを良くして腸の働きを高めます。さらに、適度な運動による疲れは、眠りを深くして夜間の大腸の蠕動運動を活発化させます。また排便に必要な筋肉も鍛えることができます。まずは、毎日20～30分程度の軽い散歩から始めてみましょう。また、排便時に必要な筋肉を鍛えることも大切です。太ももを高く上げて足踏みをしたり（20～30回/日：大腰筋を鍛える）、仰向けで両足を上げる（20秒静止を5回繰り返す：腹筋を鍛える）などの体操を習慣にするのもよいでしょう

▶水分と食物繊維の摂取

説明例

水分や食物繊維（穀物、野菜、果物、玄米、ライ麦パンなど）をしっかり取るように心掛けましょう（食物繊維の目標摂取量は1日20～25g）。水分は便を軟らかく保ち、便通を良くしますので、十分な水分を補給してください。カフェインやアルコールは尿を出して水分を減らす傾向がありますので、飲み過ぎないようにしましょう。一方、食物繊維は小腸で吸収さ

れずに大腸に運ばれて、水分を吸収して大きな便を作るため、大腸の運動を活発にして排便をスムーズにします。また緑の野菜（ブロッコリー、ほうれん草など）はマグネシウム（葉緑素の主成分）が含まれているので、水分を増やして便を軟らかくする効果もあります。食物繊維には、水に溶ける水溶性食物繊維と、水に溶けない不溶性食物繊維がありますが、どちらも摂取するようにしましょう。水溶性食物繊維は納豆、オクラ、なめこ、昆布、ワカメ、モロヘイヤなどのぬるぬるした食べ物や、こんにゃく、寒天によく含まれていて、主に便を軟らかく膨らませます。善玉菌を増やしてくれる作用もあります。不溶性食物繊維は、サツマイモ、豆、ひじき、ブロッコリーなどに含まれていて、便の体積を増やし、大腸の運動を活発にします

➡ 直腸性便秘

▶ 食物繊維の摂取を控える

説明例

水分はこまめに取るようにしましょう。ただし食物繊維は逆効果となってしまうので注意してください。食物繊維で便の量が増えると、さらに直腸に便がたまって症状を悪化させる恐れがあるためです

▶ 朝食後の排便を習慣化させる、排便を我慢しない

説明例

朝昼夕の食事のうち、朝食が最も腸を大きく動かして便を押し出します。ですから、朝食をしっかり食べることが大切です。また、朝食後に排便する習慣を付け

ましょう。便意がなくてもトイレの便座に座りましょう。ただしトイレで息み続けるのは避けてください。痔になったり、血圧が急に上昇したりするからです。便が出ない場合には5分くらいを目安にして、トイレから出るようにしてください。朝が忙しくて時間がないと、排便を我慢することにつながりますので、起床時間を少し早めるなどトイレの時間を作るようにしてください。また外出先で排便するのは嫌だからといって便意を我慢しないようにしましょう。便意を感じられなくなってしまいます

▶ 排便姿勢

説明例

洋式トイレの場合、便座に座って上体を前に倒すと、肛門と直腸の角度が真っすぐになって、直腸にたまっていた便が出やすくなります。ロダンの彫刻の『考える人』のような姿勢で座ってみてください。また、かかとを上げて腹筋に力が入りやすいようにしたり、脇腹を両手で押さえておなかに力を加えるのもよいでしょう。正しい排便姿勢は全てのタイプに共通して有効ですが、特に直腸性便秘で効果的です

▶ 骨盤底筋を緩める

説明例

骨盤底筋が弱いと、息みが直腸にうまく伝わりません。また、息みで緩むはずの骨盤底筋が収縮（奇異収縮）したり、息みで肛門を緩めることができなくなったり、逆に肛門が締まる方もいます。肛門科の医師による詳しい検査を行い、適切

な治療と指導を受けることをお勧めします。骨盤底筋を鍛えるには、尿道や肛門をきゅっと締めたり緩めたりする骨盤底筋体操があります。骨盤底筋体操のパンフレットをお渡ししますので、それをご覧になってください。効果が出るまでに3カ月くらいかかりますので、根気よく継続して行いましょう。これは尿漏れにも効果がある体操です（『過活動膀胱』参照）

➡︎痙攣性便秘
　▶︎ストレスをためない、運動を控える

説明例

過度にストレスをためないようにしましょう。まず規則正しい生活をして、十分な睡眠を心掛けてください。暴飲暴食はいけません。朝は早めに起床して、何もしないでゆっくりする時間を30分ほど作ってください。また、時には旅行や趣味などの気分転換も必要でしょう。適度な運動はストレス発散に大切ですが、痙攣性便秘の場合には、過度の運動が腸を刺激し過ぎることがありますので、控えた方がいいでしょう

▶︎腸刺激物（不溶性食物繊維など）を控える

説明例

腸粘膜を刺激するカレー、カラシ、ワサビなどを控えた方がよいでしょう。また、不溶性食物繊維を摂取すると腸への刺激がさらに強まり、かえって痙攣を強めてしまう恐れがあります。ですから、不溶性食物繊維を多く含む食べ物をたくさん摂取しないようにしましょう。一方で水溶性の食物繊維は水に溶けてゼリー状になって膨らむので、腸に負担を掛けることなく排便が可能になります。積極的に摂取するようにしましょう

STEP 3-2　薬識を持たせる

薬物治療は、生活習慣の改善で便秘が解消されない場合に始めるのが基本である。便秘の根治薬はないが、薬を使用することによって不快な症状を改善し、生活の質（QOL）の低下を防ぐことが薬物治療の目標であることを説明する。薬の作用機序などを十分に説明し、服用意義を理解させると同時に、必要以上に下剤に依存させないことも重要である。

服用目的の説明

➡︎なぜ服用するかを説明する。

説明例

生活習慣の改善が何より大切ですが、それでも便秘が解消されない場合に薬の服用を始めます。残念ながら慢性の便秘を根本的に治す薬はありません。ですが、薬の服用によって排便を促し、便秘による不快な症状を和らげることができます。ただし、便秘薬はどうしても便が出ない

ときに単回で使用したり、定期的な排便が行われるようになるまで一定期間だけ使用するのが原則です

➡薬剤の分類について説明する。

下剤には大きく分けて、便を軟らかくする薬（緩下薬）と腸を刺激する薬（刺激性下剤、直腸刺激性下剤）に分かれます。また、必要に応じて腸運動を活発にする薬（副交感神経刺激薬、腸管運動機能改善薬）、整腸薬（ビフィズス菌製剤[ラックビー他]）など）、漢方薬などが追加処方されます

➡便秘の各タイプに用いる薬を説明する。

便秘治療薬は、作用の弱いものを少量から使用するのが基本となります。弛緩性便秘には、便を軟らかくする薬である緩下薬、ポリカルボフィル（コロネル、ポリフル他：ただし過敏性腸症候群以外は保険適用外）、ルビプロストン（アミティーザ）などがまず使われます。それで効かない場合には、腸を刺激する刺激性下剤や副交感神経を刺激する薬などを追加します。直腸刺激性下剤の坐薬、浣腸薬などを使うこともありますが、習慣性があるため使い続けると効かなくなりますので、続けて使用できません。一方、直腸性の便秘では緩下薬が主に使われます。また、過敏性腸症候群では症状に応じて薬が処方されますが、便秘型には基本としてポリカルボフィル、リナクロチド（リンゼス）や消化管運動を調節する薬（トリメブチンマレイン酸塩[セレキノン他]）が

処方されます

➡刺激性下剤の注意事項を説明する。

直腸性の便秘は、大腸自体は正常なことが多く、腸を刺激する下剤などを投与すると、大腸の動きがさらに活発化して強い下痢を起こしてしまいます。また痙攣性の便秘でも、刺激性の下剤を服用すると腸への刺激がさらに強くなり、かえって痙攣を強めてしまう恐れがあります。ですから、直腸性便秘、痙攣性便秘では、刺激性下剤の使用は控える必要があります

各薬剤の説明

➡緩下薬（浸透圧下剤：塩類下剤、膨張性下剤）
▶酸化マグネシウム（塩類下剤）

マグネシウムが大腸内を通ると、それを薄めようとして水分が腸内に出てきます。そのために便が水分を含んで軟らかくなり、排泄がスムーズにいくようになります。多めの水と一緒に服用すると効果的ですので、試してください。この薬は作用が穏やかで副作用が少ないため、便秘治療の基本となる薬です。通常は1日3回食後に服用します。ただし腎臓の機能が低下している方では、マグネシウムが尿から十分に排泄できずに、血液の中に増えてしまうことがあるので注意が必要です（高マグネシウム血症：STEP 4）

▶カルメロースナトリウム（バルコーゼ他：膨張性下剤）

説明例
水分を吸収して便を膨張させ、便のかさ（大きさ、容積）を増やす薬です。その結果、腸の蠕動運動が活発になって排便がスムーズになります。食物繊維を飲むようなものですので、安全性が高く作用も緩やかです。服用時は多めの水で飲むようにしてください。また、口に入れたらすぐに水分を吸収して膨らみ、飲み込みにくくなるため、素早く飲み込むようにしてください

➡刺激性下剤（内服、内服用液剤）
　▶アントラキノン系薬（センナ、センノシドおよびその配合薬）

説明例
大腸を刺激して便を肛門に送る力（蠕動運動）を活発にすることにより、便を押し出す薬です。市販の便秘薬の多くは、この種類の薬です。主に弛緩性便秘に使用され、服用後8〜10時間で排便効果が表れますので、夜寝る前に服用して翌朝の排便を促すのが基本です。効果としては、酸化マグネシウムより強いですが、習慣性があって、長期にわたって続けて飲むと効きが悪くなるため、薬の飲む量が増えてしまいます。ですから、短期間の使用が原則です。また、時折、尿が赤くなることがありますが、薬の色なので心配ありません

　▶ジフェニルメタン系薬（ピコスルファートナトリウム水和物[ラキソベロン他]）

説明例
大腸を刺激して効果を発揮しますが、アントラキノン系よりも習慣性が少なく、また用量も調節しやすいため、子どもから高齢者まで広く用いられている薬です。錠剤、カプセル、液剤があります。特に液剤はコップの水に数滴落として飲むので、微妙な量も調節できます

➡ポリカルボフィル（コロネル、ポリフル）

説明例
大腸内の水分を保ち、便を軟らかくして便のかさ（大きさ、容積）を増やす薬です。膨張性下剤と同様な原理ですが、腸に到達してから水分を吸収して膨らむので、口の中で膨らまず飲みやすい薬です。過敏性腸症候群の便秘の場合に処方され、通常1日3回、食後に服用します。服用しても体内に吸収されることなく排泄されるので、安全性が高い薬です。なお、便の性質を整える作用もあるので、水分が多い下痢でも効果があります

➡ルビプロストン（アミティーザ）

説明例
慢性の便秘症（器質性、二次性[薬剤性、症候性]を除く）に処方される薬です。通常1日2回、食後に1カプセルずつ服用します。他の下剤は主に大腸に働きますが、この薬は小腸の粘膜に作用して、水分を腸管内へと移動させて効果を表します。使用した患者の約7割で24時間以内に排便があり、また1年間飲み続けても効果があることが示されています。これまでの便秘薬とは作用部位が異なるので、他の下剤では効かない頑固な便秘に効く薬として期待されています。ただし副作用を避けるため、食後の服用を守ってください。また、肝臓、腎臓の機能が低下している方には1日1回から始めるなどの注意

が必要です

➡リナクロチド(リンゼス)

説明例

過敏性腸症候群の便秘の場合に処方される薬です。食後に服用すると、下痢を起こしやすいので、通常、1日1回、必ず食前に飲んでください。アミティーザと同様に、小腸粘膜から水分を腸へ移動させて、便を軟らかくします。ですが、その効果が表れる仕組みは異なっているため、便秘のほか、腹痛や腹部の不快感にも効果があると考えられています。体の中に吸収されることがほとんどないので、安全性が高いと考えられています。

➡直腸刺激性下剤(外用薬)
　▶坐薬(炭酸水素ナトリウム・無水リン酸二水素ナトリウム[新レシカルボン]、ビサコジル[テレミンソフト他])

説明例

肛門に挿入すると、炭酸水素ナトリウム・無水リン酸二水素ナトリウムは直腸の中で炭酸ガスを発生して、またビサコジルは直接に、直腸を刺激して排便を促進します。挿入後、10～30分で効果が表れますが、習慣性があり、長期間にわたって使用すると効き目が悪くなります。ですから、すぐに排便したいときや、飲み薬が飲めないときなどに限定して使われます

　▶浣腸(グリセリン)

説明例

肛門から液を注入して、直腸を強く刺激して排便を促進する液剤です。最も強力な下剤ですが、習慣性があり、長期間にわたって使用すると効かなくなります。ですから、他の下剤ではどうしても排便できない場合に限って使用します。妊娠中に使用すると子宮が収縮して流産や早産を引き起こす可能性がありますので、原則として使用を避けます(STEP1参照)

➡ネオスチグミン臭化物(ワゴスチグミン:副交感神経刺激薬)

説明例

腸の動きは、自律神経である副交感神経の働きによって活発になります。この薬は副交感神経を刺激して腸を活発にして排便を促す薬です。主に刺激性下剤と併用されます。ですが、心臓の動きをゆっくりするなど全身に影響する薬なので、不整脈のある方などへの投与はなるべく避ける必要があります

➡乳酸菌製剤

説明例

腸内細菌の善玉菌である乳酸菌そのものを薬として飲みます。市販薬や健康食品としても販売されています。全てのタイプの(機能性)便秘に有効で、腸内細菌の乱れによる下痢にも使用されることがあります

　▶腸内環境停滞期

説明例

乳酸菌やその栄養となるオリゴ糖などを飲むと、善玉菌が活発化して便通は良くなりますが、しばらくすると効果が落ちてくることがあります。これは、元気な

善玉菌に負けない悪玉菌が出現して腸内で優位になるからです（腸内環境停滞期）。この場合、乳酸菌製剤などを減量して、悪玉菌を油断させておいて、数日後に一気に乳酸菌製剤などの量を2倍以上に増やしてみてください。すると、善玉菌が優位になって悪玉菌を抑え、再び排便できるようになることが多いとされています。そのほか、乳酸菌製剤などを摂取する時間を朝から夕に変えたり、1日1回の服用を2回に変更したりすると、菌のバランスが崩れて善玉菌が再び優位になるといわれています。全ての方でうまくいくとは限りませんが、乳酸菌製剤の効きが弱くなったと感じたら、ぜひ試してみてください

➡腸管運動機能改善薬
▶モサプリドクエン酸塩（ガスモチン他：5HT₄刺激薬）、ドパミン受容体拮抗薬（メトクロプラミド[プリンペラン他]、ドンペリドン[ナウゼリン他]、イトプリド塩酸塩[ガナトン他：コリンエステラーゼ阻害作用あり]）など

胃腸の運動を促進する薬です。食欲不振、胸やけ、胃もたれなど、胃腸障害（機能性ディスペプシア、胃炎、胃潰瘍、十二指腸潰瘍など）のある方が主に飲む薬ですが、腸の運動を促進して排便を促す作用もあるために、便秘薬と一緒に補足して処方されることが多い薬です（保険適用外）

▶トリメブチン（セレキノン他：腸管運動調律薬）

胃腸の運動が盛んなときには運動を抑え、運動が低下しているときには運動を促進するという、両面性のある薬です。ですから、過敏性腸症候群の治療薬の基本となる薬の1つです

➡漢方薬（大建中湯など）

胃腸の運動を調節する作用を持つ漢方薬が、長期にわたって便秘で処方されることがあります（保険適用外）。大建中湯は、腹部膨満感のある方に処方されます

STEP 4 服用に当たっての注意事項(副作用、その他)を説明する

下剤の副作用は消化器系の症状(腹部膨満感、腹痛など)が中心である。特にルビプロストンは、下痢、悪心などの発症が高頻度に認められるため、注意が必要である。そのほか、マグネシウム製剤の長期投与による高マグネシウム血症については必ず説明しておく。またアントラキノン系による大腸黒皮症については、必要に応じて説明するのがよい。

➡下剤全般
　▶消化器症状(悪心・嘔吐、腹痛、下痢、腹鳴、腹部膨満、胃部不快感など)

説明例

腸に作用する薬なので、少なくともおなかが張る、痛くなる、吐き気がするなどの症状が表れることがあります。また、薬が効き過ぎて下痢になることもあります。このような症状がある場合には、必ずご相談ください

➡酸化マグネシウム
　▶高マグネシウム血症(呼吸抑制、意識障害、不整脈、心停止に至る)→悪心・嘔吐、口渇、血圧低下、徐脈、皮膚潮紅、筋力低下、傾眠などの症状発現に注意。血清マグネシウム濃度の測定を行う。

説明例

長期にわたって服用すると、まれに体の中のマグネシウム量が多くなり、重い高マグネシウム血症になる例があります。ですから、長期に服用する場合には、定期的に血液検査を受けて血液のマグネシウム量をチェックする必要があります。血圧の急な低下、ふらつき、めまい、息苦しさ、吐き気、下痢、ふるえ、疲れなどが出る、脈がおかしいなど、いつもと違う症状があれば、必ず相談してください。特に腎臓が悪い方では注意が必要です

➡アントラキノン系薬(アロエ、センナ、センノシドやその配合薬)
　▶大腸黒皮症(結腸メラノーシス:メラニン色素沈着)、赤尿

説明例

この薬を5年、10年と長期にわたって服用すると、薬の成分によって大腸の粘膜が黒くなることが知られています。それだけですぐに治療が必要になるわけではありませんが、進行すると腸の働きが悪くなって便秘を悪化させるといわれています。ですから、毎日の服用は避けて速やかに排便したいときだけ飲むようにしてください。なお、薬を1年以上中止すれば、黒くなった大腸は元に戻るとされています。そのほか、尿が黄褐色や赤色になることがありますが、薬の成分の色なので心配ありません

　▶低カリウム血症、低ナトリウム血症、脱水、血圧低下、肝機能異常、腎障害、疲労など

➡ピコスルファートナトリウム(ラキソベロン他)
　▶腸閉塞、腸管穿孔(大腸検査前処置に用い

便秘（機能性便秘）

た場合、腸管に狭窄のある患者において腸閉塞を生じ、腸管穿孔に至る恐れがある）→適切な処置を行う。
- ▶虚血性大腸炎（大腸検査前処置に用いた場合、虚血性大腸炎が表れることがある）→適切な処置を行う。

➡ポリカルボフィルカルシウム（コロネル、ポリフル）
- ▶肝臓機能異常、浮腫、白血球減少、頭痛、尿潜血陽性など。

➡ルビプロストン（アミティーザ）
- ▶消化器症状→下痢（頻度30％）、悪心（23％）、腹痛（6％）、胸部不快感（5％）。

説明例

悪心を避けるために必ず食後に服用してください。もしも下痢や吐き気、腹痛などの症状が表れた場合には、服用の中止や減量（通常は1日2回朝夕食後の服用を、夕食後1回に変更するなど）をする必要がありますので、必ずご相談ください

- ▶神経系障害（頭痛、浮動性眩暈、体位性眩暈、感覚鈍麻、傾眠、失神）、動悸、呼吸困難。

➡リナクロチド（リンゼス）
- ▶消化器症状→下痢（頻度13％）、腹痛など。

説明例

主に下痢を起こしやすい薬です。特に、食後に飲むと効果が強く表れて下痢を起こしやすいことが知られています。その理由は分かっていませんが、1日1回、食前に飲むようにしましょう。万が一、食前に飲み忘れた場合は、食後やその日は飲まないで、翌日からいつも服用している食前に飲むようにしてください。決して2回分を1度には飲まないでください

➡炭酸水素ナトリウム・無水リン酸二水素ナトリウム（新レシカルボン）
- ▶ショック（顔面蒼白、呼吸困難、血圧低下等）→中止など適切な処置を行う。

➡ビサコジル（テレミンソフト他）
- ▶一過性血圧低下、発汗など。

➡ネオスチグミン（ワゴスチグミン）
- ▶コリン作動性クリーゼ→腹痛、下痢、発汗、唾液分泌過多、縮瞳、線維束攣縮などの症状が認められた場合、またはエドロホニウム塩化物（アンチレクス）を投与して症状が増悪するか不変の場合は、直ちに投与を中止し、アトロピン硫酸塩水和物0.5～1mgを静脈内に注射し、さらに必要に応じて人工呼吸または気管切開などを行い、気道を確保する。
- ▶悪心・嘔吐、発汗、徐脈、不随意運動増強、気管支収縮など

➡モサプリドクエン酸塩（ガスモチン他：5HT₄刺激薬）
- ▶劇症肝炎（長期にわたり漫然と投与しない）、肝障害、黄疸。
- ▶浮腫、好酸球増加、白血球減少、心悸亢進、口喝、倦怠感、頭痛など。

➡ドパミン受容体拮抗薬（メトクロプラミド[プリンペラン他]、ドンペリドン[ナウゼリン他]など）、コリン作動薬（イトプリド塩酸塩[ガナトン他：ドパミンD₂遮断作用あり]）

▶錐体外路症状、高プロラクチン血症。

説明例

これらの薬は、神経の伝達物質であるドパミンという物質の働きを抑える作用があります。脳内のドパミンの作用が低下すると、筋肉の緊張・ふるえ（錐体外路症状）、また乳汁の分泌や女性化乳房といった症状（高プロラクチン血症）が見られることがあります（『パーキンソン病』参照）

▶ショック、アナフィラキシー様症状。
▶意識障害、痙攣（メトクロプラミド、ドンペリドン）。
▶肝障害・黄疸（ドンペリドン、イトプリド）。

➡ トリメブチン（セレキノン他）
　　▶便秘、口渇、下痢、瘙痒感
　　▶肝機能障害、黄疸。

➡ 大建中湯
　　▶間質性肺炎、肝機能障害、黄疸

緑内障

緑内障は、眼球の張りを保つ眼圧が視神経の集まっている部分(乳頭)を圧迫することで視神経が傷害され、視野欠損が不可逆的に進行する疾患である。日本では中途失明の原因の1位となっている。40歳以上の約20人に1人が緑内障にかかり、そのほとんどは自覚症状がなく、眼科を受診していない潜在患者である。原発緑内障は開放隅角緑内障と閉塞隅角緑内障に大別され、大半は眼圧が正常な開放隅角緑内障(正常眼圧緑内障)である。

治療の目的は、眼圧を目標値まで下げ、視神経傷害の進行を防ぐことである。閉塞隅角緑内障にはレーザー治療が、開放隅角緑内障には点眼薬による治療が主に行われる。点眼薬はプロスタグランジン(PG)製剤またはβ遮断薬が第一選択として使用される。副作用が出現したり、目標眼圧に達しない場合は、炭酸脱水酵素阻害薬、α_1遮断薬、α_2刺激薬、Rhoキナーゼ阻害薬、非選択性交感神経刺激薬、副交感神経刺激薬などへの変更あるいは併用が考慮される。

イラスト1 ●原発緑内障の2つの病型

房水は毛様体で作られ、虹彩の裏側（後房）から水晶体、瞳孔を通って虹彩の表側に出て、虹彩と角膜の間（前房）を流れた後、「隅角」と呼ばれる部分から排泄される。この排泄部位には、線維柱帯という「フィルター」と、シュレム管という「排水管」があり、これを通って血管に流れる主経路と、毛様体の付け根の隙間から強膜へと流れる副経路がある。緑内障は、この房水の排泄がうまくいかなくなって目の中に房水がたまり、眼圧が上昇するために起きる

開放隅角緑内障
隅角には十分な隙間があるが、何らかの原因により線維柱帯での房水の流出が滞ることで起きる

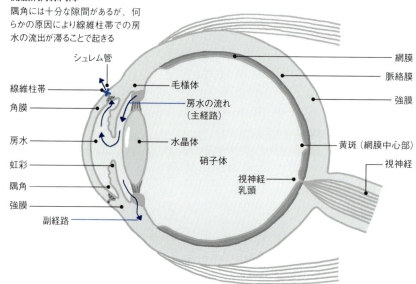

閉塞隅角緑内障
虹彩と水晶体が接着して房水が後房にたまりやすくなることで虹彩が前に押し出されて隅角が狭くなり（相対的瞳孔ブロック）、房水の流出が妨げられる

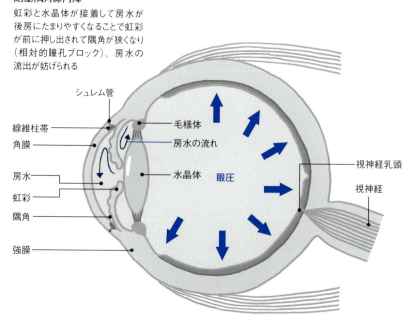

※このイラストは、巻末のイラスト集にカラーで収録されています。患者指導用のツールとしてご活用ください。

図1 ● 原発開放隅角緑内障に対する眼圧下降治療方針

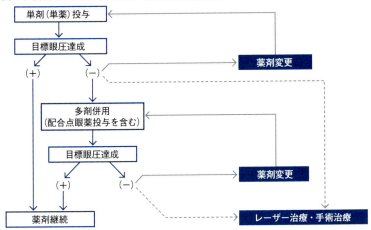

出典：日本緑内障学会「緑内障診療ガイドライン第4版」（2017）

初診時の処方例（点眼薬）[*1]

*1 開放隅角緑内障、レーザー治療後の閉塞隅角緑内障、慢性続発緑内障を対象とした点眼療法である

第一選択薬（以下のいずれかを用いる）

処方例1

> キサラタン点眼液0.005％[*2]　2.5mL
> 　1日1回　朝　点眼

*2 ラタノプロスト（プロスタグランジン製剤）

処方例2

> トラバタンズ点眼液0.004％[*3]　2.5mL
> 　1日1回　朝　点眼

*3 トラボプロスト（プロスタグランジン製剤）

処方例3

> レスキュラ点眼液0.12％[*4]　5mL
> 　1日2回　朝夕　点眼

*4 イソプロピルウノプロストン（代謝型プロスタグランジン製剤）

処方例4

> チモプトールXE点眼液0.25％[*5]　2.5mL
> 　1日1回　朝　点眼

*5 チモロールマレイン酸塩（持続性β遮断薬）

処方例5

> ミケランLA点眼液1％[*6]　2.5mL
> 　1日1回　朝　点眼

*6 カルテオロール塩酸塩（持続性β遮断薬）

処方例6

> ベトプティックエス懸濁性点眼液0.5％[*7]　5mL
> 　1日2回　朝夕　点眼

*7 ベタキソロール塩酸塩（選択的β1遮断薬）

第二選択薬（上記薬剤が効果不十分または使用できない場合に以下のいずれかを用いる）

処方例1

```
エイゾプト懸濁性点眼液1％ *8 *9    5mL
  1日2回 *10  朝夕  点眼
```

*8 ブリンゾラミド（炭酸脱水酵素阻害薬）
*9 添付文書には「他の緑内障治療薬の効果が不十分（または使用できない）場合」と記載
*10 十分な効果が得られない場合は1日3回点眼することができる

処方例2

```
トルソプト点眼液0.5％ *11 *12    5mL
  1日3回  朝昼夕  点眼
```

*11 ドルゾラミド塩酸塩（炭酸脱水酵素阻害薬）
*12 添付文書には「他の緑内障治療薬の効果が不十分（または使用できない）場合」と記載

処方例3

```
デタントール0.01％点眼液 *13 *14   5mL
  1日2回  朝夕  点眼
```

*13 ブナゾシン塩酸塩（α1遮断薬）
*14 添付文書には「他の緑内障治療薬の効果が不十分（または使用できない）場合」と記載

処方例4

```
ミロル点眼液0.5％ *15   5mL
  1日1回  朝  点眼
```

*15 レボブノロール塩酸塩（αβ遮断薬）

処方例5

```
ハイパジールコーワ点眼液0.25％ *16   5mL
  1日2回  朝夕  点眼
```

*16 ニプラジロール（αβ遮断薬）

処方例6

```
ピバレフリン点眼液0.04％ *17   5mL
  1日1回 *18  朝  点眼
```

*17 ジピベフリン塩酸塩（非選択性交感神経刺激薬）
*18 添付文書には「1日1～2回点眼」と記載

処方例7

```
ウブレチド点眼液0.5％ *19   5mL
  1日1回 *20  朝  点眼
```

*19 ジスチグミン臭化物（副交感神経刺激薬）
*20 添付文書には「1日1～2回点眼」と記載

処方例8

```
サンピロ点眼液0.5％ *21 *22   5mL
  1日3回  朝昼夕  点眼
```

*21 ピロカルピン塩酸塩（副交感神経刺激薬）
*22 緑内障、診断または治療を目的とする縮瞳にも適応
*23 添付文書には「1日3～5回点眼」と記載

処方例9

```
グラナテック点眼液0.4％ *24 *25   5mL
  1日2回  朝夕  点眼
```

*24 リパスジル塩酸塩水和物（Rhoキナーゼ阻害薬；ROCK阻害薬）
*25 添付文書には「他の緑内障治療薬の効果が不十分（または使用できない）場合」と記載

緑内障

STEP 1 禁忌疾患の有無を確認する

ウノプロストン、ピロカルピン、ジスチグミン以外は過敏症歴に注意する。ベタキソロール、ピロカルピンは妊婦に禁忌である。β遮断薬は、慢性閉塞性肺疾患や徐脈、房室ブロックなどの心疾患に留意する。

薬疹歴
➡あり
- **本成分に対し過敏症の既往歴**→プロスタグランジン（PG）点眼薬（ラタノプロスト［商品名キサラタン他］、トラボプロスト［トラバタンズ］、タフルプロスト［タプロス、タプロスミニ］、ビマトプロスト［ルミガン］）、β遮断薬点眼液（チモロールマレイン酸塩［チモプトール〈XEは持続性製剤〉、リズモン〈TGは熱応答ゲル製剤〉他］、カルテオロール塩酸塩［ミケラン〈LAは持続性製剤〉他］、ベタキソロール塩酸塩［ベトプティック〈エスは懸濁性製剤〉他］）、炭酸脱水酵素阻害薬点眼液（ブリンゾラミド［エイゾプト］、ドルゾラミド塩酸塩［トルソプト］）、α₁遮断薬点眼液（ブナゾシン塩酸塩［デタントール］）、α₂刺激薬点眼液（ブリモニジン酒石酸塩［アイファガン］）、αβ遮断薬点眼液（レボブノロール塩酸塩［ミロル他］、ニプラジロール［ニプラノール、ハイパジールコーワ他］）、非選択性交感神経刺激薬点眼液（ジピベフリン塩酸塩［ピバレフリン］）、Rhoキナーゼ阻害薬点眼液（リパスジル塩酸塩水和物［グラナテック］）は中止。イソプロピルウノプロストン（レスキュラ他）、副交感神経刺激薬点眼液（ピロカルピン塩酸塩［サンピロ他］、ジスチグミン臭化物［ウブレチド］）は記載なし。

➡なし
- 「発疹が出現したら、直ちに受診する」よう指導。

妊娠・授乳の有無、小児
➡妊婦または妊娠している可能性のある女性
- ベタキソロール塩酸塩（ベトプティック他：β遮断薬）の投与中止（動物実験で胚・胎児死亡の増加）。ピロカルピン塩酸塩（サンピロ他）は原則中止（子宮収縮の恐れ）。
- PG製剤、β遮断薬、炭酸脱水酵素阻害薬、α₁遮断薬、α₂刺激薬、ジピベフリン塩酸塩（ピバレフリン）、Rhoキナーゼ阻害薬（リパスジル塩酸塩水和物［グラナテック］）は、有益性が危険性を上回る場合に投与。

➡授乳婦
- PG製剤、β遮断薬、炭酸脱水酵素阻害薬、α₁遮断薬、α₂刺激薬、αβ遮断薬、ジピベフリン、Rhoキナーゼ阻害薬（リパスジル）は原則禁忌。

➡小児
- ブリモニジン酒石酸塩（アイファガン）（α₂刺激薬）は低出生体重児、新生児、乳児または2歳未満の幼

児に投与禁忌。
- ▶PG製剤、β遮断薬、炭酸脱水酵素阻害薬、α₁遮断薬、α₂刺激薬、ジピベフリン、Rhoキナーゼ阻害薬(リパスジル)は安全性が確立していない。

禁忌疾患

➡喘息またはその既往歴、気管支痙攣、重篤な慢性閉塞性肺疾患
- ▶β遮断薬(ベタキソロール塩酸塩[ベトプティック他]以外)、αβ遮断薬の中止。

➡コントロール不十分な心不全
- ▶β遮断薬、αβ遮断薬の中止。

➡洞性徐脈、房室ブロック(Ⅱ・Ⅲ度)、心原性ショック
- ▶β遮断薬(ベタキソロール以外)、αβ遮断薬の中止。

➡重篤な腎障害
- ▶炭酸脱水酵素阻害薬の中止。

➡狭隅角や前房が浅いなどの眼圧上昇の素因
- ▶ジピベフリン塩酸塩(ピバレフリン)の中止。

➡前駆期緑内障
- ▶ジスチグミン臭化物(ウブレチド)の中止。

➡虹彩炎
- ▶ピロカルピン塩酸塩(サンピロ他)の中止。

STEP 2 併用薬・飲食物・嗜好品の有無を確認する

2種類以上の点眼薬を併用する場合は、同時に点眼してはならない。特にゲル化製剤や懸濁性製剤、アルギン酸・ホウ酸を含有する点眼薬は要注意。ジスチグミンと脱分極性筋弛緩薬は併用禁忌であり、β遮断薬や交感神経刺激薬、副交感神経刺激薬などが鼻粘膜から全身に吸収されて起きる全身性の相互作用にも留意する。

A 動態学的

①物理化学的変化

〔同時点眼禁止〕

➡全ての点眼薬
- ▶他の点眼薬→効果減弱(吸収低下の可能性)。併用時は点眼の間隔を少なくとも5分以上空ける。
- ▶懸濁性点眼薬(ベタキソロール塩酸塩懸濁性点眼薬[ベトプティックエス]、ブリンゾラミド懸濁性点眼薬[エイゾプト]など)→効果減弱。成分吸収に時間がかかるため、併用時は点眼の間隔を10分以上空ける。

- ▶ゲル化点眼薬(チモロールマレイン酸塩持続性点眼薬[チモプトールXE、リズモンTG]など)→ゲル化による吸収阻害。併用時はゲル化点眼薬を10分以上空けて最後に点眼するよう指導。
- ▶アルギン酸含有持続性点眼薬(カルテオロール塩酸塩持続性点眼薬[ミケランLA]など)→効果減弱(他の点眼薬の吸収低下または持続性低下)。併用時はアルギン酸含有点眼薬を10分以上空けて最後に点眼するよう指導。

➡レボブノロール塩酸塩[ミロル他]、ドルゾラミド塩酸塩[トルソプト]
- ▶ホウ酸を含む点眼薬(トラボプロスト[トラバタンズ]、チモロール、ブナゾシン塩酸塩[デタントール]、ピロカルピン塩酸塩[サンピロ他]など)→白濁。併用時は点眼の間隔を少なくとも5分以上空ける。

②代謝
〔併用注意〕

➡チモロール
- ▶薬物代謝酵素チトクロームP450(CYP)2D6阻害作用を有する薬剤(硫酸キニジン、選択的セロトニン再取り込み阻害薬[SSRI])→β遮断作用増強。チモロールの代謝酵素であるCYP2D6を阻害して血中濃度が上昇する恐れ。

➡レボブノロール
- ▶フェノチアジン関連化合物(クロルプロマジン塩酸塩[コントミン他]など)→血圧低下。代謝阻害による。

➡ジピベフリン塩酸塩(ピバレフリン)
- ▶モノアミン酸化酵素(MAO)阻害薬(治療中および治療後3週間以内)→急激な血圧上昇。代謝酵素阻害でカテコールアミン感受性が亢進。

➡ブリモニジン酒石酸塩(アイファガン;α₂刺激薬)
- ▶モノアミン酸化酵素(MAO)阻害薬→血圧変動に影響する可能性。ノルアドレナリンの代謝および再取り込みに影響する可能性あり。

③血漿蛋白結合置換、腎排泄
〔併用注意〕

➡炭酸脱水酵素阻害薬(ブリンゾラミド、ドルゾラミド)
- ▶アスピリン(大量投与)→双方または一方の副作用が増強。アスピリンは血漿蛋白結合を置換、腎排泄を抑制(点眼薬の作用増強)。点眼薬は血液pHを低下させ、サリチル酸の血漿から組織への移行を高める。

B 薬力学的

①筋弛緩

〔併用禁忌〕

> ➡ ジスチグミン臭化物[ウブレチド]
> 　▶ 脱分極性筋弛緩薬(スキサメトニウム塩化物[レラキシン他])→脱分極性筋弛緩薬の作用増強。ジスチグミンは脱分極性筋弛緩作用がある上、コリンエステラーゼによる筋弛緩薬の代謝を阻害する。

②交感神経系、徐脈

〔併用注意〕

➡ β遮断薬(チモロールマレイン酸塩[チモプトール他]、カルテオロール塩酸塩[ミケラン他]、ベタキソロール塩酸塩[ベトプティック他])、αβ遮断薬(レボブノロール[ミロル他]、ニプラジロール[ニプラノール、ハイパジールコーワ他])
　▶ カテコールアミン枯渇薬(レセルピン[アポプロン]など)→交感神経抑制の増強。カテコールアミン枯渇薬はβ遮断作用を相加的に増強。
　▶ β遮断薬(内服)→β遮断作用が相加的に表れる。
　▶ カルシウム拮抗薬(ジルチアゼム塩酸塩[ヘルベッサー他]、ベラパミル塩酸塩[ワソラン他])→相互に作用増強。徐脈、房室伝導障害、左室不全、低血圧の恐れ。
　▶ アドレナリン、ジピベフリン→アドレナリンの散瞳作用を助長。アドレナリンのβ作用が遮断され、α作用が優位になる。

➡ チモロール、レボブノロール
　▶ ジギタリス製剤(ジゴキシン[ジゴシン他])→相加的に心刺激伝導抑制作用が増強。徐脈、房室ブロックなどの恐れ。

➡ ジピベフリン塩酸塩(ピバレフリン)
　▶ 三環系・四環系抗うつ薬(マプロチリン塩酸塩[ルジオミール他]、クロミプラミン塩酸塩[アナフラニール]、アモキサピン[アモキサン])→急激な血圧上昇。交感神経終末でのノルエピネフリン再取り込みを阻害し、受容体のアドレナリン濃度が上昇。

➡ ブリモニジン酒石酸塩(アイファガン；$α_2$刺激薬)
　▶ 降圧薬→降圧作用増強。相加的降圧効果増強。
　▶ 中枢神経抑制薬、オピオイド系薬(鎮痛薬、鎮静薬、麻酔薬)、アルコール→鎮静作用増強。相加的鎮静効果増強。

③副交感神経系、その他

〔併用注意〕

➡ ジスチグミン
　▶ 副交感神経抑制薬(アトロピン硫酸塩水和物など)→相互に作用減弱。ムスカリン作用拮抗。

▶コリン作動薬(ベタネコール塩化物[ベサコリン]など)、コリンエステラーゼ阻害薬(ドネペジル塩酸塩[アリセプト他]など)→コリン作用の相加・相乗。

➡炭酸脱水酵素阻害薬(ブリンゾラミド[エイゾプト]、ドルゾラミド塩酸塩[トルソプト])

▶炭酸脱水酵素阻害薬(内服)(アセタゾラミド[ダイアモックス]など)→作用が相加的に表れることがある。

STEP 3-1 病識を持たせる

ほとんどの緑内障は房水の排泄低下などによって高まった眼圧が視神経を傷害しており、放置していると徐々に視野が狭くなり失明に至る病気であることを説明する。自覚症状に乏しく眼圧正常のまま進行するタイプも多いため、眼科で眼底検査や視野検査を定期的に受け、早期発見・治療に努めるよう指導することが重要である。

病気の原因・症状の説明

➡緑内障について説明する。

説明例

目に入った光(光景)は、カメラに例えると、レンズに当たる角膜・水晶体を通って、フィルムに当たる網膜で像を結びます。入ってくる光の量は、水晶体の上にある虹彩が調節し、ピント(焦点)は水晶体の厚さを調節する毛様体が行っています。網膜の像は網膜で電気信号となり、目の奥(眼底)にある視神経を介して脳へと伝えられ、画像として認識されます。緑内障とは、何らかの原因で視神経が傷付いて網膜からの情報が脳に伝わりにくくなり、物が見える範囲(視野)が少しずつ狭くなる病気です。ある日突然、症状が表れる場合もありますが(急性閉塞隅角緑内障)、ほとんどは何年もかかってゆっくりと病状が悪化していきます(慢性型)

➡緑内障の原因について説明する。

説明例

生まれつきの異常(発達緑内障)や、他の病気や薬が原因の場合(続発緑内障)もありますが、9割以上の緑内障は原因が分かりません(原発緑内障)。ただ、いずれのタイプの緑内障も眼球の張りを保つ圧力、すなわち『眼圧』によって目の神経が集まっている部分(視神経乳頭)が潰されて起きることが分かっています。眼圧が正常(8〜20mmHg)であっても緑内障となる方がいますが、眼圧が高い方では緑内障になる確率が10倍以上になることが知られています

➡緑内障の症状について説明する。

説明例

多くの場合(慢性型)は、高度に進行するまで自覚症状がほとんどありません。視野は中心を避けるように、鼻側や上の方から少

しずつ欠けてくるので、無意識に良い方の目で補ったり、顔や目を動かして見るため、なかなか気づきません。目のかすみ、肩凝り、まれに軽い目の痛みや頭痛を感じたり、電灯の周りに虹が見えること（虹視症）もありますが、疲れや老眼のせいと思ってしまいます。ですから、他の病気で眼科にかかったり、人間ドックなどで偶然に見つかることがほとんどです

説明例

緑内障（閉塞隅角型）の発作では、ある日（夜間に多い）、頭が割れるような痛みや、眼の痛み、吐き気、充血などの症状が急に表れます。黒目（角膜）が濁り、瞳孔（ひとみ）が大きく開いて、視力が低下します。ひとみが大きく開くことを『散瞳』といいますが、散瞳によってひとみが緑色に見えることから『緑内障』と名付けられたそうです。内科の病気と間違えやすいのですが、治療が遅れると数日で失明してしまう恐ろしい発作です。ですから、早急に薬で眼圧を下げ、レーザーで虹彩に穴を開ける『レーザー虹彩切開術』を行います。発作は、暗いところや薬による散瞳がきっかけとなります。また、白内障が進行すると起きやすくなるため注意が必要です

➡緑内障の予後について説明する。

説明例

治療しないまま放置しておくと進行して、最悪の場合は失明となる恐れがあります。中途失明の原因となる病気として、緑内障は第1位です。また、視神経が損傷して欠けた視野が回復することはありません。ですから早期発見、早期治療がとても重要なのです

検査・病型の説明

➡緑内障の検査について説明する。

説明例

緑内障の検査では、『眼底検査』『視野検査』『眼圧検査』が重要です。眼底検査により『視神経乳頭』と呼ばれる、視神経が集まっている部位（陥凹）に変形が見つかり、視野検査で視野が欠けていれば、緑内障と診断されます。眼球の張りを示す眼圧は、正常値（8～20mmHg）でも緑内障となることがありますので（正常眼圧緑内障）、緑内症を確定する手段にはなりません。ですが、眼圧は治療時の重要な指標となるため、眼圧検査はとても大切です

眼圧検査は、空気を目の表面に当てて測る方法と、直接、目の表面に測定器具を当てる方法があります。視神経の状態を調べる眼底検査は、検眼鏡や顕微鏡などで、瞳孔（ひとみ）から眼球の奥を観察します。特に、視神経が束になって網膜から出てへこんでいる『視神経乳頭』と呼ばれる部位を調べますが、視神経が障害を受けている場合、このへこみ（陥凹）が大きく深く変形します。眼底検査では、点眼液で虹彩を縮めてひとみを広げた（散瞳）後に行いますので、検査後の5～6時間はピントが合わなくなります。ですから、検査後は自動車の運転は避けてください。欠けた視野の有無やその範囲を調べる視野検査は、自動視野計などを使って行われ、視野が欠けている部分が黒く示されます

➡眼圧について説明する。

説明例

まぶたを閉じて眼球を押すと、ゴム球のような弾力を感じますね。この弾力が『眼圧』

です。眼圧は血圧と同じように1日の中で変動しますが、血圧とは直接関係ありません。目の中では、血液の代わりに『房水』と呼ばれる透明の液体が流れており、眼圧を調整しています。緑内障は、この房水の排泄がうまくいかなくなって目の中に房水がたまり、眼圧が上昇するために起きるのです

説明例

房水は毛様体で作られています。そして、虹彩の裏側（後房）から水晶体、瞳孔（ひとみ）を通って虹彩の表側に出て、虹彩と角膜の間（前房）を流れた後、「隅角」と呼ばれる排水口から排泄されています（図1）。流し台に例えると、この排水口（隅角部位）には、フィルター（線維柱帯）と排水管（シュレム管）があり、これを通って血管へと流れる仕組みになっています。緑内障は、この排水口が詰まって房水がたまり眼圧が高くなるのです

➡緑内障の病型を説明する（イラスト1）。

説明例

緑内障は、房水の排水口（隅角部位）の詰まり方によって2つのタイプに分類されます。排水口の流し口が狭くなって詰まる『閉塞隅角緑内障』と、排水口のフィルターが目詰まりする『開放隅角緑内障』の2つです。排水口の開き具合を調べる隅角鏡検査により、どちらのタイプか決められます。一般には、正常隅角は20〜45度で、20度以下では閉塞型となります。隅角が完全に塞がると、急激に眼圧が上がり発作が起きます

説明例

閉塞型は、虹彩の先が水晶体と接着しているため、房水が後房（虹彩の裏側）にたまりやすくなっています。ですから、虹彩が前に押し出され、排水口（隅角）が狭くなっています（相対的瞳孔ブロック）。遠視の人や女性、中高年の方は、水晶体が大きい、厚いなどで、虹彩が押し出されているため閉塞型になりやすいことが知られています。また発作が夜間などで多く起きるのは、散瞳により虹彩が縮んで排水口がさらに狭くなるためです。一方、開放型は視神経傷害を起こしやすい糖尿病、高血圧、近視の方に多いといわれています

説明例

緑内障の中で最も多いのが『正常眼圧緑内障』で、日本では緑内障の方の約6割がこのタイプです。排水口（隅角）の開き具合に異常はなく、開放隅角型に分類されますが、目詰まりはありません。原因には、生まれつき視神経が弱いことが関係するようです。低血圧、片頭痛や冷え性など、血液の流れが悪い方に多く見られます。一方、眼圧が高くても緑内障にならない方もいらっしゃいます（高眼圧症：21mmHg以上）。ですから、視神経の強さには個人差があり、人それぞれで適切な眼圧値は違うと考えられます

STEP 3-2　薬識を持たせる

高い眼圧は緑内障の発症・増悪因子であり、点眼薬の使用により眼圧を下げれば視野障害の進行が抑制され、失明を防止できることを十分に理解させる。点眼薬は生涯使用することになるため、各薬剤の使用方法や作用機序、眼圧の到達目標などをしっかり説明し、アドヒアランスの維持を心掛ける。

服用目的・方法の説明

➡ 治療の目的について説明する。

説明例

残念ながら、患者さんの緑内障は原因不明であり、失った視野を元に戻すことはできません。ですが、目薬により眼圧を下げれば、確実に病気の進行を抑えることができます。血圧や糖尿病の飲み薬と同じように、一生使い続ける目薬と考えてください。そして、もうこれ以上視野を失わずに今の日常生活が続けられるよう、目薬を医師の指示通り使用してください

➡ 治療方針について説明する。

説明例

目薬による治療は、眼圧と視野をチェックしながら行います。眼圧は時間により変動するため、日時を変えて眼圧検査を繰り返します。最初の2週間は1種類の目薬を片目に差して、副作用や効果を確認した後、両眼に使うのが一般的です。眼圧の目標値は病状により違いますが、正常眼圧緑内障の場合は治療前の値から30％下げることを目標にします（約8割で視神経障害の進行が抑制）。もし単独で効果が不十分な場合には、他の種類の目薬に変更します（効果が不十分な場合には、飲み薬を使うこともある）

➡ 目薬の種類について説明する（イラスト1）。

説明例

眼圧を下げる目薬には、排水口（隅角）での房水の排泄を良くするものと、房水が作られるのを抑えるもの、両方の作用を持つものがあります。緑内障のタイプや患者さん個々の病状によって使い分けます

説明例

房水の排水には、2つの経路があります（イラスト1）。主な経路は、フィルター（線維柱帯）から排水管（シュレム管）を流れる経路ですが、房水量の約1割は毛様体の付け根の隙間へと排泄される副経路でも流れています（ぶどう膜［虹彩、毛様体、脈絡膜の総称］・強膜経路）。眼圧が上がると、房水の排泄量は主経路でのみ増える特徴がありますので、副経路での排泄を促進する目薬も、眼圧低下にとても有効です

➡ 点眼方法について説明する。

説明例

間違った差し方をすると十分な効果が得られないばかりか、思わぬ副作用が表れます。点眼のポイントは、①薬を差す前に手をよく洗う、②仰向けに寝て、容器の先が直接目に触れないようにし、下まぶたの裏側に1滴だけ（約50μL）落とす、③目を閉じて目頭を指で軽く数分間押さえる、④複数の目薬を差すときは5

分以上空ける(ただし10分以上空ける目薬もある。STEP2)、⑤あふれた液は必ず拭き取る——です

薬剤の説明

➡プロスタグランジン(PG)製剤

説明例

ホルモンのような物質であるプロスタグランジンが、副経路からの房水の排出を促進して眼圧を下げます。プロスタグランジンの目薬は単独でも眼圧低下効果が高く、以前に用いられていたβ遮断薬よりもよく効いて副作用も少ないため、現在、最も使われています

➡α₁遮断薬

説明例

本来は、交感神経のα作用を抑えて血圧を下げる内服薬ですが、眼圧を下げる効果もあるため目薬となった薬です。プロスタグランジンの目薬と同じように、副経路からの房水の排出を良くして効果を示すと考えられています。効果はβ遮断薬よりもやや落ちるため、主に他の目薬で効果が不十分な場合に使用されます

➡副交感神経刺激薬

説明例

最も古くからある緑内障向けの目薬で、副交感神経に作用して、水晶体の厚さを調節する毛様体の筋肉を収縮させて眼圧を下げます。毛様体は房水の排水口のフィルター(線維柱帯)とつながっているため、毛様体が収縮すると、フィルターの網目が開いて、房水の流れが良くなり眼圧が下がります。またピロカルピン(サンピロ他)は、瞳孔(ひとみ)を強力に縮める『縮瞳』を起こすため、診断やレーザー治療前にも使用されますが、ぶどう膜(虹彩、毛様体、脈絡膜の総称)に炎症(虹彩炎)が起きている場合は炎症を悪化させるため使用しません

➡β遮断薬

説明例

毛様体に作用して、房水が作られるのを抑えて眼圧を下げる目薬です。毛様体(上皮)には交感神経のβと呼ばれる神経があり、この神経が刺激され房水が作られています。この目薬は、この神経が刺激されないようにして房水の産生量を減らします。緑内障に対してはプロスタグランジンの目薬と同様によく使われている目薬ですが、体に吸収されて、全身に及ぶ副作用を起こすことがあります

➡炭酸脱水酵素阻害薬

説明例

毛様体に作用して、房水が作られるのを抑えて眼圧を下げる目薬です。毛様体にある炭酸脱水酵素と呼ばれる酵素を強力に抑え、房水が作られないようにして効果を発揮する目薬です。本来は内服薬として眼圧を下げるため使われていましたが、全身に及ぶ副作用を避けるために目薬として開発されました。主に、他の目薬が効果不十分な場合や使用できない場合に使われる目薬です

➡ αβ遮断薬

説明例

β遮断とα遮断の両方の作用を持つ目薬で、房水が作られるのを抑える作用と排泄を促す作用があります。従来のβ遮断薬よりも副作用が少ないようです

➡ α2刺激薬(ブリモニジン酒石酸塩[アイファガン])

説明例

交感神経にはα2と呼ばれる神経があり、この神経を刺激すると交感神経の作用(β、α)が抑えられます。つまり、この目薬はα2を刺激して、房水が作られるのを抑える作用と副経路からの房水の排泄を促す作用を示します。よく使われるβ遮断薬やプロスタグランジンの薬に比べると、やや効果が劣るため、他の目薬が効果不十分な場合や副作用などで使用できない場合に使われます

➡ ジピベフリン塩酸塩(ピバレフリン)

説明例

房水の排泄を促す作用と房水が作られるのを抑える作用を併せ持つ目薬です。角膜でアドレナリンという交感神経を刺激する物質に変化して効果を表します。瞳孔(ひとみ)を強力に広げる作用があるため、レーザー治療を行っていない閉塞型の緑内障には使えません

➡ Rhoキナーゼ阻害薬(リパスジル塩酸塩水和物[グラナテック])

説明例

今までの緑内障の目薬とは異なった仕組みで眼圧を下げる薬です。筋肉の収縮などに関係しているRho(ロー)キナーゼという物質(酵素)の作用を抑えて、主に房水の排水口のフィルター(線維柱帯)のつまりを改善して房水の流れをよくします。よく使われるβ遮断薬やプロスタグランジンの薬と比べると、やや効果が劣るため、他の目薬が効果不十分な場合や副作用などで使用できない場合に使われます

緑内障

STEP 4 服用に当たっての注意事項（副作用、その他）を説明する

β遮断薬、αβ遮断薬による全身性副作用、PG製剤による結膜充血、眼瞼・虹彩の色素沈着、睫毛伸張、ジピベフリンによる散瞳・充血、ピロカルピンによる縮瞳などに注意。点眼後の液だれの放置やコンタクトレンズ装用時の点眼など不適切な使用による有害事象を避けるため、使用上の注意事項についても十分説明する。

➡ プロスタグランジン（PG）製剤
　▶ 結膜充血、刺激症状、瘙痒感、霧視、角膜障害、眼瞼部多毛・色素沈着、睫毛の異常、虹彩色素沈着、眼痛など→全身性副作用はほとんどない。

説明例

点眼後に充血や刺激感、痒みなどが表れることがあります。また、薬液が目の周りに付き、まぶたが黒ずんだり、睫毛が濃く、長く、太くなったりすることがあります。ですから、目の周りに付いた液はすぐに拭き取るか、洗顔してください。入浴前に点眼するとよいですね。メラニンという色素が増加し、目の茶色い部分（虹彩）が変色することもあります。何か気になることがありましたら、すぐに相談してください。

➡ 霧視
　▶ 眠気・鎮静→目のかすみ。

説明例

点眼してから少しの間、目がかすむことがあるので、回復するまで車の運転などはしないでください。

➡ β遮断薬、αβ遮断薬、α₂刺激薬
　▶ 徐脈、血圧低下、咳、喘息悪化、うつ病悪化など→β遮断作用に起因。

説明例

副作用は目に起きるだけでなく、薬が鼻の粘膜から体に吸収されて内服薬と同じような全身に及ぶ副作用が起きることがあります。この目薬は体内の交感神経の働きを抑えるため、主に気管支が収縮して咳が出たり息苦しくなったり、心臓の動きが抑えられて脈が少なくなり、血圧が下がったりすることがあります。脳にも作用して、うつ病が悪くなることもありますのでご注意ください

➡ 炭酸脱水酵素阻害薬点眼液
　▶ 眼局所では眼刺激症状（染みる、異物感、瘙痒感など）、結膜充血、霧視など。眼以外の局所では味覚倒錯。全身性副作用はほとんどない

説明例

ドルゾラミド塩酸塩（トルソプト）は、差したとき染みたり、異物が入ったような感じがしたり、充血することがあります。ブリンゾラミド（エイゾプト）では、味覚がおかしくなることや、点眼後に一時的に眼がかすむことがありますので、回復するまで車の運転などはしないでください

　▶ 味がおかしくなる→味覚倒錯（ブリンゾラミド）。

- ➡ α₁遮断薬
  - ▶結膜充血、角膜障害、異物感など→軽度。
  - ▶術中虹彩緊張低下症候群→α₁遮断作用に起因。

- ➡ ジピベフリン塩酸塩(ピバレフリン)
  - ▶まぶしさ、目のかすみ→散瞳、調節麻痺(羞明、霧視など)。結膜充血、眼刺激感(眼痛など)にも注意。

説明例

目薬が交感神経を刺激して瞳孔(ひとみ)が大きくなり、まぶしく感じたり、かすんで見えたりすることがあります。点眼後、約8時間、人によっては24時間も症状が続くことがあります。回復するまでは車の運転などを控えてください。また、サングラスを着用するなどして、太陽光や強い光を直接見ないようにしましょう

- ➡ 副交感神経刺激薬
  - ▶縮瞳、調節痙攣(暗黒感など)→主にピロカルピン塩酸塩(サンピロ他)。

説明例

点眼後、瞳孔(ひとみ)が小さくなり、暗く見えたり、物にピントが合わず、遠くが見えにくくなります。人によっては、6時間ほど続くことがありますので、回復するまで車の運転などは控えてください

- ▶流涙、結膜炎、結膜充血、視瞭(暗くなり見えにくい)→5%以上の頻度で発症(ジスチグミン臭化物[ウブレチド])。
- ▶眼瞼炎、結膜充血、眼刺激感、下痢、悪心・嘔吐、頭痛、錯乱、記憶障害など→頻度不明(ピロカルピン)。

- ➡ ラタノプロスト(キサラタン他)、ブリンゾラミド、タフルプロスト(タプロス、タプロスミニ他)
  - ▶コンタクトレンズが変色→防腐剤の塩化ベンザルコニウムがコンタクトレンズに吸着し変色。点眼前にレンズを外して15分以上経過後に再装用するよう指導。

- ➡ ブナゾシン塩酸塩(デタントール)
  - ▶含水性ソフトコンタクトレンズ装用時の点眼を避ける。

- ➡ Rhoキナーゼ阻害薬(リパスジル塩酸塩水和物[グラナテック])
  - ▶結膜充血、アレルギー性を含む結膜炎や眼瞼炎など。

不眠症

　不眠症とは、日中の活動性低下を伴う睡眠障害の1つである。国際的な診断基準では、A) 睡眠の維持や質の悪さの訴えがある、B) Aの訴えが適切な睡眠環境でも生じる、C) 日中の身体・精神症状による障害がある場合──を不眠症と診断する。成人の30%以上が、入眠障害、中途覚醒、早朝覚醒、熟眠障害など何らかの睡眠障害を有し、6～10%が不眠症に悩まされている。

　不眠症の原因は主に、①身体的（器質性疾患や精神・神経疾患など）、②薬理学的（薬、アルコールなど）、③生理学的（生活習慣など）、④心理的（睡眠に対する恐怖など）──に分けられる。治療は、まず原因を除去するとともに睡眠衛生指導を行い、必要な場合は並行して薬物治療を行う。改善しない場合、認知行動療法などが実施される。

　薬物療法の目標は、良質な睡眠によるQOLの改善であり、主にベンゾジアゼピン（BZ）系薬、非BZ系薬、メラトニン受容体作動薬などの睡眠薬が用いられる。BZ系薬、非BZ系薬ともに、入眠障害型には消失半減期が短いもの、睡眠維持障害型（中途覚醒・熟眠障害）には消失半減期が長いものが推奨される。また、生体リズム異常を有する不眠症に対しては、メラトニン受容体作動薬が第一選択薬となる。

　服薬指導の一番のツボは、睡眠に対する正しい知識を与え、睡眠環境のアドバイスを行うとともに、睡眠薬に対する患者の不安を払拭して、アドヒアランスを良好に維持することである。

表1 ● 不眠症の診断基準

A	入眠障害、睡眠維持困難（中途覚醒）、早朝覚醒、慢性的に非回復性または睡眠の質の悪さの訴えがある。小児では睡眠困難がしばしば養育者から報告され、就寝時のぐずりや1人で眠れないなどのこともある
B	上記の睡眠困難は、睡眠に適切な状況、環境にかかわらずしばしば生じる
C	患者は夜間睡眠困難と関連した日中機能障害を以下の少なくとも1つの形で報告する 1）疲労感、不快感　2）注意力、集中力、記憶力の低下　3）日中の眠気　4）社会的、職業的機能低下、または学業低下 5）気分障害またはいらいら感　6）やる気、活動性、積極性の減弱　7）仕事のミス・運転中の事故の起こしやすさ 8）睡眠不足による緊張、頭痛、消化器症状　9）睡眠についての心配、悩み

出典：米国睡眠医学会「睡眠障害国際分類第2版（ICSD-2）」

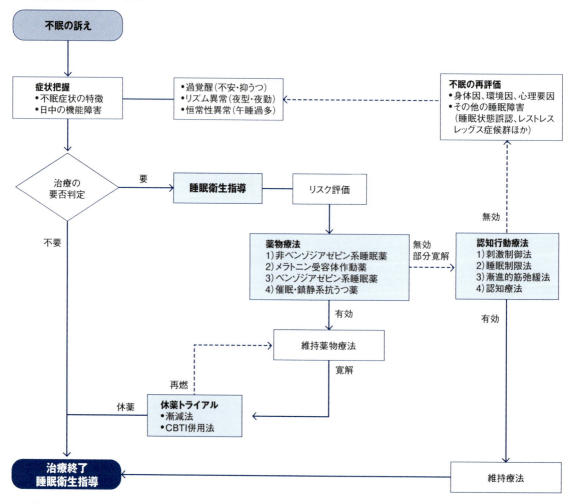

図1 ● 不眠症の治療アルゴリズム

出典：平成24年度厚生労働科学研究・障害者対策総合研究事業「睡眠薬の適正使用及び減量・中止のための診療ガイドラインに関する研究班」および日本睡眠学会・睡眠薬使用ガイドライン作成ワーキンググループ 編「睡眠薬の適正な使用と休薬のための診療ガイドライン」（2013）

不眠症

表2 ● 不眠治療に用いられる主な睡眠薬リスト

分類	一般名	商品名	作用時間	半減期（時間）	用量（mg）
メラトニン受容体作動薬	ラメルテオン	ロゼレム	超短時間作用型	1	8
非ベンゾジアゼピン系	ゾルピデム酒石酸塩	マイスリー他	超短時間作用型	2	5～10
	ゾピクロン	アモバン他		4	7.5～10
	エスゾピクロン	ルネスタ		5～6	1～3
ベンゾジアゼピン系	トリアゾラム	ハルシオン他	短時間作用型	2～4	0.125～0.5
	エチゾラム	デパス他		6	1～3
	ブロチゾラム	レンドルミン他		7	0.25～0.5
	リルマザホン塩酸塩水和物	リスミー他		10	1～2
	ロルメタゼパム	エバミール、ロラメット		10	1～2
	フルニトラゼパム	サイレース、ロヒプノール他	中間作用型	24	0.5～2
	エスタゾラム	ユーロジン他		24	1～4
	ニトラゼパム	ベンザリン、ネルボン他		28	5～10
	クアゼパム	ドラール他		36	15～30
	フルラゼパム塩酸塩	ダルメート	長時間作用型	65	10～30
	ハロキサゾラム	ソメリン		85	5～10
オレキシン受容体拮抗薬	スボレキサント	ベルソムラ	——*	10	10～20

* Tmaxは1.5時間（1.0～3.0時間）

平成24年度厚生労働科学研究・障害者対策総合研究事業「睡眠薬の適正使用及び減量・中止のための診療ガイドラインに関する研究班」および日本睡眠学会・睡眠薬使用ガイドライン作成ワーキンググループ 編「睡眠薬の適正な使用と休薬のための診療ガイドライン」(2013)を改変

初診時の処方例[*1]

A 入眠障害に対する薬物療法

①高齢者[*2]および軽症例（超短時間作用型[*3]）　処方例1～3のいずれかを用いる。

処方例1

```
ロゼレム錠8mg[*4]　1回1錠（1日1錠）
　1日1回　就寝前
```
[*4] ラメルテオン

処方例2

```
▽・イスリー錠5mg[*5]　1回1～2錠（1日1～2錠）
　1日1回　就寝前（高齢者は1錠から開始）
```
[*5] ゾルピデム酒石酸塩

処方例3

```
ルネスタ錠1mg[*6]　1回1錠（1日1錠）
　1日1回　就寝前
```
[*6] エスゾピクロン

処方例4

```
ベルソムラ錠15mg[*7]　1回1錠（1日1錠）
　1日1回　就寝前
```
[*7] スボレキサント

[*1] A、Bの処方例が無効な重症例などでは、専門医に紹介することを考慮する
[*2] 高齢者では転倒や睡眠時無呼吸の増悪のリスクがあるので、筋弛緩作用の弱い薬物（非ベンゾジアゼピン系薬、メラトニン受容体作動薬［ラメルテオン〈ロゼレム〉］）を選択する
[*3] 超短時間作用型の非ベンゾジアゼピン系薬は夜間覚醒時の追加投与でも比較的安全であるため、旅行時の一過性不眠に適する

②就寝時に不安・緊張が強い例[*8]
(超短時間作用型ベンゾジアゼピン系薬、短時間作用型ベンゾジアゼピン系薬) 処方例1〜2のいずれかを用いる。

処方例1
```
ハルシオン0.125mg錠[*9]
                1回1〜2錠（1日1〜2錠）
   1日1回　就寝前
```
[*9] トリアゾラム

処方例2
```
レンドルミン錠0.25mg[*10]　1回1〜2錠（1日1〜2錠）
   1日1回　就寝前
```
[*10] ブロチゾラム

[*8] 就寝時の不安・緊張が強い例には、抗不安作用と筋弛緩作用のある(超)短時間作用型ベンゾジアゼピン系睡眠薬が有用である

B　睡眠維持障害(中途覚醒、熟眠障害)に対する薬物療法

①高齢者[*11] (超短時間作用型、非ベンゾジアゼピン系薬) 処方例1〜2のいずれかを用いる。

処方例1
```
ロゼレム錠8mg　1回1錠（1日1錠）
   1日1回　就寝前
```

処方例2
```
マイスリー錠5mg　1回1〜2錠（1日1〜2錠）
   1日1回　就寝前（高齢者は1錠から開始）
```

処方例3
```
ベルソムラ錠15mg　1回1錠（1日1錠）
   1日1回　就寝前
```

[*11] 高齢者は代謝・排泄機能が低下しているので、作用時間が短い睡眠薬でも十分に有効であることが多い

②軽症〜中等症例 (短時間作用型ベンゾジアゼピン系、中間作用型ベンゾジアゼピン系薬) 処方例1〜2のいずれかを用いる。

処方例1
```
レンドルミン錠0.25mg　1回1〜2錠（1日1〜2錠）
   1日1回　就寝前
```

処方例2
```
ロヒプノール錠1[*12]　1回1〜2錠（1日1〜2錠）
   1日1回　就寝前
```
[*12] フルニトラゼパム

処方例3
```
ベルソムラ錠20mg　1回1錠（1日1錠）
   1日1回　就寝前
```

③日中の不安・緊張が強い場合[*13]
(中間作用型ベンゾジアゼピン系薬、長時間作用型ベンゾジアゼピン系薬) 処方例1〜2のいずれかを用いる。

処方例1
```
ドラール錠20[*14]　1回1錠（1日1錠）
   1日1回　就寝前
```
[*14] クアゼパム

処方例2
```
ダルメートカプセル15[*15]　1回1カプセル（1日1カプセル）
   1日1回　就寝前
```
[*15] フルラゼパム塩酸塩

[*13] 転倒の不安のない場合は、あえて中間作用型、長時間作用型ベンゾジアゼピン系薬を用いて昼間にも抗不安作用を期待する

不眠症

> ## STEP 1 禁忌疾患の有無を確認する
> ベンゾジアゼピン(BZ)系薬と非BZ系薬の禁忌疾患は、急性狭隅角緑内障または急性閉塞隅角緑内障(エスタゾラム除く)、および重症筋無力症である。また、クアゼパムは睡眠時無呼吸症候群への投与が、ゾルピデムとラメルテオン(メラトニン受容体作動薬)は重度の肝障害患者への投与が禁忌である。

薬疹歴

➡あり
- ▶本剤の成分に過敏症の既往歴→次の薬剤は投与中止。トリアゾラム(商品名ハルシオン他)、ロルメタゼパム(ロラメット、エバミール)、リルマザホン塩酸塩水和物(リスミー他)、フルニトラゼパム(サイレース、ロヒプノール他)、ニトラゼパム(ネルボン、ベンザリン他)、クアゼパム(ドラール他)、ハロキサゾラム(ソメリン)、ゾルピデム酒石酸塩(マイスリー他)、ラメルテオン(ロゼレム)、スボレキサント(ベルソムラ)。
- ▶本剤の成分およびBZ系薬剤に過敏症の既往歴→フルラゼパム塩酸塩(ダルメート)は投与中止。
- ▶本剤の成分およびエスゾピクロン(ルネスタ)に過敏症の既往歴→ゾピクロン(アモバン他)は投与中止。
- ▶本剤の成分およびゾピクロンに過敏症の既往歴→エスゾピクロンは投与中止。

➡なし
- ▶「発疹が出現したら、直ちに受診する」よう指導。初めて服用する患者には特に注意。ブロチゾラム(レンドルミン他)、エスタゾラム(ユーロジン他)は禁忌疾患に過敏症の記載なし。

妊娠・授乳の有無

➡妊娠または妊婦している可能性のある女性
- ▶ブロチゾラム(レンドルミン他)、フルニトラゼパム(サイレース、ロヒプノール他)は原則禁忌。
- ▶BZ系薬(ブロチゾラム、フルニトラゼパムを除く)、非BZ系薬、ラメルテオン(ロゼレム)、スボレキサント(ベルソムラ)は有益性が危険性を上回る場合に投与。

➡授乳婦
- ▶BZ系薬、非BZ系薬、ラメルテオン、スボレキサントは原則中止。

禁忌疾患

➡急性狭隅角緑内障、急性閉塞隅角緑内障
- ▶BZ系薬(トリアゾラム[ハルシオン他]、ブロチゾラム[レンドルミン他]、ロルメタゼパム[ロラメット、エバメール]、リルマザホン塩酸塩水和物[リスミー他]、フルニトラゼパム[サイレース、ロヒプノール他]、ニトラゼパム[ベンザリン、ネルボン他]、フルラゼパム塩酸塩[ダルメート]、ハ

ロキサゾラム[ソメリン]、ニメタゼパム[エリミン]、クアゼパム[ドラール他])、非BZ系薬(ゾルピデム酒石酸塩[マイスリー他]、ゾピクロン[アモバン他]、エスゾピクロン[ルネスタ])は投与を中止する。エスタゾラム(ユーロジン他)は禁忌ではない。

➡重症筋無力症
▶BZ系薬、非BZ系薬は投与を中止する。

➡睡眠時無呼吸症候群
▶クアゼパムは投与を中止する。

➡重篤(高度)な肝障害
▶ゾルピデム、ラメルテオン(ロゼレム)は投与を中止する。

原則禁忌

➡肺性心、肺気腫、気管支喘息および脳血管障害の急性期などで呼吸機能が高度に低下している患者
▶BZ系薬、非BZ系薬は原則投与を中止する。呼吸抑制により急性CO_2ナルコーシスを発症する恐れあり。

STEP 2 併用薬・飲食物・嗜好品の有無を確認する

BZ系薬、非BZ系薬、スボレキサントは主に薬物代謝酵素チトクロームP450(CYP)3A4、またラメルテオン(メラトニン受容体作動薬)は主にCYP1A2(わずかに2C群、3A4も)で代謝されるため、代謝阻害、誘導に起因する相互作用に注意する。CYP3A4と親和性の低いトリアゾラム、スボレキサントは、アゾール系薬やHIVプロテアーゼ阻害薬といったCYP3A4阻害薬との併用が禁忌である。またエスタゾラム、クアゼパム、フルラゼパムはリトナビル(CYP3A4阻害薬)との併用、ラメルテオンはフルボキサミン(CYP1A2阻害薬)との併用も禁忌である。クアゼパムは食物との同時服用は避ける。薬力学的な相互作用としては、中枢神経抑制作用のある薬や、筋弛緩薬との併用による相加的な作用増強に注意する。飲酒後の服用は原則として禁止する。

A 動態学的

①**溶解性**

〔併用禁忌〕

➡クアゼパム(ドラール他)
▶食物→過度の鎮静や呼吸抑制の恐れあり。胃内容物の残留により本剤の吸収性が向上し、未変化体およびその代謝物の血中濃度が空腹時の2〜3倍に高まる。食後2〜3時間後の就寝前に服用する。

②P糖蛋白質（P-gp）

〔併用注意〕

- ➡ スボレキサント（ベルソムラ）
  - ▶ ジゴキシン（ジゴシン他）→P-gpの阻害により、ジゴキシンの血中濃度上昇。併用時はジゴキシンの血中濃度もモニタリングすること。

③代謝阻害、誘導

〔併用禁忌〕

- ➡ トリアゾラム（ハルシオン他）
  - ▶ CYP3A4阻害薬（イミダゾール系薬、トリアゾール系薬、HIVプロテアーゼ阻害薬、エファビレンツ［ストックリン］、テラプレビル［テラビック］）→トリアゾラム血中濃度上昇。作用増強および作用時間の延長。
- ➡ エスタゾラム（ユーロジン他）、クアゼパム、フルラゼパム塩酸塩（ダルメート）
  - ▶ リトナビル（ノービア、カレトラ［配合薬］）→CYP3A4阻害によるBZ系薬の血中濃度上昇。過度の鎮静、呼吸抑制。
- ➡ ラメルテオン（ロゼレム）
  - ▶ フルボキサミンマレイン酸塩（デプロメール、ルボックス他）→ラメルテオン血中濃度上昇。睡眠作用増強。主にCYP1A2阻害に起因。
- ➡ スボレキサント
  - ▶ CYP3Aを強く阻害する薬剤（イトラコナゾール［イトリゾール他］、クラリスロマイシン［クラリス、クラリシッド他］、リトナビル、サキナビルメシル酸塩［インビラーゼ］、ネルフィナビルメシル酸塩［ビラセプト］、インジナビル硫酸塩エタノール付加物［クリキシバン］、テラプレビル、ボリコナゾール［ブイフェンド他］）→CYP3A阻害によるスボレキサントの血中濃度上昇。

〔併用注意〕

- ➡ BZ系薬、非BZ系薬
  - ▶ CYP3A4阻害薬（マクロライド系抗菌薬、シメチジン［タガメット、カイロック他］、キヌプリスチン・ダルホプリスチン［シナシッド］など）→血中濃度上昇。CYP3A4阻害に起因。
  - ▶ CYP3A4誘導薬（核内レセプターPXR活性化薬：リファンピシン［リファジン他］など）→作用減弱。CYP3A4によるBZ系薬の代謝促進。
- ➡ ラメルテオン
  - ▶ CYP1A2阻害薬（キノロン系薬など）、CYP2C9阻害薬（アゾール系薬など）、CYP3A4阻害薬（マクロライド系薬など）→作用増強。
- ➡ スボレキサント
  - ▶ CYP3Aを阻害する薬剤（ジルチアゼム塩酸塩［ヘルベッサー他］、ベラパミル塩酸塩［ワソラン他］、

フルコナゾール[ジフルカン他]など）→傾眠、疲労などの副作用増強。併用時は1日1回10mgへ減量を考慮し、要観察。
- ▶CYP3Aを強く誘導する薬剤（PXR活性化薬）→スボレキサントの血中濃度低下。

B 薬力学的
① 中枢神経抑制作用
〔原則禁忌〕

> ➡BZ系薬、非BZ系薬
> - ▶アルコール（飲酒）、中枢神経抑制薬（フェノチアジン誘導体、バルビツール酸誘導体、モノアミン酸化酵素[MAO]阻害薬など）→相互に中枢神経抑制作用を増強する。飲酒はできるだけ避けさせる。
>
> ➡ゾピクロン（アモバン他）、エスゾピクロン（ルネスタ）
> - ▶筋弛緩薬（スキサメトニウム塩化物[レラキシン他]など）→相互に筋弛緩作用を増強する。
>
> ➡スボレキサント（ベルソムラ）
> - ▶アルコール→相互に中枢神経抑制作用を増強する。飲酒はできるだけ避けさせる。

〔併用注意〕
- ➡BZ系薬、非BZ系薬
  - ▶三環系抗うつ薬、四環系抗うつ薬（マプロチリン塩酸塩[ルジオミール他]）→眠気、注意力・集中力・反射運動能力の低下作用が増強。
  - ▶麻酔薬→呼吸抑制の恐れ。
  - ▶ダントロレンナトリウム水和物（ダントリウム）→筋弛緩作用増強。
- ➡ラメルテオン（ロゼレム）
  - ▶アルコール→注意力・集中力・反射運動能力などの低下作用が増強する。本剤との相加作用による。
- ➡スボレキサント
  - ▶中枢神経抑制薬→相互に中枢神経抑制作用を増強する。

② 痙攣
〔併用注意〕
- ➡BZ系薬、非BZ系薬
  - ▶マプロチリン→併用中にBZ系薬や非BZ系薬を急速に減量または中止すると、痙攣発作が起きる可能性がある。BZ系薬や非BZ系薬の抗痙攣作用によって抑制されていた、マプロチリンの痙攣誘発作用が表れるため。

STEP 3-1 病識を持たせる

不眠症とは、不眠症状があるだけでなく、不眠によりQOLに支障を来している状態であることを説明する。不眠には様々な原因が考えられ、原因が明確な場合はその対策が優先されるが、最も重要なことは、不眠症を訴える全ての患者に、睡眠の仕組み（睡眠周期、体内時計）や睡眠についての正しい知識を根気よく伝えて理解させ、不眠を解消するための生活環境（睡眠衛生）の改善について指導することである。

病気の原因・症状・予後の説明

➡不眠症について説明する。

説明例

心配事があるときや試験を受ける前に眠れない、といった経験は誰にでもあります。通常はしばらくすればまた眠れるようになりますので、これらは不眠症とはいいません。不眠症とは、睡眠が不足するために日中に体に不調が表れて、日常生活に支障が出て困ってしまう状態をいいます。つまり、不眠によって昼間に「眠気が取れない」「集中できない」「注意力が散漫となる」といった意識面の不調や、「体がだるい」「疲れが取れない」といった体側の不調が毎日表れてしまい、普段の生活や仕事に影響が出ている状態です。たとえ睡眠時間が短くても、昼間に元気に活動できていれば不眠症を心配する必要はありません

説明例

不眠症はもともとありふれた病気です。成人の約4人に1人は何らかの不眠症状があり、約10人に1人は不眠症であると考えられています。若い人ではすぐに寝られない（入眠障害）タイプが、また中年以降の人では、夜中に目が覚める（中途覚醒）、早く目覚める（早朝覚醒）といったタイプが多いようです

➡原因について説明する。

説明例

不眠症には様々な要因が関与すると考えられています。『体や神経、脳などの病気』『薬や嗜好品』『女性ホルモン』など、原因がはっきりしているものもあれば、不安やストレス、生活環境などが深く関与していると考えられるケースもあります

▶身体疾患、精神・神経学的疾患など

説明例

他の病気による症状が不眠の原因になることがあります。例えば、喘息による咳、骨・関節の病気による足腰の痛み、アトピー性皮膚炎による痒み、前立腺肥大症による夜の頻尿、狭心症による胸痛、更年期障害によるほてりなどがあります。また、特殊な病気による症状もあります。例えば『足の上を虫が這うような感じ』（むずむず脚症候群）、『足のふるえ』（周期性四肢運動障害）、『呼吸の一時的な停止』（睡眠時無呼吸症候群）、『睡眠時間帯のずれ』（概日リズム睡眠障害：後述）などを起こす病気でも不眠が生じます

説明例

病気そのものが不眠を引き起こすことが知られています。最近では、糖尿病、高血圧などの患者さんも、不眠になりやすいといわれています（身体疾患）。そのほかには、心の病気（うつ病、不安障害、統合失調症、心的外傷後ストレス障害［PTSD］、アルコール依存症など）、脳の病気（認知症、脳卒中など）によっても不眠が起きるとされています（精神・神経学的疾患）

▶薬や嗜好品（薬理的要因）

説明例

薬の副作用で不眠が起きることがあります。例えば、血圧を下げる薬（β遮断薬、ニフェジピン［アダラート他］、ベラパミル塩酸塩［ワソラン他］など）、副腎皮質ステロイド（プレドニゾロンなど）、パーキンソン病の薬（ドパミン製剤、ドパミン作動薬など）、喘息の薬（テオフィリン［テオドール、アプネカット、ユニコン、ユニフィルLA他］など）がそうです。これらの薬は、脳を興奮させる作用があるために不眠になると考えられます。また、アルコール（飲酒）やカフェイン、ニコチンなども脳を興奮させる作用があり、不眠の原因となります（後述）。一方、アレルギーの薬（抗ヒスタミン薬）、ひきつけを抑える薬（抗てんかん薬）などの薬には眠気を起こす作用があります。これらを飲んで昼寝をし過ぎてしまい（午睡過多）、夜眠れなくなることもあります

▶女性ホルモン

説明例

不眠症は、男性よりも女性にやや多いことが知られています。これは、女性ホルモンである黄体ホルモン（プロゲステロン）によって睡眠が浅くなるためと考えられています。月経前、妊娠中、更年期などの女性はホルモンの分泌が変化するため、不眠や日中の眠気が表れやすくなります

▶ストレス、生活環境（心理的要因）

説明例

心配事や不安、悩み、イライラなどがしょっちゅうあると眠れなくなります。特に、家族や友人の死、仕事上のトラブル、離婚や転職、転勤などで強いストレスがかかると、不眠が続いてしまいがちです。また、生活習慣や睡眠の環境なども不眠の原因となります。例えば、不規則な生活、昼寝のし過ぎ（午睡過多）、騒音、光、寝具、急激な環境の変化、時差ぼけ、交代制勤務などです。不眠を解消するには、睡眠に対する正しい知識を持って、これらの環境や習慣などを改善することがとても大切です（後述）

➡症状のタイプについて説明する。

説明例

不眠症には主に、寝床に入ってもすぐに眠れない『入眠障害』、夜中に目が覚める『中途覚醒』、早朝の暗いうちに目が覚める『早朝覚醒』、ぐっすり眠れない『熟眠障害』の4つのタイプがあります。いずれか1つだけのこともあれば、複数のタイプを伴って重症化することもあります

▶入眠障害

説明例

不眠症の方で最も多く見られます。寝床に入ってから寝つくまでの時間には個人差がありますが、だいたい10〜15分程度です。入眠障害とは一般的に、寝つくまでの時間が30分〜1時間、またはそれ以上にかかってしまい、それが苦痛となっている状態をいいます

▶中途覚醒

説明例

寝ついた後、夜中に何度も目が覚める(2回以上)のが中途覚醒です。ですが、目が覚めても、再び眠ることができれば問題ありません。夜中に目覚めた後に、しばらく寝つくことができず、日中の活動に支障が出ている場合は中途覚醒による不眠症といえます

▶早朝覚醒

説明例

起きようと思っていた時刻よりも(2時間以上)早く目覚め、その後に眠れなくなるのが早朝覚醒です。朝早く目覚めても、その時刻から活発に過ごして日中の活動に苦痛や支障がなければ不眠症ではありません

▶熟眠障害

説明例

睡眠時間は足りているのに、起床時に疲れやだるさが残っていて、ぐっすり眠った感じ(熟睡感)がしないのが熟眠障害です。通常の睡眠と比較して、深い眠りが少なくなっているのが原因です(後述)。

熟眠障害がある方の多くは、他のタイプの不眠症状があり、それが改善されると熟眠障害も改善されることがほとんどです

➡予後について説明する。

説明例

治療せずに放置しておくと、体の神経が休まらない、食事量が増えるなど、強いストレスが掛かって『高血圧』『糖尿病』『脂質異常症』などの生活習慣病を引き起こすことが分かっています。また、死んでしまいたいと思うようになる『うつ病』も発症しやすくなります。日本の調査では、睡眠時間が6.5〜7.4時間の人で最も死亡率が低く、4.4時間以下の人はその人たちよりも1.6倍死亡率が高いとのデータが出ています。ですから、不眠で苦しまれているなら、1人で解決しようとしないで、早めに医療機関を受診して適切に治療することがとても大切です

➡睡眠の仕組みについて説明する。

説明例

不眠を解消するためには、睡眠に対する誤った考え方を改めて、生活習慣や睡眠環境を修正することがとても重要です(睡眠衛生指導)。そのためには、まずは睡眠の仕組みを理解することが大切です。眠くなる仕組みには大きく分けて2つあり、『脳の疲れ』と『体内時計』が関係しています

➡脳の疲れについて説明する。

▶脳の疲れとは

説明例

ほどよく体が疲れると眠くなってきます。体が疲れると、体温（深部体温）が日中から夕方（18～20時ごろ）にかけて最も高くなり、その後は下がって明け方に最も低くなります。脳の温度も同じように変わるのですが、実は、上昇した脳の温度を下げるために眠気が起きるのです。脳が疲れてオーバーヒートにならないように、睡眠で温度を下げて疲れを取るのです。例えば、徹夜した次の日はぐっすり眠れますよね。起きている時間が長くなるほど脳が疲れて、眠くなるのです。脳の重さは体重の2％しかないにもかかわらず、全身で使う栄養（エネルギー）のうち約2割を使っています。このように、脳は常に働いているので、疲れを取るための睡眠はとても大切なのです

▶睡眠の種類、周期、役割（イラスト1）

説明例

少し難しくなりますが、睡眠には脳を休めるための『ノンレム睡眠』と、体を休めるための『レム睡眠』という2つの種類があります。通常の睡眠（約6～7.5時間）の中で、ノンレム睡眠とレム睡眠が、およそ90分の周期で4～5回繰り返されています（睡眠周期）。ただし、睡眠時間の大部分（約8割）は脳を休めるためのノンレム睡眠です。レム（REM）とは、『急速（Rapid）に眼球（Eye）が動く（Movement）』の英語の頭文字です。レムが起きているのがレム睡眠、ないのがノンレム睡眠です

説明例

レム睡眠時には、脳は働いています。ですから、夢を見ることが多いことが知られています。また、起きている間の出来事を整理したり、記憶するための睡眠とも考えられています。一方ノンレム睡眠は、脳の休息の程度（睡眠の深さ）によって4段階に分けられます。この4段階は、脳の活動を電気的に調べる脳波の検査で分かりますが、段階が上がるごとに眠りが深くなり、脳波が緩やかになる第3、第4の段階が熟睡の状態となり、睡眠の質と関係しています。

眠りに就くと、まずノンレム睡眠の浅い眠り（第1、第2段階）から始まり、深い眠り（第3、第4段階：徐波睡眠）に進み、また浅い眠りに戻った後にレム睡眠が表れます。これが1周期で、約90分掛かります。ノンレム睡眠の深い眠りは、寝入りばなの約3時間（2周期）に集中して表れます。その後は、少しずつ浅くなりレム睡眠の時間が多くなって、目覚めやすくなります。一般に、深い眠りの段階であるノンレム睡眠が減ると、脳の休息が不十分となり、ぐっすりと眠れた感じがしません（熟眠障害）。このために、睡眠の質が悪くなると考えられます

説明例

ノンレム睡眠の深い眠りの時に、成長ホルモンの分泌量が増えることが知られています。成長ホルモンは、子どもをどんどん成長させるために、大人では筋肉などの体に生じた障害を修復するために働きます。また、かぜを引くとよく眠れるのは、白血球から分泌される物質（サイトカイン）が原因とされていて、かぜの治りを早めるための作用だと考えられます。

また自律神経に関しては、ノンレム睡眠のときには心臓や呼吸を鎮める神経（副交感神経）が働いて、血圧を下げ、心臓や呼吸を抑えて、体が深い眠りに入るよう調節していますが、レム睡眠のときには体を緊張させる神経（交感神経）が主に働くようになってくるため、目が覚めやすくなると考えられます

➡ 体内時計について説明する。

▶ 体内時計とは

私たちの生活習慣は、体にもともと備わっている体のリズム（生体リズム）によって調節されています。このリズムの周期には、短いものから長いものまで色々あります。例えば、心臓、呼吸などは秒単位のリズムですし、女性の月経は約1カ月のリズムで起きます。睡眠に関しても、朝目覚めて夜眠くなるという、毎日同じような繰り返しのリズムがあります。前日に十分寝ても、次の日にはまた眠たくなるのはこの仕組みのためですね。実はこうしたリズムは、体に備わっている『体内時計』という機能によって作られると考えられています。昼間に活発になり夜は眠くなるという周期を刻んでいる体内時計は、主に脳にあると考えられています

体内時計といっても、もちろん体の中に時計が埋まっているのではありません。脳の細胞の中には『時計細胞』と呼ばれる細胞の集団があります。その細胞が、特別な蛋白質を作ったり減らしたりすることによって、昼と夜の体内のリズムを作り出していることが分かってきました。

こうした細胞は、脳の視交叉上核という部分に集まっていて、睡眠に関する指令を出していると考えられています

▶ 体内時計のずれ

人が暗闇の中で生活する実験を行うと、眠くなる時刻がだんだん後ろにずれていくことが知られています。実は、これにも体内時計が関係しています。個人差もありますが、体内時計は24時間で回っているのではなく、おおむね25時間で回っていること（概日リズム）が知られています。ですから、もし暗闇での生活を続けたとすると、寝る時刻が1日1時間ずつ遅くなってしまうのです。12日間暗闇の中にいれば、朝と夜が全く逆転してしまいますね。しかし、日常生活でこのようなことは起きません。これは、光、気温、食事、運動、仕事など、周囲の環境によって体内時間のずれを調整しているからです

▶ 光と体内時計

体内時計のずれを調節するのに最も効果的なのが『光』です。朝、太陽の光が目に入ると（5〜15分程度）、体内時計の時刻が1時間巻き戻され、ずれがリセットされると考えてください。こうすると、光を浴びてから14〜16時間後に眠気を感じるようにセットされます。つまり、眠たくなる時刻は朝に起きた時刻で決まってしまいます。ですから、体内時計は『寝つき時計』とも呼ばれています。体内時計が狂ってしまうと、睡眠の時間帯がずれますし、睡眠と覚醒のリズムが乱れて病

イラスト1 ●レム睡眠とノンレム睡眠

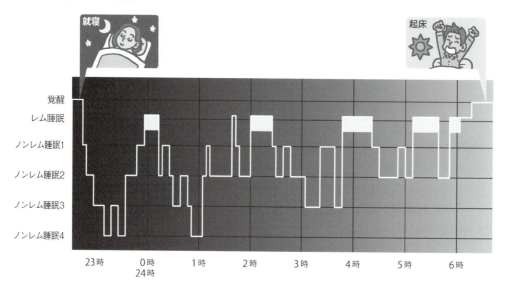

レム睡眠
- 体が休息している状態
- 夢を見る
- 起床時間に近づくほどレム睡眠が増える

ノンレム睡眠
- 脳が休息している状態
- 休息の度合いで4段階に分かれる
- 睡眠はノンレム睡眠から始まる

イラスト2 ●概日リズム睡眠障害のパターン

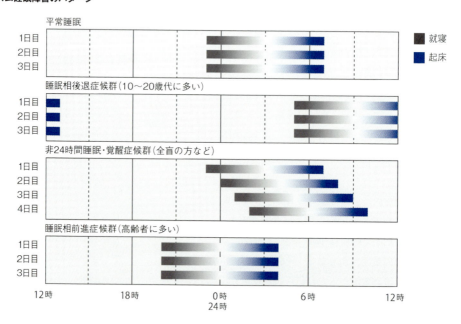

※このイラストは、巻末のイラスト集にカラーで収録されています。患者指導用のツールとしてご活用ください。

気になりやすくなります。体内時計が狂って生じる睡眠障害を『概日リズム睡眠障害（イラスト2）』と呼んでいます（交代勤務睡眠障害、時差症候群、睡眠相後退[遅延]症候群、睡眠相前進症候群、非24時間睡眠覚醒症候群）

▶体内時計とメラトニンの関係

説明例

朝日で体内時計がリセットされる仕組みですが、目に光が入ると、脳内の脳幹というところからセロトニン（メラトニン前駆物質）という物質が分泌されて体が覚醒し、約14〜16時間後には脳の松果体というところからメラトニンというホルモンを分泌するようになるためです。このメラトニンは『睡眠ホルモン』とも呼ばれ、分泌された約1〜2時間後に眠気を感じさせる作用があります。ですから、光に当たる時刻によって、メラトニンが分泌される時刻が決まり、寝る時刻も決まるのです。夜間のメラトニンの分泌量は、目の網膜に朝10時ごろまでの光がたくさん入るほど増えますが、昼間の光には影響を受けないことが知られています。なお、朝に光を浴びるとメラトニンの分泌が止まり、脳や体を目覚めさせてくれるホルモン（副腎皮質ホルモン）も分泌されます。また、メラトニンの材料はセロトニンなので、セロトニンが不足するうつ病ではメラトニンが不足して不眠になりやすいとも考えられています

➡よりよい睡眠を得るための睡眠環境や生活習慣（睡眠衛生）を指導する（睡眠12ヵ条：イラスト3）

①睡眠は人それぞれ、自分の特徴を知る

説明例

最適な睡眠時間は人それぞれで、必ずしも他人と合わせる必要はありません。また、年齢によっても睡眠の特徴が変わってきます。子どもや若い年齢の方は、日中に活発に動くので、深い眠りであるノンレム睡眠（第3、第4段階）が長いことが知られています。年を取って運動量などが減ってくると、深い眠りのノンレム睡眠も短くなり、70歳を超えるとほとんどなくなってくるといわれています。また、年齢とともに体内時計の針が進んで、夜に眠くなる時刻が早くなり、早朝に目が覚めてしまいます。年を取ると、朝方になりやすいですし、眠りが浅くなって中途覚醒や早朝覚醒が多くなるのは自然なのです。いい睡眠を取るには、患者さん自身の睡眠の特徴を知ることが大切です

②自分なりのリラックス法を持つ

説明例

寝る前にリラックスして過ごすと、脳や体を休める神経（副交感神経）の働きがよくなり、スムーズに眠ることができます。ぬるめの風呂に浸かったり、好きな音楽を聞いたり、軽い読書をするなど、ゆったりとリラックスする時間を設けましょう。ぬるめの風呂に浸かると、運動したとき（⑩参照）と同じように体温をいったん上げるので、寝る前に体温が下がりやすくなって寝つきがよくなることも知られています。就寝する2〜3時間前にぬる

イラスト3 ●睡眠12カ条

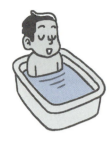

1. 睡眠は人それぞれ、自分の睡眠特徴を知る
   ・睡眠の個性、長い人、短い人
   ・年を取ると睡眠は短くなる、年を取ると朝型になる

2. 眠る前には自分なりのリラックス法
   ・軽い読書、音楽、ぬるめの入浴、香り、筋弛緩トレーニング

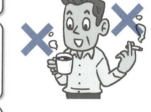

3. 眠りを妨げるものを避ける
   ・就床前に水分を取り過ぎない
   ・就床前4時間のアルコールやカフェイン摂取を避ける
   ・就床前1時間の喫煙を避ける
   ・寝室の環境・快適な睡眠環境を整える

4. 眠たくなったら床に就く
   ・眠ろうとする意気込みが頭をさえさせて寝付きを悪くする

5. 同じ時刻に毎日起床
   ・早寝早起きではなく、早起きが早寝に通じる
   ・日曜に遅くまで寝床で過ごすと、月曜の朝がつらくなる

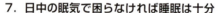

6. 光の利用で良い睡眠
   ・目が覚めたら日光を取り入れ、体内時計をスイッチオン
   ・夜は明る過ぎない照明を

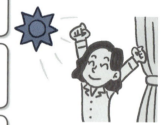

7. 日中の眠気で困らなければ睡眠は十分
   ・長ければ良いわけではない
   ・夏は短め、冬は長めの傾向
   ・睡眠時間にこだわらない

8. 眠りが浅いときは睡眠時間を積極的に減らしてみる
   ・寝床で長く過ごし過ぎると熟睡感が減る

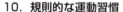

9. 規則正しい3度の食事
   ・朝食は心と体の目覚めに重要
   ・就床直前の満腹も空腹も眠りの質を悪化させる

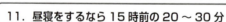

10. 規則的な運動習慣
    ・運動習慣は睡眠を促進

11. 昼寝をするなら15時前の20〜30分
    ・夕方以降の昼寝は夜の睡眠に悪影響
    ・長い昼寝はかえってぼんやりのもと

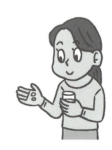

12. 睡眠薬は医師の指示、薬剤師の指導で正しく使えば怖くない
    ・一定時刻に服用し、一定時間で就床
    ・アルコールとの併用をしない
    ・寝酒は睡眠の質を落とす

出典：内村直尚 心療内科
2008;12:353-60

※このイラストは、巻末の別冊イラスト集にカラーで収録されています。患者指導用のツールとしてご活用ください。

め(39〜40℃)のお湯で20〜30分の半身浴をするとよいでしょう。入浴後、体がほてって体温が下がらないようであれば、入浴時刻を早くしたり、足の裏を冷やしたりしてください。ただし、眠る直前の熱いお風呂は、体を活発化する神経(交感神経)を高ぶらせて逆効果になりますので注意してください

③眠りを妨げる物を避ける

▶就寝前の水分を取り過ぎない

説明例

夜に水分を取り過ぎないようにしましょう。夜中にトイレに行く回数が増えてしまいます。ただし脳梗塞や狭心症など、血液の循環に問題がある病気の方は、主治医の指示に従ってください

▶就寝前の飲酒を避ける(寝酒の禁止)

説明例

『お酒を飲んで寝た方が薬を飲むより体にいい』と考える方が多くおられます。確かにお酒を飲むと、一時的に寝つきがよくなりますが、徐々にアルコールの効果が弱まって眠れなくなり、夜中に目が覚めやすくなってしまい、かえって不眠が悪化してしまいます。また、眠ろうとしてお酒の量がどんどん増えていき、そのうちお酒なしでは眠れないようになります。これはアルコール依存症の状態で、健康を害する要因になります。ですので、ストレス発散やリラックスのために適量を晩酌するのは構いませんが、寝る目的でお酒を飲むようなことは絶対にやめてください。不眠が続くようなら、お酒に頼らずに医師や薬剤師に相談してみましょ

う。最近の睡眠薬はお酒よりずっと安全で、安心して服用できます

▶就寝前のカフェイン、喫煙を避ける

説明例

寝る前の4時間は、カフェインの入っているコーヒー、お茶、コーラ、チョコレートなどを摂取しないようにしましょう。カフェインには神経を興奮させる作用があるため、眠りにくくなる、目が覚めやすくなる、睡眠が浅くなるなどの影響が出てしまうからです。カフェインには尿を出す作用もありますので、夜中にトイレで目が覚めやすくなります。また、寝る前の1時間は、喫煙も避けた方が賢明です。たばこに含まれるニコチンが脳を刺激する作用があるからです。ニコチンを含んでいる『禁煙補助薬』も同様です

▶快適な寝室・睡眠環境を作る

説明例

寝具や寝室は睡眠に大きな影響を与えます。布団、枕、寝間着などの寝具は、血液、体温、筋肉疲労などに影響します。ですから、寝具は寝返りしやすい物、体温調節がしやすい物、楽な姿勢で眠れる物などを選びましょう。寝室の照明が明る過ぎると、体内時計の針が遅れて、眠る時刻が遅くなります。ですから、夜の照明はなるべく暗くします。騒音や雑音など、音も神経(交感神経)を刺激して睡眠を妨げることがあります。騒音のない静かな部屋であれば、夜中に目が覚めることは減るでしょう。音が気になる場合には、じゅうたんを敷いたり、カーテンを替えたり、ドアをきっちり閉めるなどの

対策をしてみましょう。また、寝室が暑過ぎたり寒過ぎたりすると睡眠の妨げになりますので、温度を快適に保つことも大切です。湿度も同様です

④眠くなったら床に就き、就床時刻にこだわらない

眠くないのに『眠らないといけない』と焦ると、ますます頭がさえて寝つきが悪くなってしまいます。寝る前には自分なりにリラックスをして（②参照）、眠くなってから床に入るようにしてください。寝る時刻にこだわる必要は全くありません。入眠障害や中途覚醒のある方は、あまり夜の早い時刻に無理に寝床に入らないことも大切です

⑤同じ時刻に毎日起床する

健康のためには『早寝早起き』がよいと思われている方がたくさんいます。ですが、早寝ではなくて、早起きが早寝につながっていることに注意が必要です（⑥参照）。また、睡眠不足が続いて、休みの日に『寝だめ』をしている人がいますが、実はよくありません。長時間寝たらそれだけ体の疲れが取れるというわけではないですし、お昼頃まで寝てしまうと、体内時計のスイッチが入らず時計が遅れ、睡眠の時間帯が遅い方へ後退してしまいます。その結果、夜になかなか眠れなくなり、かえって体がだるくなるばかりか、翌朝起きるのがつらくなるという悪循環に陥ってしまいます。ですから、休日でもできる限り起床時刻は変えないようにしましょう。寝坊したいときは、せいぜい2時間くらいまでにしてください

⑥光を利用してよい睡眠サイクルを作る
▶光の浴び方と体内時計

朝と夜の光の浴び方によって、体内時計がずれます。昼に強い光を浴びても問題はありませんが、朝に光を浴びる時間が早過ぎると、体内時計が早くセットされて夜の眠気が早く生じるようになります。一方、夜に強い光を浴びると体内時計の針が遅れて、眠気が遅く生じるようになります。ですから、朝起きたら日光を浴びて体内時計にスイッチを入れ、夜は明る過ぎない程度の照明にしましょう

▶高齢者、早朝覚醒・中途覚醒のある人の光の浴び方

年齢とともに体内時計の針は進み、眠る時間帯が早くなるため、高齢の方は早朝覚醒や中途覚醒が多くなります（睡眠相前進：イラスト2）。このような方は、朝早い時間に光を浴びると体内時計の針がさらに進んで、症状がさらに強くなります。ですから、朝起きてから午前中は、できる限り光を浴びないようにしてください。例えば、午前中はできるだけ家で過ごし、外に出る際にはサングラスを掛けるなどして、目にできるだけ光を入れないよう工夫する必要があります。特に、早い時間に眠気が生じる方は、夕方から夜に光を浴びるのもよいでしょう。例えば、まだ夕方の明るいうちの散歩（30分くらい）は、運動にもなるので眠りの質を改善

するのに効果的です

▶夜の寝つきが悪い人、朝に起きられない人の光の浴び方

説明例

夜に強い光を浴びる生活をしている方、夜更かしをする方、朝の光を浴びない生活を繰り返している方などは、体内時計の針が遅れて、睡眠の時間帯が遅い方へ後退してしまいます（睡眠相後退［遅延］：イラスト2）。極端に寝る時刻が遅くなり、朝起きるのがつらくなり、昼頃まで眠くなります。その結果、登校時刻や出勤時刻に遅れたり、日中の集中力がなくなったりします。このような方は、朝起きたら日光を浴びて体内時計にスイッチを入れ、夜は明る過ぎない照明にしましょう。カーテンを少し開けて寝るのも一つの手段です。また、テレビやパソコンの画面は離れて見るなど、夜の光を避けるような工夫をしてください

⑦日中の眠気で困らなければ睡眠は十分

説明例

『たくさん寝たい』と思って寝床の中に長くいても、必要以上に寝られるものでもありません。『睡眠時間は8時間が適量』と考える方もおられますが、きっちり8時間寝る必要はありません。個人差はありますが、成人では多くの場合6〜7時間の睡眠で十分です。睡眠時間が長い人は様々な病気になるリスクが高いという報告もあるくらいです。また、季節によっても睡眠時間は変化し、日照時間が短いと睡眠時間は多くなり、長いと睡眠時間は少なくなります。睡眠時間は春から夏にかけて短くなり、秋から冬にかけては長くなって、熟睡感がなくなるものなのです。睡眠時間にこだわって無理に寝ようとすると、かえって不眠につながってしまいます。ですから、日中に眠気で困ることがなければ睡眠は十分なので、睡眠時間にはこだわらないでください

⑧眠りが浅いときは睡眠時間を積極的に減らす

説明例

寝床に長くいると、浅い睡眠（ノンレム睡眠［第1、第2段階］）が増えるだけなので、熟睡感が減ってしまいます。また、眠ろうと思うほど眠れなくなってしまいます。眠りが浅いようならば、逆に睡眠時間を積極的に減らしてみることも必要です。睡眠が不足したり起きている時間が長いと、深い睡眠（ノンレム睡眠［第3、第4段階］）が増えてくることが知られています

⑨規則正しく3度の食事を摂取する

説明例

規則的な3度の食事と運動習慣が快眠につながります。朝食は、心と体の目覚めにとても重要です。子どもや若い方など、日中に活動的な方は昼食もしっかり取るようにする必要がありますが、夜の食事はあまり食べ過ぎないようにしましょう。寝る前は空腹でも満腹でも睡眠によくありません。夕食は就寝する2時間前までに済ませて、寝る直前は食べないように気をつけましょう。もしおなかがすいたら、消化しやすい食べ物（特に炭水化物：食パン、おにぎりなど）を取るとよいでしょう。脂っこい食べ物は避けましょう

⑩規則的な運動の習慣

説明例

なるべく運動の習慣を付けましょう。運動すれば寝つきもよくなりますし、睡眠も深くなりやすいことが分かっています。一般に、運動は午前よりも午後の運動がよいとされています。体温（深部体温）は起床する前に上がり始め、日中は高い温度を維持しながら夕方18～19時ごろに最も高くなり、夜にかけて下がり始めて明け方が最も低くなります。眠気は、上がった体温（深部体温）が下がるときに感じやすくなります。特に、寝つきの悪い方は就寝する4～6時間前に軽い運動をしていったん体温を上げておくと、数時間後に体温が下がりやすくなり、寝つきがよくなります。お年寄りや、日中あまり体を動かさない方は、昼と夜の体温差が小さいため寝つきが悪くなることも知られています。運動は1日だけやってもあまり効果がありませんので、散歩などの軽い運動を習慣にすることが大切です。ただし、激しい運動や夜遅くの運動は、脳を興奮させる神経（交感神経）の働きを強めて逆効果ですので、避けるようにしましょう

⑪昼寝をするなら、15時前の20～30分

説明例

昼食後のちょっとした睡眠は、眠気を抑えて仕事の能率を上げるのに効果的です。この時間帯の眠気は体の正常な反応ですから、無理に逆らう必要はありません。ただし、長く寝てしまうと眠気が残ってしまい、ぼんやりして能率が下がってしまいます。15時以降の昼寝は夜の睡眠に影響して不眠の原因にもなりやすいですから、昼寝は15時前までに、約20～30分程度取るのがよいでしょう

⑫睡眠薬は正しく使えば怖くない（STEP3-2）

➡その他の治療法について説明する。

▶認知行動療法

説明例

薬による治療の他には、認知行動療法と呼ばれるものがあります。この治療法は、患者さん一人ひとりにカウンセリングなどを行い、不眠症を長引かせている生活習慣や体の問題を修正していく方法です。通常は1回50分ほどのカウンセリングを4～8回行います。薬の治療と一緒に行うと、とても効果的であることが知られています。ただし、医療保険で行うことはできず、自費になります。また、この治療ができる病院は限られます

▶高照度光療法

説明例

体内時計のずれによって起きる不眠症に対する治療法です。高照度光照射装置という強い光を出す装置によって、一定量の光（青い光が効果的）を浴びて体内時計を調節します。朝の光は体内時計の針を早めるように働き、夕方や夜間の光は体内時計を遅らせるようにします。ですから、夜遅くまで寝られない方（睡眠相後退症候群）には朝に光を照射しますが、夜早くに眠気が出るタイプ（睡眠相前進症候群）には夕方や夜間に光の照射が行われます。毎日およそ1～2時間の光を照射し続けることで、個人差はありますが2週間くらいで効果が実感できます。一般に入院して行われ

ますが、小型の高照度光照射装置を借りて自宅で治療する場合もあります

STEP 3-2 薬識を持たせる

薬物治療の目標は、不眠を解消して日中のQOLを改善することにある点を説明する。特に、睡眠薬に対して多くの患者が不安や先入観を持っているため、これを取り除くことは重要である。すなわち、医師や薬剤師の指導の下で服用すれば安全であることを伝えるとともに、睡眠薬の作用機序、効果、効能、特徴などについて詳細に伝える必要がある。

服薬目的・方法の説明

➡服用目的について説明する。

説明例

不眠症は、放っておいて治る病気ではありません。ですが、薬を服用することによって不眠症を改善することができます。眠れないことの苦しさから解放され、生活や仕事に支障を来す症状もなくなり、快適な日常生活を送れるようになります。まずは、6時間程度の睡眠ができればよいと考えて飲んでみましょう

➡睡眠薬は安全であることを説明する。

説明例

睡眠薬については、『量を増やさないと効かなくなる（耐性）』『一生やめられなくなる（依存性）』『大量に飲むと死んでしまう（中毒性）』などの誤解や思い込みをしている方が大変多くいらっしゃいます。これはもっともなことで、昔、治療で使われていた睡眠薬（バルビツール酸系薬）ではこのような危険性があったのです。ですが、現在使用されている主な睡眠薬は、これらの作用が軽減されていて安全性が高いことが分かっています。事実、多くの患者さんが飲まれていますので、決して怖い薬ではありません。また、不眠症が改善すれば、薬の量を減らしたり中止することもできます。ただし、薬は正しく使わなければ効果が十分に表れないばかりか、不眠症を悪化させたり副作用が出ることもあります。ですから、医師の指示や薬剤師の指導に従って正しく飲むことがとても大切です

「睡眠薬が癖になる」と訴える患者の対応は、『総説』を参照すること。

➡寝る前に服用し、すぐに寝床に入る。

説明例

飲んでから効果が表れるまでの時間は、だいたい10〜30分です。ですから、飲んだ直後には眠気はありませんが、すぐに眠くなります。薬を飲んでも寝床に入らずに起きていると、眠気やふらつきによって転倒することもあります。また、寝

つくまでの間の行動や会話の記憶がなくなることがあります（記憶障害：STEP4）。ですから、睡眠薬を服用したら、眠気がなくても直ちに寝床に入ることが大切です

➡薬の効き方について説明する。

説明例

ほとんどの睡眠薬は、飲んだ初日から少なくとも1週間以内で効果が表れます。そして1〜2週間以上服用を続けることで、より効果も安定してきます。また、メラトニンの作用を強めるラメルテオン（ロゼレム）という薬は、3カ月くらい服用を続けることによって最も効果が出てきます。このように、効果が十分に表れる期間は薬によって異なりますので、自己判断で薬を中止せずに、医師や薬剤師の指示に従って服用を続けてください

➡食事の影響について説明する。

説明例

食事の影響を受ける薬があります。食後すぐに服用すると薬が吸収されにくくなって効果が弱くなる薬（ラメルテオンやスボレキサント[ベルソムラ]）があり、逆に吸収されやすくなって効果が強く出る薬（クアゼパム[ドラール他]）があります。夕食後にある程度時間（2〜3時間）を置いて、寝る前に飲むようにしましょう

➡アルコールとの併用はしないよう説明する（STEP2）。

説明例

お酒と睡眠薬の飲み合わせはよくありません。アルコールが睡眠薬の作用を強めて、ふらつき、脱力、物忘れ、おかしな行動など、様々な副作用症状が表れる危険性が高いからです。また、酔いがさめてから服用すればいいと考える方もいらっしゃいますが、お酒が完全に体の中から抜けるまでには意外と時間がかかります。例えば体重が60kgの人が、ビール500mL（エタノールとして20〜30g)を飲んだとすると、アルコールが体から抜けるのに3〜5時間もかかります。さらにエタノールが40gになると、6時間半もかかってしまいます。ですから、お酒を飲んだ後には睡眠薬は服用しないでください

➡服用期間について説明する。

説明例

基本的に、睡眠薬は無期限に長く飲む薬ではありません。ですが、眠れるようになったからといって自己判断で薬を中止したり、飲む量や回数を自分で調節してはいけません。十分に治っていないうちに薬の量を減らしたりやめたりすると、不眠症が再発して症状も悪化することがあるからです（反跳性不眠・退薬症候群：STEP4）。基本的には、不眠の症状がなくなり、日中の生活も元気に送れるようになれば、医師に相談してください。不眠症が治ったと診断されれば、最終的に睡眠薬は中止することができます。不眠症の患者さんの中には、様々な理由があって長期に睡眠薬を服用する方もいらっ

しゃいます。いずれにしても、医師と十分に相談しながら治療方針を確認して、薬を服用することが大切です

各薬剤の説明

➡睡眠薬の種類について説明する。

説明例

現在使用されている睡眠薬は主に、脳細胞の活動を調節する場所に作用する薬（BZ系薬、非BZ系薬）と、睡眠ホルモンであるメラトニンの作用を強めて体内時計を整える薬（メラトニン受容体作動薬）の2つに分けられます。不眠症を改善する効果に関しては、各薬剤の間に大きな差はないと考えられています

➡BZ系薬、非BZ系薬
　▶作用機序

説明例

脳の神経細胞には、脳の活動を抑える作用を持つ物質（ガンマアミノ酪酸[GABA]）が働いており、その場所（ω_1受容体）に作用して、GABAの働きを強める薬です。ですから、脳の活動が鎮まり、眠りに導いてくれます。様々なタイプの不眠症状（入眠障害、中途覚醒、早朝覚醒、熟眠困難）を改善することが知られています。薬の構造からBZ系薬と非BZ系薬に分けられます

　▶BZ系薬

説明例

BZ系薬には、眠気を生じさせる作用の他に、不安や緊張を和らげる作用（抗不安作用）や筋肉を緩める作用（筋弛緩作用）などがあるため（ω_2受容体刺激による：STEP4）、不安や頭痛（筋緊張性頭痛）のある方、ふらつきなどで転倒の心配がない方、睡眠時無呼吸症候群のない方などに使われます。効き目としては、ノンレム睡眠の第2段階を増加させ、深い睡眠（第3、第4段階）とレム睡眠（体の疲れを取る睡眠）を減少させるため、熟睡感が得られにくいことや、体の疲れが残ることがあるとされています

　▶非BZ系薬

説明例

非BZ系薬は、レム睡眠や深い段階のノンレム睡眠を減少させないので、自然な睡眠を導くといわれています。さらに、抗不安作用や筋弛緩作用も弱いことが知られています（STEP4）。ですから、高齢者にもよく使われる薬です。また、眠れないときだけ頓服で使う場合も、定期的に服用した場合と同様に有効だというデータが出ている薬もあります（ゾルピデム酒石酸塩[マイスリー他]）

➡メラトニン受容体作動薬：ラメルテオン（ロゼレム）

説明例

脳の体内時計の機能は視交叉上核という部分にあるとされていますが、ここには睡眠ホルモンであるメラトニンを受け取る場所（MT受容体）が幾つもあります。ラメルテオンは、この場所（MT_1受容体、MT_2受容体）に作用して、メラトニンの作用を強めてくれる薬です。このため、体内時計のずれを改善して自然な眠りを導いてくれます。主に、体内時計が狂って

起きるタイプの方（概日リズム睡眠障害：STEP3-1）、症状が軽い方、不安や緊張があまりない方、高齢者・認知症・脳の病気などがある方に使われています。また、BZ系薬や非BZ系薬とは作用が全く異なり、副作用も少ないことから、BZ系薬の副作用で困っている方に使われることもあります

説明例

飲み始めてから3カ月くらいで最も効果が表れる薬ですが、一般的には服用を始めてから2週間後に効果の判定を行い、継続して服用するか中止にするかを決定します。ですから、服用を始めて2週間は自己判断で服用を中止しないでください。また、この薬は食事の影響を受けて体内で吸収されにくくなることが知られています。このため食後の服用は避けて、食後1時間以上空けて、就寝前に服用してください

➡ スボレキサント（ベルソムラ）

説明例

私たちの脳には「眠ろうとする力」と「目を覚まそうとする力」があり、お互いにバランスを取ることで調節されています。例えば、起きている時は、目を覚まそうとする力が眠ろうとする力よりも強くなっているのです。この薬は、目を覚まそうとする力を強くするオレキシンという物質の働きを抑えて、脳が起きている状態から眠りに入る状態に変えてくれます。この薬は布団に入ってから、眠りに入るまでの時間を短くしたり、睡眠時間を増やしたりすることが期待できます。また薬を飲んだ次の日に、頭の働きが悪くなるような症状（認知機能の低下）が表れにくく、薬を中止した時にみられる強い不眠（反跳性不眠）も起きにくいことが分かっています。さらに、他の睡眠薬に比べて、転倒やふらつきも少なく、高齢の方にも使いやすい薬です

➡ 作用時間による分類（BZ系薬、非BZ系薬：表2）

説明例

作用する時間の長短によって『超短時間作用型』『短時間作用型』『中間作用型』『長時間作用型』の4つに分けられます。薬が効き始める時間などに個人差があるため、不眠症の症状だけではなく、患者さんの年齢、体調、生活状況、副作用などを考えながら、合った薬を選んでいきます

①超短時間作用型、短時間作用型

説明例

超短時間作用型は、薬が効いている時間が2〜5時間と短い薬です。非BZ系薬は全てがこのタイプになります。飲んだ翌日まで薬の効果が持ち越すことが少ないため（持ち越し効果：STEP4）、翌朝快適に目が覚めて、日中も眠気やふらつきなどが起きにくいのが特徴です。ですから、入眠障害のある方や高齢の方などでよく処方されます。就寝時の不安や緊張が強い方には、BZ系薬が使われます。また、夜間に目が覚めて眠れないときに、起床する6〜7時間前までならば、頓服薬として服用することもあります*。さらに、旅行などの一時的な不眠にも有効です。一方で、短時間作用型は作用時間が4〜10時間で、超短時間作用型と比べて少し長

く、入眠障害に対する効果はやや劣ります。ただ、翌朝まで効果が残ることは少ないため、超短時間作用型と同じように使われます。中途覚醒や熟眠障害の治療にも使われることがあります。なお、これらの超短時間作用型・短時間作用型のBZ系薬は、中断したときに見られる症状（反跳性不眠・退薬症候群：STEP4）が表れやすいという欠点があります

* 起床時間がさらに近づいている場合には、翌朝に睡眠薬の効果が残らないよう投与量を減らすこともある。基本的には、就寝時に睡眠薬を服用した上で頓服薬として追加する場合には、持ち越し効果（STEP4）がさらに強くなるので注意が必要である

②**中間作用型、長時間作用型**

説明例

作用が10時間以上持続するBZ系薬で、翌日の就寝時にも薬がある程度体に残っています。効果が表れるまでには、中間作用型は4〜5日間、また長時間作用型では約1週間かかります。ですから、この期間内は薬を自己判断で中止せず服用を続けてください。中間作用型は、主に中途覚醒、早期覚醒や熟眠障害などの症状がある方に使われます。また、日中に不安や緊張がある方、一時的に不眠に苦しまれている方でも処方されることがあります。一方、長時間作用型は、日中にも強い不安や緊張があり、早期覚醒や熟眠障害の症状もある方に使われています。これらのBZ系薬は、超短時間作用型や短時間作用型に比べて体内に長く残るので、飲んだ翌日まで薬の効果が持ち越すこと（持ち越し効果）が多いのですが、薬を中断したときに見られる症状（反跳性不眠・退薬症候群：STEP4）が表れにくいという利点もあります

STEP 4 服用に当たっての注意事項（副作用、その他）を説明する

BZ系薬による耐性、持ち越し効果、依存性・反跳性不眠、離脱症状、記憶障害については必ず説明する。特に、持ち越し効果に関しては、事故や転倒の危険性について必ず伝える。一方、非BZ系薬はこれらの副作用のリスクが低い。ラルメテオンではBZ系薬で認められる副作用はほとんど認められていないが、持ち越し効果による眠気などには注意する。

➡ **BZ系薬、非BZ系薬**

説明例

BZ系薬を飲むと、ふらつきや記憶障害などの副作用が表れることがありますが、これらの副作用は基本的に薬を中止すれば改善しますので、安心してください。非BZ系薬は、そうした副作用が起きにくいことが示されています。これは、BZ系薬が睡眠をつかさどる場所（ω_1受容体）だけでなく、筋肉の緊張や不安をつかさどる脳の場所（ω_2受容体）も刺激するのですが、非BZ系薬はω_1受容体だけを刺激するためと考えられています

▶耐性

不眠に対する薬の効果が徐々に減弱することがあります。これは、薬が作用している脳の場所が鈍感になってくるためと考えられます。作用時間が短いタイプのBZ系薬で起きやすいことが知られています。ただし、自分の判断で飲む量を増やしてはいけません。眠気やふらつきなどの副作用が表れやすくなり、危険です。効果が弱くなったと感じたら、必ず医師にご相談ください。なお非BZ系薬ではこのようなことが起きにくいことが知られています

▶持ち越し効果（翌朝の眠気、ふらつき、倦怠感など）

睡眠薬の効果が、飲んだ次の日にも続いてしまうことがあります。そうなると、日中に眠気やふらつき、脱力、倦怠感、注意力・集中力・反射運動能力の低下といった症状が表れてしまいます。これらの症状に思い当たることがあれば、必ずご相談ください。特に自動車の運転など危険を伴う操作を行う方は、事故を起こす可能性が高まります。ですから、睡眠薬を飲んだ『翌朝』の運転はお勧めできません。といっても、薬を服用しなければ不眠症状が強くなり、日中の眠気やふらつきなどで事故を起こす可能性もあります。ですから、自動車の運転などについては、主治医の先生とよくご相談ください

作用時間が長いBZ系薬を服用されている方では、特に薬が次の日に残りやすく、持ち越し効果に注意が必要です。また、年を取るとともに薬を処理する能力が低くなって、薬が体内に長く残りやすくなります。このため、特に高齢の方は持ち越し効果が起きやすく、転倒の危険性が高くなります。ですから、眠気やふらつき、転びそうになることがある場合には、医師にご相談ください

▶反跳性不眠・退薬症候群、減量方法

長期間にわたって服用していた薬を急に中止すると、以前よりも強い不眠症状が出ることがあります（反跳性不眠：依存性形成のため）。これは作用時間が短いBZ系薬で表れやすいことが知られています。そのほかにも、日中の不安やイライラ感、手足のふるえ、動悸や発汗、吐き気などの症状が表れることがあります（退薬症候群：離脱症状の一種）。これらの症状は少しずつ軽くなってはいきますが、数日から数週間続きます。ですから、眠れるようになったからといって、自分の判断で薬を中止してはいけません

睡眠薬を中止する場合は、徐々に減量しなくてはいけません。例えば、1錠を1/4錠ずつ減らし、1〜2週間様子を見て問題なければ、さらに1/4錠減らすというように、時間をかけて薬を中止していきます。減量中に不眠症状が強く表れて持続する場合には、まだ完全に治っていない可能性がありますので、必ず医師にご相談ください

不眠症

▶記憶障害（前向性健忘）、もうろう状態、睡眠随伴症状（夢中遊行様の異常行動）など

説明例

薬を服用してから寝つくまでの間の出来事や、夜中に目が覚めた時のことを全く忘れてしまうことがあります（前向性健忘）。例えば、寝る前に電話やメールをした、夜中にトイレに行った、暗闇を歩き回ったなど（睡眠随伴症状）のことを、翌朝には覚えていません。原因としては、睡眠薬による記憶障害や、目覚めが完全ではないこと（もうろう状態）などが関与していると考えられています。このような経験があった方は必ずご相談ください。これらの症状は、お酒を飲んだ方や、薬を服用したにもかかわらず寝ないでいる方などで表れやすいことが知られています。ですから、お酒を飲んだら睡眠薬は飲まないようにして、服用後はすぐに床に入るようにしましょう

▶筋弛緩作用

説明例

筋肉を和らげる作用があり、日中の活動量の減少や、ふらつき・転倒の原因になることがあります。ですから、高齢者には特に注意が必要です。作用時間の長いBZ系薬で比較的よく表れると考えられています

▶奇異反応・精神症状（刺激興奮、錯乱など）

説明例

ごくまれにしか起きませんが、興奮したり、攻撃的になったり、行動や考えが乱れた錯乱状態になることがあります。意識の障害が生じて、寝ている時に起こす

と『ここはどこか』『今日が何月何日か分からない』などと訴える、『せん妄』と呼ばれる状態になることもあります。これらの経験がある方は、必ず医師に相談してください。認知症や心の病気がある方で表れやすいと考えられますので、特に注意が必要です

▶抗コリン作用：口渇、便秘、閉尿、動悸など
▶その他の副作用：頭痛、頭重感、消化器症状（食欲不振、悪心、嘔吐、腹痛、便秘、下痢など）、呼吸抑制・炭酸ガスナルコーシス、肝機能障害・肝機能異常・黄疸など

➡ゾピクロン（アモバン他）
▶味覚異常、苦味、ヘモグロビン減少、赤血球減少、白血球減少、蛋白尿など。

➡エスゾピクロン（ルネスタ）
▶味覚異常など。

➡フルニトラゼパム（サイレース、ロヒプノール他）
▶横紋筋融解症、悪性症候群など。

➡エスタゾラム（ユーロジン他）
▶貧血、無顆粒球症、白血球減少、血圧低下、構音障害など。

➡ゾルピデム酒石酸塩（マイスリー他）
▶白血球増加、白血球減少、蛋白尿、悪夢、複視など。

➡ラメルテオン(ロゼレム)、スボレキサント(ベルソムラ)

説明例

BZ系薬で見られるような、筋肉や不安を和らげる副作用(筋弛緩・抗不安作用)や記憶障害、その他の副作用(耐性、依存性、反跳性不眠、記憶障害、奇異反応など)が起きにくいことが示されています。ですが、服用した翌日にも効果が続いて、眠気が出たり、注意力・集中力・反射運動能力などが低下する恐れがあります(持ち越し効果)。ですから、自動車の運転など危険を伴う作業をすると事故を起こしかねません。主治医の先生とよく相談してください

➡ラメルテオン
▶アナフィラキシー(蕁麻疹、血管浮腫など)、眠気、頭痛、倦怠感、めまい、便秘、悪心など。

➡スボレキサント
▶傾眠、頭痛、疲労、悪夢。

認知症

認知症は、後天的な脳の障害により認知機能が持続的に低下し、日常生活に支障を来す疾患の総称である。原因となる疾患によって、アルツハイマー型（AD）、血管性（VaD）、レビー小体型（DLB）、前頭側頭型（FTD）などのタイプに分類される。診断には、問診、認知機能テスト、血液検査、脳髄液検査、画像検査などが用いられ、記憶力や認知能力の低下（中核症状）によって日常生活に支障を来しているかを判断する。

認知症には中核症状と周辺症状があり、認知症のタイプによって症状、進行の速さや予後は異なる。厚生労働省研究班による有病率調査では、2012年の時点で、65歳以上の高齢者のうち約15％（462万人）に上るとされている。これまでの日本の疫学調査では、認知症のうちアルツハイマー型が最も多く、次いで血管性やレビー小体型の頻度が高いという結果が得られている。

薬物治療の最大の目的は、中核症状（認知機能障害）の進行抑制と周辺症状（BPSD）の軽減である。中核症状の治療薬は認知症のタイプに応じて選択される。アルツハイマー型の場合、軽度から重度まで適応に応じてコリンエステラーゼ阻害薬を使用し、特に中等度から重度の患者にはNMDA受容体拮抗薬を併用する場合もある。BPSDの治療は非薬物療法が第一選択であるが、それぞれの症状に応じて非定型抗精神病薬、抗不安薬、抗うつ薬などが選択される。レビー小体型のパーキンソニズムに対しては、レボドパ製剤などが使用されることもある。

服薬指導のポイントは、患者家族に認知症を正しく理解してもらい、適切な介護や援助の重要性、対症療法としての薬物治療について説明することである。

表1 ● 認知症の中核症状に対する薬物治療の推奨グレードおよびエビデンスレベル

	薬剤名	推奨グレード
アルツハイマー型認知症（AD）の認知機能障害	ドネペジル塩酸塩（アリセプト他）	1A
	ガランタミン臭化水素酸塩（レミニール）	1A
	リバスチグミン（イクセロン、リバスタッチ）	1A
	メマンチン塩酸塩（メマリー）	1A
レビー小体型認知症（DLB）に伴う認知機能障害	ドネペジル	1B
	ガランタミン	1B
	リバスチグミン	1B
前頭側頭葉変性症（FTD）の行動障害	選択的セロトニン再取り込み阻害薬（SSRI）	2C
血管性認知症（VaD）の認知機能障害	ドネペジル	2B
	ガランタミン	2B
	リバスチグミン	2C
	メマンチン	2B

日本神経学会「認知症疾患治療ガイドライン2017」を基に作成。AD（全て）、DLB（ドネペジル）以外の抗認知症治療薬は全て保険適用外である

表2 ● 認知症の周辺症状（BPSD）に対する薬物療法

	薬剤名	推奨グレード
不安	リスペリドン（リスパダール他）、オランザピン（ジプレキサ他）、クエチアピンフマル酸塩（セロクエル他）*	2C
焦燥性興奮（暴力、不穏）	非定型抗精神病薬（リスペリドン、アリピプラゾール［エビリファイ他］など）、抑肝散、チアプリド塩酸塩（グラマリール他）、カルバマゼピン（テグレトール他）、塩酸セルトラリン（ジェイゾロフト他）、エスシタロプラムシュウ酸塩（レクサプロ）、トラゾドン塩酸塩（デジレル、レスリン他）	2C
幻覚・妄想	非定型抗精神病薬（リスペリドン、オランザピン、クエチアピン、アリピプラゾールなど）、抑肝散	2C
うつ病	SSRI, SNRI	2C
徘徊	リスペリドン（根拠不十分）、チアプリド（脳梗塞後遺症に伴う徘徊：保険適応あり）	2C
性的逸脱行為	SSRI（科学的根拠は乏しい）	2C
睡眠障害	トラゾドン、リスペリドン、ベンゾジアゼピン系薬（推奨されない）	2C
アパシー	コリンエステラーゼ阻害薬（第一選択薬）、メマンチン塩酸塩（メマリー）（考慮可）、抗うつ薬・抗てんかん薬（効果が認められていない）	2C

＊ クエチアピンフマル酸塩徐放製剤のビプレッソの適応症は、「双極性障害のうつ状態」であり、周辺症状に用いられるかは不明。
日本神経学会「認知症疾患治療ガイドライン2017」を基に作成。非定型抗精神病薬は適応外である

表3 ● レビー小体型認知症におけるBPSDおよび随伴症状に対する薬物治療

	薬剤名	推奨グレード
BPSD	抑肝散、非定型抗精神病薬	2C
レム睡眠行動異常症	クロナゼパム（ランドセン、リボトリール）、クロナゼパムが使用困難な場合（抑肝散、ラメルテオン[ロゼレム]、ドネペジル塩酸塩[アリセプト他]）	2C
起立性低血圧	ドロキシドパ（ドプス他）、ミドドリン塩酸塩（メトリジン他）、フルドロコルチゾン酢酸エステル（フロリネフ）	2C
便秘	緩下薬（酸化マグネシウム、ルビプロストン[アミティーザ]、センナ、センノシド、大建中湯など）	2C
消化器蠕動運動の改善	モサプリドクエン酸塩水和物（ガスモチン他）、ドンペリドン（ナウゼリン他）、ロチゴチン（ニュープロ）（内服が困難な場合）	2C
排尿障害	パロキセチン塩酸塩水和物（パキシル他）、ミルナシプラン塩酸塩（トレドミン他）、ウラピジル（エブランチル）、タムスロシン塩酸塩（ハルナール他）、ナフトピジル（フリバス他）（前立腺肥大の場合）	2C
パーキンソニズム	レボドパ（ドパストン、ドパゾール）（高用量は避ける）	2C

日本神経学会「認知症疾患治療ガイドライン2017」を基に作成。非定型抗精神病薬は保険適応外である

参考　推奨グレードとエビデンスレベル

推奨グレード

1（強い）	「実施する」または「実施しない」ことを推奨する
2（弱い）	「実施する」または「実施しない」ことを提案する

エビデンス総体としての強さ

A	強
B	中
C	弱
D	とても弱い

図1 ●病期別の治療薬剤の選択アルゴリズム

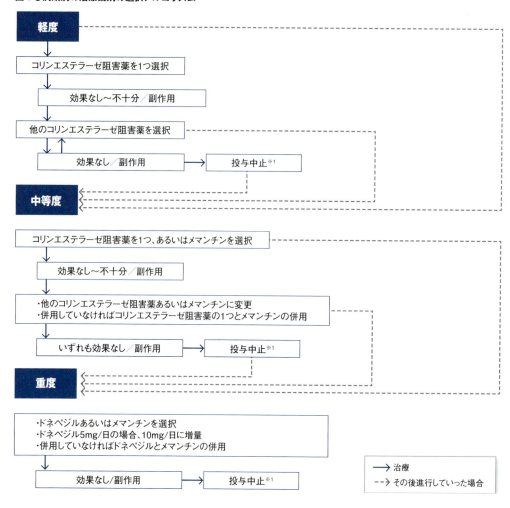

※1「効果なし」の場合の投薬中止は慎重に検討すること
出典：日本神経学会「認知症疾患治療ガイドライン2010　コンパクト版2012」

認知症

初診時の処方例

A 中核症状に対する薬物療法
（アルツハイマー型認知症以外の使用は保険適用外。ただし、レビー小体型認知症ではドネペジルのみ保険適用）

① 軽度～中等度の症例 （コリンエステラーゼ阻害薬使用）

処方例1

> アリセプト錠3mg*1　1回1錠（1日1錠）
> 　1日1回　朝食後
> 　（投与1～2週間後に5mgへ増量）

*1 ドネペジル塩酸塩

処方例2

> レミニール錠4mg*2　1回1錠（1日2錠）
> 　1日2回　朝夕食後
> 　（投与4週間後に16mgに増量、さらに4週間後に
> 　24mgまで増量可）

*2 ガランタミン臭化水素酸塩

処方例3

> イクセロンパッチ4.5mg*3
> 　1日1回　1回1枚　背部、上腕部、胸部のいずれか
> 　に貼付（4.5mgから開始し4週ごとに4.5mgずつ増
> 　量、維持量18mg）

*3 リバスチグミン

② 重度の症例

処方例

> アリセプト錠10mg　1回1錠（1日1錠）
> 　1日1回　朝食後
> 　（5mgで4週間以上経過後している場合のみ）

③ 中等度～重度の症例（周辺症状［興奮］が目立った例）

処方例

> メマリー錠20mg*4　1回1錠（1日1錠）
> 　1日1回　朝食後
> 　（アリセプトとの併用可）

*4 メマンチン塩酸塩（NMDA受容体拮抗薬）

B 周辺症状（BPSD）に対する薬物療法（保険適用外）

① 精神症状（妄想・幻覚）、興奮性、易怒性、暴力行為（非定型抗精神病薬使用）

処方例1

> リスパダールOD錠0.5mg*5　1回1錠（1日1錠）
> 　1日1回　夕食後
> 　（症状の推移を見ながら3～7日ごとに0.5mgずつ増量）

*5 リスペリドン（セロトニン・ドパミン拮抗薬［SDA］）

処方例2

> セロクエル25mg錠*6　1回1錠（1日1錠）
> 　1日1回　夕食後
> 　（症状の推移を見ながら1～2週間ごとに増量）

*6 クエチアピンフマル酸塩（多元受容体標的化抗精神病薬［MARTA］）

処方例3

> ジプレキサ細粒1％*7　1回2g（1日2g）
> 　1日1回　就寝前
> 　（症状の推移を見ながら2gずつ増量）

*7 オランザピン（MARTA）

処方例4

> エビリファイ散1％*8　1回0.1g（1日0.1g）
> 　1日1回　就寝前
> 　（症状の推移を見ながら1～2週間ごとに0.1gずつ増量）

*8 アリピプラゾール（ドパミン受容体部分作動薬［DPA］）

このほか、易怒性、暴力行為例には抗てんかん薬（カルバマゼピン［テグレトール他］、バルプロ酸ナトリウム［デパケン、セレニカ他］、クロナゼパム［ランドセン、リボトリール］など）が用いられることがある。

② 易怒性、不穏、落ち着きがない（漢方薬使用）

処方例

> ツムラ抑肝散エキス顆粒（医療用）　1回2.5g（1日7.5g）
> 　1日3回　朝昼夕食前

③ うつ・抑うつ状態、睡眠障害、不安感、焦燥感（抗うつ薬使用[『うつ病』参照]）

処方例

> パキシル錠10mg[*9]　1回1錠（1日1錠）
> 　1日1回　夕食後

[*9] パロキセチン塩酸塩水和物（選択的セロトニン再取り込み阻害薬[SSRI]）

④ 不安症状、不眠、焦燥感（抗不安薬・睡眠薬使用）

処方例1

> ワイパックス錠0.5[*10]　1回1錠（1日3錠）
> 　1日3回　朝昼夕食後
> 　（即効性を期待する場合には不安時に舌下使用可）

[*10] ロラゼパム

処方例2

> アモバン錠7.5[*11]　1回1錠（1日1錠）
> 　1日1回　就寝前

[*11] ゾピクロン

STEP 1　禁忌疾患の有無を確認する

コリンエステラーゼ阻害薬（ドネペジル、ガランタミン、リバスチグミン）、メマンチン、非定型抗精神病薬（リスペリドン、オランザピン、クエチアピン、アリピプラゾール）の過敏症に注意する。特に、ドネペジル、ガランタミンはその類似化合物による過敏症にも注意すること。

薬疹歴

➡あり
- ▶本剤の成分に過敏症の既往歴→メマンチン塩酸塩（商品名メマリー）、ガランタミン臭化水素酸塩（レミニール）、非定型抗精神病薬、抑肝散は投与中止。
- ▶本剤およびピペリジン誘導体に過敏症の既往歴→ドネペジル塩酸塩（アリセプト他）は投与中止。
- ▶本剤およびカルバメート系誘導体に過敏症の既往歴→リバスチグミン（イクセロン、リバスタッチ）は投与中止。

妊娠・授乳の有無

➡妊婦または妊娠している可能性のある女性

▶コリンエステラーゼ阻害薬、メマンチン塩酸塩(メマリー)、非定型抗精神病薬、抑肝散は、有益性が危険性を上回る場合に投与。
➡授乳婦
▶コリンエステラーゼ阻害薬、メマンチン、非定型抗精神病薬は原則投与中止。
▶抑肝散→記載なし。

禁忌疾患
➡昏睡状態の患者
▶非定型抗精神病薬は投与中止。
➡バルビツール酸誘導体・麻酔薬など中枢神経抑制薬の強い影響下にある患者
▶非定型抗精神病薬は投与中止。
➡糖尿病の患者、糖尿病の既往歴のある患者
▶多元受容体標的化抗精神病薬(MARTA)は投与中止。

STEP2 併用薬・飲食物・嗜好品の有無を確認する

コリンエステラーゼ阻害薬(ドネペジル、ガランタミン、リバスチグミン)の相互の併用は禁忌である。また、非定型抗精神病薬(リスペリドン、オランザピン、クエチアピン、アリピプラゾール)とアドレナリンとの併用は、アドレナリン効果が逆転して血圧降下の恐れがあるため禁忌である。そのほか、メマンチンはドパミン作動薬作用の増強、非定型抗精神病薬では抗ドパミン作用の拮抗に注意する。動態学的には、ドネペジル、ガランタミン、リスペリドンが薬物代謝酵素チトクロームP450(CYP)3A4、2D6、またクエチアピンでは3A4、オランザピンでは1A2などのCYP阻害または誘導による相互作用、またメマンチンでは腎カチオン輸送系(OCT)阻害に起因する排泄低下に注意する。

A 動態学的
① 腎排泄
〔併用注意〕
➡メマンチン塩酸塩(メマリー)
▶腎尿細管分泌(カチオン輸送系)により排泄される薬剤(シメチジン[タガメット、カイロック他]など)→メマンチンの血中濃度上昇。尿細管分泌(カチオン輸送系)と競合する可能性がある。
▶尿アルカリ化を起こす薬剤(アセタゾラミド[ダイアモックス]など)→メマンチンの血中濃度上昇。尿のアルカリ化により腎排泄率が低下する。

② 代謝阻害、誘導
〔併用注意〕
➡ドネペジル塩酸塩(アリセプト他)、ガランタミン臭化水素酸塩(レミニール)
▶CYP3A4阻害薬(イトラコナゾール[イトリゾール他]など)→CYP3A4阻害作用に起因する抗認知症薬の作用増強。ガランタミンでは悪心・嘔吐の可能性。
▶CYP2D6阻害薬(キニジン硫酸塩水和物など)→CYP2D6阻害作用に起因する抗認知症薬の作用増強。ガランタミンでは悪心・嘔吐の可能性。
➡ドネペジル
▶CYP3A4誘導薬(カルバマゼピン[テグレトール他]など)→CYP3A4の誘導に起因する代謝促進によるドネペジルの作用減弱。
➡リスペリドン(リスパダール他)、アリピプラゾール(エビリファイ他)
▶CYP2D6阻害薬(パロキセチン塩酸塩水和物[パキシル他]など)→CYP2D6阻害作用に起因する、リスペリドンおよびその活性代謝物の血中濃度上昇。
➡リスペリドン
▶肝代謝酵素誘導作用を有する薬剤(カルバマゼピン、フェニトイン[アレビアチン、ヒダントール他]、リファンピシン[リファジン他]、フェノバルビタール[フェノバール他])→リスペリドンおよびその活性代謝物の血中濃度低下。CYP誘導による代謝促進。
➡クエチアピンフマル酸塩(セロクエル他)、アリピプラゾール
▶CYP3A4阻害薬(エリスロマイシン[エリスロシン他]、グレープフルーツジュース、クラリスロマイシン[クラリシッド、クラリス他]など)→抗精神病薬の血中濃度上昇。CYP3A4阻害に起因。
▶CYP3A4誘導薬(フェニトイン、カルバマゼピン、バルビツール酸誘導体、リファンピシンなど)→抗精神病薬の血中濃度低下。CYP3A4誘導に起因。
➡オランザピン(ジプレキサ他)
▶CYP1A2阻害薬(フルボキサミンマレイン酸塩[デプロメール、ルボックス他]、シプロフロキサシン塩酸塩[シプロキサン他])→オランザピンの血中濃度上昇。
▶CYP1A2誘導薬(カルバマゼピン、オメプラゾール[オメプラゾン、オメプラール他]、リファンピシン、喫煙)→オランザピンの血中濃度低下。CYP1A2誘導に起因。

B 薬力学的
① 中枢神経系
〔併用注意〕
➡メマンチン(メマリー)
▶ドパミン作動薬(レボドパ[ドパストン、ドパゾール]など)→ドパミン作動薬作用の増強。メマンチンのNMDA(N-メチル-D-アスパラギン酸)受容体拮抗作用がドパミン遊離を促進。
▶NMDA受容体拮抗作用を有する薬剤(アマンタジン塩酸塩[シンメトレル他]、デキストロメトルファン臭化水素酸塩水和物[メジコン他]など)→両薬剤がNMDA受容体拮抗作用を有するため相互

に作用を増強させる。
➡リスペリドン(リスパダール他)、オランザピン(ジプレキサ他)、クエチアピンフマル酸塩(セロクエル他)、アリピプラゾール(エビリファイ他)
▶中枢神経抑制薬(バルビツール酸誘導体など)、アルコール→相互に作用を増強させる。

②交感神経系
〔併用禁忌〕

➡非定形型抗精神病薬
▶アドレナリン(ボスミン他)→アドレナリン作用逆転による血圧降下の恐れ。非定型抗精神病薬によりアドレナリンのα作用が遮断され、β作用が優位になるため。

〔併用注意〕
➡リスペリドン、オランザピン、アリピプラゾール
▶ドパミン作動薬→ドパミン拮抗作用を有するため、ドパミンと相互に作用を減弱させる。
➡リスペリドン、アリピプラゾール
▶降圧薬→降圧作用を増強させる。α遮断作用。

③副交感神経系
〔併用禁忌〕

➡ドネペジル塩酸塩(アリセプト他)、ガランタミン臭化水素酸塩(レミニール)、リバスチグミン(イクセロン、リバスタッチ)
▶他のコリンエステラーゼ阻害薬→作用機序が同一なため併用できない。

〔併用注意〕
➡コリンエステラーゼ阻害薬
▶コリン賦活薬(アセチルコリン塩化物[オビソート]、カルプロニウム塩化物[アロビックス、フロジン]など)、コリンエステラーゼ阻害薬(アンベノニウム塩化物[マイテラーゼ]、ジスチグミン臭化物[ウブレチド他]など)→コリン刺激作用増強。コリン作動性の相加作用。
▶中枢性抗コリン薬(トリヘキシフェニジル塩酸塩[アーテン、セドリーナ、トリヘキシン、パキソナール、パーキネス他]、ビペリデン塩酸塩[アキネトン他]など)、アトロピン系抗コリン薬(ブチルスコポラミン臭化物[ブスコパン他]など)→相互に拮抗して作用減弱。
➡オランザピン、アリピプラゾール
▶抗コリン薬(抗コリン性抗パーキンソン薬、フェノチアジン系薬、三環系抗うつ薬など)→抗コリン作用増強。オランザピンでは腸管麻痺などの重篤な抗コリン性の毒性。

④ 筋弛緩作用
〔併用注意〕
➡ コリンエステラーゼ阻害薬
▶ サクシニルコリン系筋弛緩薬（スキサメトニウム塩化物［レラキシン他］など）→サクシニルコリン系筋弛緩薬の作用が過剰に表れる恐れがある。本剤がコリンエステラーゼを阻害し、脱分極性筋弛緩薬の分解を抑制する。

⑤ 機能抑制
〔併用注意〕
➡ ガランタミン
▶ ジゴキシン（ジゴシン他）、β遮断薬（プロプラノロール塩酸塩［インデラル他］、アテノロール［テノーミン他］、カルベジロール［アーチスト他］など）→著しい心拍数の低下。伝導抑制作用が相加的に増強する。

⑥ 低カリウム血症
〔併用注意〕
➡ 抑肝散
▶ カンゾウ含有製剤、グリチルリチン酸およびその塩類を含有する製剤→偽アルドステロン症、低カリウム血症によるミオパシーの恐れ。グリチルリチン酸は尿細管カリウム排泄の促進作用あり。

⑦ 胃腸障害
〔併用注意〕
➡ ドネペジル
▶ 非ステロイド抗炎症薬（NSAIDs）→消化性潰瘍。コリン作動による胃酸分泌促進。

C その他
〔併用注意〕
➡ メマンチン塩酸塩（メマリー他）
▶ ヒドロクロロチアジド（ニュートライド、プレミネント［配合薬］他）→ヒドロクロロチアジドの血中濃度を低下させる。機序不明。

STEP 3-1 病識を持たせる

家族への指導が中心となる。認知症について十分に理解させ、介護・援助の重要性を伝えることがポイントとなる。まず、認知症は原因疾患によって様々な症状が表れ、患者のQOLに支障を来すため、適切な介護や支援が必要であることを説明する。根治しない病であり、高齢化社会を迎えて急増していることを伝える。さらに、認知症の中核症状と周辺症状について、それぞれ具体例を挙げながら説明する。また、原因となる様々な疾患について、その発症機序や特徴的な症状について説明し、日常生活における介護・支援の方法を具体的に伝えることも重要である。

病気の原因・症状の説明

➡認知症について説明する。

説明例

認知症とは、脳や身体の病気が原因で、物忘れをはじめとする様々な症状が表れてしまい、日常生活や社会生活が十分に行えなくなり、介護や支援が必要となった状態です。原因の病気によって幾つかのタイプが知られていますが、残念ながら根治することはありません

説明例

年齢が高くなればなるほど認知症を発症しやすいことが分かっています。ですから、高齢化が進んでいる現在では誰もが直面する可能性が高い疾患です。2012年の調査では、65歳以上の人の約15％が認知症であったと推計されています（約462万人）。また、物忘れはあるけれど日常生活に支障を来していない方を軽度認知症といいますが、これを含めますと、実に65歳以上の人の4人に1人が認知症あるいは軽度認知症であると考えられています。74歳までの人の有病率は1割以下ですが、85歳以上では4割以上です。また、ほとんどの年代で男性よりも女性の方が多いことも知られています

説明例

認知症は、発症年代別で分けられることもあり、18〜39歳で発症した場合は『若年期認知症』、40〜64歳では『初老期認知症』、65歳以上を『老年期認知症』と呼びます（日本認知症学会による）

➡症状について説明する。

説明例

専門的になりますが、認知症の症状は『中核症状』と『周辺症状』に大きく分けられます。中核症状とは、脳の神経が傷付くことによって起きる症状です。別名で『認知機能障害』とも呼ばれています。認知機能障害としては『物忘れ』などが代表的ですが、患者さんの心の状態や性格、また生活環境などによって強い不安を感じるようになり『妄想』『うつ状態』『興奮』といった症状も表れるようになります。このような症状を『周辺症状』（BPSD：認知症の行動・心理症状）と呼びます。周辺症状は患者さんの心や生活環境の問題などと関係して起きるので、それらを解決すれば未然に防ぐことができると考えられています

周辺症状

うつ症状
喜ぶことがなくなり、気持ちが落ち込んだり、人と会うのが嫌になったりする

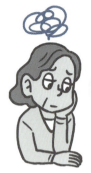

幻覚
実際にはないものを見たなどと言って騒いだり恐れたりする

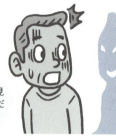

中核症状

失行
衣服がうまく着られないなど、日常動作ができなくなる

失語
物や人の名前を忘れたり、言葉の意味を理解できなくなる

介護拒否
介護者によるケアを拒む。服薬を拒否したり、入浴などで体に触られるのを拒否する

妄想
物を盗られた、見捨てられたといった妄想を抱く。暴力につながることもある

記憶障害
最近の出来事を忘れることから始まり、直近の記憶や昔の記憶も忘れるようになる

不安・焦燥
イライラして落ち着かなくなる。一人になりたがらず家族と一緒にいたがる

遂行機能障害
計画を立てて行動する能力が失われ、仕事や家事などを順序立ててうまくできなくなる

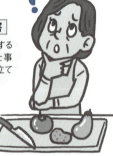

睡眠覚醒リズム障害
睡眠と覚醒のリズムが狂い、昼夜が逆転したり、ずっと寝ていたり起きていたりする

失認
目や耳に異常がないのに、物の区別ができなくなり、場所の風景なども認識できなくなる

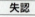

暴言・暴力
大きな声で介護者を威嚇したり、暴言を浴びせる。暴力を振るうこともある

食行動異常
人の物を取って食べたり、食べ物以外の物を食べたり、食べ過ぎを起こしたりする

徘徊
どこともなく歩き回る。介護者が目を離した隙に出て行くので、介護者の負担が大きくなる

※このイラストは、巻末のイラスト集にカラーで収録されています。患者指導用のツールとしてご活用ください。

➡中核症状(認知機能障害)を詳しく説明する。

▶記憶障害(物忘れ)

説明例

主な中核症状は記憶障害、つまり物忘れです。新しい記憶が抜け落ちる、覚えられない、以前のことが思い出せないなどの症状です。誰でも年を取れば物忘れが多くなりますが、一般の方では記憶はちゃんと残っているので、何かのきっかけがあれば、すぐに思い出すことができます。ですが、認知症では記憶自体が完全に消えているため、体験や経験を丸ごと忘れてしまっています。例えば、「今朝、食事を取った」といった出来事自体が記憶から抜け落ちていて、メニューが何だったかというヒントを与えても思い出すことができません

▶その他の中核症状

説明例

物事を整理して理解し、順序よく実行することができなくなります(遂行機能障害)。また自分がどこに居るのか分からない、日付や場所が分からなくなり、その不安から自宅に居るのに『家に帰る』と訴えることがあります(見当識障害)。また、物の名前が出てこない、言葉の意味が分からないという症状(失語)もあります。手足の動きは問題ないのに、服の着方が分からない、鍵が開けられないなど、目的とする行動ができなくなります(失行)。目や耳は正常なのに、聞こえる音が何の音か、見えている物が何なのか分からなくなり、食べ物以外の物について『これは食べ物ですか』と尋ねることがあります(失認)

➡周辺症状(BPSD)を詳しく説明する。

説明例

何もしたくなくなって家に閉じ籠もる(意欲低下)、不安でイライラして落ち着かなくなる(不安・焦燥感)、事実ではないことを本当であると確信する(妄想)、やる気がなくて気分が落ち込む(うつ症状)、生活が昼夜逆転する(睡眠・覚醒リズム障害)、食物でない物を口にする(食行動異常)、家に帰ると言って外をウロウロ歩き回る(徘徊)、些細なことで興奮して大声で怒鳴り、暴力を振るおうとする(暴言・暴力・攻撃性)、介護を拒否する(抵抗)——などの様々な症状があります。これら症状は必ずしも表れるわけではありません。認知症の進行が軽度から中程度の方でよく見られるのは『意欲低下』の他に『物盗られ妄想』があります

▶物盗られ妄想

説明例

物忘れがあるため、財布や通帳などを置いた場所を忘れてしまい、どんなに探しても見つからないため不安や焦りとなり、『誰かが盗んだ』という妄想を抱いてしまいます。しかも、家族や介護者が盗んでいないと説明しても、全く納得してくれません

認知症のタイプと症状についての説明

➡認知症の主なタイプについて説明する。

説明例

認知症の中で最も多いのはアルツハイマー型で、認知症患者さんの半分以上(63%)を占めるといわれています。次いで血

管性（15%）、レビー小体型（5%）と続きます。レビー小体型は幻覚・幻視を生じやすいのが特徴的です。その他にも前頭側頭型というものがありますが、このタイプは記憶障害があまり目立たないといわれます

➡アルツハイマー型認知症について説明する。

脳が徐々に小さくなり（萎縮）、ゆっくりと進む病気です。脳の萎縮という現象は、脳の記憶に関わる海馬という部位から始まります。そして、徐々に脳全体に広がって、記憶障害以外の症状も表れてきます。萎縮は脳の神経が弱ったり死滅したりするために起きるのですが、詳細な仕組みは分かっていません。老廃物である『老人斑（アミロイドβ）』という物質が、数十年かけて脳に蓄積して、その間に神経細胞の中に『糸くずのような物質（神経原線維変化）』が増えてきます。これが原因となって神経細胞が壊れてしまうと考えられています

▶遂行機能障害、記憶障害（物忘れ）

アルツハイマー型認知症の特徴的な中核症状として、初期の段階に『遂行機能障害』が表れ、後に『物忘れ』が強くなることが挙げられます。『遂行機能障害』の症状は、例えば女性では料理の手順が分からなくなり、おかずの品数が減ったり、味付けがうまくできなくなったりします。子どもや孫が家に来ても、好物の料理を作ることができず、面倒になって外食や出前を取ることが多くなる場合もあります。買い物や洗濯、掃除も段取りよくできなくなってしまいます。仕事が段取りよくできなくなり、状況の変化にも対応できなくなるため、仕事をためたり中途半端に終えたりして、ミスも多くなります。さらに、簡単な計算やお金の管理ができなくなったり、ゴルフや将棋、踊りといった趣味も、面白くなくなってやめてしまいます

『物忘れ』は、初期には数分前の記憶が抜け落ちてしまいます。ですから、物を置き忘れたり、約束したことを忘れたりしますし、聞いたことを忘れているために同じ質問を何度もしてしまいます。年月もあやふやになってきます。女性では、食事や買い物での失敗が多くなり、毎日同じ料理を作る、同じ物を幾つも買うなどの行動が目立ちます。進行すると（中等度）、1年くらい前の記憶が失われるため自分の居場所が分からなくなり、1人での買い物や入浴ができなくなる、入浴を忘れる――といった症状も出てきます。そして最終的には（重度）、自分に関するあらゆる記憶（名前、仕事、家族のことなど）がなくなり、子どもや夫、妻など家族のことも分からなくなります

➡脳血管性認知症について説明する。

脳の血管が切れたり、詰まったりする脳卒中（脳出血、クモ膜下出血、脳梗塞）によって、脳の神経が傷付けられるために起こります。特徴的な症状は、患者さんが無気力や無頓着になることですが、脳卒中による手足の麻痺や言語障害が起き

ることもあります。脳卒中が再発するたびに認知症の症状も悪化しますので、脳卒中の再発を防ぐことが大切になります

➡ レビー小体型認知症について説明する。

説明例

蛋白質を主な成分とする『レビー小体』という物質が脳にたまるのが原因です。初期には物忘れだけでなく、うつ病の症状や、睡眠時に悪夢を見て暴れるといった症状が表れることがあります。特徴的なのは、アルツハイマー型認知症ではあまり見られない、そこにいないはずの人や物、虫などが繰り返し見える『幻視』と呼ばれる症状、手足が震える、動作が鈍くなるといったパーキンソン病に近い症状が表れることです。また、日によってあるいは1日の中で、調子の良い時と悪い時に差があることも特徴です（認知機能の変動）

➡ 前頭側頭型認知症について説明する。

説明例

脳の前頭葉と側頭葉という部位が萎縮することで起きます。65歳未満で発症する人が多く、初老期認知症の原因として知られています。アルツハイマー型認知症などとは異なり、記憶はある程度保たれます。前頭葉は人間的な行動を取るための司令塔として働いていますが、前頭葉の働きが低下すると『堂々と万引きする』『他人の食事を食べる』『診察中に勝手に歌う』などの社会ルールに反した行動が表れてきます。本人は悪いことをしているという意識はありませんので、我が道を行くように、堂々と行動するのが特徴的です。また、『毎日同じ道順で散歩する』『同じ物ばかり食べる』など、何度も同じ行動を繰り返すこともあります（常同行動）

説明例

脳の側頭葉の部分は、言葉を理解し、聴覚、嗅覚、視覚の意味を理解するために働いています。例えば右利きの人では、脳（側頭葉）の左側の部分が言葉を、また脳の右側が視覚の意味を理解するのに働いています。ですから、これらの部位が萎縮すると、失われる言葉が増えて、写真を見てもそれが何か答えられないといったことも起こります

予後や日常生活に関する説明

➡ 予後について説明する。

説明例

認知症を放置していると、運動機能やバランス能力などが低下していき、言語能力が失われ、排尿、排便、着衣、歩行、着座などの簡単な動作ができなくなり、寝たきりとなります。転倒による骨折で寝たきりになるケースもあります。終末期になると、食べ物を飲み込みにくくなり、気管支に入って（誤嚥）肺炎を起こしやすくなります。寝たきりや誤嚥は寿命を縮める原因になります。また、認知症と診断されてから終末期に至るまでの期間は5〜12年といわれています。アルツハイマー病では、発病から平均して約8年、長い人でも十数年で死亡するという調査結果があります（出典：吉岡充監修『よくわかる最新医学 アルツハイマー病・認知症』［主婦の友社、2007］）。残念ながら、

認知症になると元の状態には戻りません。物忘れ外来や認知症専門医を早期に受診し、治療を開始して進行を遅らせることが大切です

家族の対応に関する説明

➡接し方を説明する。

説明例

認知症の進行を抑えて、患者さんが穏やかで安心した気持ちで暮らせるようにするには、周囲の方、特に家族の支援や介護がとても大切になります。そのためには、家族の方が認知症を正しく理解して、認知症患者さんの気持ちを知って、温かい気持ちで接することが大切です

説明例

人としての感情がなくなるわけではありませんので、『プライド』や『羞恥心』には気を使ってあげましょう。特に認知症の方は自信を失って大きな不安を抱えています。ですから不安を軽減して安心させるような会話や行動を心掛けることが極めて重要です。会話ではいつも『笑顔』を心掛けてください

➡中核症状への接し方

説明例

物忘れが生じて『今日は何曜日？』というような同じ質問を繰り返すのは、本人が覚えられず不安に思って聞いているのです。ですから、『なぜ何度も聞くの』と責めないで、根気よく何度でも答えてあげてください。失敗したこと、できなかったことにも『なぜできないの』と責めないで、一緒に笑ってください。食事したことを忘れた場合には、否定して我慢させるのではなく、『あら、まだでしたね』と本人の主張を受け入れてください。その際には少量のおやつやカロリーが低いゼリーを出したり、小さな器で盛り付けたりしましょう。散歩や料理がうまくできなかった場合、スムーズに行動できるように『その角を右に曲りましょうね』『次はお醤油を入れるのですね』など、次の道順や手順を先回りして言ってあげてください。先回りして失敗を感じさせないようにすることが大切です。また、会話では『服を着替えて病院に行きましょう』と2つの行動を続けて話すのではなく、まず『服を着替えましょう』と話した後、『病院に行きましょう』などと短く簡単に話すよう心掛けてください

➡周辺症状（BPSD）への接し方
　▶物盗られ妄想

説明例

『財布が盗まれた』と言い出したら、否定したり怒ったりせずに『一緒に探してあげましょう』『後で探してあげるからね』と声を掛けてください。見つかったら、本人が自分で見つけたように誘導してください。保管する場所を1カ所に決めるなどの工夫をして、安心してもらうことも大切です

　▶意欲低下

説明例

何をしたらよいのか分からなくなり、一日中家で何もせずに過ごすようになることもあります。昔遊んだ記憶があるおもちゃ、折り紙、または趣味だったお花や編

み物などを準備して、患者さんが自主的に行動するようにしてあげましょう

▶興奮、暴力、徘徊

説明例

夜中に興奮して大声を上げたり暴力を振るったりする場合、まずは危険を避けて家族の身の安全を守ることが大切です。また、いつ、どこで、どんな状況で、誰に対して、どの程度起きたのかなどを記録しましょう。徘徊では、患者さんが行きたいと思って当然だと思われる目的地なのか、じっとしていられないためなのか、はぐれたのか、またいつどんな状況で起きたのかなどを記録してください。これらの記録を担当医や専門家に見せて、起きた理由を考えるようにしましょう。対応によっては患者さんが安心して過ごせる環境づくりに役立ち、症状が改善するかもしれません

▶幻視

説明例

レビー小体型認知症で主に見られます。『見える』という言葉を否定するのではなく、安心するような声掛けをしてあげてください。例えば『知らない人がこっちを見ている』という訴えに対して、『そんな人はいません』と言うのではなく、『大丈夫ですよ、何も悪さはしませんよ』『私には見えないけど、襲ってくるようなら絶対に守ってあげます』といった具合に、安心させるようにしてください

➡生活上の工夫を説明する。

説明例

不安なく暮らせるように、家族の方が生活上の工夫をしてあげることも必要です。例えば、日付をよく聞いてくる場合、今日が何月何日かがすぐ分かるようなカレンダーを目立つ場所に置きます。また、夜中にトイレや台所などの場所が分かるように、夜は明かりを消さないで『トイレ』『台所』と書いた大きな紙を、目立つ場所に貼るのもよいでしょう。また、薬の飲み忘れを防ぐための工夫も必要になってきます。薬局では患者さんの状態に応じた様々な工夫をしていますので、ぜひご相談ください。ただし、薬の服用自体を忘れてしまう方が多いので、基本的に薬は家族の方が管理してください

➡運動により予防する。

説明例

適切な運動は、認知症の進行を抑えるだけでなく寝たきりになる時期も遅らせることが知られています。また、運動によって生活習慣病が改善されるので、認知症悪化の原因となる脳卒中を予防するのにも効果的です。ですから、担当医に相談しながら適切な散歩や体操などを習慣付けましょう。散歩では、本人が不安にならないように歩き慣れた経路を選び、家族の方が一緒に付き添うようにしましょう

➡家族の介護負担を分担する。

説明例
介護は無理せず継続的に行うのが前提です。1人の負担が大きくなり過ぎないよう、家族全員が協力してください。また介護保険制度のサービスも利用しましょう。自宅にいて利用できる『居宅サービス』や、自宅での介護が困難になった場合の『施設サービス』などがありますので、余裕があるうちに調べておきましょう

STEP 3-2 薬識を持たせる

認知症の主な治療内容は、薬物治療と、介護サービスによるケアやリハビリテーションである。家族には、薬物治療の目的が認知症の進行抑制にある点だけでなく、薬に過度の期待を持たせないよう説明することも必要である。コリンエステラーゼ阻害薬やNMDA受容体拮抗薬の作用機序と特徴などについて説明し、場合によって両者が併用されることも伝える。周辺症状には非定型精神病薬や抗不安薬など、保険適用外の薬が使用される場合があることも説明しておく。

服用目的の説明

➡服用目的について説明する。

説明例
認知症を根本的に治す治療法は残念ながらありません。認知症になった人を元に戻すことはできませんが、アルツハイマー型認知症では、薬を飲むことによって中核症状の進行を遅らせられる可能性があります。例えば、認知症が進行して家族のことが分からなくなるのに3年かかる場合、薬を飲めば5年に先延ばしできるといった可能性があるのです。また、家族や介護者の負担となる周辺症状を和らげるために、認知症に保険が適用されない薬が使われることもあります。注意していただきたい点は、これらの薬が劇的に効いたと感じられる方は少なく、症状があまり変化しない方が多いということです。ですが、変化がないからといって勝手に服用を中止させないようにしてください。薬の効果が表れるまでに何カ月もかかることがあります。また、変化がないのは、裏を返せば進行が抑えられていることを示しているのかもしれません。ですから、医師の指示通りに根気よく飲ませてください

➡服用方法について説明する。

説明例
認知症には主に『コリンエステラーゼ阻害薬』という薬が使われます。進行が中等度から重度の患者さんには特に『NMDA受容体拮抗薬』という薬が使用されます。両者の作用は全く異なるため、併用による高い効果が期待されます。また、周辺症状が強い場合には症状を和らげるため

に、認知症に保険が適用されない精神科の薬や漢方薬などが使われることがあります

各薬剤の説明

➡ コリンエステラーゼ阻害薬

説明例

物事を覚えたり判断するとき、脳の神経（細胞）の間では多くの物質が情報を伝えています。この情報を伝える物質の1つにアセチルコリンという物質がありますが、働きが終わると酵素によって分解されます。アルツハイマー型やレビー小体型の認知症では、このアセチルコリンの量が極端に少なくなっていることが知られています。ですから、この薬はアセチルコリン分解酵素の働きを抑えてアセチルコリンの量を増やし、中核症状の進行を抑えると考えられています。ただし、レビー小体型認知症に対して保険は効きません。現在、ドネペジル塩酸塩（アリセプト他）、ガランタミン臭化水素酸塩（レミニール）、リバスチグミン（イクセロン、リバスタッチ）の3種類がありますが、使用する薬は進行の程度によって異なります。アリセプトは軽度から重度に至るまで全ての症状に保険が適用されますが、他の2種類は軽度と中等度のみです。ちなみに、これらを同時に併用することは認められていません

▶ ドネペジル

説明例

患者さんが飲みやすいように、錠剤、顆粒、ゼリー、口の中で溶ける錠剤（口腔内崩壊錠）など様々な剤形がある薬です。薬の効果が表れるまでに3〜5週間掛かるなどといわれています。ですから、医師の指示通りに根気よく飲ませてください。他に注意すべきことは、認知症が進行するとアセチルコリンを作る神経細胞が壊れてしまい、薬の効果が不十分になることがあります。飲み始めてから1〜2年、長くて3年くらいたつと、再び症状が進行し悪化することがあります。服用を中止する条件やタイミングについて定説はありません。ですが、主治医が中止しない限り、患者さんが飲めなくなるまで続けてよいと考えられています

▶ ガランタミン

説明例

アセチルコリンを分解する酵素の働きを抑えるだけでなく、神経細胞のアセチルコリンを受け取る場所（ニコチン受容体）を刺激する作用もありますので、ドネペジルやリバスチグミンとは違った効果が期待できます。また、周辺症状にも有効である可能性が考えられています。薬のタイプとしては内服液、口腔内崩壊錠がありますので、飲み込みに問題がある方などにも使用できます。進行が軽度から中等度の方に処方されます

▶ リバスチグミン

説明例

アセチルコリンを分解する別の酵素の作用を抑える働きもありますので、アリセプトとは違った効果が期待できます。1日1回貼るだけの薬なので、患者さんもなんとなく安心できますし、薬を飲み込む

のが困難な方(嚥下困難など)に使用しやすい利点があります。アリセプトやレミニールから切り替えるときには間を空けることなく続けて使用できます。主に軽度から中等度に進行している患者さんに用いられています

➡NMDA受容体拮抗薬
　▶メマンチン塩酸塩(メマリー)

説明例

脳の神経伝達物質の1つにグルタミン酸という物質があります。アルツハイマー型認知症の方では、このグルタミン酸に対して脳が敏感になっているため、神経細胞が壊れるといわれています。メマリーは、脳神経でグルタミン酸を受け取る場所の1つ(NMDA型グルタミン酸受容体)に蓋をして、グルタミン酸の働きを抑えることが知られています。ですから、コリンエステラーゼ阻害薬とは作用が全く異なり、それらと併用する効果が期待されています。中等度に進行した患者さんから使われますが、特に興奮、暴言、介護抵抗などの周辺症状のある方で効果が期待できます

➡周辺症状に対する向精神薬

説明例

『不安・焦燥』『幻覚』『物盗られ妄想』『暴力』『徘徊』などが強い場合には、統合失調症の薬(非定型抗精神病薬)、漢方薬(抑肝散)などが使われることがあります。そのほか、『うつ状態』にはうつ病の薬(抗うつ薬)を、『不安で落ち着かない』『夜中寝ないで騒ぐ』『家族を起こす』などの場合に

は不安を抑える薬(抗不安薬)や睡眠薬が使われることがあります。これらの薬を使う場合は、副作用に注意しながら少量で服用するのが望ましいとされています。患者さんと家族の方が少しでも快適な生活を送れるようにするのを目的に、できる限り少量で使用される薬です

➡非定型抗精神病薬
　▶オランザピン(ジプレキサ他：MARTA)、クエチアピンフマル酸塩(セロクエル他：MARTA)

説明例

セロトニンやドパミンだけでなく、アセチルコリン、ヒスタミン、アドレナリンなど、様々な脳の神経伝達物質の働きを抑える薬です。このような多様な働きから周辺症状にも効果があると期待されています。さらに抗うつ効果もあり、鎮静効果もあるため睡眠薬の代わりとしても用いられます。また、ドパミンを抑えることで起きる副作用(錐体外路症状など：『パーキンソン病』参照)が表れにくいことが知られています

　▶リスペリドン(リスパダール他：SDA)

説明例

脳のドパミンの働きだけでなくセロトニンの働きも同時に抑えます。手が震える、動作が鈍くなるといった運動系の副作用(錐体外路症状：『パーキンソン病』参照)が表れにくいことが知られています。体の筋肉を調整する脳のドパミンの働きを抑える作用が緩やかであるためと考えられています

認知症

▶アリピプラゾール（エビリファイ他：DPA）

説明例

脳のドパミンが働く場所に部分的に作用します。部分的とは、少しだけ働くということです。ですから、ドパミン抑制による副作用（錐体外路症状など：『パーキンソン病』参照）が表れにくいことが知られています。面白いことに、この薬はドパミンが過剰な場合にはその働きを抑制しますが、ドパミンが足りない場合はその働きを増強する効果もあり、脳内のドパミンの量に対応して、その働きをうまく調節すると考えられています

➡抗うつ薬（選択的セロトニン再取り込み阻害薬［SSRI］、セロトニン・ノルアドレナリン再取り込み阻害薬［SNRI］）

説明例

脳のセロトニンやアドレナリンという伝達物質が増えると、うつ状態が改善するといわれています（『うつ病』参照）。これらの薬は、セロトニンやアドレナリンの働きを高める働きがあります

➡抗不安薬、睡眠薬

説明例

脳の興奮状態を落ち着かせる部位（神経のγアミノ酪酸［GABA］A型受容体）に働き掛け、不安、緊張、イライラ、不眠などを改善する薬です。ただし急に服用を中止すると、脳が驚いて不眠や物忘れなどの症状が悪化する場合がありますので、中止する場合には必ず医師に相談してください（『不眠症』参照）

STEP 4　服用に当たっての注意事項（副作用、その他）を説明する

コリンエステラーゼ阻害薬は、必ず消化器症状に注意するよう伝える。貼付薬は皮膚症状、NMDA受容体拮抗薬は眠気、ふらつき、過鎮静状態に注意するよう指導する。これらの副作用を避けるために、投与量は時間をかけて徐々に増量することを伝えるが、副作用の発見には家族の協力が不可欠であることを説明しておく。

➡コリンエステラーゼ阻害薬
　▶増量の方法→各薬剤によって異なる。

①ドネペジル塩酸塩（アリセプト他）の場合：1日1回3mgから開始して1～2週間後に5mgに増量する。重度のアルツハイマー型認知症の患者には、5mgで4週間以上経過後に10mgに増量する。

②ガランタミン臭化水素酸塩（レミニール）の場合：1日2回8mgで開始し、4週間後に16mgに増量する。必要に応じて24mgまで増量する場合、4週間以上間隔を空ける。

③リバスチグミン（イクセロン、リバスタッ

チ)の場合：1日1回4.5mgから開始して、原則として4週間ごとに4.5mgずつ増量し、18mgまで増量する（3ステップ漸増法）。また、患者の状態に応じて、1日1回9mgを開始用量とし、原則として4週後に18mgに増量することもできる（1ステップ漸増法）。

▶吐き気、下痢、食欲不振

説明例

アセチルコリンには胃腸運動や胃酸の分泌を促進する働きがあるため、吐き気や嘔吐、食欲低下、胃部不快感、下痢などの副作用が表れることがあります。ですから必ず食後に服用してください。また、投与開始時には胃腸障害などがないことを確認しながら、投与量を増量していきます。薬を使用し続ければ副作用が消失してくることもあります。ですが、家族の方は患者さんの状態を注意深く観察してください。そして、胃腸症状が見られた場合には直ちに連絡してください。なお、イクセロンとリバスタッチは貼り薬なので、副作用の出現率が他の薬に比べて3分の1程度に減少するといわれています（出典：川畑信也『臨床医へ贈る 抗認知症薬・向精神薬の使い方』[中外医学社、2012]）。

▶皮膚症状（かぶれ、痒み）

説明例

イクセロンとリバスタッチは貼り薬なので、貼った場所が赤くなったり痒くなったりすることがあります。高齢者は皮膚が乾燥しやすいため、より注意が必要です。投与開始時にはこうした症状がなくても、増量したときに表れることもあるので注意してください。背中、上腕部、胸など、貼る場所を変えるのが効果的です。症状がひどいときは医師に相談するようにしてください

➡NMDA受容体拮抗薬（メマンチン塩酸塩[メマリー]）

　　▶傾眠、浮動性のめまい、過鎮静効果、攻撃性、痙攣など

説明例

眠気、ふらつき、めまいなどに注意してください。また、動作が緩慢になる、何もやろうとしない、元気がなくなる、話さないといった極端な鎮静状態が表れることがあります。逆に、興奮、攻撃性、幻覚、不穏、手足の痙攣など動作が活発になる症状が出ることもあります。これらの症状が出現した場合、直ちに主治医に連絡してください。また腎臓の働きがよくない方では、薬を体内から出す量が少なくなり、体の中で薬の濃度が高くなって副作用が表れやすくなります。ですから、1日1回5mgから服用を開始し、これらの副作用症状の有無を観察しながら、1週間ごとに5mgずつ増量し、20mgまで増量する必要があります

　　▶便秘、体重減少など

➡非定型抗精神病薬全般

　　▶錐体外路症状、鎮静・催眠、肝障害、起立性低血圧、不整脈、パーキンソン症状、悪性症候群、遅発性ジスキネジア、乳汁分泌、月経異常など

説明例

脳内のドパミンを過度に抑制しますと、意欲低下、筋肉の緊張・振戦（錐体外路症

状)、乳汁分泌や女性化乳房といった症状(高プロラクチン血症)が表れることがあります(『パーキンソン病』参照)

▶体重増加、血糖異常

説明例

この薬には血糖値を上昇させる働きがあります。食欲増進による体重増加などと関係があるようです。特に多元受容体標的化抗精神病薬(MARTA)と呼ばれる薬は、糖尿病があると服用できませんので注意が必要です

➡抗うつ薬(『うつ病』参照)
　▶セロトニン症候群、消化器症状など

➡抗不安薬
　▶眠気、ふらつきなど
　▶便秘、口渇など

➡抑肝散
　▶偽アルドステロン症→血圧上昇、低カリウム血症、浮腫、体重増加など。

説明例

漢方薬は副作用が少ない薬といわれていますが、甘草の成分(グリチルリチン)が含まれているため、偽アルドステロン症という副作用が起きる恐れがあります。頭痛や鼻血、手足に力が入りにくい、手足がむくむ、血圧が上昇する、体重が増えるなどの症状が表れた場合はすぐに連絡してください。定期的に血液検査を行うことも必要です(低カリウム血症)

▶肝機能障害、黄疸→観察を十分に行い、異常が認められた場合には投与を中止し、適切な処置を行う。
▶間質性肺炎など

パーキンソン病

パーキンソン病は、振戦、固縮、無動、姿勢反射障害・歩行障害の四大運動障害を主徴とする神経変性疾患である。発症は中脳黒質・線条体のメラニン含有細胞の変性・脱落によるドパミン産生減少に起因し、レビー小体の出現も認められる。便秘などの自律神経症状、抑うつや認知症などの精神症状を伴う場合も多い。有病率は10万人当たり100～150人で、好発年齢は50～60歳代である。

薬物治療はレボドパ製剤が中心で、高齢者や認知症を伴う場合は第一選択となる。高齢者以外ではドパミン作動薬から開始し、効果不十分の場合にレボドパ製剤を追加する。若年者では抗コリン薬やアマンタジン塩酸塩（商品名シンメトレル他）が第一選択となることもある。進行期では、B型モノアミン酸化酵素（MAO-B）阻害薬やドロキシドパ（ドプス他）などが併用される。

初診時の処方例

早期パーキンソン病の治療

A 高齢者、認知症の合併例、または症状改善を優先させる特別な事情がある場合
（レボドパ製剤が第一選択、処方例の初期用量から適宜漸増）

処方例

> メネシット配合錠100*1　1回0.5錠（1日1.5錠）
>   1日3回　朝昼夕食後
>   （維持量600〜750mg、1500mgまで可）

*1 レボドパ・カルビドパ水和物（レボドパ100mg配合薬）

B 非高齢者（70歳未満）の場合（ドパミン作動薬が第一選択）

処方例1

> パーロデル錠2.5mg*2　1回1錠（1日1錠）
>   1日1回　朝食直後
>   （維持量15〜22.5mg、7.5mg以上［分3］）

*2 ブロモクリプチンメシル酸塩（麦角系ドパミン作動薬）

処方例2

> ペルマックス錠50μg*3　1回1錠（1日1錠）
>   1日1回　夕食直後
>   （維持量750〜1250μg［分3］）

*3 ペルゴリドメシル酸塩（麦角系ドパミン作動薬）

処方例3

> カバサール錠0.25mg*4　1回1錠（1日1錠）
>   1日1回　朝食後
>   （最大3mgまで可）

*4 カベルゴリン（麦角系ドパミン作動薬）

処方例4

> ドミン錠0.4*5　1回1錠（1日1錠）
>   1日1回　夕食後
>   （維持量1.2〜3.6mg/日［分3］）

*5 タリペキソール塩酸塩（非麦角系ドパミン作動薬）

処方例5

> ビ・シフロール錠0.125mg*6　1回1錠（1日2錠）
>   1日2回　朝夕食後
>   （維持量1.5〜4.5mg［分3］）

*6 プラミペキソール塩酸塩水和物（非麦角系ドパミン作動薬）

処方例6

> レキップ錠0.25mg*7　1回1錠（1日3錠）
>   1日3回　朝昼夕食後
>   （維持量3〜9mg［分3］）

*7 ロピニロール塩酸塩（非麦角系ドパミン作動薬）

C 若年者の場合

処方例1

> アーテン錠（2mg）*8
>   1日目　1回0.5錠（1日0.5錠）　1日1回　朝食後
>   2日目　1回1錠　（1日1錠）　1日1回　朝食後
>   3日目以降は2mgずつ増量
>   （維持量6〜10mg［分3〜4］）

*8 トリヘキシフェニジル塩酸塩（抗コリン薬）

処方例2

> シンメトレル錠100mg*9　1回0.5〜1錠（1日1錠）
>   1日1〜2回　朝食後
>   （1週間後に維持量200mg［分2］、最大300mg
>   ［分3］まで可）

*9 アマンタジン塩酸塩（ドパミン遊離促進薬）

進行期パーキンソン病の治療（レボドパ長期投与に伴う諸問題発生期：以下のような処方を追加）

D wearing off 現象の対策
（処方例はジスキネジアがない場合。ある場合または効果不十分例ではレボドパ頻回投与、ドパミン作動薬の追加・増量など）

処方例1

```
コムタン錠100mg*10  1回1錠（1日1錠）
  1日1回  食後
  （1回2錠まで可、最大1日8回まで）
```

*10 エンタカポン（カテコール-O-メチル基転移酵素阻害薬）

処方例2

```
エフピーOD錠*2.5*11  1回1錠（1日1錠）
  1日1回  朝食後
  （維持量：レボドパ含有製剤を併用する場合；7.5mg
  ［朝5mg、昼2.5mg］、レボドパ製剤を併用しない場
  合；特に記載なし、最大10mgまで可能）
```

*11 セレギリン塩酸塩（MAO-B阻害薬）

処方例3

```
ノウリアスト錠20mg*12  1回1錠（1日1錠）
  1日1回  食後
  （1回2錠まで可、最大40mgまで）
```

*12 イストラデフィリン

★ 効能効果：パーキンソン病（レボドパ含有製剤を併用する場合：Yahr重症度ステージⅠ〜Ⅳ、レボドパ含有製剤を併用しない場合：Yahr重症度ステージⅠ〜Ⅲ）
［参考］エフピーの添付文書に記載されているYahr重症度ステージとは「Hoehn & Yahr（ホーエン・ヤール）分類」と同義である。この分類と「生活機能障害度」は、パーキンソン病の重症度を分類する指標である。重症度のレベルによって、特定疾患等医療給付制度という医療費の助成が受けられる。

Hoehn & Yahr 分類の重症度

Stage Ⅰ	症状は片方の手足に出現
Stage Ⅱ	症状は両方の手足に出現
Stage Ⅲ	姿勢反射障害が出現し、活動が制限されるが、自力での生活は可能
Stage Ⅳ	起立や歩行はなんとか可能であるが、日常生活に部分的な介助が必要
Stage Ⅴ	起立や歩行が困難となり、日常生活に介助が必要。車椅子や寝たきりでの生活

生活機能障害度：1〜3度（対応するHoehn & Yahr分類の重症度）
1度：（Stage Ⅰ、Ⅱ）（日常生活、通院にほとんど介助を要さない）
2度：（Stage Ⅲ、Ⅳ）（日常生活、通院に介助を要する）
3度：（Stage Ⅴ）（日常生活に全面的な介助を要し、歩行、起立が不可能）

E no on/delayed on 現象
（主に昼食後服用後に見られる。レボドパの食後服用を食前・空腹時に変更し、処方例2を追加など）

処方例1

```
メネシット配合錠250  1回1錠（1日3錠）
  1日3回  朝昼夕食前・空腹時
  （粉砕し、水またはレモン水に溶かして服用も可）
```

処方例2

```
ナウゼリン錠5*13  1回1錠（1日3錠）
  1日3回  朝昼夕食前
```

*13 ドンペリドン（消化管運動改善薬）

F すくみ足の対策
（on時のすくみにはドロキシドパを追加、off時のすくみにはレボドパやドパミン作動薬を増量し、アマンタジンやMAO-B阻害薬を追加）

処方例1

ドプスカプセル100mg*14
　　　　　　　　　　　1回1カプセル（1日1カプセル）
1日1回　朝　○日分
（漸増し900mg[分3]まで可）

処方例2

シンメトレル錠50mg　1回1錠（1日3錠）
1日3回　朝昼夕食後　○日分
（200mg[分2]まで増量可）

*14 ドロキシドパ（ノルアドレナリン前駆物質）

G ジスキネジアの対策（レボドパ、ドパミン作動薬を減量し、減量困難、効果不十分時にアマンタジンを追加）

処方例

シンメトレル錠50mg　1回2〜3錠（1日4〜9錠）
1日2〜3回（通常より高用量使用）　○日分

STEP 1　禁忌疾患の有無を確認する

ほとんどの薬剤は、過敏症の既往歴のある人や妊婦・授乳婦に投与禁忌である。レボドパ製剤や抗コリン薬、ドロキシドパは（閉塞隅角）緑内障に注意。またアマンタジン塩酸塩は、てんかんの患者やその既往歴のある患者、重篤な腎障害の患者への投与は禁忌となる。

薬疹歴

➡あり

▶ **本成分に対し過敏症の既往歴**→次の薬剤は投与中止。レボドパ(商品名ドパストン、ドパゾール)、レボドパ・カルビドパ水和物配合薬(ネオドパストン、メネシット、デュオドーパ他)、レボドパ・ベンセラジド塩酸塩配合薬(イーシー・ドパール、ネオドパゾール、マドパー)、ブロモクリプチンメシル酸塩(パーロデル他)、タリペキソール塩酸塩(ドミン)、プラミペキソール塩酸塩水和物(ビ・シフロール、ミラペックス他)、ロピニロール塩酸塩(レキップ他)、ロチゴチン(ニュープロ)、トリヘキシフェニジル塩酸塩(アーテン他)、ビペリデン塩酸塩(アキネトン他)、プロフェナミン塩酸塩またはプロフェナミンヒベンズ酸塩(パーキン)、ピロヘプチン塩酸塩(トリモール)、マザチコール塩酸塩水和物(ペントナ)、アマンタジン塩酸塩(シンメトレル他)、エンタカポン(コムタン)、セレギリン塩酸塩(エフピー他)、ドロキシドパ(ドプス他)、イストラデフィリン(ノウリアスト)。

- ▶麦角製剤に過敏症の既往歴→麦角製剤(ブロモクリプチン、ペルゴリドメシル酸塩[ペルマックス他]、カベルゴリン[カバサール他])の投与中止。
- ▶クロニジン塩酸塩(カタプレス)に過敏症の既往歴→タリペキソールの投与中止。
- ▶フェノチアジン系薬に過敏症の既往歴→プロフェナミンの投与中止。

妊娠・授乳の有無

➡妊婦または妊娠している可能性のある女性
- ▶非麦角系ドパミン作動薬(タリペキソール塩酸塩[ドミン]、プラミペキソール塩酸塩水和物[ビ・シフロール、ミラペックス他]、ロピニロール塩酸塩[レキップ他]、ロチゴチン[ニュープロ])、アマンタジン塩酸塩(シンメトレル他)、ドロキシドパ(ドプス他)、イストラデフィリン(ノウリアスト)は投与中止。その他の薬剤は原則投与中止。

➡授乳婦
- ▶アマンタジンは投与中止。その他の薬剤は原則投与中止。

禁忌疾患

➡(閉塞隅角)緑内障
- ▶レボドパ製剤、抗コリン薬、ドロキシドパ(ドプス他)の投与中止。

➡心臓弁膜の病変、妊娠中毒症、産褥期高血圧
- ▶麦角系ドパミン作動薬(ブロモクリプチンメシル酸塩[パーロデル他]、カベルゴリン[カバサール他]、ペルゴリドメシル酸塩[ペルマックス他])の投与中止。

➡重症筋無力症、前立腺肥大など尿路に閉塞性疾患
- ▶抗コリン薬(トリヘキシフェニジル塩酸塩[アーテン他]、ビペリデン塩酸塩[アキネトン他]、プロフェナミン塩酸塩[パーキン]など)の投与中止。

➡てんかんまたはその既往歴、重篤な腎障害
- ▶アマンタジン塩酸塩(シンメトレル他)の投与中止。

➡悪性症候群、横紋筋融解症またはこれらの既往歴
- ▶エンタカポン(コムタン他)の投与中止。

➡統合失調症や中枢興奮薬の依存またはこれらの既往歴
- ▶セレギリン塩酸塩(エフピー他)の投与中止。

➡重篤な末梢血管病変(糖尿病性壊疽など)のある血液透析患者、心室性頻拍
- ▶ドロキシドパ(ドプス他)の投与中止。心室性頻拍は原則投与中止。

➡重度の肝障害のある患者
- ▶イストラデフィリン(ノウリアスト)の投与中止。

STEP 2 併用薬・飲食物・嗜好品の有無を確認する

動態学的相互作用では、エンタカポンの鉄キレート形成、レボドパではドパ脱炭酸酵素阻害、アミノ酸トランスポーター阻害に注意する。また薬物代謝酵素チトクロームP450（CYP）阻害や腎排泄阻害に起因する相互作用に気を付ける。セレギリンは抗うつ薬などとの併用禁忌が多い。抗精神病薬など抗ドパミン作用がある薬剤は、抗パーキンソン病薬の効果を減弱させる。レボドパ、ドパミン作動薬の血圧降下作用、ブロモクリプチンの血管収縮作用、アマンタジンの中枢神経興奮作用、またエンタカポンなどの交感神経刺激作用が関与する相互作用にも留意する。

A 動態学的

①金属キレート

〔同時併用禁忌〕

➡ エンタカポン（コムタン）
- ▶鉄剤→効果減弱。キレート形成による鉄吸収低下。2～3時間以上間隔を空ける。

②代謝（ドパ脱炭酸酵素、CYP）

〔併用注意〕

➡ レボドパ製剤（ドパストン、ドパゾールなど）
- ▶ピリドキシン（ビタミンB_6）含有製剤（ビタメジンなど）→効果減弱。末梢ドパ脱炭酸酵素の活性化による。
- ▶イソニアジド（イスコチン他）→レボドパの効果減弱。脳内ドパ脱炭酸酵素阻害による。

➡ ブロモクリプチンメシル酸塩（パーロデル他）、カベルゴリン（カバサール他）
- ▶CYP3A4阻害薬（マクロライド系抗菌薬など）→相互に血中濃度上昇。
- ▶オクトレオチド酢酸塩（サンドスタチン他）→ブロモクリプチンの血中濃度上昇。

➡ イストラデフィリン（ノウリアスト）
- ▶CYP3A4を強く阻害する薬（イトラコナゾール［イトリゾール他］、クラリスロマイシン［クラリス、クラリシッド他］）→イストラデフィリンの血中濃度上昇の恐れ。イストラデフィリンは1日1回20mgまで。
- ▶CYP3A4阻害薬（エリスロマイシンステアリン酸塩［エリスロシン他］など）→血中濃度上昇の恐れ。
- ▶CYP3A4誘導薬（PXR活性化薬：リファンピシン［リファジン他］、カルバマゼピン［テグレトール他］など）→血中濃度低下の恐れ。
- ▶CYP3A4で代謝される薬剤（アトルバスタチン［リピトール他］など）→CYP3A4で代謝される薬

剤の血中濃度上昇の恐れ。
- ▶タバコ(喫煙)→CYP1A1、1A2の誘導により、イストラデフィリンの血中濃度低下。
- ➡ロピニロール塩酸塩(**レキップ他**)
  - ▶CYP1A2阻害作用のある薬剤(シプロフロキサシン塩酸塩[**シプロキサン他**]など)→ロピニロール血中濃度上昇。
  - ▶エストロゲン(高用量)→ロピニロール血中濃度上昇。
- ➡エンタカポン
  - ▶CYP2C9で代謝される薬剤(ワルファリンカリウム[**ワーファリン他**]など)→血中濃度上昇。
- ➡セレギリン塩酸塩(**エフピー他**)
  - ▶CYP2D6、3A4阻害作用を有する薬剤→セレギリン血中濃度上昇(代謝阻害)。

③腎排泄
〔併用注意〕
- ➡プラミペキソール塩酸塩水和物(**ビ・シフロール、ミラペックス他**)
  - ▶カチオン輸送系(OCT)を介して腎排泄される薬剤(アマンタジン塩酸塩[**シンメトレル他**]など)→相互に血中濃度上昇(尿中排泄の競合)。
- ➡アマンタジン
  - ▶チアジド系利尿薬・カリウム保持性利尿薬→アマンタジン血中濃度上昇(腎排泄低下)。錯乱、幻覚発現。

④アミノ酸トランスポーター、P糖蛋白質(P-gp)、血漿蛋白結合置換
〔併用注意〕
- ➡レボドパ製剤(**ドパストン、ドパゾール**など)
  - ▶高蛋白質食(1日1.5g/kg以上)→レボドパの効果減弱。消化管、血液脳関門(BBB)のアミノ酸トランスポーター競合のため。
- ➡イストラデフィリン
  - ▶P-gpの基質となる薬剤(ジゴキシン、**アトルバスタチンカルシウム水和物**など)→P-gpの基質となる薬剤の血中濃度上昇。
- ➡ペルゴリドメシル酸塩(**ペルマックス他**)
  - ▶血漿蛋白結合に影響する薬剤→ペルゴリド作用増強。

B 薬力学的

①モノアミン(セロトニン、ノルアドレナリン、ドパミンなど)系、交感神経系

〔併用禁忌〕

> ➡レボドパ製剤(ドパストン、ドパゾールなど)
> ▶非選択的モノアミン酸化酵素(MAO)阻害薬→血圧上昇(協力作用)。
>
> ➡セレギリン塩酸塩(エフピー他)
> ▶ペチジン塩酸塩(オピスタン他)、トラマドール塩酸塩(トラマール、ワントラム)→興奮、精神錯乱。
> ▶非選択的MAO阻害薬→高度の起立性低血圧。
> ▶三環系抗うつ薬→高血圧、失神、不全収縮。セレギリン投与中または中止後14日間は投与しない。
> ▶選択的セロトニン再取り込み阻害薬(SSRI)、セロトニン・ノルアドレナリン再取り込み阻害薬(SNRI)、選択的ノルアドレナリン再取り込み阻害薬(NRI)、ノルアドレナリン作動性・特異的セロトニン作動性抗うつ薬(NaSSA)→相互に作用増強。脳内セロトニン、モノアミン量の増加。SSRI、SNRI、NRI、NaSSAを投与する場合はセレギリンを中止してから少なくとも14日間空ける。また、セレギリンから切り替える場合はセレギリンを中止してから間隔を空ける必要があり、フルボキサミンマレイン酸塩(デプロメール、ルボックス他)は7日間、パロキセチン塩酸塩水和物(パキシル他)と塩酸セルトラリン(ジェイゾロフト)、アトモキセチン塩酸塩(ストラテラ)、ミルタザピン(リフレックス、レメロン)、エスシタロプラムシュウ酸塩(レクサプロ)は14日間、ミルナシプラン塩酸塩(トレドミン他)は2〜3日間、デュロキセチン塩酸塩(サインバルタ)は5日間空けてから投与する。
>
> ➡ドロキシドパ(ドプス他:ノルアドレナリン前駆物質)
> ▶カテコールアミン製剤(dl-イソプレナリン塩酸塩[イソメニール]など)、ハロゲン含有吸入麻酔薬→不整脈、心停止。相互に心臓刺激。

〔原則併用禁忌〕

> ➡ドロキシドパ
> ▶コカイン塩酸塩→不整脈、心停止。コカインが神経終末でカテコールアミンの再取り込みを阻害するため。

〔併用注意〕

> ➡抗パーキンソン病薬全般
> ▶ドパミンD_2遮断作用を有する薬剤(抗精神病薬、メトクロプラミド[プリンペラン他]など)→抗パーキンソン効果が減弱(拮抗作用)。

- ➡ レボドパ製剤、ドパミン作動薬
  - ▶ 血圧降下薬→降圧効果の増強。レボドパに降圧作用、ドパミン作動薬にノルアドレナリン遊離抑制作用。
- ➡ エンタカポン(コムタン他)
  - ▶ カテコール-O-メチル基転移酵素(COMT)で代謝される薬剤(ドパミン、アドレナリン[ボスミン]、イソプレナリン塩酸塩など)、セレギリン塩酸塩(エフピー他)→血圧上昇。併用時、セレギリンの1日量は10mg以内。
- ➡ セレギリン
  - ▶ 交感神経刺激薬、モノアミン含有量の多い食品(チーズ、バナナ、ビール、ワインなど)→血圧上昇。
  - ▶ トラゾドン塩酸塩(デジレル、レスリン他)→セロトニン作用増強。
- ➡ ドロキシドパ
  - ▶ 三環系抗うつ薬、MAO阻害薬、アメジニウムメチル硫酸塩(リズミック他)→ドロキシドパ作用増強。
  - ▶ α₁遮断薬→ドロキシドパ作用減弱(拮抗作用)。

②中枢神経系
〔併用注意〕
- ➡ ドパミン作動薬
  - ▶ アルコール→相互に作用増強。麦角系薬では胃腸障害やアルコール不耐性。非麦角系薬では鎮静作用増強。
- ➡ アマンタジン(シンメトレル他)
  - ▶ 中枢神経興奮薬、マジンドール(サノレックス)→相互に中枢神経系興奮。幻覚、睡眠障害発現。
- ➡ 抗コリン薬
  - ▶ 中枢性神経抑制薬(抗精神病薬、抗うつ薬、他の抗パーキンソン病薬)→精神神経系副作用の増強。

③血管収縮
〔併用注意〕
- ➡ ブロモクリプチンメシル酸塩(パーロデル他)
  - ▶ 交感神経刺激薬(ノルアドレナリンなど)→血圧上昇、頭痛、頻脈。
  - ▶ 子宮収縮薬→血圧上昇、頭痛の恐れ。
- ➡ ドロキシドパ(ドプス他)
  - ▶ 分娩促進薬(オキシトシン[アトニン-O他])、エルゴタミン、抗ヒスタミン薬→血圧上昇。

④副交感神経系
〔併用注意〕
- ➡ 抗コリン薬
  - ▶ 抗コリン作用を有する薬剤(フェノチアジン系薬、三環系抗うつ薬など)→抗コリン作用増強。

⑤機序不明
→イストラデフィリン(**ノウリアスト**)
　▶エンタカポン(**コムタン**)→ジスキネジーの発現頻度の上昇。機序不明。

> **STEP 3-1　病識を持たせる**
>
> パーキンソン病は何らかの原因で脳内の黒質が傷付き、そこで作られるドパミンが急激に減少することで、ふるえなどの運動症状が起きる病気であることを説明する。中年以降に発症してゆっくりと進行するが、放置していると、転倒による骨折や誤嚥性肺炎などを引き起こし、生活の質(QOL)が大きく損なわれることを理解させる。

病気の原因の説明

→パーキンソン病について説明する。

説明例

この病気は、ジェームス・パーキンソンという英国人医師が発見したことからそう名付けられました。40歳以降、特に50代から60代にかけて発病し、年齢とともに増える傾向があります。脳神経の障害が原因で起きる病気で、初めは『手が震える』『手足に力が入りにくい』といった症状が表れますが、少しずつ進行して体の動きが不自由になってしまいます

→原因について説明する。

説明例

遺伝が関係することもありますが、ほとんどの場合、原因は明らかではありません。ですが、何らかの原因で脳の黒質と呼ばれている神経に損傷が起き、そこで作られているドパミンの量が減るために起きることが分かっています。黒質は線条体という神経にドパミンを与えていますが、線条体はドパミンを使って、体中の筋肉の動きをうまく調節しています。ですからドパミンの量が不足すると、筋肉の不都合な動きが表れるのです

説明例

健康な人でも年とともに脳の働きは衰えますし、ドパミンの量も少なくなります。一般に、黒質は10歳年を取るごとに約10%死滅し、120歳まで生きれば、誰でもパーキンソン病の症状が表れると考えられます。パーキンソン病の方では、50歳くらいの比較的若いうちから、急激に黒質の変化が起きると推測されます

説明例

線条体では、運動がスムーズに行えるようにドパミンとアセチルコリンという2種類の物質が、ちょうどシーソーのようにうまくバランスを取って働いています。ですからドパミンの量が減ると、バランスが崩れてアセチルコリンの働きが増えたのと同じになり、運動症状が表れると考えられています

パーキンソン病

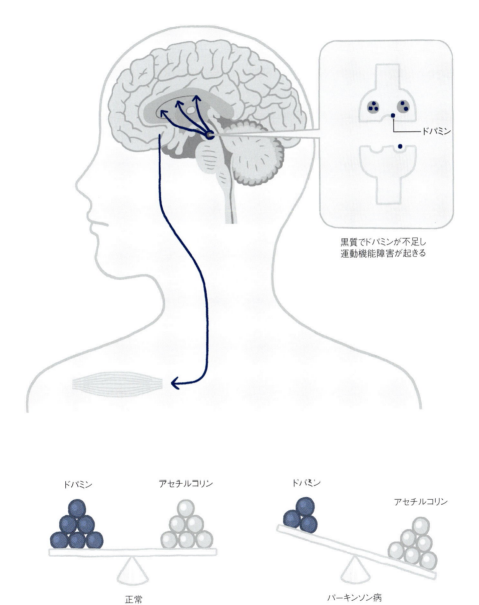

黒質でドパミンが不足し運動機能障害が起きる

※このイラストは、巻末のイラスト集にカラーで収録されています。患者指導用のツールとしてご活用ください。

説明例
黒質だけではなく、その下の部位の神経（青斑核、縫線核）にも障害が起き、ここで作られるノルアドレナリン、セロトニンといった神経に情報を伝える物質（神経伝達物質）の量も減ってしまいます。これが原因で、すくみ足（後述）やうつ症状が起きると考えられています

病気の症状の説明

➡パーキンソン病の症状について説明する。

説明例
パーキンソン病といえば、手足のふるえ（振戦）がよく知られていますが、筋肉が固くなって動きが悪くなり（固縮）、その結果、スムーズな動きが妨げられて動作がゆっくりになる症状（無動）も表れます。また、病気が進むにつれて、体のバランスを取ることが難しくなり、前後に倒れ込んでしまう、足が前に出ない（すくみ足）などの症状（姿勢反射障害・走行障害）も表れます

➡四大症状を詳しく説明する。

説明例
①振戦（安静時振戦）
最初に表れることが多い、手足に起きる小刻みな動きです（約7割）。初めは何もしていない時、無意識に左右のどちらか一方の手足に起きますが、寝ている時には止まる特徴があります。手の動きは、親指と他の指を擦り合わせて、指で物（薬など）を丸めるような動き（pill-rolling：丸薬丸め運動）をします。病気が進むと指が反り返るようになり、ふるえも止まらなくなってしまいます

説明例
②固縮
筋肉が強く張って固くなるため、全身がスムーズに動かなくなります。体が重いように感じても「年のせい」として見過ごされることが多くあります。ですが、他の人が肘や手の関節を曲げようとすると、歯車を回したときのようにガクガクとした感じを受けます（歯車現象）。また、首の筋肉が固くなると、寝ている時に枕を取っても、首が宙に浮いたままの状態になることもあります

説明例
③無動（アキネジア）および動作緩慢（ブラジキネジア）
動きが非常にゆっくりとなってきますが、動きがなくなることではありません。例えば、1つの動作を始めるまでに時間がかかります。病気が進むと、何時間もじっとして動かなくなり介護が必要となることもあります。また、食べ物を飲み込むこと（嚥下）も難しくなり、肺炎を起こして問題となります。そのほかにも、よだれが口元からこぼれる（流涎）、無表情の顔（仮面様顔貌）、ボソボソと小声で話す（monotonous speech）、字を書くとだんだん小さくなる（小字症）などがあります

説明例
④姿勢反射障害・走行障害
病気が進むと、体のバランスを取ることが難しくなってしまいます。例えば、立った状態で胸を少し押されただけで後ろに転んでしまい、また背中を押すと、足をトットットッと踏み出して止まれなくなり、棒のように前に転び（突進現象）、骨折の原因となります。前かがみになり、すり足、小股で歩くようにもなり、ひどくなると、歩

き始めようとするとき、足がすくんで前に出なくなります(すくみ足)。ですが、床に目印などを置くと(感覚刺激)、それを避けて普通に歩くという不思議な特徴があります(矛盾性運動[パラドキサルキネジア])

➡自律神経症状、精神症状について説明する。

説明例

自律神経の異常も起き、便秘や排尿障害(主に頻尿、切迫性尿失禁)、立ちくらみ(起立性低血圧)、冷え症、発汗障害(脂漏性顔貌)などに悩まされます。特に便秘はよく見られます(約8割)。精神症状では、初めににおいを感じにくくなることが多く、病気が進むとうつ症状や物忘れがひどくなるなどの症状(認知障害)が表れてきます。また、夜中に何度も目が覚める、睡眠中に突然暴れる(レム睡眠期異常行動)などの睡眠障害や、いないはずの人や物が見えたりする幻覚・妄想などが表れることもあります。最近では、パーキンソン病は、まず便秘(迷走神経障害)や、においを感じにくくなる(嗅球損傷)症状から始まり、次いで運動障害(黒質損傷)へと進み、うつ病や認知障害(大脳皮質)へと進行するといわれています

予後や日常生活に対する説明

➡予後について説明する。

説明例

病気を放置していると、体が自由に動かせないため転びやすくなり、骨折の原因となります。足を骨折すると、寝たきりになってしまうことがあります。また、食べ物の飲み込みがうまくできなくなるため、食べ物が気管に入ってしまい肺炎(誤嚥性肺炎)を起こしやすくなります。パーキンソン病そのもので命を落とすことはありませんが、骨折や肺炎は、命に関わる合併症です

➡日常の過ごし方について説明する。

説明例

規則正しい生活を送り、病気になる前と同じ生活を心掛けましょう。毎日の散歩や体操などの軽い運動やリハビリテーションが効果的です。思うように体を動かしにくいこともありますが、症状に合わせて楽な気持ちで生活することが大切です。食事の制限はありませんが、便秘しないように水分や食物繊維の多い野菜を取るようにしましょう

➡家族に対して患者への接し方を説明する。

説明例

パーキンソン病の治療は長期にわたりますので、一番身近にいる家族の方の協力が不可欠です。家族の方もこの病気のことをよく知ってください。病名を聞くと誰でも落ち込みますので、明るく励ましてあげてください。また、診察時には必ず付き添い、どのような治療法を行うか、どのような症状に注意するかなど、疑問に感じたことはどんなことでも聞いてください。将来、介護が必要になる可能性もあるので、時期をみて、社会福祉の専門家(ソーシャルワーカー)などに相談するとよいでしょう

STEP 3-2　薬識を持たせる

治る病気ではないが、適切な運動を行い薬を服用することでQOLを改善できることを理解させる。薬物治療は、レボドパ製剤やドパミン作動薬が中心となり、病状に応じて他の薬が追加になることを伝える。薬は生涯にわたって服用する必要があることや、薬の作用機序などは、本人だけでなく家族にも十分に説明しておく。

服用目的・方法の説明

➡服用目的について説明する。

説明例

残念ながらパーキンソン病を根治させる治療法はありませんが、病気の進行を遅らせたり、症状を軽くしたりする薬はあります。薬を服用して、適切な運動を続けていれば、健康な人と何ら変わらない日常生活を送ることができます。自己判断で服薬を中止してはいけません

➡服用方法について説明する。

説明例

日常生活に支障が表れた場合に薬を開始します。中心になるのはレボドパ（**ドパストン、メネシット、ネオドパゾール**など）という薬です。ですが、レボドパを長期に服用すると、不都合な副作用が表れやすくなるため、最初の治療にはドパミン作動薬という薬を使い、レボドパの使用をできる限り遅らせるようにします。一方、高齢者や認知障害の方はレボドパの副作用が起きにくく、ドパミン作動薬の副作用（幻覚、妄想、錯乱など）が表れやすいため、レボドパが最初に使われます。どちらの薬も最初は少量から始め、数週間から数カ月かけて徐々に増やしていきます。症状に応じて、他の補助的な薬が追加されることがあります

各薬剤の説明

➡レボドパ製剤（単剤、配合薬）

説明例

不足している脳のドパミンを補う薬です。パーキンソン病の薬の中で最も効果があります。実はドパミンそのものは脳内には入れませんが、レボドパならば簡単に入り、脳内でドパミンに変換されて効果を表します。ですが、レボドパをドパミンに変換する酵素（ドパ脱炭酸酵素）は体の至る所にあるため、飲んだレボドパが脳に届く前にドパミンとなり、効果の弱まりや副作用の原因となります。この欠点を解消するために、この酵素の働きを抑える作用のある成分を配合した薬が処方されます。ただし、空腹時に服用するとレボドパの吸収が良くなり過ぎて効き目が続かなくなりますので、食後に服用してください

➡ ドパミン作動薬

説明例

神経(線条体)にあるドパミンの受け皿(受容体)に作用して、ドパミンの働きを強める薬です。レボドパより効果はやや弱いのですが、レボドパで見られるような長期服用での問題が起こりにくいため、最初に使われることの多い薬です。プラミペキソール(ビ・シフロール、ミラペックス他)は、うつ症状にも効果があるようですが、腎臓が悪い方では用量を減らす必要があります。一方、ロピニロール(レキップ他)は腎臓が悪い方にも通常の量が使用できます。また、この薬には貼り薬(ロチゴチン[ニュープロ])もあります

➡ 抗コリン薬

説明例

脳内の神経伝達物質(アセチルコリン)の働きを抑えて、不足したドパミンとのバランスを整える薬です。最も古くから使われていますが、副作用の問題(便秘など)で使用が減っています。ですが、若い方では、最初の治療に使われることもあります。ふるえにはとても有効なので、ふるえの症状しかない方や、ふるえが改善されない方に使われることがあります

➡ アマンタジン塩酸塩(シンメトレル他)

説明例

昔はインフルエンザ(A型)の治療にも使われていた薬ですが、主に神経(線条体)からドパミンの放出を促進する作用があり、間接的にアセチルコリンの働きを抑える作用もあるようです。筋肉や動作の障害にとても有効で、すくみ足などにも使われます。数日で効くのですが、数カ月で無効となることがあります。脳梗塞の後にも、意欲を高めるために処方されることがあります

➡ エンタカポン(コムタン他)

説明例

レボドパを分解する酵素(COMT)を抑えて、レボドパの効果を強める作用があります。レボドパの配合薬の長期服用によって、効果が弱まる場合に併用されます

➡ セレギリン塩酸塩(エフピー他)

説明例

神経(線条体)にあるドパミンを分解する酵素(MAO-B)の働きを抑えて、レボドパの効果を強める作用があります。ですから、レボドパの長期の服用により、効果が弱まることで表れる副作用に使われます。また、治療の早期からレボドパと併用することもあります。必ず朝や昼の食後に服用しますが、1日10mgを超える量は絶対に服用できません

➡ ドロキシドパ(ドプス他)

説明例

脳内に不足しているノルアドレナリン(自律神経刺激物質)を補充する薬です。脳に入りノルアドレナリンに変換されて効果を示します。特に、レボドパ服用中にすくみ足や立ちくらみ

（起立性低血圧）などが起きたときに追加されます

➡イストラデフィリン（ノウリアスト；アデノシンA2A受容体拮抗薬）

説明例

私たちの脳の中には、体の動きを抑えてしまう特別な物質（GABA：γアミノ酪酸）があります。この物質の働きを弱くするものにドパミンがあり、逆にこの物質の働きを強くするものにアデノシンがあります。普通、ドパミンとアデノシンの力関係はつり合っているのですが、パーキンソン病の患者では、ドパミンの働きが低下して、アデノシンの働きの方が強くなって、体の動きが悪くなっています。この薬はアデノシンの受け皿（アデノシン[A2A]受容体）を邪魔して、アデノシンの作用を抑えます。その結果、崩れてしまったドパミンとアデノシンの力関係を元に戻して効果を示します。この薬はレボドパ含有製剤が効かなくなる状態（wearing off現象）を改善するために、併用されています

STEP 4 服用に当たっての注意事項（副作用、その他）を説明する

服薬の中止による症状の増悪や悪性症候群の発生の危険性について説明し、服薬を自己判断で中止しないよう指導する。レボドパでは長期服用に伴う日内変動、ジスキネジア、循環器系・消化器系副作用、幻覚、妄想、睡眠障害に、麦角系ドパミン作動薬では心臓弁膜症に、非麦角系ドパミン作動薬では突発的睡眠、幻覚、妄想に注意する。

➡抗パーキンソン病薬全般
▶パーキンソン病の症状の増悪および悪性症候群→突然の中止または減量により起きる。

説明例

自己判断で服薬を中止したり服用量を減らすと、症状が悪くなったり、高い熱が出たり、筋肉が固くなる、手足が痙攣する、意識がなくなるなど、命に関わる副作用が表れることもあります。これは、脱水になったときも起きやすくなります。ですから、絶対に自分で飲む量を調節したり服薬を中止してはいけません

▶精神症状→幻覚、妄想、せん妄、錯乱などが表れる。家族に対して、そのような症状に気が付いたら相談するよう指導。特に、ドパミン作動薬（非麦角系）やアマンタジン塩酸塩（シンメトレル他）、レボドパ製剤（高用量時）で表れやすい。進行期ではまず最後に追加した薬を中止。次に抗コリン薬、アマンタジン、セレギリン塩酸塩（エフピー他）、ドパミン作動薬の順で漸減・中止し、レボドパ単独でのコントロールを目指す。コントロールが難しい場合、非定型抗精神病薬などを投与する。

パーキンソン病

説明例

「黒い虫が見える」「人の顔が見える」など実際にないものが見えたり（幻視）、夜中にうわ言を言ったり、異常な行動をしたり（せん妄）、「人に物を盗られた」など事実とは異なることを主張する（妄想）ことがあります。病気そのものでも起きますが、このような症状に家族の方が気が付かれましたら、ご相談ください

▶中枢神経抑制→眠気、傾眠、注意力・反射機能低下、突発的睡眠（特に非麦角系ドパミン作動薬）など。

説明例

脳に働く薬なので、眠気、めまい、ふらつき、集中力がなくなるなどの症状が表れることがあります。車の運転など、危険を伴う機械の操作は行わないでください

➡レボドパ製剤
▶症状の日内変動→服用4年以上で表れやすい。

説明例

長く服用することにより薬の効果が低下して起きる副作用です。まず1日のうちでレボドパが効く時と効かない時が表れます（wearing off現象）。また、効果がなくなる（no on現象）、効果が表れるまでに時間が掛かる（delayed on現象）こともあります。さらに、これが進むと、急に薬の効果が切れて動けなくなり（off）、その後また突然良くなる（on）ことがあります（on-off現象）。これらの副作用は日常生活の大きな支障となりますので、家族の方は注意してください

▶ジスキネジア（不随意運動）→頻度7％。服用数カ月後から1年後に表れやすい。

説明例

自分の意思とは関係なく勝手に手足や首が動く、口がモグモグする、舌をトカゲのように出す、顔がゆがむなどの症状が起きることがあります。足の指が下に曲がることもあります（ジスキネジア）。ですが、怖がる必要はありません。これらの症状は薬の効き過ぎと考えられますので、薬の量を減らしたり中止をすれば、軽くなるか治ります

▶消化器症状（悪心・嘔吐、食欲不振、便秘、胃・十二指腸潰瘍悪化など）、循環器障害（起立性低血圧、動悸、不整脈）→末梢のドパミン作用に起因。

説明例

ドパミンには、胃腸の運動を抑え、血管を広げる作用があります。ですから、消化不良、便秘や吐き気、また血圧を下げるなどの副作用が表れることがあります（配合薬では末梢でのドパミン効果低下のため軽減）。特に血圧低下では、急に立ち上がると脳に行く血液が不足して、立ちくらみを起こす危険があるため、ゆっくりと立ち上がるなどの注意が必要です。次第に慣れる方もいますが、転ぶと大変なので、ふらつきがある場合には必ず相談してください

▶その他：黒色着色（尿、汗、唾液→心配不要であることを説明）、病的賭博、病的性欲亢進、血球減少症、溶血性貧血、肝機能障害、排尿異常など

- ➡ ドパミン作動薬(麦角系、非麦角系)
  - ▶ 消化器症状、心臓弁膜症、精神症状(幻覚、妄想、突発的睡眠など)→悪心、嘔吐などの胃腸障害は麦角系で表れやすい(ブロモクリプチンメシル酸塩[パーロデル他]、ペルゴリドメシル酸塩[ペルマックス他]は食直後)。食後に少しずつ服用すれば慣れる場合もある。麦角系では心臓の弁膜が厚くなり血液が逆流する恐れがあり、定期的に心臓の検査を行う必要がある(2007年4月、ペルゴリドは米国で販売中止)。非麦角系では強い眠気や幻覚、妄想などが表れやすい。突発的睡眠はプラミペキソール(ビ・シフロール、ミラペックス他)、ロピニロール(レキップ他)で警告。

麦角系薬と非麦角系薬の2種類がありますが、一般に悪心、嘔吐などの胃腸障害が起きやすいので食後に服用します(ロピニロールのみ食後の記載なし)。慣れて気にならなくなる方もいますが、特に麦角系薬では注意が必要です(ブロモクリプチン、ペルゴリドは食直後)。また、麦角系薬では、まれにですが、心臓の弁膜が厚くなり血液が逆流する恐れがあるため、定期的に心臓の検査を行う必要があります(ですから、一般に非麦角系を優先して使用されることが多いようです)。一方、非麦角系薬では強い眠気や幻覚・妄想などに注意が必要です。特に、眠気は前触れもなく急に起き、自動車事故の原因になった例があります(突発的睡眠:プラミペキソール、ロピニロール、ロチゴチン[ニュープロ]では警告)。家族の方は、十分に注意するようにしてください。また、どちらの薬とも、ジスキネジアが表れることがありますが、レボドパに比較すればかなり少ないことが分かっています

  - ▶ その他:心・胸膜炎、胸膜・肺・後腹膜線維症(麦角系で起こりやすい)、病的賭博、病的性欲亢進、乳汁分泌抑制(プロラクチン分泌抑制)、CPK上昇など

- ➡ ブロモクリプチン
  - ▶ 消化器症状痙攣、脳血管障害、心臓発作、高血圧など

- ➡ ペルゴリド
  - ▶ 消化器症状レイノー現象、腎障害、間質性肺炎、肝機能障害など

- ➡ カベルゴリン(カバサール他:麦角系)
  - ▶ 赤血球減少、間質性肺炎、肝機能障害、狭心症など

- ➡ タリペキソール塩酸塩(ドミン:非麦角系)
  - ▶ 消化器症状赤血球減少、肝機能障害など

- ➡ プラミペキソール(ビ・シフロール、ミラペックス他:非麦角系)
  - ▶ 口腔乾燥など

- ➡ ロチゴチン(ニュープロパッチ:非麦角系)
  - ▶ 貼付部位反応→貼付部位を変える。

- ➡ 抗コリン薬
  - ▶ 抗コリン症状→口渇、便秘、排尿困難など。

- ➡ ビペリデン塩酸塩(アキネトン他)
  - ▶ 依存性→気分高揚など。

パーキンソン病

- ➡ アマンタジン塩酸塩（**シンメトレル**他）
  - ▶ 消化器症状、肝・腎障害、痙攣など

- ➡ エンタカポン（**コムタン**他）
  - ▶ 着色尿（赤褐色）、貧血、突発的睡眠、肝障害など

- ➡ セレギリン塩酸塩（**エフピー**他）
  - ▶ 悪心・嘔吐→朝・昼食後服用を指示。

- ➡ ドロキシドパ（**ドプス**他）
  - ▶ 血圧上昇、頭痛・頭重、悪心、血液障害など

- ➡ イストラデフィリン（**ノウリアスト**）
  - ▶ 精神障害（不安障害、うつの悪化、抑うつ、被害妄想、躁病など）

うつ病

　うつ病は、気分(感情)の極端な落ち込みを主徴とする気分障害の1つである。診断基準では、精神・身体症状の9項目のうち5項目以上が2週間以上続く場合にうつ病とされる。15人に1人は生涯に1度はうつ病に罹患し、女性は男性よりもおよそ2倍多いといわれている。患者数は年々増え続けており、100万人を超すとされる。性格や生活環境が発症要因となり、病態として脳内のノルアドレナリンやセロトニンなどの機能異常が推測されている。再発率は5割と高く、1～2割は慢性化し自殺することもある。

　治療は、休養、薬物療法、精神療法を並行して行う。薬物療法では原則的に単剤を用い、選択的セロトニン再取り込み阻害薬(SSRI)やセロトニン・ノルアドレナリン再取り込み阻害薬(SNRI)、ノルアドレナリン作動性・特異的セロトニン作動性抗うつ薬(NaSSA)が第一選択薬として使われる場合が多い。効果の発現には数週間を要し、服用期間は半年から1年、場合によってはさらに長期に及ぶことがある。服薬アドヒアランスを良好に維持し、自殺を防ぐためには、患者家族への説明・指導が極めて重要となる。

表1 ● 大うつ病エピソードの診断基準(「DSM-5 精神疾患の診断・統計マニュアル」による)

下記の症状のうち5項目が同時に2週間存在する(ただし、5項目のうち、少なくとも1つは ① または ② を含む)		
① ほとんど1日中、抑うつ気分がある	④ 睡眠障害(不眠または睡眠過多)	⑦ 無価値観、罪責感
② ほとんどすべての活動の興味や喜びの著しい減退	⑤ 精神運動性の焦燥または制止	⑧ 思考・集中力の減退
③ 体重異常(体重減少または体重増加)	⑥ 易疲労性、気力の減退	⑨ 希死念慮

軽 症：診断基準9項目のうち、5項目をおおむね超えない程度に満たす場合で、症状の強度として、苦痛は感じられるが、対人関係上・職業上の機能障害はわずかな状態にとどまる。
中等症：軽症と重症の中間に相当するもの。
重 症：診断基準9項目のうち、5項目をはるかに超えて満たし、症状は極めて苦痛で、機能が著明に損なわれている。

初診時の処方例

初期療法[*1]（以下のいずれかを選択）

処方例1

パキシル錠10mg[*2]　1回1錠（1日1錠）
　1日1回　夕食後
　（1日最大投与量：40mgまで）

[*2] パロキセチン塩酸塩水和物（SSRI）

処方例2

ルボックス錠25mg[*3]またはデプロメール錠25mg[*3]
　　　　　　　　　　　　1回1錠（1日2錠）
　1日2回　朝夕食後　（150mgまで）

[*3] フルボキサミンマレイン酸塩（SSRI）

処方例3

ジェイゾロフト錠25mg[*4]　1回1錠（1日1錠）
　1日1回　夕食後　（100mgまで）

[*4] 塩酸セルトラリン（SSRI）

処方例4

レクサプロ錠10mg[*5]　1回1錠（1日1錠）
　1日1回　夕食後　（20mgまで）

[*5] エスシタロプラムシュウ酸塩（SSRI）

処方例5

トレドミン錠12.5mg[*6]　1回1錠（1日2錠）
　1日2回　朝夕食後
　（100mgまで、高齢者60mgまで）

[*6] ミルナシプラン塩酸塩（SNRI）

処方例6

サインバルタカプセル20mg[*7]
　　　　　　　　　　　　1回1カプセル（1日1カプセル）
　1日1回　朝食後　（20mgずつ増量して60mgまで）

[*7] デュロキセチン塩酸塩（SNRI）

[*1] 薬物治療の原則：①単剤を用いる（単剤で効果がない場合は、他の抗うつ薬への変更や炭酸リチウム［リーマス他］の併用を検討）、②漸増漸減を心掛け、効果や副作用を考慮しながら十分量を投与する、③投与期間は6カ月を目安とし、必要によってはさらに長期の投与を行う、④不眠には積極的に不眠の治療を行う、⑤副作用の少ない抗うつ薬を優先的に選択する（SSRI、SNRIによる悪心などの消化器症状は1〜2週間で減退する。必要であればモサプリドクエン酸塩［ガスモチン］を投与）、⑥エスシタロプラム（レクサプロ）では12歳未満、その他のSSRI、SNRIでは18歳未満の大うつ病性障害患者に投与する際は適応を慎重に検討すること（有効性が確認されなかったため）。

処方例7

> リフレックス錠15mg*8　1回1錠（1日1錠）
> 　1日1回　就寝前　（45mgまで）

*8 ミルタザピン（NaSSA）

処方例8

> トフラニール錠10mg*9　1回1錠（1日3錠）
> 　1日3回　朝昼夕食後
> 　（200mgまで。まれに300mgまで）

*9 イミプラミン塩酸塩（三環系抗うつ薬）

処方例9

> トリプタノール錠10mg*10　1回1錠（1日3錠）
> 　1日3回　朝昼夕食後
> 　（150mgまで、まれに300mgまで）

*10 アミトリプチリン塩酸塩（三環系抗うつ薬）

処方例10

> ノリトレン錠10mg*11　1回1錠（1日3錠）
> 　1日3回　朝昼夕食後　（150mgまで）

*11 ノルトリプチリン塩酸塩（三環系抗うつ薬）

処方例11

> アモキサンカプセル25mg*12
> 　　　　　　　1回1カプセル（1日1カプセル）
> 　1日1回　夕食後
> 　（150mgまで、重症時300mgまで）

*12 アモキサピン（三環系抗うつ薬）

処方例12

> ルジオミール錠10mg*13　1回1錠（1日3錠）
> 　1日3回　朝昼夕食後　（75mgまで）
> 　（1回3錠を夕食後または就寝前でも可）

*13 マプロチリン塩酸塩（四環系抗うつ薬）

処方例13

> テトラミド錠10mg*14　1回1錠（1日3錠）
> 　1日3錠　朝昼夕食後　（60mgまで）
> 　（1回3錠を夕食後または就寝前でも可）

*14 ミアンセリン塩酸塩（四環系抗うつ薬）

処方例14

> デジレル錠25mg*15　1回1錠（1日3錠）
> 　1日3回　朝昼夕食後　（200mgまで）
> 　（1回3錠を夕食後でも可）

*15 トラゾドン塩酸塩

処方例15

> ドグマチール錠100mg*16　1回1錠（1日2錠）
> 　1日2回　朝夕食後　（600mgまで）

*16 スルピリド（抗ドパミン薬）

処方例16

> イフェクサーSRカプセル37.5mg*17
> 　1回1カプセル　1日1回　朝食後
> 　（1週間後より1日1回75mg。増量は1週間以上の
> 　間隔を空けて75mg1日ずつ最大量225mg/日まで）

*17 ベンラファキシン（SNRI）

STEP 1 禁忌疾患の有無を確認する

NaSSA、ミアンセリン、セチプチリン、トラゾドンには禁忌疾患がない。SSRIのエスシタロプラムではQT延長、SNRIではデュロキセチンが緑内障、高度肝・腎障害、ミルナシプランでは尿閉、ベンラファキシンでは高度肝・腎障害の患者が禁忌。三環系抗うつ薬、マプロチリンは抗コリン・キニジン様作用に、スルピリドは抗ドパミン作用に起因する疾患に注意する。

薬疹歴
➡ あり
- ▶ 本成分に対し過敏症の既往歴→次の薬剤は投与中止。セロトニン再取り込み阻害薬(SSRI：塩酸セルトラリン[ジェイゾロフト他]、パロキセチン塩酸塩水和物[パキシル他]、フルボキサミンマレイン酸塩[デプロメール、ルボックス他]、エスシタロプラムシュウ酸塩[レクサプロ])、セロトニン・ノルアドレナリン再取り込み阻害薬(SNRI：ミルナシプラン塩酸塩[トレドミン他]、デュロキセチン塩酸塩[サインバルタ]、ベンラファキシン塩酸塩[イフェクサーSR])、ノルアドレナリン作動性・特異的セロトニン作動性抗うつ薬(NaSSA：ミルタザピン[リフレックス、レメロン])、マプロチリン塩酸塩(ルジオミール他)、トラゾドン塩酸塩(デジレル、レスリン他)、スルピリド(ドグマチール、アビリット、ミラドール他)は投与中止。
- ▶ 本剤および三環系抗うつ薬に対し過敏症の既往歴→三環系抗うつ薬(アミトリプチリン塩酸塩[トリプタノール、ノーマルン他]、イミプラミン塩酸塩[イミドール、トフラニール]、クロミプラミン塩酸塩[アナフラニール]、ドスレピン塩酸塩[プロチアデン]、トリミプラミンマレイン酸塩[スルモンチール]、ロフェプラミン塩酸塩[アンプリット]、ノルトリプチリン塩酸塩[ノリトレン]、アモキサピン[アモキサン])は投与中止。

➡ なし
- ▶「発疹が出現したら、直ちに受診する」よう指導。初めて服用する患者には特に注意。

妊娠・授乳の有無
➡ 妊婦または妊娠している可能性のある女性
- ▶ フルボキサミンマレイン酸塩(デプロメール、ルボックス他)、イミプラミン塩酸塩(イミドール、トフラニール)、クロミプラミン塩酸塩(アナフラニール)、マプロチリン塩酸塩(ルジオミール他)は原則中止。その他のSSRI、SNRI、NaSSA、三環系抗うつ薬、四環系抗うつ薬、トラゾドン塩酸塩(デジレル、レスリン他)、スルピリド(ドグマチール、アビリット、ミラドール他)は有益性が危険性を上回る場合に投与する。

➡ **授乳婦**
　▶次の薬剤は原則禁忌(投与しないことが望ましい。投与時は授乳を中止する)。SSRI、SNRI、NaSSA、ドスレピン塩酸塩(プロチアデン)、セチプチリンマレイン酸塩(テシプール他)、トラゾドン、スルピリド、アミトリプチリン塩酸塩(トリプタノール他)、イミプラミン、クロミプラミン、マプロチリン。アモキサピン(アモキサン)は有益性が危険性を上回る場合に投与する。

禁忌疾患
➡ **緑内障**
　▶デュロキセチン塩酸塩(サインバルタ)(コントロール不良の閉塞隅角緑内障)、三環系抗うつ薬、マプロチリン塩酸塩(ルジオミール他)の投与中止。

➡ **高度肝・腎障害**
　▶デュロキセチン、ベンラファキシン塩酸塩(イフェクサーSR)の投与中止。

➡ **尿閉(前立腺疾患など)**
　▶ミルナシプラン塩酸塩(トレドミン他)、三環系抗うつ薬(トリミプラミンマレイン酸塩[スルモンチール]、ロフェプラミン塩酸塩(アンプリット)、アモキサピン[アモキサン]以外)、マプロチリンの投与中止。

➡ **心筋梗塞の回復初期**
　▶三環系抗うつ薬、マプロチリンの投与中止。

➡ **QT延長**
　▶エスシタロプラムシュウ酸塩(レクサプロ)、イミプラミン塩酸塩(イミドール、トフラニール)、クロミプラミン塩酸塩(アナフラニール)の投与中止。

➡ **てんかんなどの痙攣性疾患、またはその既往歴**
　▶マプロチリンの投与中止。

➡ **プロラクチン分泌性の下垂体腫瘍、褐色細胞種の疑い**
　▶スルピリド(ドグマチール、アビリット、ミラドール他)の投与中止。

STEP 2 併用薬・飲食物・嗜好品の有無を確認する

基本的に飲酒は禁止させる。ミルナシプラン（SNRI）、セチプチリン、ミアンセリン以外は、薬物代謝酵素チトクロームP450（CYP）に起因する相互作用に注意。トラゾドン、スルピリドを除く全ての抗うつ薬はモノアミン酸化酵素（MAO）阻害薬との併用は禁忌。スルピリドではドパミンが関係する相互作用に気を付ける。また、SSRIではセロトニン作用を、三環系抗うつ薬では抗コリン作用を増強する薬剤との併用にも留意。

A 動態学的
①代謝（CYP）阻害、誘導
〔併用禁忌〕

- ➡ SSRI（フルボキサミンマレイン酸塩［デプロメール、ルボックス他］、パロキセチン塩酸塩水和物［パキシル他］、塩酸セルトラリン［ジェイゾロフト他］、エスシタロプラムシュウ酸塩［レクサプロ］）
  - ▶ ピモジド（オーラップ）→QT延長、心室性不整脈の可能性。CYP3A4（主）、2D6、1A2阻害でピモジドの血中濃度上昇。エスシタロプラムでは機序不明であるが、薬剤自身もQT延長誘発（B④参照）
- ➡ フルボキサミン
  - ▶ チザニジン塩酸塩（テルネリン他）→著しい血圧低下（α2刺激）。CYP1A2阻害で血中濃度が33倍上昇する。

説明例

> この薬（フルボキサミン）は、筋肉を緩める作用のあるチザニジンという薬と一緒に服用することができません。併用によってはチザニジンの作用が強くなり、血圧が著しく低下するためです。チザニジンは、肩凝りなどでも痛み止めと一緒に処方されることがあるので、受診されるときには、必ず医師や薬剤師にお薬手帳を確認してもらってください

〔併用注意〕

- ➡ フルボキサミン、パロキセチン
  - ▶ プレグナンX受容体（PXR）活性化薬（CYP、P糖蛋白質［P-gp］誘導薬：フェニトイン［アレビアチン、ヒダントール他］、カルバマゼピン［テグレトール他］、リトナビル［ノービア］など）→SSRIの効果減弱。CYP2D6の代謝促進よりも、P-gp誘導（排泄促進）に起因の可能性。
  - ▶ CYP2D6阻害薬（キニジン硫酸塩水和物［硫酸キニジン他］、シメチジン［カイロック、タガメット他］など）→SSRIの血中濃度上昇。
- ➡ フルボキサミン
  - ▶ CYP（主にCYP1A2）で代謝される薬（テオフィリン［テオドール他］、プロプラノロール塩酸塩［イ

ンデラル他]、オランザピン[ジプレキサ他]、ワルファリンカリウム[ワーファリン他]、アルプラゾラム[コンスタン、ソラナックス他]など)→血中濃度上昇。

➡パロキセチン
- ▶CYP(主にCYP2D6)で代謝される薬(三環系抗うつ薬、フェノチアジン系薬、リスペリドン[リスパダール他]、プロパフェノン塩酸塩[プロノン他]、フレカイニド酢酸塩[タンボコール])、チモロールマレイン酸塩[チモプトール、リズモン他]、メトプロロール酒石酸塩[セロケン、ロプレソール他]など)→血中濃度上昇。

➡セルトラリン(少なくとも4種類のCYP分子種で代謝)
- ▶シメチジン→セルトラリンの血中濃度上昇。

➡エスシタロプラム(主にCYP2C19で代謝、2D6および3A4も関与)
- ▶CYP2C19阻害薬(オメプラゾール[オメプラゾン、オメプラール他]、ランソプラゾール[タケプロン他]、チクロピジン塩酸塩[パナルジン他])、CYP阻害薬(シメチジン)→エスシタロプラム血中濃度上昇。
- ▶CYP2D6で代謝される薬剤→血中濃度上昇。

➡デュロキセチン(サインバルタ[SNRI]、主にCYP1A2で代謝、一部2D6に関与するため2D6阻害効果)
- ▶CYP1A2阻害薬(フルボキサミン、塩酸シプロフロキサシン[シプロキサン他])、CYP2D6阻害薬(パロキセチン、キニジンなど)→デュロキセチン血中濃度上昇。
- ▶CYP2D6で代謝される薬剤→血中濃度上昇。

➡ミルタザピン(リフレックス、レメロン[NaSSA]、主にCYP1A2、2D6、3A4で代謝)
- ▶CYP3A4阻害薬(アゾール系抗真菌薬、エリスロマイシン[エリスロシン他]など)、CYP阻害薬(シメチジン)→ミルタザピン血中濃度上昇。
- ▶PXR活性化薬(CYP誘導薬)→ミルタザピンの血中濃度低下。

➡三環系抗うつ薬(CYPで代謝)、マプロチリン塩酸塩(ルジオミール他、CYP2D6で代謝)
- ▶CYP2D6阻害薬(キニジン、プロパフェノン、フレカイニド、シメチジン、フェノチアジン系薬、メチルフェニデート塩酸塩[コンサータ、リタリン他]など)→三環系抗うつ薬、マプロチリンの血中濃度上昇。起立性低血圧など。
- ▶CYP2C9で代謝される薬(ワルファリンなど)、CYP3A4阻害薬(バルプロ酸ナトリウム[デパケン、セレニカ他]など)→三環系抗うつ薬の血中濃度上昇。
- ▶PXR活性化薬→三環系抗うつ薬、マプロチリンの血中濃度低下。CYP、P糖蛋白質誘導。

➡トラゾドン塩酸塩(デジレル、レスリン他、CYP2D6、3A4で代謝)
- ▶PXR活性化薬→トラゾドンの血中濃度低下。
- ▶CYP3A4阻害薬(リトナビルなど)→トラゾドンの血中濃度上昇。CYP3A4阻害に起因。

➡ベンラファキシン塩酸塩(イフェクサーSR[SNRI]:CYP2D6、一部3A4で代謝)
- ▶CYP3A4誘導薬(セイヨウオトギリソウなど)→ベンラファキシンおよびo-脱メチル体の血中濃度が低下。

- ▶CYP3A4阻害薬(アゾール系薬など)→ベンラファキシンおよびo-脱メチル体の血中濃度が上昇する恐れ。
- ▶CYP2D6、3A4阻害薬(シメチジン)→ベンラファキシンの血中濃度が上昇する恐れ。
- ▶リスペリドン→リスペリドンの血中濃度が上昇する恐れ。CYP2D6阻害に起因。

②血漿蛋白結合
〔併用注意〕
- ➡デュロキセチン
  - ▶血漿蛋白との結合率の高い薬剤(ワルファリンなど)→相互に作用増強。

B 薬力学的

①モノアミン(セロトニン、ドパミン、ノルアドレナリン)系、交感神経系
〔併用禁忌〕

> ➡抗うつ薬全般(トラゾドン塩酸塩[デジレル、レスリン他]、スルピリド[ドグマチール、アビリット、ミラドール]を除く)
> - ▶モノアミン酸化酵素(MAO)阻害薬(セレギリン塩酸塩[エフピー他])→発汗、不穏、全身痙攣、異常高熱、昏睡などの可能性。脳内活性アミンの作用が相互に増強するため。MAO阻害薬の中止後も2週間以内は併用しない。

〔併用注意〕
- ➡抗うつ薬全般(スルピリドを除く)
  - ▶炭酸リチウム(リーマス他)、トリプタン系薬、セロトニン前駆物質(L-トリプトファンなど)含有製剤・食品、セント・ジョーンズ・ワート含有食品→セロトニン作用が相互に増強。セロトニン症候群の恐れ。
  - ▶非定型抗精神病薬、フェノチアジン系薬、非ステロイド抗炎症薬(NSAIDs)、ワルファリンカリウム(ワーファリン他)→出血傾向増強。血小板のセロトニン取り込み抑制(血小板セロトニン量低下:凝集抑制)による。
- ➡SNRI、三環系抗うつ薬
  - ▶アトモキセチン塩酸塩(ストラテラ)→ノルアドレナリンの作用を相加的または相乗的に増強する可能性。
- ➡スルピリド
  - ▶ジギタリス製剤(ジゴキシン[ジゴシン他]など)→ジギタリス中毒の不顕性化。スルピリドの制吐作用(抗ドパミン作用)に起因。
  - ▶抗ドパミン薬(ベンズアミド系薬など)→内分泌機能異常、錐体外路症状が発現。抗ドパミン作用の協力。

- ▶ドパミン作動薬(レボドパ[ドパストン、ドパゾール] など)→相互に作用減弱。ドパミン作用が拮抗。
- ➡SNRI、三環系抗うつ薬、四環系抗うつ薬
  - ▶降圧薬(クロニジン塩酸塩[カタプレス]、メトプロロール酒石酸塩[セロケン、ロプレソール他] など)→降圧効果減弱。抗うつ薬によるノルアドレナリンの作用増強。三環系抗うつ薬、マプロチリン塩酸塩(ルジオミール他)では神経終末への降圧薬の取り込み阻害も関与。
  - ▶交感神経刺激薬→心血管への作用増強(血圧上昇)。
- ➡トラゾドン塩酸塩
  - ▶フェノチアジン系薬→血圧低下。ともに α_1 遮断作用。

②中枢神経系抑制
〔原則併用禁忌〕

- ➡抗うつ薬全般
  - ▶アルコール、中枢神経抑制薬(麻酔薬、抗不安薬など)→中枢神経抑制作用の増強。投与中は飲酒を避ける。

③痙攣
〔併用注意〕

- ➡イミプラミン塩酸塩(イミドール、トフラニール)、クロミプラミン塩酸塩(アナフラニール)、マプロチリン
  - ▶痙攣閾値を低下させる薬(フェノチアジン誘導体など)、電気ショック療法→痙攣発作。
  - ▶ベンゾジアゼピン(BZ)系薬→併用中のBZ系薬の中止で痙攣発作誘発の恐れ。
- ➡アミトリプチリン塩酸塩(トリプタノール他)
  - ▶トラマドール塩酸塩(トラマール)→痙攣発作の誘発。

④QT延長、抗コリン作用、血糖値など

〔併用禁忌〕

- ➡エスシタロプラムシュウ酸塩(レクサプロ：SSRI)
  - ▶ピモジド(オーラップ)→QT延長。機序不明であるが、エスシタロプラムは主にCYP2C19で代謝され、2C19活性の遺伝的欠損、高齢者、肝機能障害患者ではQT延長を誘発する可能性が示されている。

〔併用注意〕
- ➡ スルピリド
  - ▶ QT延長誘発薬(ピモジド、イミプラミンなど)→QT延長、心室性不整脈。スルピリドにQT延長作用あり。
- ➡ 抗うつ薬全般(スルピリドを除く)
  - ▶ 抗コリン薬(またはコリン作動薬)→抗コリン作用の増強(またはコリン作用の減弱)。
  - ▶ カリウム製剤→カリウム製剤による消化管粘膜刺激。抗コリン作用による消化管運動抑制に起因。
- ➡ 三環系抗うつ薬、マプロチリン
  - ▶ 血糖降下薬→低血糖。インスリン感受性の増強。

C その他、機序不明

〔併用注意〕
- ➡ パロキセチン塩酸塩水和物(パキシル他：SSRI)
  - ▶ ジゴキシン(ジゴシン他)→血中濃度低下。
- ➡ 塩酸セルトラリン(ジェイゾロフト他：SSRI)
  - ▶ ワルファリンカリウム(ワーファリン他)→プロトロンビン反応時間曲線下面積が軽度に増加。機序不明。
- ➡ エスシタロプラムシュウ酸塩(レクサプロ：SSRI)
  - ▶ ワルファリン→プロトロンビン時間国際標準比(PT-INR)延長。機序不明。
- ➡ ミルナシプラン塩酸塩(トレドミン他：SNRI)
  - ▶ ジゴキシン→起立性低血圧、頻脈が出現。機序不明。
- ➡ ベンラファキシン塩酸塩(イフェクサーSR：SNRI)
  - ▶ ハロペリドール(セレネース)、イミプラミン塩酸塩(イミドール、トフラニール)、インジナビル硫酸塩エタノール付加物(クリキシバン)、メトプロロール酒石酸塩(セロケン、ロプレソール他)→血中濃度上昇。
- ➡ トラゾドン塩酸塩(デジレル、レスリン他)
  - ▶ 強心配糖体(ジゴキシンなど)、フェニトイン(アレビアチン、ヒダントール)→相互に血中濃度増大。機序不明。
  - ▶ ワルファリン→PT-INR短縮。機序不明。

STEP 3-1 病識を持たせる

うつ病の原因は不明だが、性格や生活環境の変化が主な誘因となり、気分の落ち込みが長く続いて、様々な身体症状が表れる病気であることを説明する。休養を十分に取り、薬物療法や精神療法を続けることで必ず治ることを理解させ、自殺をしないよう約束を取り付ける。また、家族への指導も重要なポイントとなる。

病気の原因・症状の説明

➡ うつ病について説明する。

説明例

誰でも悲しんだり落ち込んだり、憂鬱になることがありますが、数日もすれば回復するのが普通です。うつ病は、ほぼ毎日、少なくとも2週間以上、気分(感情)の落ち込みが続きます。夜眠れなくなる、体がだるくなるなどの様々な体の症状も伴って、生活に支障が出てくる病気です。重くなると、家族や周囲の方の助けがないと生活ができなくなります

説明例

うつ病は、心が弱い、根性がないなどの気の持ちようで起きる病気ではありません。脳の中で気分や意欲を調節している物質の働きが、何らかの原因で悪くなって起きる病気です。十分な休養を取り、早めに治療を受ければ治る病気ですが、放置していると、こじらせて治りにくくなります

➡ うつ病の原因について説明する。

説明例

体質も関係するようですが、はっきりとした原因は分かっていません。ただし、性格や生活環境は発病に関係するようです。例えば、仕事熱心、几帳面、完全主義で、融通が利かない真面目な性格の人が、一生懸命に頑張り続けて、とうとう疲れ果てて発病することがあります。また、親しい人との別れ、仕事や恋愛での失敗、体の病気やけが、人間関係のトラブル、結婚、出産、昇進など、生活環境の変化や問題がきっかけとなることもあります。配偶者の方が亡くなることが最もきっかけとなりやすいようです

➡ うつ病の症状について説明する。

説明例

1日中気分が落ち込む、憂鬱になる、気分が滅入る、不安になる、つらい、イライラするなど、抑うつ気分と呼ばれる心の症状が表れます。テレビなどにも興味がなくなり、意欲、記憶力、決断力も低下し、集中できず、物事を決められず、何もしたくなくなります

説明例

体の症状も表れるので、ほとんどの方が体の病気と考えて内科を受診して見つかることの多い病気です(仮面うつ病)。よく見られる体の症状は、夜眠れない、寝過ぎる、食欲がない、疲れやすい、体重が減る(増える)などですが、頭痛や腹痛、腰痛、胸痛などの痛み(慢性疼痛)や、肩凝り、手足のしびれ、便秘、口の渇きなどの症状が

出ることもあります

➡うつ病の予後について説明する。

うつ病は、放置すると治りにくくなります。また、勝手に治療を中断すると、さらに症状が悪くなったり、再発しやすくなり、慢性化してしまうこともあります。人によっては、つらさから「死んでしまいたい」と思うことがあります。ですが、焦らずにじっくりと治療を続ければ、必ず良くなる病気ですから、早まったことは決してしないと私に約束してください

休養、精神療法に関する説明

➡休養について説明する。

休養を十分に取ることが絶対に必要です。休養とは、気分転換で旅行やカラオケ、ボウリングなどに行くことではありません。十分な睡眠を取って、自宅で何もせずに休み、のんびりとただぼんやり1日を過ごすのです。そのような生活を送ることが治療になるのです

➡精神療法について説明する。

症状が落ち着いてからは、精神療法と呼ばれる治療を行うことがあります。医師や臨床心理士との対話を通して、病気に対する理解を深めたり悩みを解決したり、心の持ち方や物の考え方(認知)の癖を一緒に修正したりしていきます

家族に対する説明

➡休養と薬の管理について説明する。

治療には、家族の方の協力が不可欠です。病気のことや治療方針について医師と十分に話し合い、よく理解してください。大切なことは、家でのんびりと休養ができるようにすること、薬を正しく服用することです。まずは毎日、薬を服用しているか、しっかりとチェックしてください。高齢の方や症状が重い方は、家族の方が薬を管理してください

➡激励しないよう指導する。

気分が落ち込んでいるからといって、『頑張って』と励ましてはいけません。本人は、既に頑張ろうと思っているのです。励ましを受けてもうまくいかないことで、かえって『自分は駄目だ』『分かってもらえない』と自分を責めて絶望してしまいます。焦らずにそっと見守ってあげることが大切です。自然体で接し、『ゆっくりやりましょうね』『つらかったでしょうね』などと安心させるような言葉を掛けてください

➡重要な決定は先延ばしさせる。

病気のため、悲観的になり将来の希望が持てなくなって、会社や学校を辞める、離婚するなどの重要な決定をしてしまうことがあります。反論するのではなく、『治ってからでも間に合います』などと話し、回復するまで判断を先延ばしさせるようにしてください

うつ病

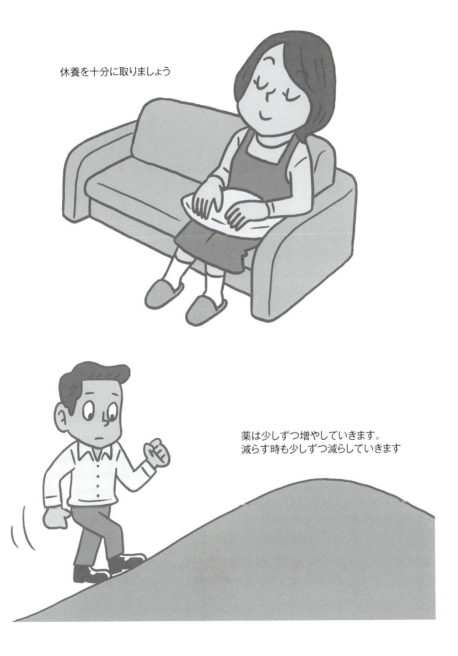

※このイラストは、巻末のイラスト集にカラーで収録されています。患者指導用のツールとしてご活用ください。

➡自殺を予防する。

説明例

残念ながら、治療中に自殺を考える恐れがあります（希死念慮：特に薬の効果が表れる治療開始後1カ月や症状回復期に注意）。約束を守る性格の方が多いので、『あなたが必要です。絶対に死なないでください』などと、家族と約束させるようにしてください。また、『どこか遠くへ行きたい』などと、自殺をほのめかすような言動があれば、すぐに担当医に連絡してください

➡回復期には適度の自立を促す。

説明例

症状が深刻なときには、日常生活に最低限必要なことですらできなくなり、家族や周囲の人は、実際の生活そのもののサポートをしなくてはならない場合もあります。ですが、回復し始めた場合には、医師の指導の下、徐々に自立を促すようにしましょう

STEP 3-2　薬識を持たせる

治療目標は、症状が改善している状態（寛解）を6カ月以上持続させることである。実臨床では、第一選択薬としてSSRI、SNRI、NaSSAが用いられるが、重症例では三、四環系抗うつ薬が用いられることもある。長期に服用する必要があることや、寛解時の中止では再発しやすいことを説明し、服薬を自己判断で中断しないよう注意する。薬の作用機序などは、本人に対してだけでなく家族にも説明しておく。

服用目的・方法の説明

➡服用目的について説明する。

説明例

放っておいて治る病気ではありません。ですが、十分に休養して、薬を飲んで通院治療を行えば、必ず良くなります。服用する薬は、セロトニンやノルアドレナリンといった脳内の神経伝達物質の働きを正常にするものです

➡服用方法について説明する。

説明例

服用は少量から始め、1～2カ月かけて少しずつ量を増やしていきます。効果が表れるまで数週間かかります。症状が良くなっても（寛解）、再発する恐れがあるため、少なくとも4～6カ月間は飲み続ける必要があります

説明例

薬の量を減らすときには、少しずつ減らしていきます。ですから、自己判断で服薬を中止しては絶対にいけません。徐々に治っていく病気ですから、医師の指示

図1●各モノアミンと臨床症状との関係

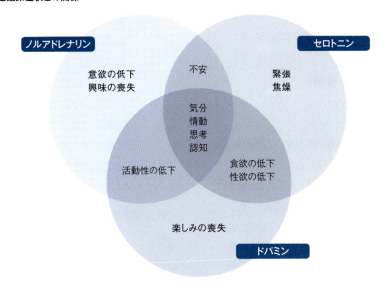

（Leonard BE, Healy D.『Differential Effects and Antidepressants』[Martin Dunitz Ltd.1999] を一部改変）

図2●うつ病の病状の回復過程とモノアミンの関与

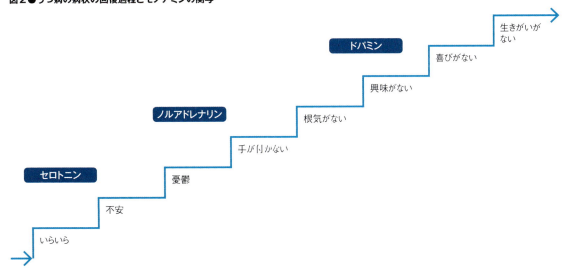

（Prog Med.2005;25:759-65.を一部改変）

に従って、焦らずに、ゆっくりと気長に服薬を続けましょう

各薬剤の説明（図１、２参照）

➡SSRI

説明例

セロトニンという脳内の神経伝達物質の働きを調節して、緊張したり、焦ったり、イライラや不安などのうつ状態を改善する薬です。ほかにも、強迫性障害、パニック障害など不安と関係する心の病気にも効果があります。特に食べ過ぎや落ち込み、不安が目立つ場合によく処方されます

➡SNRI

説明例

セロトニンとノルアドレナリンという脳内の神経伝達物質の働きを良くして、意欲や根気がないなどのうつ状態を改善する薬です。頭痛、腰痛などの慢性的な痛みを持つ方や意欲がない方に使われることが多いようです

➡NaSSA

説明例

セロトニンとノルアドレナリンの脳内の働きを良くする薬ですが、SSRIやSNRIとは作用する仕組みが全く異なります。ミルタザピン（**リフレックス**、**レメロン**）の構造は四環系抗うつ薬（ミアンセリン塩酸塩［**テトラミド**］）に似ています。特徴として、SSRIやSNRIに比較して、効果が表れるのが割と早いこと（１週間程度）、食欲を増進する作用があること（$5HT_2$抑制）、吐き気、むかつきなどの胃腸障害が少ないこと（$5TH_3$抑制）、眠気が強く出る場合があることが知られていて（STEP4参照）、寝る前に服用します。また高用量では、ドパミンという脳内伝達物質の働きを良くして、喜びや生きがいがないなどのうつ状態を改善することも知られています。SSRIやSNRIの効かない方や副作用の強い方、また不眠や食欲不振が目立つ方に処方されることが多い薬です

➡三環系抗うつ薬

説明例

主に脳内のセロトニンとノルアドレナリンの働きを良くして効果を発揮します。十分な効果が表れるまで、少なくとも４週間以上服用することが必要です。うつ病の薬の中では最も強力な効果がありますが、脳内の他のいろいろな神経伝達物質にも作用するため、副作用が多く表れるのが欠点です。SSRI、SNRIが使用できない、または効かない方によく用いられる薬です

➡四環系抗うつ薬

説明例

三環系抗うつ薬の副作用を少なくするように考えられて開発された薬です。主に脳内のノルアドレナリンの働きを良くして効果を発揮しますが、その効果は三環系抗うつ薬より弱いことが分かっています。ミアンセリンは不眠のある方で使われます。ミアンセリン、セチプチリンマレイン酸塩（**テシプール**他）は、口の渇き、便秘などの副作用が比較的少なく、飲み合わせの悪い薬が少ないことも特徴です

➡ トラゾドン塩酸塩（デジレル、レスリン他）

説明例

SSRIほどではありませんが、主にセロトニンに働いて効果を示します。三環系抗うつ薬よりも副作用は少ないのですが、効果がやや劣ります。主に不眠や不安が目立つ方に使われています

➡ スルピリド（ドグマチール、アビリット、ミラドール他）

説明例

三環系抗うつ薬に類似した作用を発揮します。脳内のドパミンという神経伝達物質の働きを強く抑える特徴がありますので、統合失調症にも使われています。また、胃腸の粘膜を守る作用があり、潰瘍の薬としても処方されることがあります。ですから、食欲不振が強い方に使用されることが多い薬です

STEP 4　服用に当たっての注意事項（副作用、その他）を説明する

離脱症候群、眠気は必ず説明する。SSRI、SNRI、NaSSA は、三環系抗うつ薬などで見られる抗コリン作用、鎮静・眠気、循環器系障害（起立性低血圧、心毒性）、痙攣などの副作用は少ない。しかし、セロトニン作動に起因する消化器症状、性欲・性感減退などの性機能障害（SNRIではやや少ない）、自殺企図・自傷行為が表れやすく要注意。

➡ 抗うつ薬全般

▶ 離脱症候群→突然の中止または減量により、めまい、知覚障害、睡眠障害、不安、焦燥、興奮、吐き気、振戦、錯乱、発汗、頭痛、下痢などが出現。

説明例

薬を急に中止すると、脳が驚いてめまいや吐き気、疲れ、ふるえ、不安、興奮、不眠、頭痛、下痢、汗が出るなどの副作用が表れることがあります。中止するときは、少しずつ量を減らしていきますので、自己判断で薬を中止してはいけません

▶ 眠気・鎮静→SSRI、SNRIでは起こりにくい。ただし、眠気が出るためパロキセチン塩酸塩水和物（パキシル他）は夕食後、ミルタザピン（リフレックス、レメロン）は寝る前に服用する。

▶ 車の運転禁止→三、四環系抗うつ薬、フルボキサミンマレイン酸塩（デプロメール、ルボックス他）、ミルタザピン（リフレックス、レメロン）、トラゾドン塩酸塩（デジレル、レスリン他）

▶ 車の運転注意→SSRI（フルボキサミンを除く）、SNRI

説明例

眠気が出たり、集中力や反射運動が低下したりすることがありますので、車の運転など危険を伴う機械の操作は避けてください

- ▶抗コリン系副作用→口渇、便秘、排尿障害など。三環系抗うつ薬で表れやすい。マプロチリン塩酸塩(ルジオミール他)でも注意。

説明例：口が渇く、便秘、排尿障害、かすみ目、めまい、立ちくらみ、発汗などの副作用が表れることがあります。しばらくすると慣れることもありますが、どうしても気になったり、症状がひどく表れる場合は、他の薬に変更できますのでご相談ください

- ▶悪性症候群→無動緘黙(かんもく)、強度の筋強剛、嚥下困難、頻脈、血圧の変動、発汗、発熱。死亡率が高い。

説明例：筋肉がこわばる、手先のふるえがひどくなる、物を飲み込みにくい、ドキドキする、熱が出るなどの症状が表れたら、すぐに受診してください

- ▶希死念慮、自殺企図→24歳以下の患者は注意。用量変更時、投与初期(1～9日までが最も高い)に表れやすい。パロキセチンは18歳未満への投与に警告。

説明例：24歳以下の若い人では、自殺したいという気持ちになったり、爪で腕を引っかく、カミソリで手首を切るなど自分を傷付ける行為、自宅のドアを蹴るなどの攻撃的な行動を起こすことがあります。ですから、家族の方は患者さんの行動に十分に注意してください

➡SSRI、SNRI
- ▶消化器症状→悪心・嘔吐、食欲不振など。パロキセチン、SNRIは食後服用。

説明例：吐き気、下痢といった胃腸症状が起きることがあります。ただし、そのような副作用が表れるのは、最初の1～2週間だけで、次第に体が慣れて治まり、気にならなくなります。どうしても気になったり、症状がひどくなったりする場合は、自己判断で服用を中止せず、必ず相談してください

- ▶セロトニン症候群→錯乱、幻覚、発熱、ミオクロヌス、痙攣、振戦、頻脈、協調異常、発汗など。
- ▶性機能障害→射精遅延、勃起不全など。

➡パロキセチン
- ▶後頭部の電撃様ショック、上下肢のビリビリ感、不安、めまい、頭痛など→半減期が短いことや活性代謝産物がないことが関係している可能性。

➡フルボキサミン(デプロメール、ルボックス他：SSRI)
- ▶下痢→比較的多い。

➡ベンラファキシン塩酸塩(イフェクサーSR：SSRI)、ミルタザピン(レメロン、リフレックス：NaSSA)、塩酸セルトラリン(ジェイゾロフト他：SSRI)、エスシタロプラムシュウ酸塩(レクサプロ：SSRI)
- ▶QT延長→エスシタロプラムでは肝障害、高齢者、CYP2C19活性欠損患者で発現しやすい(10mg上限)。

➡ミルナシプラン塩酸塩(トレドミン他：SNRI)
- ▶痙攣、白血球減少、スティーヴンス・ジョンソン症候群(SJS)など

うつ病

- ➡ デュロキセチン塩酸塩（サインバルタ：SNRI）
  - ▶ 肝機能障害、トリグリセリド上昇など
- ➡ ミルタザピン（NaSSA）
  - ▶ 食欲増進、体重増加、肝機能障害、過鎮静など
- ➡ 三環系抗うつ薬
  - ▶ 起立性低血圧→立ちくらみ。α1遮断作用に起因。

説明例　立ち上がると急に血圧が低くなり、ふらつくことがあります。服用中は転倒に注意し、ゆっくりと立ち上がるようにしてください

  - ▶ 次の副作用にも注意する。体重増加、QT延長、コンタクトレンズ使用で角膜上皮障害（抗コリン作用による涙液減少のため）、過量服薬死（14日分処方で心臓死、処方日数注意）、苦み、舌刺激感など。
- ➡ スルピリド（ドグマチール、アビリット、ミラドール他）
  - ▶ 錐体外路症状（パーキンソン症候群、ジスキネジア、アカシジア）→抗ドパミン作用に起因。

説明例　手が震えたり、よだれが出たり、舌がもつれるような症状が出た場合や、意識しないのに口の周辺が動く場合には、必ずご相談ください

  - ▶ 体重増加→食欲亢進作用による。
  - ▶ 遅発性ジスキネジア→長期投与で不随意運動の誘発。
  - ▶ ゴナドトロピン・プロラクチン上昇→月経不順、持続性乳汁分泌、女性化乳房、射精不能など。
  - ▶ アクチベーション症候群（SSRI＞三環系抗うつ薬）（不安、焦燥、パニック発作、不眠、易刺激性、敵意、攻撃性、衝動性、アカシジア、軽躁、躁状態）→セロトニン系の一時的な活性化に起因。自殺や他害につながることがあるので注意する。

説明例　意欲を高める効果が強く表れることで、落ち着きがなくなってしまうことがあります。このような症状が表れたときは、すぐに相談してください

- ➡ SSRI（エスシタロプラムは除く）、SNRI（特にベンラファキシン）
  - ▶ 不眠→睡眠の分断により、不眠を悪化させる可能性（就寝前投与を避ける）。

説明例　寝つきが悪くなったり、睡眠の途中で目が覚めたり、夢をよく見たりする場合は、必ずご相談ください

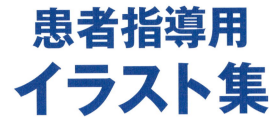

患者指導用イラスト集は、
ウェブサイトでPDFをダウンロードできます。

http://nkbp.jp/DIDLshidou3

にアクセスし、以下のユーザー名とパスワードを
入れてダウンロードしてください。

ユーザー名：**shidou3**　　パスワード：**tora**

目次

- かぜ症候群 …………………………………… 603
- インフルエンザ ……………………………… 604
- 副鼻腔炎 ……………………………………… 605
- 帯状疱疹 ……………………………………… 606
- 水虫 …………………………………………… 607
- 花粉症 ………………………………………… 608
- 成人気管支喘息 ……………………………… 609
- 脂質異常症 …………………………………… 610
- 高血圧 ………………………………………… 611
- 2型糖尿病 …………………………………… 612
- 虚血性心疾患（狭心症、心筋梗塞） ……… 613
- 心不全 ………………………………………… 616
- 不整脈（概論） ……………………………… 621
- 心房細動 ……………………………………… 634
- 高尿酸血症・痛風 …………………………… 638
- メニエール病 ………………………………… 639
- 骨粗鬆症 ……………………………………… 640
- 甲状腺機能異常症 …………………………… 641
- 前立腺肥大症 ………………………………… 642
- 過活動膀胱 …………………………………… 643
- 消化性潰瘍 …………………………………… 644
- 便秘（機能性便秘） ………………………… 645
- 緑内障 ………………………………………… 646
- 不眠症 ………………………………………… 647
- 認知症 ………………………………………… 649
- パーキンソン病 ……………………………… 650
- うつ病 ………………………………………… 651

かぜ症候群

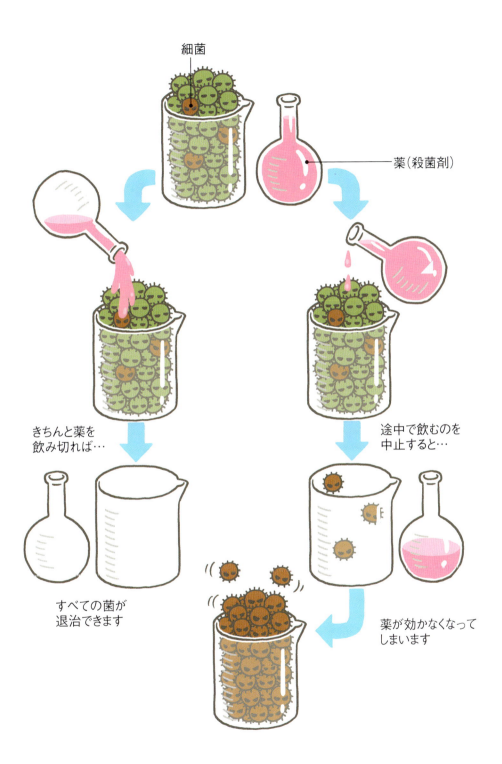

インフルエンザ

インフルエンザの症状には主に、頭痛、発熱、結膜充血、悪寒、全身倦怠感、筋肉・関節痛などがあります

- 頭痛
- 発熱
- 結膜充血
- 悪寒
- 筋肉痛・関節痛
- 全身倦怠感が強い

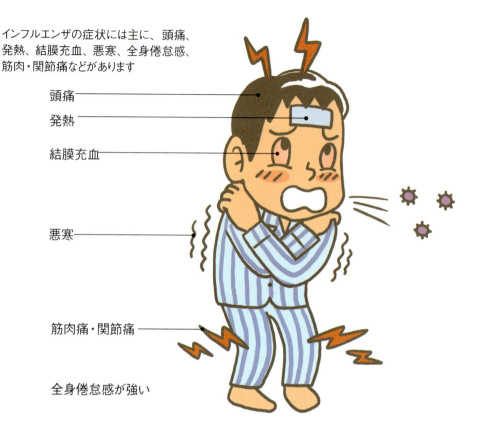

インフルエンザの注意点

インフルエンザウイルスは飛沫（ひまつ）感染や接触感染で広がります。患者がくしゃみや咳をした際に出るツバなどを吸い込んで粘膜（口や鼻など）に付着したり、患者を触った手で自分の粘膜を触ったりすると感染します

他の人に感染させないために

- 症状があるときにはできるだけ外出しない
- 熱が下がっても2日間は自宅で静養する
- 家族とはなるべく別室で過ごす
- マスクを着用する
- マスクを着用していない場合、咳やくしゃみをするときはハンカチやティッシュペーパーなどで口元を押さえる、顔を背ける、1m以上離れるなどのエチケットを
- 鼻水や痰を含んだティッシュペーパーは蓋付きのゴミ箱などに入れて他人が触れないようにする

自分が感染しないために

- 人混みに行かない
- 手洗いを励行する
- 睡眠をしっかり取る
- 栄養をしっかり取る
- 室内を加湿する
- 外出時にマスクを着用する
- 患者と同居している場合、看病する際にはマスクを着用して、手洗いをきちんと行う

横から見たときの解剖図

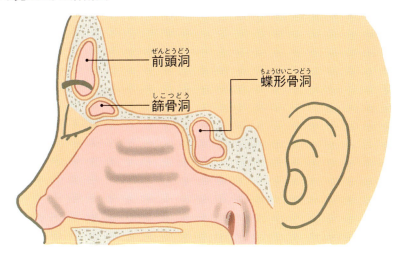

正面から見たときの解剖図

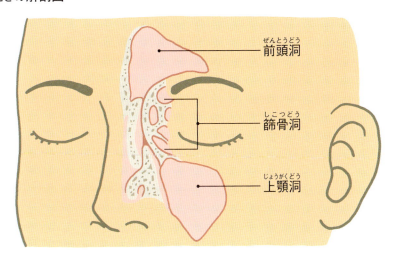

帯状疱疹

冷やすと痛みがかえって増します。
温湿布やカイロで温めましょう

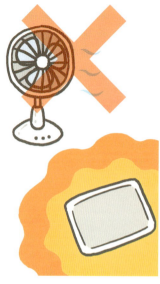

心身ともに疲れているときに
なりやすい病気です。
ゆっくりと体を休めてください

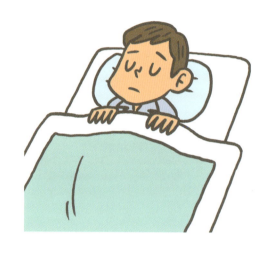

赤ちゃんや妊婦さんには
近づかないようにしてください

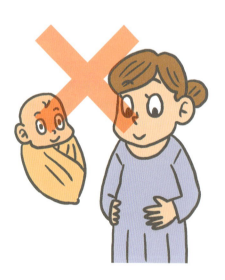

患部への刺激を避けるため、
さらしや包帯を巻くのも有効です

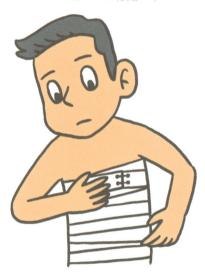

水虫

バスマット、スリッパは、家族で共用しないようにしましょう

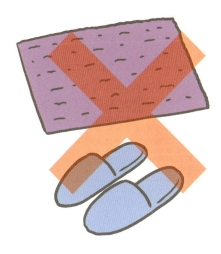

塗り薬は毎日お風呂上がりに塗る習慣を付けましょう

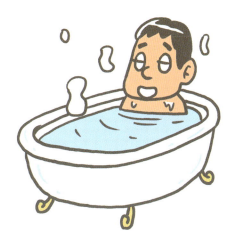

痒いところや赤いところだけでなく、足全体に塗りましょう

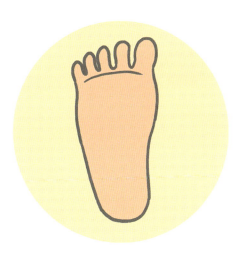

足の水虫では最低でも1カ月！症状がなくなっても、しばらくは薬を続けましょう

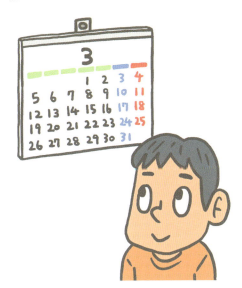

花粉症

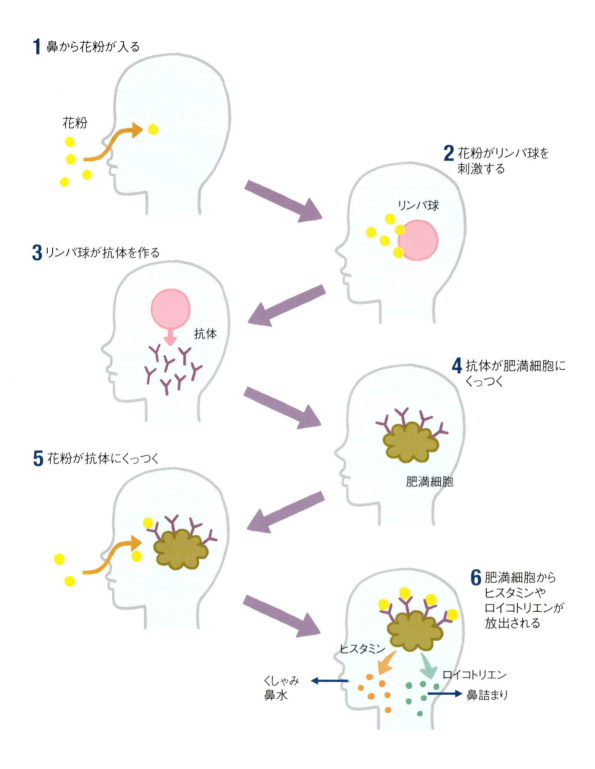

成人気管支喘息

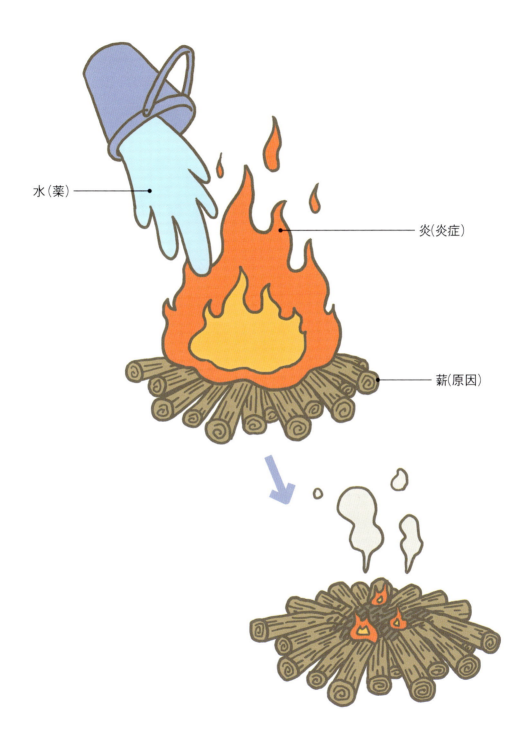

脂質異常症

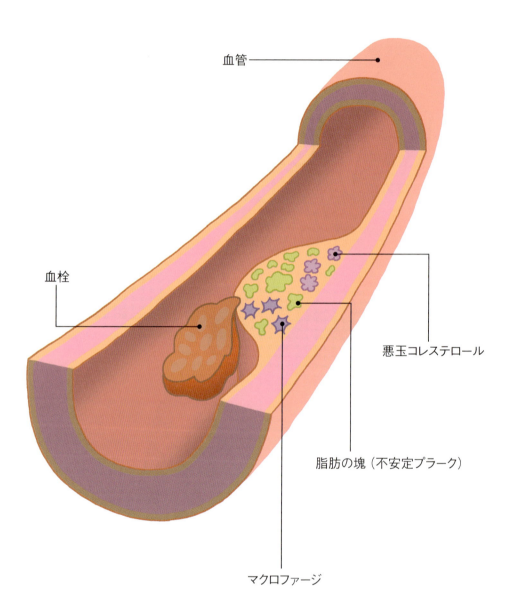

高血圧

塩分摂取量に注意しましょう

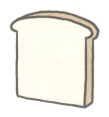
食パン
（1枚）
0.7g

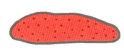
生タラコ
（1腹）
4.6g

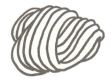
うどん
（1玉）
3.4g

濃口醤油
（小さじ1杯）
0.9g

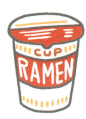
カップ麺
（1人前）
4.4g

淡口醤油
（小さじ1杯）
1.0g

たくあん
（2切れ）
1.4g

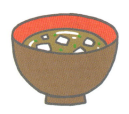
味噌汁
（1杯）
1.0〜2.1g

福神漬け
（大さじ1）
2.3g

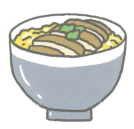
かつ丼
（1人分）
3.0g

梅干し
（1個）
2.1g

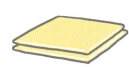
プロセスチーズ
（2枚）
0.6g

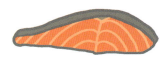
塩サケ
（1切）
4.5g

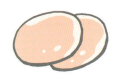
ロースハム
（3枚）
1.4g

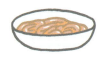
イカ塩辛
（小皿1杯）
3.4g

2型糖尿病

網膜症
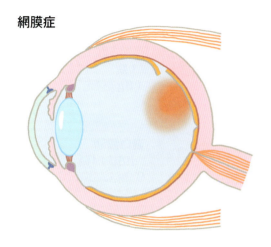

腎症
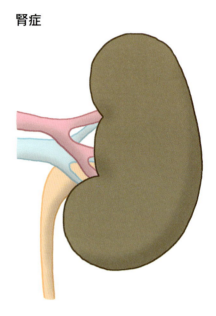

神経障害
立ちくらみ、
手足のしびれなど
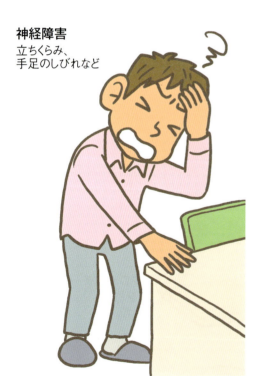

壊疽
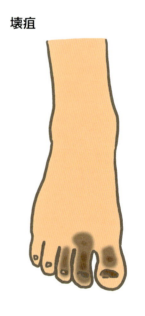

虚血性心疾患（狭心症、心筋梗塞）

● 心臓と冠動脈

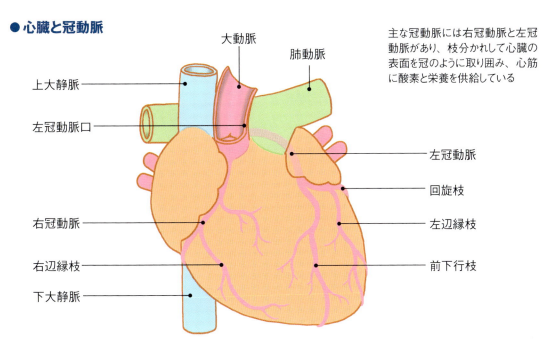

主な冠動脈には右冠動脈と左冠動脈があり、枝分かれして心臓の表面を冠のように取り囲み、心筋に酸素と栄養を供給している

● 狭心症の原因と分類

【器質性の】安定狭心症

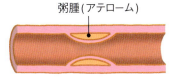

冠動脈に動脈硬化による粥腫があるが、被膜はしっかりしていて血栓が生じにくいタイプ

【器質性の】不安定狭心症　　　急性心筋梗塞

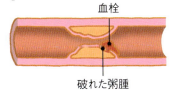

粥腫が破れやすく、血栓が生じることで、狭窄部位をさらに狭めて不安定な症状を引き起こしている

粥腫が破れて血栓ができ、狭窄部位を完全に詰まらせて強い症状を引き起こしている

冠攣縮性狭心症

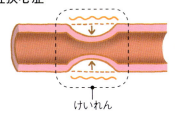

冠動脈が急に激しく痙攣して細くなり、そこを流れる血流が少なくなるタイプ

虚血性心疾患（狭心症、心筋梗塞）

● 狭心症・心筋梗塞の症状

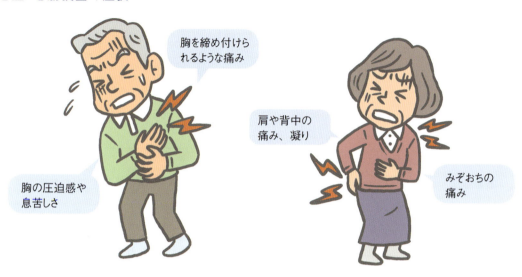

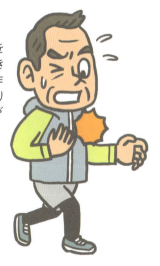

労作性狭心症
歩行中、または階段を登ったり運動をしたときに発作が起きる（労作性狭心症）。以前よりも軽い運動で発作が起きたら悪化のサイン

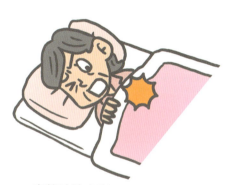

安静時狭心症
睡眠中や安静時に発作が起きる（安静時狭心症）。動いているときも起きるようになったら悪化のサイン

我慢できない痛みが30分近く続く	突然の痛みが起き数分〜15分程度で治まる

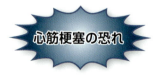

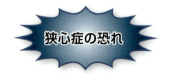

虚血性心疾患（狭心症、心筋梗塞）

● カテーテル治療（バルーン療法、ステント療法）の概要

バルーン療法

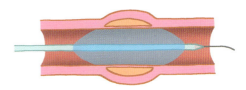

カテーテルの先端に付いたバルーンを狭窄部位まで送り込む

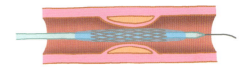

バルーンを膨らませて狭窄部位の血管を押し広げる

カテーテル治療の方法

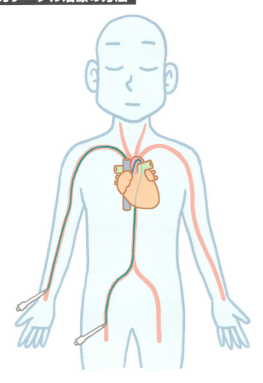

脚の付け根や手首の動脈からカテーテルを入れて心臓まで送り込み、冠動脈の狭窄部位を調べた後、必要があればバルーンやステントを送り込んで治療する

ステント療法

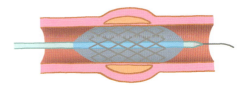

バルーンにステント（金属製の網目状の筒）を被せて狭窄部位まで送り込む

バルーンを膨らませて狭窄部位の血管を押し広げる

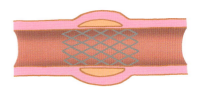

バルーンをしぼませて抜き取り、残ったステントが血管を内側から支える

心不全

● 心臓の構造

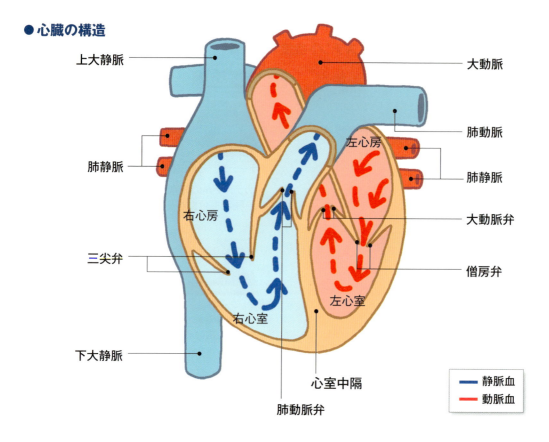

● 血液循環（心臓のポンプ機能による血液の流れ）

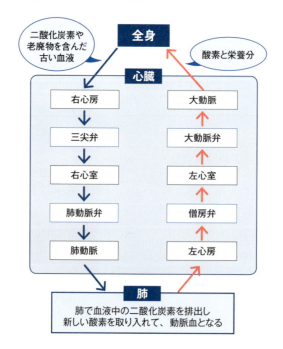

心不全

● 慢性心不全の原因

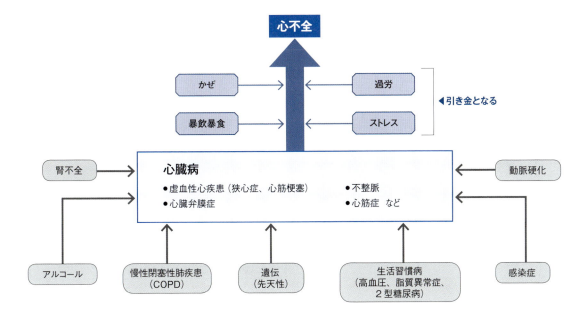

心不全

● **慢性心不全の主な症状**

体に血液が滞る（うっ血）によって起こる症状（肺うっ血、静脈うっ血）

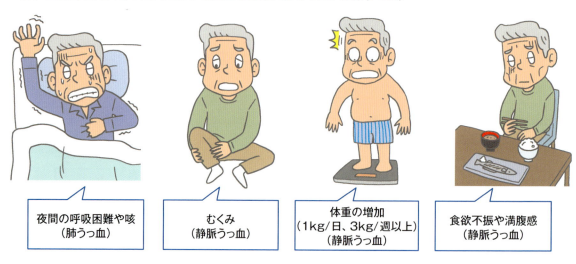

夜間の呼吸困難や咳（肺うっ血）／むくみ（静脈うっ血）／体重の増加（1kg/日、3kg/週以上）（静脈うっ血）／食欲不振や満腹感（静脈うっ血）

体が求める血液を送り出せないために起こる症状（組織低灌流）

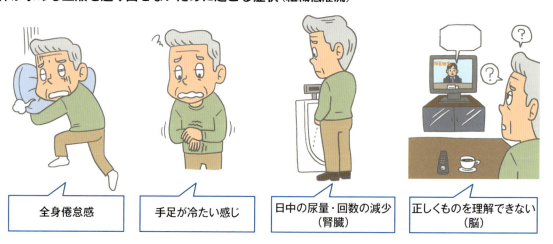

全身倦怠感／手足が冷たい感じ／日中の尿量・回数の減少（腎臓）／正しくものを理解できない（脳）

心不全

● 左心不全、右心不全での症状

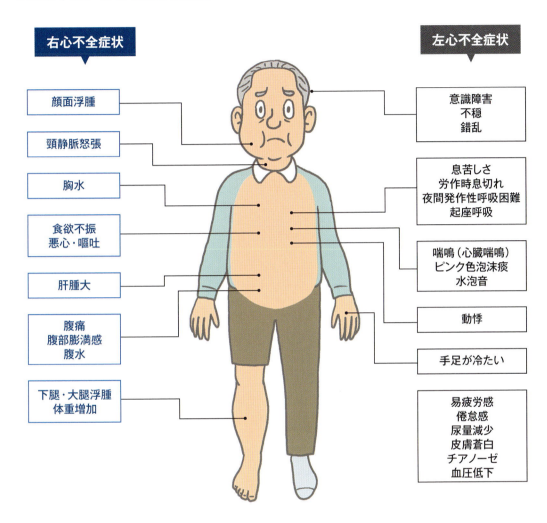

心不全

●交感神経系とRAA系の代償機構

```
                                          心不全
                                            ↓
                                      左室心拍出量低下
                                     ↙      ↓       ↘
                              腎血流量低下         交感神経活性化
                                 ↓
          前負荷の増大          レニン分泌
              ↑                  ↓
      循環血液量増加         アンジオテンシンⅡ分泌
      静脈還流量増加
       ↑        ↑          ↓           ↓
  塩分・水分貯留  静脈血管収縮  →  動脈血管収縮
       ↑                              ↓
   アルドステロン分泌              左室後負荷の増大
       ↓                              ↓
      線維化                          血圧上昇
```

●心筋リモデリング

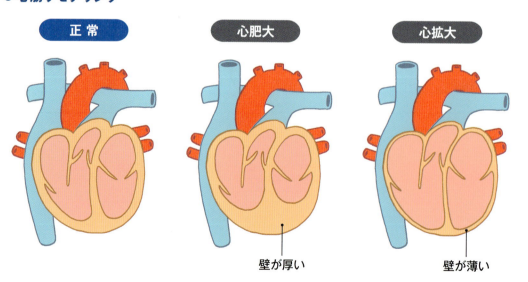

正常　　心肥大（壁が厚い）　　心拡大（壁が薄い）

不整脈（概論）

● 心臓の拍動の仕組み

刺激伝導系

洞結節で発生した電気刺激（電気的興奮）が左右の心房筋を収縮させ、房室から心室への中継所である房室結節へ到達する。さらに、ヒス束、左脚・右脚、プルキンエ線維を介して左右の心室を規則正しく収縮させている。この電気の経路を「刺激伝導系」という

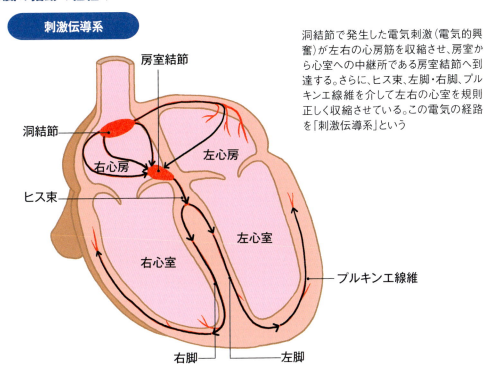

電気刺激の流れ

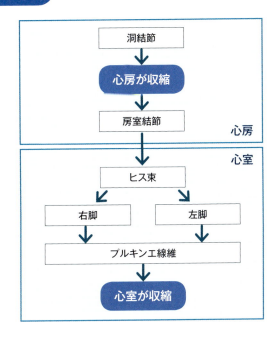

不整脈（概論）

●拍動の速さによる不整脈のタイプ

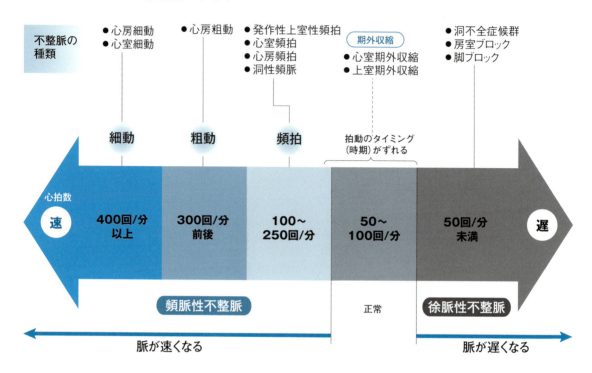

イラスト3●不整脈の主な原因

心臓の病気	虚血性心疾患（狭心症、心筋梗塞）	心臓に栄養や酸素を送る冠動脈の狭窄・閉塞により、心臓が動きにくくなる。
	心不全	心臓のポンプ機能が低下し、十分な血液を送り出せなくなる。
	心筋症	心筋が厚くなったり、薄くなったりして、心臓の働きが悪くなる。
	心臓弁膜症	心臓にある4つの弁がうまく働かず、心臓内での血流が乱れる。
	心膜炎	心臓を覆う膜が炎症により、厚く、硬くなって心臓が働きにくくなる。
その他の病気	生活習慣病（高血圧、糖尿病、脂質異常症など）	動脈硬化が進んで、血液を送り出す心臓に負担が掛かる。
	肺の病気	慢性閉塞性肺疾患（COPD）などがあると、酸素の取り込みが悪くなり、心臓が心拍数を上げて酸素の量を維持するようになり、心臓に負担を掛ける。
	貧血	血液で運べる酸素の量が減ってしまうため、心臓が心拍数を上げて酸素の量を維持するようになり、常に心臓に負担を掛ける。
	甲状腺の病気	甲状腺ホルモンの分泌に異常が起こると、心臓の働きも変化する。
薬	抗不整脈薬、降圧薬、抗うつ薬など	自律神経や拍動に影響を与えるため、不整脈の引き金になる。
日常生活	ストレス、睡眠不足、過労、飲酒、喫煙、コーヒーなどの刺激物	生活習慣の乱れが生活習慣病を招き、また不整脈の引き金になる。

不整脈（概論）

●**不整脈の主な症状**

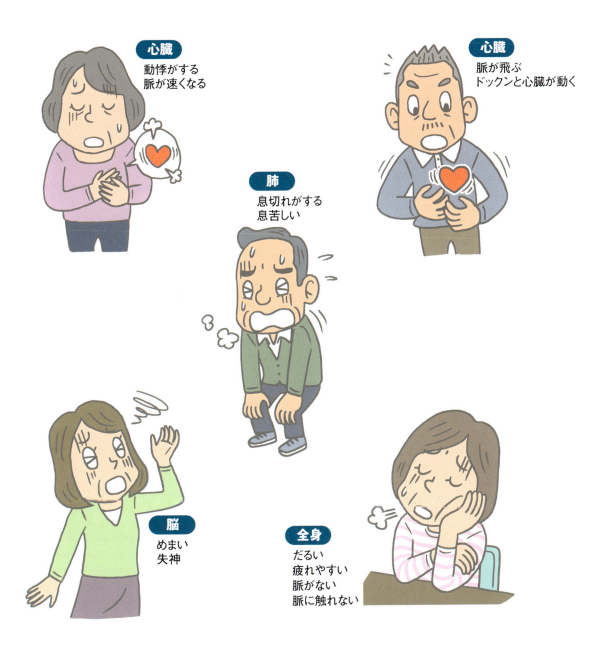

不整脈（概論）

● 徐脈性不整脈が起こる仕組み

洞結節の機能不全

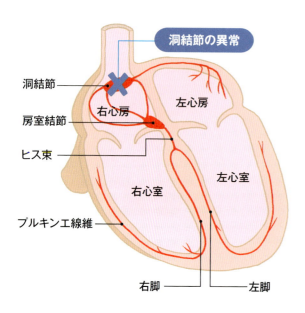

洞結節に異常があり、電気の発生が低下し、発信が少なくなる

ブロック（伝導障害）

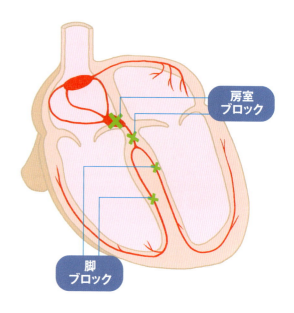

電気の伝導路（刺激伝導系）に障害が起こり、電気刺激が途切れる

不整脈（概論）

●頻脈性不整脈が起こる仕組み（①異常［異所性］自動能、②リエントリー）

①異常［異所性］自動能

心臓の電気刺激は、通常、自動能を持つ洞結節から発生している。自動能を持つ部位（洞結節、房室結節、プルキンエ線維）以外から電気的興奮が発生することを「異常自動能」という。これによって異常な電気刺激が発生すると、拍動のタイミング（時期）が早くなったり（頻脈性不整脈）、ずれたり（期外収縮）して、リエントリーの引き金となる。

また、撃発活動（トリガード・アクティビティー）とは、本来興奮が起こらないはずの時期に異常な電気刺激が始まる現象であり、期外収縮の原因となる。「トルサード・ド・ポワンツ（Tdp；心室頻拍の1つ）」やジギタリス中毒などでみられる

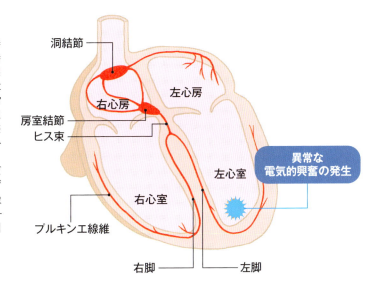

②リエントリー

通常、洞結節から発生した電気は、刺激伝導系を通り、心臓を1回収縮させて消える。ところが、この電気的刺激が消えることなく、ぐるぐると回り続けることがある。これをリエントリーという。リエントリーが起こると、心臓は異常なリズムで拍動を繰り返す

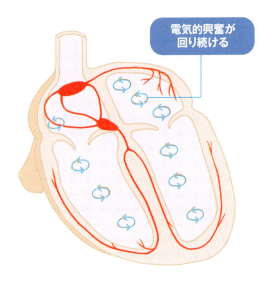

不整脈（概論）

●刺激伝導系と心電図波形

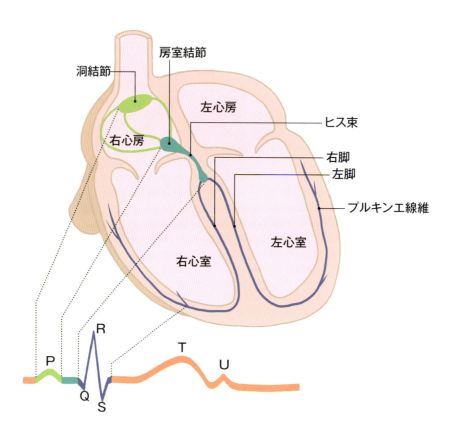

不整脈（概論）

● 心電図の読み方

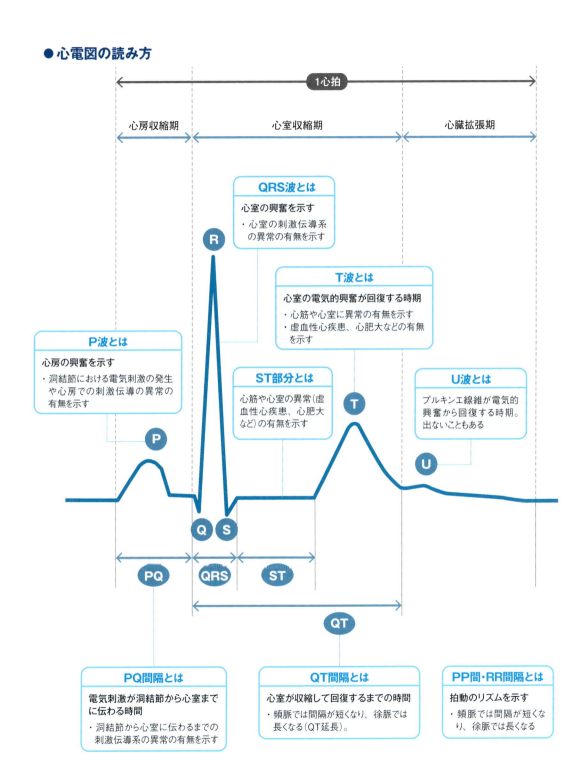

不整脈（概論）

● 心室筋の電解質移動と活動電位と心電図波形の関係

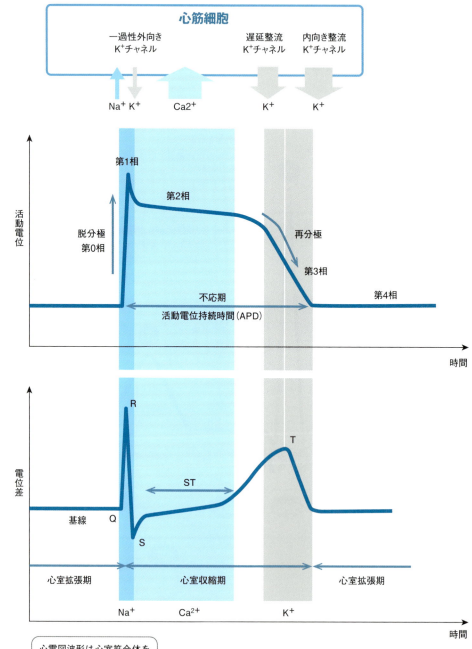

不整脈（概論）

● 電気ショック療法と自動体外式除細動器（AED）

電気ショック療法

緊急に行われる場合

- 心室細動、心室頻拍（持続性）
→血圧低下や意識障害、呼吸困難などや突然死の危険がある緊急時

計画的に行われる場合

- 心房細動、心房粗動
→血栓は認められず、薬物療法で治まらない発作性心房細動など
- 発作性上室性頻拍、心室頻拍
→薬物療法が無効の場合

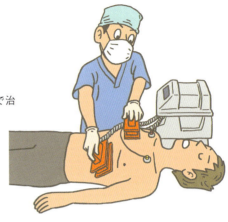

自動体外式除細動器（AED）

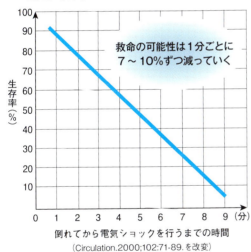

心停止の救命率

救命の可能性は1分ごとに7〜10%ずつ減っていく

倒れてから電気ショックを行うまでの時間
（Circulation.2000;102:71-89.を改変）

心室細動や心室頻拍による突然死を防ぐには、その場にいる人がAEDを速やかに使用する必要がある

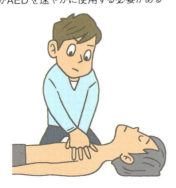

AEDの使用手順
（使用する機器の音声ガイダンスに従う）

①AEDの電源を入れる
（蓋を開けると自動的に電源が入るものもある）

②電極パッドを患者の右胸と左脇腹に貼る

③患者から離れ、ボタンを押す
心電図解析

④「除細動を行う」と音声が流れたらボタンを押す
充電後に電気ショック

⑤胸骨圧迫30回と人工呼吸2回（省略可）を繰り返す

⑥2分後に再度、心電図解析

③から⑤を繰り返す

不整脈（概論）

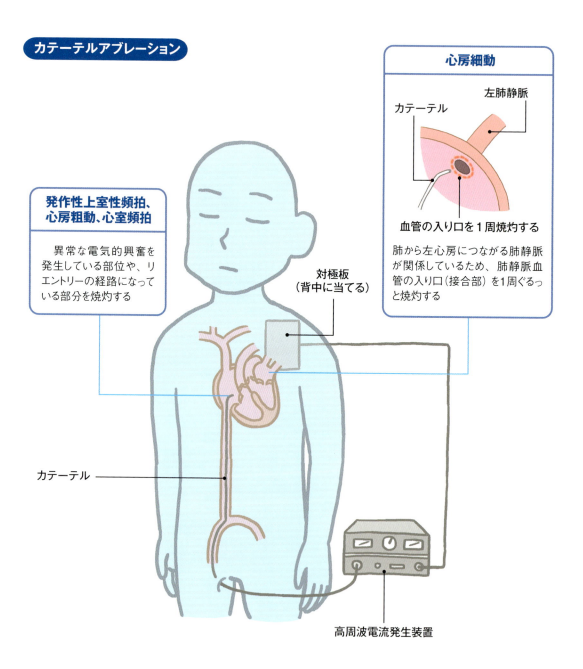

不整脈（概論）

植え込み型除細動器（ICD）

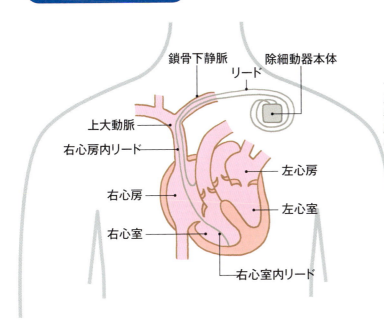

一般に利き手と反対側の鎖骨下の皮膚を5～6cm切開して、除細動器を収めるポケットを作る。リードを心臓内に留置し、本体に取り付けてから皮膚を縫合する

ペースメーカー

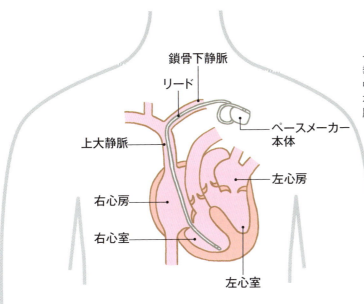

一般に、利き手と反対側の鎖骨下を数cm切開してポケットを作り、その中にペースメーカー本体を植え込む。本体から伸びたリードの先端は、心臓内に留置される

不整脈（概論）

● 生活習慣の乱れが不整脈につながる

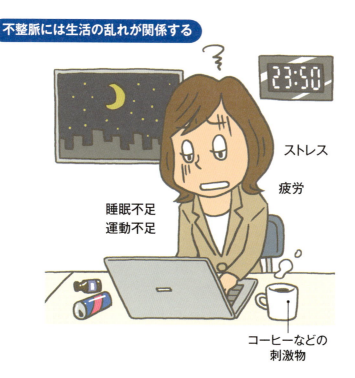

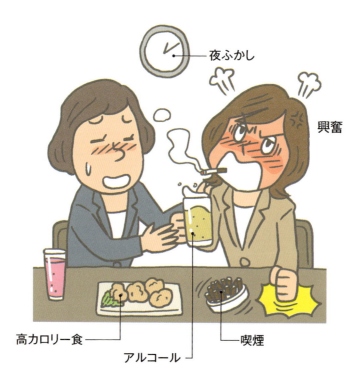

不整脈（概論）

● 抗不整脈薬の主な作用

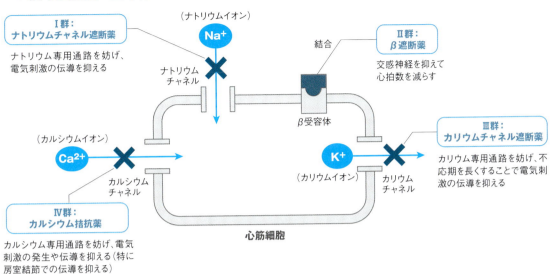

● 心臓の電気的な興奮伝搬

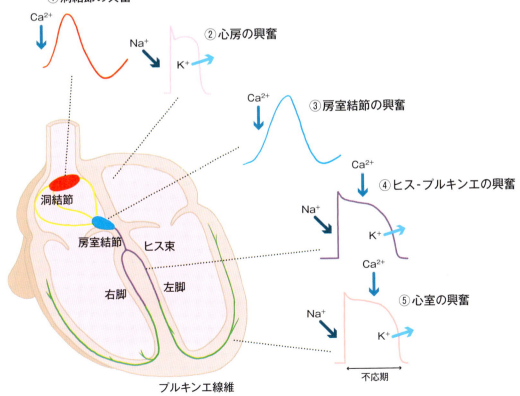

心房細動

● 心房細動の心電図と発現機序

心電図

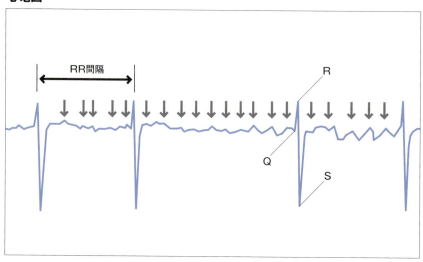

心房の収縮を示す波（P波）はなくなり、不規則な心室の収縮が起こるためRR間隔がバラバラとなって表れる。矢印の部分は「細動波」という波形であり、これは心房が細かく収縮していることを示す。電気刺激が心室に伝わった時にだけ、高い山（QRS波）が表れる

心臓の状態

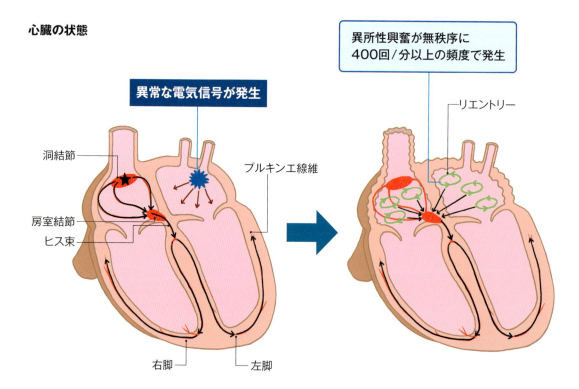

心房細動

● **心房細動で脳塞栓症が起こる仕組み**

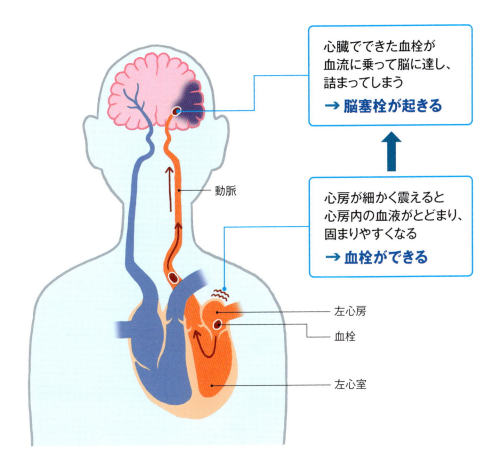

心房細動

● 止血の仕組み

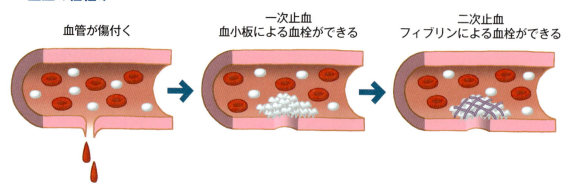

二次止血（凝固系）

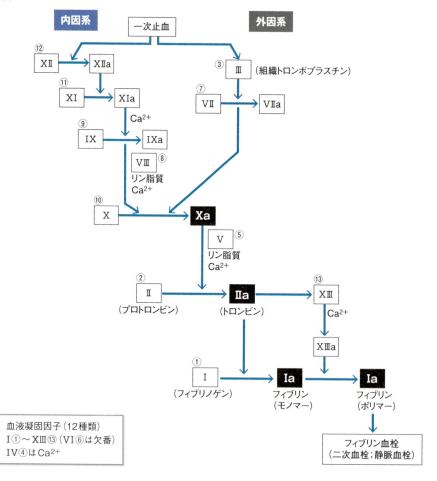

● 経口抗凝固薬と主な作用機序

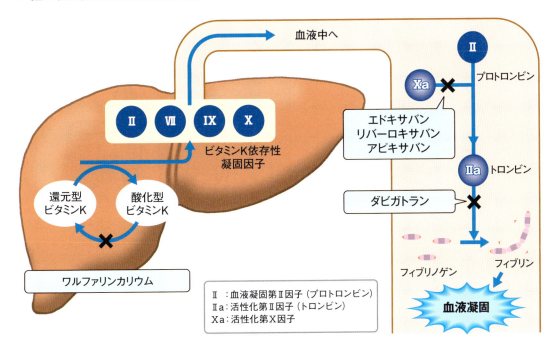

高尿酸血症・痛風

食べ過ぎを避ける

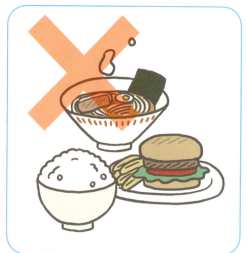

アルコールを控える

プリン体を多く含む食品を控える

高プリン体食品

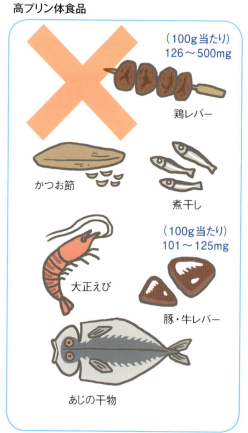

中等度プリン体食品

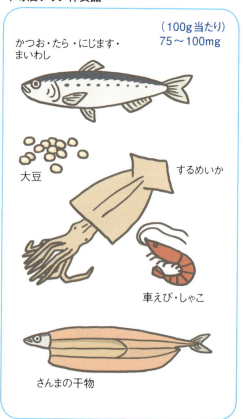

メニエール病

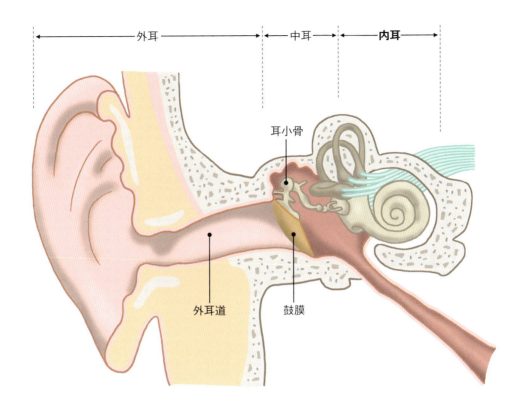

内耳の構造

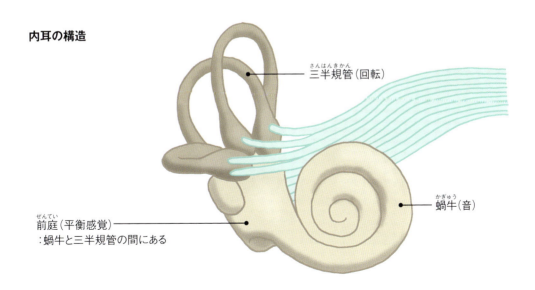

骨粗鬆症

● **カルシウムを多く含む食品**

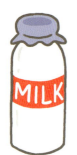
牛乳
（200g）
220mg

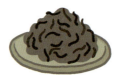
ひじき
（10g）
140mg

ヨーグルト
（100g）
120mg

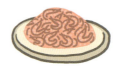
干しえび
（10g）
200mg

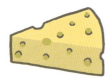
チーズ
（25g）
157mg

ちりめんじゃこ
（10g）
220mg

鶏卵
（50〜100g）
25〜51mg

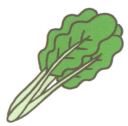
小松菜
（80g）
120mg

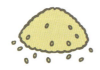
ごま
（10g）
120mg

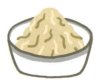
切干大根
（20g）
108mg

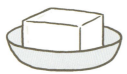
木綿豆腐
（150g）
180mg

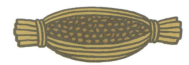
納豆
（50g）
45mg

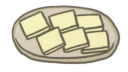
凍豆腐
（1枚15g）
100mg

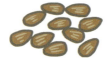
アーモンド
（10粒）
21mg

甲状腺機能異常症

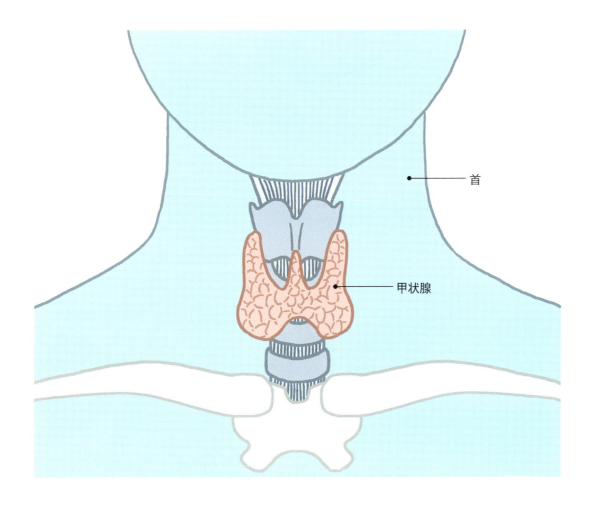

前立腺肥大症

横から見たときの解剖図

正面から見たときの解剖図

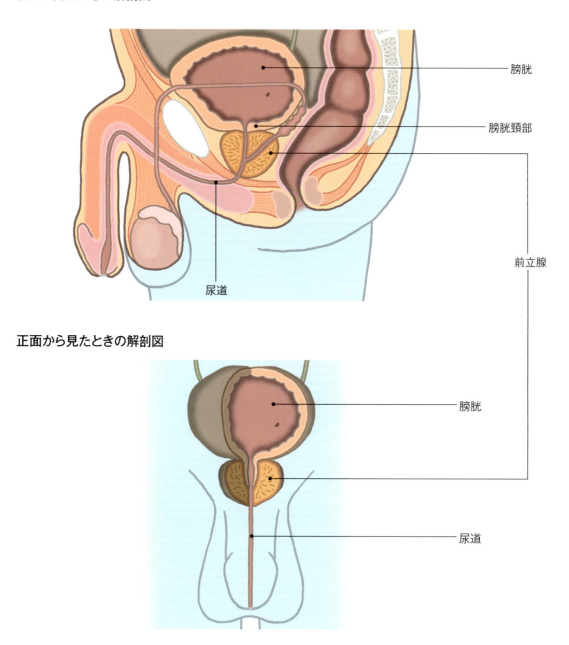

過活動膀胱

過活動膀胱の症状

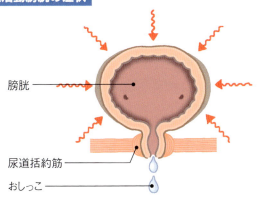

突然、我慢ができないほどトイレに行きたくなる（尿意切迫感）、尿を我慢できず漏らしてしまうことがある（切迫性尿失禁）、トイレに頻繁に行く（頻尿）、などの症状が特徴的

- 尿意切迫感
- 切迫性尿失禁
- 頻尿

骨盤底筋と尿失禁

正常

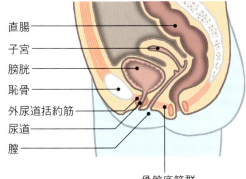

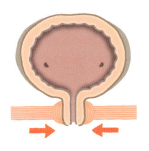

骨盤底筋群や外尿道括約筋が尿道を締め付けて尿が漏れないようにしている

尿失禁

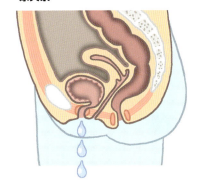

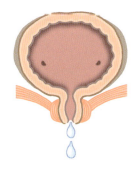

おなかに力が掛かるときに、骨盤底筋群や外尿道括約筋が緩んでいると、膀胱が下がって尿道を締める圧力が掛かりにくくなり、尿が漏れやすくなる。特に女性では骨盤底筋の緩みが原因になることが多い

消化性潰瘍

潰瘍のできやすい場所

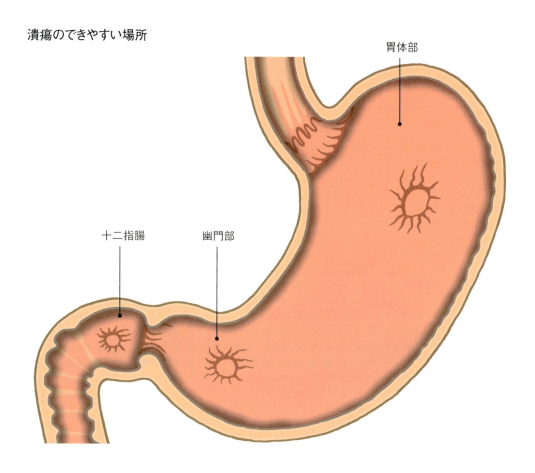

消化性潰瘍の重症度

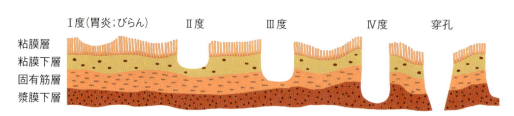

便秘（機能性便秘）

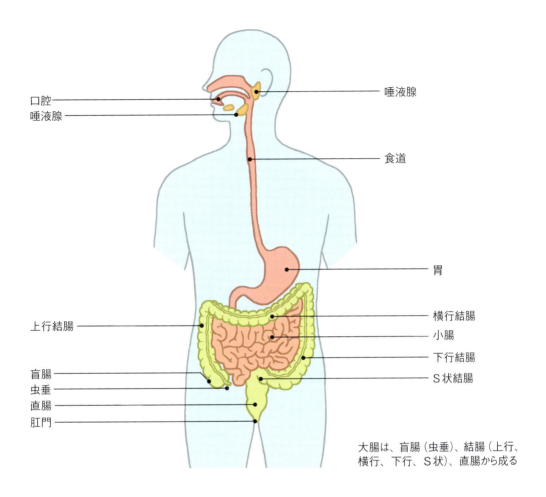

大腸は、盲腸（虫垂）、結腸（上行、横行、下行、S状）、直腸から成る

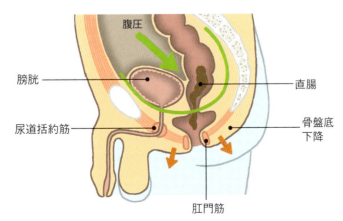

骨盤底筋群が弱くなると、いきむ際に骨盤底が大きく下がってしまい（骨盤底下降）、腹圧が直腸に届かなくなって便が出にくくなりやすい

緑内障

●原発緑内障の2つの病型

房水は毛様体で作られ、虹彩の裏側（後房）から水晶体、瞳孔を通って虹彩の表側に出て、虹彩と角膜の間（前房）を流れた後、「隅角」と呼ばれる部分から排泄される。この排泄部位には、線維柱帯という「フィルター」と、シュレム管という「排水管」があり、これを通って血管に流れる主経路と、毛様体の付け根の隙間から強膜へと流れる副経路がある。緑内障は、この房水の排泄がうまくいかなくなって目の中に房水がたまり、眼圧が上昇するために起きる

開放隅角緑内障
隅角には十分な隙間があるが、何らかの原因により線維柱帯での房水の流出が滞ることで起きる

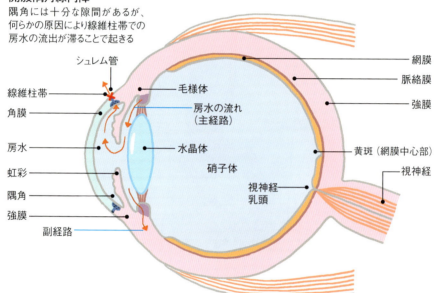

閉塞隅角緑内障
虹彩と水晶体が接着して房水が後房にたまりやすくなることで虹彩が前に押し出されて隅角が狭くなり（相対的瞳孔ブロック）、房水の流出が妨げられる

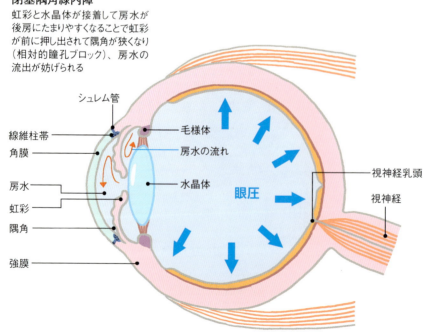

不眠症

● レム睡眠とノンレム睡眠

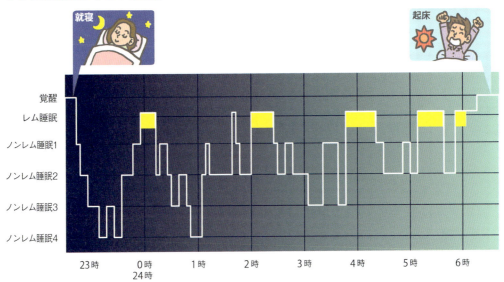

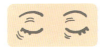

レム睡眠
・体が休息している状態
・夢を見る
・起床時間に近づくほどレム睡眠が増える

ノンレム睡眠
・脳が休息している状態
・休息の度合いで4段階に分かれる
・睡眠はノンレム睡眠から始まる

● 概日リズム睡眠障害のパターン

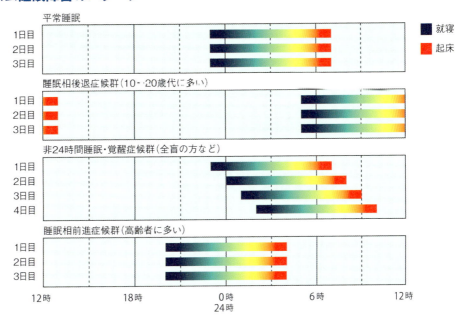

不眠症

● 睡眠12カ条

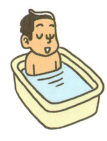

1. 睡眠は人それぞれ。自分の睡眠特徴を知る
   - 睡眠の個性、長い人、短い人
   - 年を取ると睡眠は短くなる、年を取ると朝型になる

2. 眠る前には自分なりのリラックス法
   - 軽い読書、音楽、ぬるめの入浴、香り、筋弛緩トレーニング

3. 眠りを妨げるものを避ける
   - 就床前に水分を取り過ぎない
   - 就床前4時間のアルコールやカフェイン摂取を避ける
   - 就床前1時間の喫煙を避ける
   - 寝室の環境・快適な睡眠環境を整える

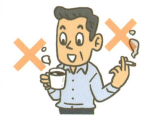

4. 眠たくなったら床に就く
   - 眠ろうとする意気込みが頭をさえさせて寝付きを悪くする

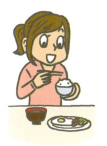

5. 同じ時刻に毎日起床
   - 早寝早起きではなく、早起きが早寝に通じる
   - 日曜に遅くまで寝床で過ごすと、月曜の朝がつらくなる

6. 光の利用で良い睡眠
   - 目が覚めたら日光を取り入れ、体内時計をスイッチオン
   - 夜は明る過ぎない照明を

7. 日中の眠気で困らなければ睡眠は十分
   - 長ければ良いわけではない
   - 夏は短め、冬は長めの傾向
   - 睡眠時間にこだわらない

8. 眠りが浅いときは睡眠時間を積極的に減らしてみる
   - 寝床で長く過ごし過ぎると熟睡感が減る

9. 規則正しい3度の食事
   - 朝食は心と体の目覚めに重要
   - 就床直前の満腹も空腹も眠りの質を悪化させる

10. 規則的な運動習慣
    - 運動習慣は睡眠を促進

11. 昼寝をするなら15時前の20〜30分
    - 夕方以降の昼寝は夜の睡眠に悪影響
    - 長い昼寝はかえってぼんやりのもと

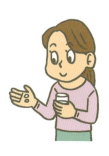

12. 睡眠薬は医師の指示、薬剤師の指導で正しく使えば怖くない
    - 一定時刻に服用し、一定時間で就床
    - アルコールとの併用をしない
    - 寝酒は睡眠の質を落とす

出典：内村直尚 心療内科
2008;12:353-60

認知症

周辺症状

うつ症状
喜ぶことがなくなり、気持ちが落ち込んだり、人と会うのが嫌になったりする

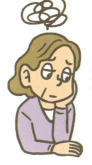

幻覚
実際にはないものを見たなどと言って騒いだり恐れたりする

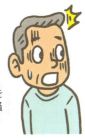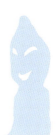

中核症状

失行
衣服がうまく着られないなど、日常動作ができなくなる

失語
物や人の名前を忘れたり、言葉の意味を理解できなくなる

介護拒否
介護者によるケアを拒む。服薬を拒否したり、入浴などで体に触られるのを拒否する

記憶障害
最近の出来事を忘れることから始まり、直近の記憶や昔の記憶も忘れるようになる

妄想
物を盗られた、見捨てられたといった妄想を抱く。暴力につながることもある

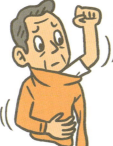

不安・焦燥
イライラして落ち着かなくなる。一人になりたがらず家族と一緒にいたがる

遂行機能障害
計画を立てて行動する能力が失われ、仕事や家事などを順序立ててうまくできなくなる

睡眠覚醒リズム障害
睡眠と覚醒のリズムが狂い、昼夜が逆転したり、ずっと寝ていたり起きていたりする

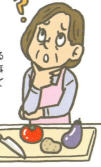

失認
目や耳に異常がないのに、物の区別ができなくなり、場所の風景なども認識できなくなる

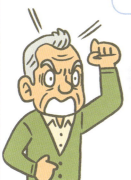

暴言・暴力
大きな声で介護者を威嚇したり、暴言を浴びせる。暴力を振るうこともある

徘徊
どこともなく歩き回る。介護者が目を離した隙に出て行くので、介護者の負担が大きくなる

食行動異常
人の物を取って食べたり、食べ物以外の物を食べたり、食べ過ぎを起こしたりする

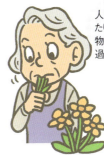

パーキンソン病

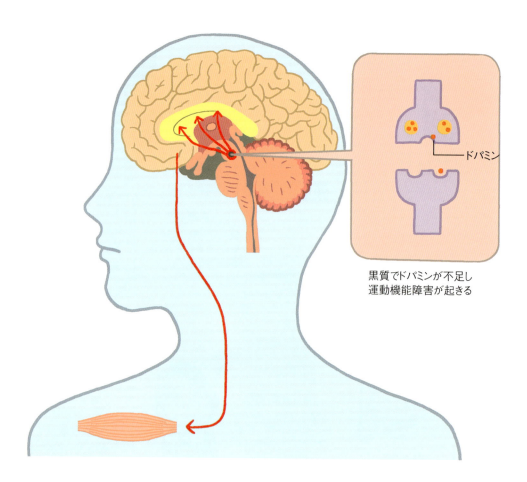

黒質でドパミンが不足し運動機能障害が起きる

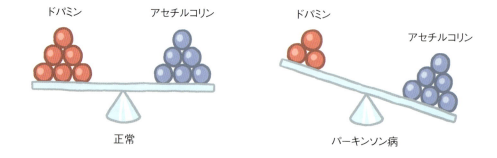

うつ病

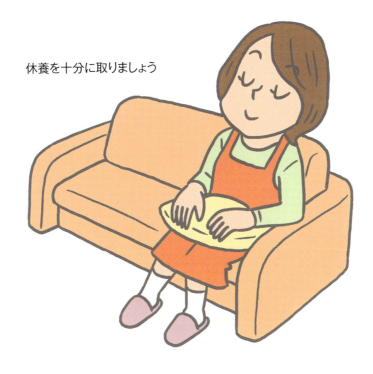

休養を十分に取りましょう

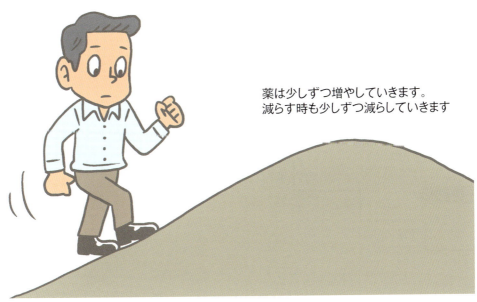

薬は少しずつ増やしていきます。
減らす時も少しずつ減らしていきます

うつ病

●各モノアミンと臨床症状との関係

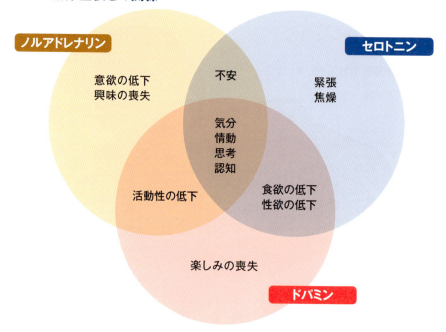

（Leonard BE, Healy D.『Differential Effects and Antidepressants』[Martin Dunitz Ltd.1999] を一部改変）

●うつ病の病状の回復過程とモノアミンの関与

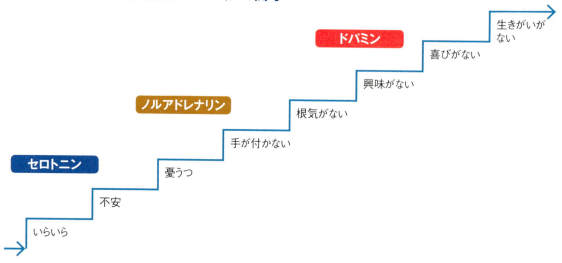

（Prog Med.2005;25:759-65.を一部改変）

索 引

一般名索引

欧文

dl-イソプレナリン塩酸塩	568
d-クロルフェニラミンマレイン酸塩	88, 97, 98
L-アスパラギン酸カルシウム水和物	385, 388
L-メチルシステイン塩酸塩	49

あ行

アカルボース　　　　173, 177, 178, 186, 233
アザチオプリン　　　　　　　　　　　358
アシクロビル　　58, 60, 61, 68, 70, 358, 460
アジスロマイシン水和物　　　　　95, 478
亜硝酸アミル　　　　　　196, 220, 426
アジルサルタン　　　　　　　　　　146
アスナプレビル　　　　　　76, 276, 456
アスピリン
　　24, 96, 97, 116, 117, 134, 192, 196, 197,
　　199, 200, 214, 217, 220, 221, 331, 355,
　　359, 360, 376, 499
アセタゾラミド
　　197, 370, 371, 372, 374, 375, 379, 381,
　　501, 543
アセチルコリン塩化物　　　　　　　545
アセトアミノフェン 20, 21, 24, 27, 30, 44, 331
アセトヘキサミド　　　　　173, 174, 178
アセブトロール塩酸塩　　　146, 148, 150
アゼラスチン塩酸塩　　　　　　88, 90, 93
アゼルニジピン　　76, 146, 148, 151, 152, 234
アゾセミド　　　　　　　　229, 230, 259
アタザナビル硫酸塩　131, 132, 276, 458, 459
アデノシン三リン酸二ナトリウム水和物
　　　　　　　　116, 270, 370, 371, 375, 381
アテノロール
　　　　146, 148, 149, 150, 279, 322, 546
アトモキセチン塩酸塩　　　　　568, 588
アトルバスタチンカルシウム水和物
　　50, 77, 128, 130, 132, 133, 135, 143,
　　178, 192, 457, 458, 566, 567
アドレナリン　　412, 425, 442, 500, 545, 569
アトロピン硫酸塩水和物　270, 374, 477, 500
アナグリプチン　　　　　　171, 174, 177
アピキサバン
　　278, 319, 321, 324, 325, 326, 329, 340,
　　343, 344, 345, 352
アプリンジン塩酸塩
　　269, 270, 271, 274, 277, 281, 309, 312,
　　313, 349
アプレピタント　　　　　　　　　　132
アマンタジン塩酸塩
　　153, 233, 544, 562, 564, 565, 567, 569,
　　575, 576, 579
アミオダロン塩酸塩
　　24, 52, 77, 153, 157, 178, 232, 234, 269,
　　270, 272, 273, 274, 276, 277, 278, 279,
　　280, 281, 282, 310, 313, 319, 320, 321,
　　322, 323, 328, 330, 348, 349, 412, 416
アミトリプチリン塩酸塩
　　59, 60, 62, 63, 64, 69, 71, 77, 583, 584,
　　585, 589
アムロジピンベシル酸塩
　　　　　　　　146, 147, 149, 153, 193
アメジニウムメチル硫酸塩　　　　　569
アモキサピン　　　　　500, 583, 584, 585
アモキシシリン水和物
　　20, 23, 48, 49, 453, 455, 456, 459, 465,
　　468
アモスラロール塩酸塩　　　146, 148, 150
アモロルフィン塩酸塩　　　　　　　74
アラセプリル　　　　　　　　146, 157
アラニジピン　　　　　　　　146, 148
アリスキレンフマル酸塩
　　　　　　　　76, 154, 155, 235, 237
アリピプラゾール　538, 541, 544, 545, 557
アリルエストレノール　　　422, 423, 432
アリロクマブ　　　　　　　　　　129
アルダクトン　　　　　　　　　　259
アルテプラーゼ　　　　　　　　　213
アルファカルシドール 385, 389, 392, 401, 476
アルプラゾラム　　　　　　　233, 587
アレンドロン酸ナトリウム水和物
　　　　　　　　　　　384, 385, 387, 389
アログリプチン安息香酸塩　171, 174, 186
アロチノロール　　　　　　　146, 150
アロプリノール
　　157, 176, 328, 355, 356, 358, 365, 367
アンピシリン水和物　　20, 49, 359, 391
アンブロキソール塩酸塩　　　　　　49
アンベノニウム塩化物　　　　　　545
アンレキサノクス　　　　　　　88, 93
イグラチモド　　　　　　　　331, 360
イコサペント酸エチル 130, 144, 200, 217, 330

索引

イストラデフィリン
 132, 563, 564, 565, 566, 567, 570, 576, 579
イソソルビド   370, 371, 379, 381
イソニアジド   77, 176, 178, 566
イソプレナリン塩酸塩   569
イソプロピルウノプロストン   495, 497
一硝酸イソソルビド   193, 196, 199, 215, 220
イトプリド塩酸塩   474, 477, 489, 491, 492
イトラコナゾール
 74, 75, 76, 77, 78, 82, 83, 84, 95, 115, 131, 132, 151, 176, 234, 276, 327, 424, 425, 442, 459, 515, 544, 566
イバンドロン酸ナトリウム水和物
 385, 386, 388, 389, 391
イブジラスト   88, 93, 114, 117, 126
イブプロフェン   200, 360
イブプロフェンピコノール   58, 60
イプラグリフロジン L-プロリン   171, 173
イプリフラボン
 385, 388, 389, 391, 392, 393, 399, 401, 404
イブルチニブ   76
イマチニブメシル酸塩   132, 152
イミダフェナシン   438, 439, 440, 447, 449
イミダプリル   146
イミプラミン塩酸塩
 77, 583, 584, 585, 589, 590
イルベサルタン   146, 157, 164
インジナビル硫酸塩エタノール付加物
 77, 132, 276, 515, 590
インスリングラルギン   173
インスリンデグルデグ   172
インダパミド   146, 153
インドメタシン
 64, 200, 237, 354, 355, 356, 359, 360
インドメタシンナトリウム   155
インドメタシンファルネシル   24
ウフェナマート   58, 60
ウラピジル   146, 149, 422, 431, 539
ウロキナーゼ   134, 199, 200, 330
エキセナチド   173, 175, 177, 188
エスシタロプラムシュウ酸塩
 538, 568, 582, 584, 585, 586, 587, 589, 590, 598
エスゾピクロン   511, 513, 514, 516, 535
エスタゾラム   511, 513, 514, 515, 535

エストラジオール   385, 387, 388
エストリオール   385, 387, 388
エストロゲン   567
エゼチミブ
 129, 130, 131, 134, 135, 136, 141, 144, 218, 219
エソメプラゾールマグネシウム水和物
 453, 455, 457, 458, 459, 460
エチゾラム   371, 372, 374, 375, 511
エチドロン酸二ナトリウム
 385, 388, 389, 391, 475
エドキサバントシル酸塩水和物
 278, 319, 321, 324, 325, 326, 328, 340, 343, 344, 345, 352
エトトイン   327, 329
エドロホニウム塩化物   491
エナラプリルマレイン酸塩
 146, 147, 157, 193, 199, 228, 229, 230, 231, 260
エバスチン   88, 90, 93, 95, 105
エパルレスタット   176, 177
エピナスチン塩酸塩
 88, 90, 93, 105, 106, 112, 114, 126
エファビレンツ   132, 515
エフィナコナゾール   74, 79
エフェドリン塩酸塩   92, 116, 412
エプレレノン
 76, 146, 148, 150, 151, 154, 236, 360
エホニジピン塩酸塩エタノール付加物   153
エボロクマブ   129
エメダスチンフマル酸塩   88, 93, 97
エリグルスタット酒石酸塩   276, 280
エリスロマイシンステアリン酸塩
 49, 94, 95, 132, 276, 277, 360, 376, 544, 566, 587
エリスロマイシンラクトビオン酸塩   280
エルカトニン   385
エルゴタミン酒石酸塩・無水カフェイン   456
エルゴタミン含有製剤   50, 76
エルデカルシトール   385, 386, 389, 392, 401
エルトロンボパグオラミン   475
エルロチニブ塩酸塩   459
塩化アンモニウム   154, 375
塩化カリウム   237
塩酸シプロフロキサシン   22, 50, 373, 587
塩酸ペンタゾシン   22, 64
塩酸ロメフロキサシン   23, 55

塩酸セルトラリン
 538, 568, 582, 584, 586, 587, 590, 598
エンタカポン
 563, 564, 565, 566, 567, 569, 570, 575, 579
エンパグリフロジン   171, 173
エンプロスチル   453, 469
オキサトミド
 88, 90, 92, 93, 95, 97, 105, 113, 114, 116, 117, 126
オキサプロジン   354, 356
オキシコドン塩酸塩水和物   64
オキシトシン   569
オキシブチニン塩酸塩
 425, 438, 439, 440, 447, 449
オキシベンゾン   60
オキシメタゾリン塩酸塩   96
オクトレオチド酢酸塩   566
オザグレルナトリウム   199
オザグレル塩酸塩水和物   112, 114
オセルタミビルリン酸塩   34, 35, 42, 44
オマリグリプチン   171, 174
オムビタスビル水和物・パリタプレビル水和物・リトナビル   131, 152
オメプラゾール
 132, 198, 217, 328, 373, 453, 455, 457, 458, 459, 460, 544, 587
オランザピン
 50, 538, 541, 544, 545, 556, 587
オルプリノン塩酸塩水和物   261
オルメサルタン   146
オロパタジン塩酸塩   88, 90, 93, 105

か行

カナグリフロジン水和物   171, 173, 177
ガバペンチン   478
カプサイシン   59
カプトプリル   146, 147, 157, 359
カベルゴリン   562, 565, 566, 578
ガランタミン臭化水素酸塩
 538, 541, 542, 544, 545, 546, 555, 557, 235
カリジノゲナーゼ   370, 371, 372, 375, 381
カルシトニン(サケ)   385
カルシトリオール   385, 389, 391, 476

カルテオロール塩酸塩	146, 148, 495, 497, 499, 500
カルバマゼピン	22, 62, 77, 157, 277, 328, 374, 375, 391, 412, 457, 458, 478, 538, 541, 544, 566, 586
カルプロニウム塩化物	545
カルベジロール	146, 149, 150, 153, 194, 228, 229, 230, 232, 234, 235, 236, 260, 269, 272, 310, 322, 546
カルペリチド	224, 262, 426
カルボシステイン	48, 49
カルメロースナトリウム	472, 474, 486
カンデサルタンシレキセチル	146, 164, 193, 228, 229, 230, 260
ガンマオリザノール	129
キナプリル塩酸塩	146, 153
キニーネ塩酸塩水和物	330
キニジン硫酸塩水和物	76, 178, 234, 269, 270, 273, 274, 276, 277, 278, 279, 280, 281, 282, 312, 313, 441, 459, 544, 586, 587
キヌプリスチン・ダルホプリスチン	515
クアゼパム	511, 512, 513, 514, 515, 530
クエチアピンフマル酸塩	538, 541, 544, 545, 556
クエン酸カリウム・クエン酸ナトリウム水和物	355, 357
グラゾプレビル	132, 133
クラリスロマイシン	48, 49, 132, 133, 176, 277, 328, 425, 453, 455, 456, 457, 458, 459, 465, 468, 515, 544, 566
グリクラジド	172, 173, 174
グリクロピラミド	173, 174
グリベンクラミド	22, 50, 173, 174, 175, 176, 457, 458
グリメピリド	172, 173, 174, 197, 198
グルコン酸カルシウム水和物	234
グルタミン酸・アラニン・アミノ酢酸	423
クレマスチンフマル酸塩	88, 93, 97
クロナゼパム	539, 541
クロニジン塩酸塩	156, 234, 282, 565, 589
クロピドグレル硫酸塩	133, 134, 176, 192, 196, 197, 198, 200, 214, 217, 220, 221, 330, 331, 457
クロフィブラート	129, 136
クロミプラミン塩酸塩	500, 584, 585, 589
クロモグリク酸ナトリウム	88, 112, 114
クロラムフェニコール	176
クロルフェニラミンマレイン酸塩	93
クロルプロパミド	173, 174, 176, 359
クロルプロマジン塩酸塩	152, 374
クロルマジノン酢酸エステル	422, 423, 432
ケタミン塩酸塩	116
結合型エストロゲン	385, 393
ケトコナゾール	79
ケトチフェンフマル酸塩	88, 93, 97, 114, 126, 195, 106
ケトプロフェン	60, 135
ケノデオキシコール酸	134
ゲフィチニブ	459
ゲンタマイシン硫酸塩	176
コカイン塩酸塩	568
コハク酸ソリフェナシン	425, 438, 439
コビシスタット	77, 131, 132
コルヒチン	50, 354, 356, 364, 457, 458
コレスチミド	128, 130, 134, 140, 143, 232, 391, 411
コレスチラミン	62, 129, 153, 154, 232, 237, 327, 411

さ行

サキサグリプチン水和物	171, 174, 176
サキナビルメシル酸塩	131, 132, 276, 515
ザナミビル水和物	34, 42, 43, 45
ザフィルルカスト	111, 114, 126
サラゾスルファピリジン	233
サリチルアミド	22
サリチルアミド・アセトアミノフェン・無水カフェイン・クロルフェニラミンマレイン酸塩	20, 30
サルブタモール硫酸塩	282
サルメテロールキシナホ酸塩	112, 113
サルメテロールキシナホ酸塩・フルチカゾンプロピオン酸エステル	112
酸化マグネシウム	539
ジアスターゼ	178
ジアゼパム	22, 51, 64, 233, 370, 371, 372, 373, 374, 457
ジギタリス	134, 232

索引

シクレソニド 111
シクロスポリン
　22, 50, 78, 94, 132, 133, 134, 136, 152, 153, 154, 155, 157, 176, 198, 200, 232, 233, 234, 237, 358, 359, 360, 376
ジクロフェナク
ジクロフェナクナトリウム
　20, 21, 24, 27, 30, 58, 155, 200, 233, 237
シクロホスファミド水和物 358, 359
ジゴキシン
　23, 50, 51, 61, 132, 133, 153, 157, 177, 229, 232, 233, 234, 270, 272, 279, 281, 319, 320, 322, 348, 357, 392, 412, 442, 458, 459, 476, 478, 500, 515, 546, 567, 588, 590
ジスチグミン臭化物
　496, 497, 498, 500, 508, 545
シスプラチン 157, 238
ジスルフィラム 458
ジソピラミド
　24, 50, 77, 269, 270, 271, 273, 274, 277, 278, 279, 280, 281, 282, 309, 312
ジソピラミドリン酸塩 320, 321, 323, 349
シタグリプチンリン酸塩水和物
　171, 172, 174, 177, 186
ジダノシン 359
ジドブジン 62, 359
ジヒドロエルゴタミンメシル酸塩 456
ジピベフリン塩酸塩
　496, 497, 498, 499, 500, 506, 508
ジピリダモール 375
ジフェニドール塩酸塩
　370, 371, 374, 379, 381
ジプロフィリン・ノスカピン 92
シプロフロキサシン塩酸塩　23, 50, 51, 77, 132, 176, 475, 544, 567
シベンゾリンコハク酸塩
　269, 270, 271, 273, 274, 275, 279, 280, 282, 309, 312, 313, 320, 321, 323, 349
シメチジン
　61, 77, 95, 115, 132, 133, 152, 232, 277, 279, 328, 373, 455, 457, 460, 468, 515, 543, 586, 587, 588
酒石酸トルテロジン 425, 438, 439, 441
硝酸イソソルビド 196, 199, 215, 220, 426
植物エキス製剤 423, 424, 430

シラザプリル水和物 146, 151
ジルチアゼム塩酸塩
　96, 132, 146, 147, 148, 149, 157, 193, 216, 234, 269, 270, 272, 273, 274, 275, 277, 278, 280, 310, 311, 314, 319, 320, 322, 323, 328, 329, 348, 500, 515
シルデナフィルクエン酸塩　76, 156, 199, 426
シロスタゾール 133, 135, 199, 457
シロドシン 422, 424, 425, 431
シンバスタチン
　50, 76, 128, 130, 131, 132, 133, 143, 152, 277, 331
水酸化アルミニウムゲル・水酸化マグネシウム
　411
スキサメトニウム塩化物 500, 516, 546, 235
スクラルファート水和物
　453, 458, 459, 467, 469
スピロノラクトン
　146, 148, 151, 153, 154, 224, 228, 229, 230, 231, 232, 236, 265, 360
スプラタストトシル酸塩 88, 114
スプロフェン 58, 60, 135
スボレキサント
　76, 456, 511, 513, 515, 516, 530, 532, 535, 536
スマトリプタンコハク酸塩 155
スリンダク 24
スルコナゾール硝酸塩 74
スルピリド
　374, 459, 477, 583, 584, 585, 588, 597, 599
スルファメトキサゾール・トリメトプリム 62
セチプチリンマレイン酸塩 585, 596
セチリジン塩酸塩
　90, 92, 93, 96, 97, 105, 106, 279
セフカペンピボキシル塩酸塩水和物
　20, 48, 49
セフジトレンピボキシル 49
セフジニル 22, 29, 30, 51, 55, 476
セフポドキシムプロキセチル 23
セベラマー塩酸塩 411
セラトロダスト 112, 114, 116, 117
セリプロロール塩酸塩 146, 148
セルセプト 475
セルニチンポーレンエキス 423

セレギリン塩酸塩
　63, 96, 563, 564, 565, 567, 568, 569, 575, 576, 579, 588
セレコキシブ 328, 478
センナ 473, 474, 487, 539
センノシド 472, 473, 474, 487, 539
ソタロール
　269, 270, 272, 273, 274, 275, 280, 281, 282, 310, 313, 314, 319, 321, 323
ゾピクロン 511, 513, 514, 516, 535, 542
ソリフェナシン 440, 447, 449
ゾルピデム酒石酸塩
　511, 513, 514, 531, 535
ゾルミトリプタン 50, 155

た 行

大建中湯 539
耐性乳酸菌 29
タクロリムス水和物
　152, 154, 200, 236, 373, 457
タダラフィル
　76, 199, 422, 425, 426, 430, 432, 456
ダナゾール 132, 330
ダパグリフロジンプロピレングリコール水和物
　171, 173
ダビガトランエテキシラートメタンスルホン酸塩
　76, 200, 278, 319, 321, 324, 325, 326, 327, 328, 331, 340, 341, 344, 345, 351, 352
タフルプロスト 497, 508
タムスロシン塩酸塩 422, 539
クリペナゾール塩酸塩 562, 564, 565, 578
ダルナビルエタノール付加物 77, 276

炭酸水素ナトリウム・無水リン酸二水素ナトリウム
　472, 473, 488, 491
炭酸ランタン水和物 411
炭酸リチウム
　23, 61, 153, 197, 357, 412, 582, 588
タンドスピロンクエン酸塩 156
ダントロレンナトリウム水和物
　154, 279, 375, 516
チアプリド塩酸塩 538
チアプロフェン酸 21, 60, 135
チアマゾール
　233, 330, 331, 409, 410, 412, 418, 419

チアラミド塩酸塩	58, 59, 60	ドスレピン塩酸塩	584, 585
チオトロピウム臭化物水和物	113, 114	ドネペジル塩酸塩	
チオペンタールナトリウム	64		200, 276, 501, 538, 539, 541, 542, 544,
チカグレロル	76		545, 546, 555, 557
チクロピジン塩酸塩		トピロキソスタット	358, 359, 365, 367
	97, 115, 117, 135, 195, 196, 197, 198,	トフィソパム	132, 370, 371, 373, 374
	199, 200, 217, 222, 587	トホグリフロジン水和物	171, 173, 177
チザニジン塩酸塩	50, 198, 586	トラセミド	229, 230, 259, 264
チペピジン	27, 30, 31	トラゾドン塩酸塩	
チペピジンヒベンズ酸塩	20		233, 538, 569, 583, 584, 585, 587, 588,
チモロールマレイン酸塩			589, 590, 597
	495, 497, 499, 500, 587	トラニラスト	
沈降炭酸カルシウム・コレカルシフェロール・炭酸マグネシウム	387		88, 91, 92, 93, 94, 107, 113, 114, 115
		トラボプロスト	495, 497, 499
ツロブテロール	112	トラマゾリン塩酸塩	88, 91, 93
テオフィリン		トラマドール塩酸塩	64, 568, 589
	22, 50, 62, 77, 96, 111, 113, 123, 198,	トリアゾラム	76, 133, 459, 511, 512, 513, 515
	277, 358, 391, 457, 458, 459, 586	トリアムテレン	
デキサメタゾンシペシル酸エステル	88, 93		24, 146, 149, 150, 154, 155, 166, 229,
デキストラン硫酸エステルナトリウムイオウ18			230, 231, 236, 237, 259, 359
	129, 330	トリクロルメチアジド	
デキストロメトルファン臭化水素酸塩水和物			61, 62, 146, 147, 229, 230, 232, 259,
	77, 442, 544		264
デスロラタジン	88, 90, 92, 93, 105, 106	トリパミド	146, 153
テトラサイクリン塩酸塩	475	トリヘキシフェニジル塩酸塩	
テネリグリプチン臭化水素酸塩水和物			545, 562, 564, 565
	171, 174, 178, 186	トリミプラミンマレイン酸塩	584, 585
デノスマブ	384, 385, 387, 389, 401, 404	トリメブチンマレイン酸塩	473, 486, 489, 492
デノパミン	229, 260	ドルゾラミド	
デフェラシロクス	176	ドルゾラミド塩酸塩	496, 497, 499, 501, 507
デュタステリド	422, 423, 425, 428, 432	トルテロジン	440, 441, 447, 449
デュラグルチド	177	トルバプタン	
デュロキセチン塩酸塩			228, 229, 230, 231, 232, 234, 236, 237,
	276, 568, 582, 584, 585, 587, 588, 599		238, 259, 265
テラゾシン塩酸塩水和物	422, 431	トレミフェンクエン酸塩	157, 237, 280
テラプレビル		トレラグリプチンコハク酸塩	171, 174, 175
	77, 131, 132, 276, 280, 425, 515	ドロキシドパ	
テリパラチド	237		97, 539, 564, 565, 568, 569, 575, 579
テリパラチド酢酸塩		ドロスピレノン・エチニルエストラジオールベータデクス	
	384, 385, 386, 388, 389, 392, 400, 403		155
テルビナフィン塩酸塩	74, 75, 77, 78, 83, 84	トロンボモデュリンアルファ	200
テルミサルタン	146, 147, 151, 157, 164, 233	ドンペリドン	
ドカルパミン	260		473, 474, 475, 476, 477, 478, 489, 491,
ドキサゾシンメシル酸塩	146, 147		492, 539, 563
トコフェロールニコチン酸エステル	141		
トコフェロール酢酸エステル	129		
トスフロキサシントシル酸塩水和物	22, 50		

索引

な行

ナテグリニド
　134, 135, 173, 175, 176, 177, 186, 358, 359
ナドロール　146, 150, 151, 270, 272, 322
ナフトピジル　422, 539
ナプロキセン
　58, 60, 61, 62, 63, 200, 354, 356, 359, 360, 365
ニカルジピン塩酸塩　146, 147, 149, 152
ニコモール　129, 130, 131, 141
ニコランジル
　193, 196, 199, 217, 219, 220, 261
ニザチジン　455
ニセリトロール　129, 130, 131, 141
ニソルジピン
　76, 146, 148, 149, 151, 152, 194
ニトラゼパム　511, 513
ニトレンジピン　152, 234
ニトログリセリン
　192, 193, 196, 199, 215, 219, 220, 235, 426
ニフェカラント塩酸塩
　269, 270, 278, 280, 310, 314
ニフェジピン
　146, 147, 148, 149, 152, 193, 518
ニプラジロール　146, 150, 156, 496, 497, 500
ニメタゼパム　514
ニルバジピン　146, 148, 149, 153
ニロチニブ塩酸塩水和物　459
ネオスチグミン臭化物
　472, 474, 475, 477, 488, 491
ネビラピン　329
ネルフィナビルメシル酸塩　132, 276, 515
ノギテカン塩酸塩　358
ノルトリプチリン塩酸塩
　59, 60, 62, 69, 71, 77, 583, 584
ノルフロキサシン　22, 23, 49, 50, 51

は行

バゼドキシフェン酢酸塩
　385, 386, 388, 400, 403
八味地黄丸　426
バニプレビル　76, 456
バラシクロビル塩酸塩　58, 60, 61, 68, 70
バルサルタン　146, 154, 155
バルデナフィル塩酸塩水和物
　76, 199, 280, 426
バルプロ酸ナトリウム
　63, 197, 329, 330, 541, 587
ハロキサゾラム　511, 513
パロキセチン塩酸塩水和物
　233, 277, 441, 539, 542, 544, 568, 582, 584, 586, 587, 590, 597
ハロタン　116
ハロペリドール　374, 477, 590
パンテチン　129
ピオグリタゾン塩酸塩　173, 174, 175, 176
ビキサロマー　154
ピコスルファートナトリウム水和物
　472, 473, 474, 487, 490
ビサコジル　474, 488, 491
ビソプロロールフマル酸塩
　146, 147, 148, 150, 193, 228, 229, 230, 231, 234, 235, 236, 260, 269, 272, 310, 320, 322
ピタバスタチンカルシウム
　128, 130, 131, 134, 192
ビダラビン　58, 59, 60
ヒドララジン塩酸塩　147, 152
ヒドロキシクロロキン硫酸塩　280
ヒドロキシジン塩酸塩　92
ヒドロクロロチアジド　198, 199, 259, 359, 546
ピペミド酸水和物　22, 50
ビペリデン塩酸塩　545, 564, 565, 578
ビマトプロスト　497
ピモジド
　22, 50, 76, 442, 443, 456, 586, 589, 590
ピモベンダン　224, 229, 230, 260
ピラジナミド　178, 358
ビラスチン　88, 90, 93, 96, 106
ピルシカイニド塩酸塩水和物
　96, 269, 270, 271, 273, 274, 278, 279, 281, 309, 312, 320, 321, 323, 349
ビルダグリプチン
　157, 171, 173, 174, 178, 186
ピルメノール塩酸塩水和物
　77, 269, 270, 271, 280, 282, 309, 312
ピレタニド　229, 230
ピレンゼピン塩酸塩水和物　453, 455, 469
ピロカルピン塩酸塩　496, 497, 498, 508
ピロキシカム　200, 360
ピロヘプチン塩酸塩　564
ビンクリスチン硫酸塩　77
ピンドロール　146, 149, 150
ファモチジン　78, 453, 455, 468
ファレカルシトリオール　392
フィトナジオン　331
フィナステリド　423
フィンゴリモド塩酸塩　157, 235, 280
フェキソフェナジン塩酸塩
　50, 77, 88, 90, 93, 94, 95, 105, 106, 476
フェキソフェナジン塩酸塩・塩酸プソイドエフェドリン
　88, 91, 92, 93, 94, 95, 96
フェソテロジンフマル酸塩
　438, 439, 440, 441, 447, 449
フェニトイン
　62, 94, 152, 178, 197, 198, 277, 278, 327, 329, 359, 360, 375, 391, 425, 442, 457, 459, 544, 586, 590
フェニトインナトリウム　412
フェノバルビタール
　95, 278, 375, 425, 458, 544
フェノフィブラート60, 129, 130, 135, 143, 358
フェブキソスタット
　355, 356, 358, 359, 365, 367
フェロジピン　146, 148, 149, 152, 234
フェンタニルクエン酸塩　282
副腎皮質ステロイド製剤　518
ブシ　426
ブセレリン酢酸塩　178
ブチルスコポラミン臭化物　545
ブデソニド　111, 114
ブデソニド・ホルモテロールフマル酸塩水和物
　112
ブテナフィン塩酸塩　74
ブナゾシン塩酸塩
　146, 153, 496, 497, 499, 508
ブホルミン塩酸塩　173, 174
ブメタニド　229, 230
プラスグレル塩酸塩 190, 195, 196, 197, 200, 217, 222
プラゾシン塩酸塩　422, 431
プラノプロフェン　354, 356
プラバスタチンナトリウム　128, 131, 143
プラミペキソール塩酸塩水和物
　460, 562, 564, 565, 567, 575, 578
プランルカスト水和物
　88, 91, 95, 196, 111, 114, 115, 126

ブリモニジン酒石酸塩　　497, 499, 500, 506
ブリンゾラミド
　　　496, 497, 498, 499, 501, 507, 508
フルコナゾール
　　　77, 132, 133, 151, 276, 327, 329, 516
フルチカゾンフランカルボン酸エステル
　　　　　　　　　　　　　　　88, 91, 95
フルチカゾンプロピオン酸エステル
　　　　　　　　　　　　　88, 91, 95, 111
フルドロコルチゾン酢酸エステル　　539
フルニトラゼパム　　　511, 512, 513, 535
フルバスタチン
フルバスタチンナトリウム
　　　128, 130, 132, 133, 134, 194, 331
フルフェナム酸アルミニウム 58, 59, 60, 61, 62
フルボキサミンマレイン酸塩
　　200, 373, 374, 515, 544, 568, 582, 584,
　　586, 587, 597, 598
フルラゼパム塩酸塩　　511, 512, 513, 515
プルリフロキサシン　　　　22, 23, 50, 459
フレカイニド酢酸塩
　　234, 269, 270, 271, 273, 274, 276, 277,
　　279, 280, 281, 282, 309, 312, 313, 320,
　　321, 323, 349, 441, 442, 587
プレガバリン　　　　　　59, 60, 64, 69, 72
プレドニゾロン
　　94, 113, 114, 331, 354, 360, 371, 372,
　　376
プロカインアミド塩酸塩
　　52, 269, 271, 273, 274, 312, 313, 320,
　　460
プロカテロール塩酸塩　　　　　　112, 124
プロキシフィリン・エフェドリン　　　　92
プロクロルペラジン　　　　　　　　　477
フロセミド
　　146, 150, 151, 153, 198, 199, 228, 229,
　　230, 232, 259, 264
ブロチゾラム　　　　　　　　511, 512, 513
ブロナンセリン　　　　　　　　　　　76
プロパフェノン塩酸塩
　　77, 234, 269, 270, 271, 273, 274, 276,
　　277, 278, 281, 313, 321, 323, 349, 441,
　　442, 587
プロパンテリン臭化物　　　　　　　　233
プロピベリン塩酸塩
　　　　　　　425, 438, 439, 440, 447, 449

プロピルチオウラシル
　　　　　233, 409, 410, 412, 418, 419
プロフェナミン塩酸塩　　　　　564, 565
プロフェナミンヒベンズ酸塩　　　　564
プロブコール　　128, 130, 134, 136, 141, 144
プロプラノロール塩酸塩
　　98, 146, 147, 148, 149, 150, 151, 152,
　　155, 178, 199, 269, 270, 272, 277, 279,
　　322, 409, 546, 586
プロベネシド
　　23, 35, 61, 176, 177, 201, 329, 355, 356,
　　358, 359, 367, 460
ブロムヘキシン塩酸塩　　　　　　　　49
ブロモクリプチンメシル酸塩
　　　　　562, 564, 565, 566, 569, 578
ヘキサミン　　　　　　　　　　　　357
ベクロメタゾンプロピオン酸エステル
　　　　　　　　　88, 93, 106, 111, 115
ベザフィブラート
　　　129, 130, 132, 133, 134, 143, 327, 330
ベタキソロール塩酸塩
　　　　　146, 148, 150, 495, 497, 498, 500
ベタネコール塩化物　　　　　　　　501
ベタヒスチンメシル酸塩　　370, 371, 379, 381
ベタメタゾン・d-クロルフェニラミンマレイン酸塩
　　　　　　　　　　　　　　　　88, 91
ベタメタゾンリン酸エステルナトリウム　88
ベチジン塩酸塩　　　　　　　　　　568
ベナゼプリル塩酸塩　　　　　　　　157
ベニジピン塩酸塩　　　　　　146, 149, 193
ペニシラミン　　　　　　　　　　　475
ヘパリン　　　　　　　　　　　　　236
ベバントロール塩酸塩　　　　146, 148, 150
ベプリジル塩酸塩水和物
　　76, 269, 270, 272, 273, 274, 275, 276,
　　277, 278, 279, 280, 281, 282, 310, 311,
　　314, 319, 320, 323, 349
ペポタスチンベシル酸塩　　　88, 90, 92, 93
ペマフィブラート
　　　　　129, 130, 131, 133, 134, 143
ペミロラストカリウム
　　　　　88, 90, 92, 93, 105, 112, 113, 114
ベラパミル塩酸塩
　　132, 154, 157, 216, 234, 235, 269, 270,
　　272, 273, 274, 276, 277, 278, 279, 280,
　　281, 282, 310, 311, 319, 320, 322, 323,
　　328, 348, 500, 515, 518

ペラミビル 34, 42, 43, 45	ミルタザピン 568, 583, 584, 587, 596, 597, 598, 599	モンテルカストナトリウム 88, 91, 93, 95, 106, 111, 114
ペリントプリルエルブミン 147	ミルナシプラン塩酸塩 539, 568, 582, 584, 585, 590, 598	**や行**
ペルゴリドメシル酸塩 562, 565, 567, 578	ミルリノン 261	抑肝散 538, 539, 543, 546, 559
ベンズブロマロン 153, 201, 233, 328, 355, 356, 358, 359, 365, 367	メキシレチン塩酸塩 269, 270, 271, 273, 274, 275, 277, 278, 279, 280, 281, 309, 312, 313	**ら行**
ベンダザック 58	メキタジン 88, 92, 93, 97, 105, 113, 114, 116, 117, 126	酪酸菌製剤 29
ペンタミジンイセチオン酸塩 280	メチクラン 146, 149	ラクチトール水和物 178
ベンチルヒドロクロロチアジド 134	メチルエフェドリン塩酸塩 92	ラクツロース 178
ペントスタチン 359	メチルジゴキシン 228, 229, 232, 272, 281, 458, 459	ラタノプロスト 495, 497, 508
ベンラファキシン塩酸塩 583, 584, 585, 587, 588, 590, 598, 599	メチルテストステロン 331	ラニチジン塩酸塩 132, 178, 455, 458, 459
ボグリボース 174	メチルドパ 97, 147	ラニナミビルオクタン酸エステル水和物 34, 42, 43, 45
ホスアンプレナビルカルシウム水和物 132, 276	メチルフェニデート塩酸塩 587	ラパチニブトシル酸塩水和物 278
ホスフルコナゾール 132, 276, 327	メトキサレン 97	ラフチジン 455
ボセンタン水和物 175, 328	メトクロプラミド 232, 370, 371, 372, 374, 379, 381, 473, 474, 475, 477, 478, 489, 491, 492, 568	ラベタロール塩酸塩 146, 147, 149, 150, 157
ボノプラザンフマル酸塩 453, 455, 457, 458, 459	メトトレキサート 23, 61, 197, 357, 358, 460	ラベプラゾールナトリウム 198, 453, 455, 458, 459, 460, 478
ポリエンフォスファチジルコリン 129	メトプロロール酒石酸塩 146, 149, 150, 152, 276, 277, 409, 442, 587, 589, 590	ラマトロバン 88, 93, 96, 97, 114, 115, 116, 197
ポリカルボフィルカルシウム 472, 473, 474, 476, 478, 486, 487, 491	メトホルミン塩酸塩 172, 173, 174, 175, 238	ラメルテオン 511, 513, 514, 515, 516, 530, 531, 536, 539
ボリコナゾール 132, 457, 515	メトロニダゾール 453, 455, 456, 457, 458, 464, 465	ラロキシフェン塩酸塩 385, 386, 388, 391, 393, 399, 400, 403
ポリスチレンスルホン酸カルシウム 459, 476	メナテトレノン 330, 331, 385, 387, 389, 392	ランジオロール 320
ま行	メフェナム酸 21	ランソプラゾール 453, 455, 457, 458, 459, 460, 587
マオウ 116	メフルシド 146, 149, 151	リオシグアト 76, 156, 199, 426
マキサカルシトール 392	メフロキン塩酸塩 281	リオチロニンナトリウム 409, 410, 411, 418
マザチコール塩酸塩水和物 564	メマンチン塩酸塩 538, 540, 541, 542, 543, 544, 546, 556, 558	リキシセナチド 173, 177
マジンドール 569	メルカプトプリン水和物 358	リザトリプタン安息香酸塩 155
マプロチリン塩酸塩 77, 374, 500, 516, 583, 584, 585, 587, 589, 590, 598	メロキシカム 78, 278	リシノプリル水和物 229, 230, 231, 260
ミアンセリン塩酸塩 583, 596	モキシフロキサシン塩酸塩 24, 52, 280	リスペリドン 538, 541, 544, 545, 556, 587, 588
ミグリトール 172, 173, 177, 178, 233	モザパプタン塩酸塩 238	リセドロン酸ナトリウム水和物 384, 385, 387, 388, 389
ミコナゾール硝酸塩 131, 132, 151, 276, 328	モサプリドクエン酸塩水和物 473, 474, 477, 489, 491, 539, 582	リドカイン塩酸塩 152, 269, 270, 278, 279, 281, 309, 312, 313
ミコフェノール酸モフェチル 61	モメタゾンフランカルボン酸エステル水和物 88, 91	リトナビル 62, 77, 95, 96, 132, 276, 373, 425, 442, 458, 515, 586, 587
ミソプロストール 453, 455, 459, 460, 467, 469, 478	モルヒネ塩酸塩 64	リナグリプチン 171, 174, 186
ミダゾラム 277	モンテプラーゼ 213	
ミチグリニドカルシウム水和物 173, 176		
ミトタン 154, 236		
ミドドリン塩酸塩 539		
ミノドロン酸水和物 384, 385, 386, 388, 389		
ミラベグロン 152, 234, 276, 280, 438, 439, 440, 441, 442, 448, 449		

リナクロチド	472, 473, 474, 486, 488, 491
リバーロキサバン	76, 200, 319, 321, 324, 325, 326, 327, 328, 329, 340, 342, 344, 345, 352
リパスジル塩酸塩水和物	496, 497, 506, 508
リバスチグミン	538, 541, 542, 545, 555, 557
リファブチン	457
リファンピシン	22, 50, 62, 77, 94, 95, 115, 132, 133, 152, 153, 157, 171, 176, 177, 232, 234, 278, 328, 329, 360, 375, 391, 412, 425, 441, 442, 457, 515, 544, 566
硫酸キニジン	62
リラグルチド	173
リラナフタート	74
リルゾール	115
リルピビリン硫酸塩	458
リルマザホン塩酸塩水和物	511, 513
リン酸水素カルシウム水和物	385
ルセオグリフロジン水和物	171, 173
ルパタジンフマル酸塩	88, 92, 93, 95, 97, 105
ルビプロストン	472, 473, 474, 486, 487, 491, 539
ルリコナゾール	74, 79
レジパスビルアセトン付加物・ソホスブビル	279
レセルピン	97, 234, 235, 282, 374, 477, 500
レパグリニド	172, 173, 176, 198
レボカバスチン塩酸塩	88, 93, 96
レボセチリジン塩酸塩	88, 92, 93, 96, 97, 105, 106
レボチロキシンナトリウム水和物	233, 330, 409, 410, 411, 418
レボドパ	539, 544, 564, 566, 567, 568, 574, 589
レボドパ・カルビドパ水和物	562, 564
レボドパ・ベンセラジド塩酸塩	564
レボブノロール塩酸塩	496, 497, 499, 500
レボフロキサシン水和物	48, 51
ロキサチジン酢酸エステル塩酸塩	455
ロキシスロマイシン	48, 49, 50
ロキソプロフェンナトリウム水和物	58, 200
ロサルタンカリウム	146, 151, 164, 358
ロスバスタチンカルシウム	128, 130, 131, 133, 134, 135, 177, 192, 331, 478
ロチゴチン	539, 564, 565, 575, 578
ロピニロール塩酸塩	562, 564, 565, 567, 575, 578
ロフェプラミン塩酸塩	584, 585
ロミタピドメシル酸塩	129, 130, 131, 132, 133, 134, 142, 144
ロメフロキサシン	30
ロラゼパム	64, 542
ロラタジン	88, 90, 92, 93, 95, 105, 106
ロルメタゼパム	511, 513

わ 行

ワクシニアウイルス接種家兎炎症皮膚抽出液含有製剤	59, 60, 64, 69, 72
ワルファリンカリウム	23, 24, 50, 51, 62, 77, 94, 97, 115, 117, 132, 133, 134, 135, 136, 152, 177, 197, 200, 277, 319, 321, 324, 325, 326, 327, 328, 329, 330, 331, 339, 340, 341, 344, 345, 351, 352, 357, 358, 359, 360, 376, 392, 412, 457, 458, 459, 587, 588, 590

商品名索引

欧文

EPL	129
MDSコーワ	129, 330
MS温シップ「タイホウ」	59

あ行

アーチスト　146, 149, 150, 153, 194, 228, 229, 230, 232, 234, 260, 269, 272, 322, 546
アーテン　545, 562, 564, 565
アイトロール　193, 194, 196, 199, 215, 220
アイピーディ　88, 114
アイファガン　497, 499, 500, 506
アイミクス　146
アカルディ　224, 229
アキネトン　545, 564, 565, 578
アクセノン　327, 329
アクチバシン　213
アクトス　173, 174, 176
アクトネル　384, 385, 387, 388, 389, 399
アコレート　111, 114, 126
アザニン　358
アシノン　455
亜硝酸アミル　426
アジルバ　146
アストフィリン　92
アストモリジン　92
アスパラ-CA　385, 388
アスペノン　269, 271, 274, 277
アスペリン　20, 27, 30
アズマネックス　110
アセタノール　146, 148, 150
アゼプチン　88, 90, 93
アダラート　146, 147, 148, 149, 152, 193, 194, 518
アタラックス　92
アテディオ　146
アデノスキャン　116
アデホスコーワ　370, 371, 375, 380
アデムパス　76, 156, 199, 426
アドエア　110, 112
アドシルカ　76, 199, 456
アトニン-O　569
アナフラニール　500, 584, 585, 589
アバプロ　146, 157, 164

アビリット　459, 477, 584, 585, 588, 597, 599
アブストラル　282
アブネカット　198, 277, 518
アブルウェイ　171, 173, 177
アブレゾリン　147, 152
アベマイド　173, 174, 176, 359
アベロックス　24, 52, 280
アポプロン　97, 234, 282, 374, 477, 500
アポルブ　422, 423, 425, 428, 432
アマリール　172, 173, 197
アミサリン　52, 269, 271, 273, 274, 277, 280, 460
アミティーザ　472, 473, 486, 487, 491, 539
アムロジン　146, 147, 149, 153
アモキサン　500, 583, 584, 585
アモバン　511, 513, 514, 516, 535, 542
アラセナ-A　358
アラセナーA　58, 59, 60
アラミスト　88, 91, 95
アリセプト　200, 276, 501, 538, 539, 541, 542, 544, 545, 555, 557
アリビット　374
アルサルミン　453, 454, 458, 466, 467, 469
アルダクトン　224, 229, 230, 232, 236, 360
アルダクトンA　146, 148, 151, 153, 154, 228
アルタット　455
アルドメット　97, 147
アルファロール　385, 389, 392, 401, 476
アルボ　354, 356
アレギサール　88, 90, 92, 105, 112, 113
アレグラ　50, 77, 88, 90, 93, 94, 95, 105, 476
アレジオン　88, 90, 93, 105, 112, 114, 126
アレステン　146, 149
アレビアチン　62, 94, 152, 178, 197, 198, 277, 327, 359, 375, 391, 412, 425, 442, 457, 459, 586, 590
アレビオチン　544
アレリックス　229, 230
アレロック　88, 90, 93, 105
アロチノロール塩酸塩「DSP」　146
アロビックス　545
アンカロン　24, 52, 77, 153, 157, 178, 232, 269, 272, 273, 274, 276, 280, 313, 319, 322, 323, 328, 330, 412, 416

アンチレクス	491	エクジェイド	176
アンプリット	584, 585	エクセルダーム	74
イーシー・ドパール	564	エジュラント	458
イーフェンバッカル	282	エストラーナ	387
イグザレルト		エストリール	385, 387, 388
76, 200, 319, 321, 324, 325, 327, 342, 352		エックスフォージ	146
		エディロール	385, 386, 389, 392, 401
イクセロン	538, 541, 542, 545, 555, 557	エナルモン	331
イスコチン	77, 176, 178, 566	エバステル	88, 90, 91, 93, 95, 105
イソバイド	370, 371, 379, 380	エバデール	
イソメニール	568	129, 130, 135, 141, 144, 200, 217, 330	
イトリゾール		エバミール	511, 513
74, 75, 76, 78, 83, 84, 95, 115, 131, 151, 176, 234, 276, 327, 424, 442, 459, 515, 544, 566		エビスタ	
		385, 386, 388, 391, 393, 399, 400, 403	
		エビプロスタット	423, 424, 430
イナビル	34, 42, 43, 45	エビリファイ	538, 541, 544, 545, 557
イフェクサーSR		エフィエント	190, 196, 200, 217, 222
583, 584, 585, 587, 590, 598		エフェドリン	92
イミグラン	155	エフピー	
イミドール	584, 585, 589, 590	63, 96, 563, 564, 565, 567, 568, 569, 575, 576, 579, 588	
イムセラ	157, 235, 280		
イムブルビカ	76	エブランチル	146, 149, 422, 431, 539
イムラン	358	エラスチーム	129
イメンド	132	エリキュース	
イルトラ	146	278, 319, 321, 324, 325, 329, 343, 352	
イルベタン	146, 157, 164	エリザス	88, 93
イレッサ	459	エリスロシン	
インスリングラルギンBS	173	49, 94, 276, 360, 376, 544, 566, 587	
インタール	88, 112, 114	エリックス	88
インダシン	155	エリミン	514
インテバン	354, 355, 356, 359	エルシトニン	385, 389
インデラル		塩酸キニーネ	330
98, 146, 147, 148, 150, 152, 155, 178, 199, 269, 272, 277, 322, 409, 546, 586		エンドキサン	358
		オイグルコン	22, 51, 173, 175, 457
インヒベース	146, 151	オイテンシン	150, 198, 199
インビラーゼ	131, 276, 515	オーラップ	
インフリー	24, 200	22, 50, 76, 442, 443, 456, 586, 589	
ヴァイデックス	359	オキサロール	392
ヴィキラックス	131, 132, 152	オキシコンチン	64
ウプレチド	496, 497, 500, 508, 545	オキノーム	64
ウラリット	355, 357	オクソラレン	97, 117
ウラリット-U	355	オステン	
ウリアデック	358, 365, 367	385, 388, 389, 391, 393, 399, 401, 404	
ウリトス	438, 439, 447, 449	オゼックス	22, 50
エイゾプト	496, 497, 498, 501, 507	オノン	88, 91, 95, 106, 111, 114, 115, 126
エカード	146	オパイリン	58, 59, 60, 61, 62
エクア	157, 171, 173, 174, 178, 186	オピスタン	568

オビソート 545	キックリン 154	コディオ 146
オペプリム 154, 236	キニジン硫酸塩 271	コナン 146, 153
オメプラール	キネダック 176	コニール 146, 149, 193, 194, 195
132, 198, 217, 328, 373, 453, 455, 457, 544, 587	キプレス 88, 91, 93, 95, 106, 111, 114	コバシル 147
	キュバール 110, 111, 115, 122	コホリン 359
オメプラゾン	クエストラン	コムタン
132, 198, 217, 328, 373, 455, 457, 544, 587	62, 129, 154, 232, 237, 327, 411	563, 564, 565, 566, 569, 570, 575, 579
オルベスコ 110, 111	グラクティブ 171, 174, 177, 186	コルヒチン 354, 356, 457
オルメテック 146	グラケー 330, 385, 387, 389, 392	コルベット 331, 360
オングリザ 171, 174, 176, 186	グラジナ 132	コレキサミン 129, 130, 131, 141
オンコビン 77	グラセプター 152, 154, 200, 236, 373, 457	コレバイン
	グラナテック 496, 497, 506, 508	130, 134, 140, 143, 232, 391, 411
	クラビット 48, 51	コレバインミニ 128
か行	グラマリール 538	コロネル
	クラリシッド	472, 473, 474, 476, 478, 486, 487, 491
カイロック	48, 49, 132, 176, 277, 328, 425, 453, 455, 456, 465, 467, 515, 544, 566	コンサータ 587
132, 152, 232, 328, 373, 455, 457, 460, 468, 515, 543, 586	クラリス	コンスタン 233, 587
ガスター 78, 453, 454, 455, 468	49, 132, 176, 277, 328, 425, 455, 456, 465, 467, 515, 544, 566	コントミン 152, 374, 499
ガストロゼピン 453, 455, 469	クラリチン 88, 90, 92, 95, 105	コンビビル 62
ガスモチン	グランダキシン 132, 370, 371, 373, 374	コンベック 58, 60
473, 474, 477, 489, 491, 539, 582	クリアクター 213	
カタクロット 200	クリアミン 22, 50, 76, 456	**さ行**
カタプレス 156, 234, 282, 565, 589	クリキシバン 77, 132, 276, 515, 590	
カチーフ 331	グリコラン 173, 174	サークレチンS 381
カナグル 171, 173, 177	クリノリル 24	ザイザル 88, 92, 93, 96, 97, 105
ガナトン 473, 477, 489, 491	グリベック 132, 152	サイトテック
カバサール 562, 565, 566, 578	グリミクロン 172, 173, 174	453, 454, 455, 459, 460, 467, 469, 478
ガバペン 478	グルコバイ 173, 177, 178, 186, 233	サイレース 511, 513, 535
カプサイシン 59	グルトパ 213	ザイロリック
カプトリル 146, 147, 157, 359	グルファスト 173	157, 176, 328, 355, 356, 358, 365, 367
カムリード 453, 454, 469	グレースビット 475	サインバルタ
カリクレイン 381	クレストール	276, 568, 582, 584, 585, 587, 599
カリメート 459, 476	128, 130, 131, 135, 177, 192, 194, 331, 478	ザクラス 146
カルグート 229	クレナフィン 74, 79	ザジテン 88, 93, 97, 105, 114, 126
カルシトラン 385	クロマイ 176	サデルガ 276, 280
カルチコール 234	クロルプロマジン 152	サノレックス 569
カルデナリン 146, 147	クロロマイセチン 176	ザファテック 171, 174, 175
カルナクリン 370, 371, 372, 375, 381	ケアラム 331, 360	サプレスタ 146, 148
カルバン 146, 148, 150	ケイツー 385	サムスカ 228, 229, 230, 234, 236
カルビスケン 146, 149, 150	ケーワン 331	サラゾピリン 233
カルブロック 76, 146, 148, 151, 152, 234	ケタス 88, 93, 114, 117, 126	サルタノール 282
カレトラ 132, 515	ケタラール 116	ザルティア 76, 199, 422, 425, 430, 432, 456
カロナール 20, 21, 24, 27, 30, 331	ケルロング 146, 148, 150	サワシリン
キサラタン 495, 497, 508	ゲンタシン 176	20, 23, 48, 49, 453, 455, 456, 459, 465, 468
キサンボン 200		ザンタック 132, 178, 455, 458, 459
キシロカイン 269, 281		

サンディミュン	22, 50, 78, 94, 131, 152, 154, 176, 198, 200, 232, 358, 359, 360, 376
サンドスタチン	566
サンピロ	496, 497, 498, 499, 505, 508
サンリズム	96, 269, 271, 273, 274, 278, 281, 323
ジェイゾロフト	538, 568, 582, 584, 586, 590, 598
シグマート	193, 194, 195, 196, 199, 217, 219, 261
ジゴシン	23, 61, 77, 132, 153, 157, 177, 229, 272, 319, 322, 357, 392, 412, 442, 458, 476, 478, 500, 515, 546, 588, 590
ジスロマック	95, 478
シダキュア	92, 98
シダトレン	92, 94, 98
シナシッド	515
ジヒデルゴット	50, 456
ジフルカン	77, 132, 151, 276, 327, 516
ジプレキサ	50, 538, 541, 544, 545, 556, 587
シプロキサン	22, 23, 50, 77, 132, 176, 544, 567, 587
ジベトス	173, 174
ジベトンS	173, 174
シベノール	269, 271, 273, 274, 279, 280, 323
シムビコート	110, 112
ジメリン	173, 174, 178
ジメンシー	76
ジャクスタピッド	129, 130, 132, 142, 144
ジャディアンス	171, 173
ジャヌビア	171, 172, 174, 177, 186
シュアポスト	172, 173, 176, 198
ジュリナ	385, 388
小児用バクシダール	49
ジルダザック	58
ジルテック	88, 90, 92, 93, 96, 97, 105, 279
ジレニア	157, 235, 280
シングレア	88, 91, 93, 95, 106, 114
シンビット	269, 278, 280, 314
シンメトレル	153, 233, 544, 562, 564, 565, 567, 569, 575, 576, 579
新レシカルボン	472, 473, 488, 491
シンレスタール	130, 134, 136, 141, 144
スイニー	171, 174, 177, 186
スーグラ	171, 173
スオード	22, 23, 50
スキサメトニウム	235
スターシス	134, 135, 173, 175, 176, 186, 358
スタデルム	58, 60
スタリビルド	131
ステーブラ	439, 447, 449
ストックリン	132, 515, 568, 588
スピリーバ	113, 114
スプレキュア	178
スプレンジール	146, 148, 149, 152, 234
スルガム	21, 60, 135
スルプロチン	58, 60, 135
スルモンチール	584, 585
スレンダム	60, 135
スンベプラ	76, 276, 456
セイブル	172, 173, 177, 178, 233
ゼスラン	88, 92, 93, 97, 105, 113, 114, 116, 117, 126
セタプリル	146, 157
ゼチーア	129, 130, 131, 134, 135, 141, 144, 218, 219
セディール	156
セドリーナ	545
セパメット	147
セファドール	370, 371, 374, 379, 381
セフゾン	22, 29, 51, 53, 476
ゼフナート	74
セララ	76, 146, 148, 150, 151, 154, 236, 360
セルシン	22, 51, 64, 233, 370, 371, 372, 373, 374, 457
セルセプト	61, 475
セルテクト	88, 90, 92, 95, 97, 105, 114, 116, 126
セルニルトン	423
セレキノン	473, 486, 489, 492
セレクトール	146, 148
セレコックス	328, 478
セレスタミン	88, 91, 93, 97, 98
セレニカ	63, 197, 329, 330, 541, 587
セレネース	374, 477, 590
セレベント	112

セロクエル 538, 541, 544, 545, 556	ツムラ大建中湯エキス 473	ドメナン 114
セロケン	ツムラ八味地黄丸エキス 423	ドラール 511, 512, 513, 514, 530
146, 149, 150, 152, 276, 442, 587, 589, 590	ツムラ抑肝散エキス 542	トライコア 60, 130, 135, 143, 358
ゾーミッグ 50, 155	デアメリンS 173, 174	トラクリア 175, 328
ソセゴン 22, 64	ディオバン 146, 154, 155	トラゼンタ 171, 174, 186
ソタコール	ディレグラ 88, 91, 92, 93, 94, 95, 96	トラバタンズ 495, 497, 499
269, 272, 273, 274, 280, 314, 323	テオドール	トラマール 64, 568, 589
ゾビラックス 58, 60, 61, 68, 70, 358	22, 50, 62, 77, 96, 111, 123, 198, 277, 358, 391, 457, 518, 586	トラマゾリン 88, 91, 93
ソメリン 511, 513, 514	テグレトール	トランデート 146, 147, 149, 150, 157
ソラナックス 233, 587	22, 62, 77, 157, 277, 328, 374, 391, 412, 457, 478, 538, 541, 544, 566, 586	トリテレン
ソランタール 58, 59, 60	デザレックス 88, 90, 92, 105	24, 146, 149, 150, 154, 166, 229, 230, 236, 359
ソルファ 88, 93	テシプール 585, 596	トリプタノール
ゾレア 110	デジレル	59, 60, 62, 63, 69, 71, 77, 583, 584, 585, 589
	233, 538, 569, 583, 584, 587, 588, 590, 597	トリヘキシン 545
た 行	デタントール 146, 153, 496, 497, 499, 508	トリモール 564
	テトラミド 583, 596	ドルコール 22, 50
ダイアート 229, 230	デトルシトール 425, 438, 439, 441, 447, 449	トルソプト 496, 497, 499, 501, 507
ダイアモックス	テナキシル 146, 153	ドルミカム 277
197, 370, 371, 372, 374, 375, 379, 381, 543	テネリア 171, 174, 178, 186	トルリシティ 174, 177
タイケルブ 278	テノーミン 146, 148, 150, 279, 322, 546	トレシーバ 172
ダイドロネル 385, 388, 389, 391, 399	デノタスチュアブル 387	トレドミン 539, 568, 582, 584, 585, 590, 598
ダオニール 22, 51, 173, 175, 457	デパケン 63, 197, 329, 330, 541, 587	
タガメット	デパス 371, 372, 374, 511	**な 行**
61, 77, 115, 132, 152, 232, 328, 373, 455, 457, 460, 468, 515, 543, 586	デプロメール	
タケキャブ 454, 455, 457	200, 373, 515, 544, 568, 584, 586, 597	ナイキサン
タケプロン 453, 454, 455, 457, 587	デベルザ 171, 173, 177	58, 60, 61, 62, 63, 200, 354, 355, 356, 359, 360, 365
タナトリル 146	デュオドーパ 564	ナウゼリン
タプロス 497, 508	テラビック 77, 131, 276, 280, 425, 515	473, 476, 477, 478, 489, 491, 539, 563
タプロスミニ 497, 508	テリボン	ナシビン 96
タベジール 88, 93, 97	237, 384, 385, 386, 389, 392, 400, 103	ナゾネックス 88, 91
タミフル 34, 35, 42, 44	テルネリン 50, 198, 586	ナディック 146, 150, 151, 272, 322
タリオン 88, 90, 91, 92	テレミンソフト 474, 488, 491	ナトリックス 146, 153
ダルメート 511, 512, 513, 515	ドグマチール	ニコモール 144
ダントリウム 154, 279, 375, 516	374, 459, 477, 583, 584, 585, 588, 597, 599	ニゾラール 79
タンボコール	トスキサシン 22, 50	ニトロール 196, 199, 215, 220, 426
234, 269, 271, 273, 274, 276, 277, 280, 323, 441, 442, 587	ドパストン 539, 544, 564, 566, 567, 568, 589	ニトログリセリン 215
チウラジール 233, 409, 410, 412, 418, 419	ドパゾール 539, 544, 589	ニトロダーム 196, 199, 215, 219
チノ 134	トパルジック 60, 135	ニトロペン 192, 196, 199, 215, 219
チバセン 157	トビエース 438, 439, 441, 447, 449	ニバジール 146, 148, 149, 153
チモプトール 495, 497, 500, 587	トピロリック 358, 365, 367	ニプラノール 497, 500
チモプトールXE 499	ドプス 97, 539, 564, 565, 568, 569, 575, 579	ニフラン 354, 356
チラーヂンS 233, 330, 409, 410, 411, 418	トフラニール 77, 583, 584, 585, 589, 590	ニポラジン
チロナミン 410, 411, 418	ドミン 562, 564, 565, 578	88, 92, 93, 97, 105, 113, 114, 116, 117, 126

ニュートライド	546
ニュープロ	539, 564, 565, 574, 578
ニューロタン	146, 151, 164, 358
ネオーラル	22, 50, 78, 94, 131, 152, 154, 176, 198, 200, 232, 358, 359, 360, 376
ネオキシ	438, 439, 440, 447
ネオドパストン	564, 574
ネキシウム	453, 454, 455, 457
ネシーナ	171, 174, 186
ネルボン	511, 513
ノイロトロピン	59, 60, 64, 69, 72
ノウリアスト	132, 563, 564, 565, 566, 570, 576, 579
ノービア	62, 77, 95, 132, 276, 373, 425, 442, 458, 515, 586
ノーマルン	584
ノックビン	458
ノバミン	477
ノリトレン	60, 62, 69, 71, 77, 583, 584
ノルバスク	146, 147, 149, 153, 193
ノルモナール	146, 153

は行

パーキネス	545
パーキン	564, 565
パーセリン	422, 423, 432
ハーボニー	279
パーロデル	562, 564, 565, 566, 569, 578
バイアグラ	76, 156, 199, 426
バイアスピリン	96, 97, 192, 194, 195, 196, 197, 199, 214, 217, 220, 355, 359, 360, 376
バイエッタ	173, 175, 177, 188
ハイカムチン	358
バイカロン	146, 149, 151
ハイゼット	129
ハイトラシン	422, 431
バイナス	88, 93, 96, 97, 114, 115, 116, 197
ハイパジールコーワ	146, 150, 156, 496, 497, 500
バイミカード	76, 146, 148, 149, 151, 152, 194
バイロテンシン	152, 234
パキシル	233, 277, 441, 539, 542, 544, 568, 582, 584, 586, 590, 597
パキソ	200, 360
パキソナール	545
バクシダール	22, 23, 50
バクタ	62, 176
バクトラミン	62
バセトシン	20, 23, 49, 455, 456, 459, 465, 468
バソメット	422, 431
パタノール	88, 93
パップフォー	425, 438, 439, 447, 449
パナルジン	97, 115, 135, 195, 196, 198, 199, 217, 222, 587
バナン	23
バニヘップ	76, 456
パラプロスト	423
パリエット	198, 453, 454, 455, 478
バルコーゼ	472, 474, 486
ハルシオン	76, 133, 459, 511, 512, 513, 515
バルトレックス	58, 60, 61, 68, 70
ハルナール	422, 539
パルミコート	110, 111, 114
パルモディア	129, 130, 131, 143
バレオン	23, 30, 53
パントシン	129
ハンプ	224, 262, 426
ビ・シフロール	460, 562, 564, 565, 567, 575, 578
ビオフェルミンR	29
ビクシリン	20, 49, 359, 391
ビクトーザ	173
ビソノテープ	146, 148, 150
ビソルボン	49
ビタメジン	566
ヒダントール	62, 152, 178, 197, 198, 277, 327, 359, 375, 391, 425, 442, 459, 544, 586, 590
ビデュリオン	173, 175, 177, 188
ヒドラ	176, 178
ヒドロクロロチアジド	198
ピバレフリン	496, 497, 498, 499, 500, 506, 508
ビビアント	385, 386, 388, 400, 403
ヒプノール	513
ビプレッソ	538

索引

ピメノール	77, 269, 271, 280, 282
ビラセプト	132, 276, 515
ビラノア	88, 90, 93, 96, 106
ピラマイド	178, 358
ビラミューン	329
ファスティック	134, 135, 173, 175, 176, 186, 358
フィズリン	238
ブイフェンド	132, 457, 515
フェアストン	157, 237, 280
フェナゾール	60
フェノバール	95, 278, 425, 458, 544
フェブリク	355, 356, 358, 365, 367
フェルデン	200
フォサマック	384, 385, 387, 389, 399
フォシーガ	171, 173
フォスブロック	411
フォルテオ	237, 384, 385, 386, 389, 392, 400, 403
ブスコパン	545
プラケニル	280
プラザキサ	76, 200, 278, 319, 321, 324, 325, 327, 328, 331, 351
フラジール	453, 455, 456, 457, 464, 465
プラビックス	133, 176, 192, 195, 196, 198, 200, 214, 217, 220, 330, 457
プラリア	385, 387, 389, 401, 404
プラルエント	129
フランドル	196, 199, 215, 220
プリジスタ	276
フリバス	422, 539
プリプラチン	157, 238
プリリンタ	76
プリンペラン	233, 370, 371, 372, 374, 379, 381, 473, 477, 478, 489, 491, 568
フルイトラン	61, 62, 146, 147, 229, 230, 232
フルカム	200
フルスタン	392
ブルゼニド	472, 473
フルタイド	110, 111, 122
フルティフォーム	110
フルナーゼ	88, 91, 95
ブルフェン	200, 360
ブレジコビックス	77
プレタール	133, 135, 199, 457
プレドニン	94, 113, 114, 331, 354, 360, 370, 371, 372
プレマリン	385, 393
プレミネント	146, 546
プロ・バンサイン	233
フローセン	116
プログラフ	152, 154, 200, 236, 373, 457
プロジフ	132, 276, 327
フロジン	545
プロスタール	422, 423, 432
プロチアデン	584, 585
プロテカジン	455
プロニカ	112, 114, 116, 117
プロノン	77, 234, 269, 271, 273, 274, 276, 278, 281, 323, 441, 442, 587
プロパジール	233, 410, 412, 418, 419
プロプレス	146, 164, 193, 194, 228, 229, 260
プロペシア	423
フロモックス	20, 48, 49
フロリード	131, 151, 276, 328
フロリネフ	539
ベイスン	174
ベガ	112, 114
ペキロン	74
ペクタイト	49, 51
ベサコリン	501
ベザトール	129, 130, 132, 143, 327, 330
ベザリップ	130, 132, 143, 327, 330
ベシカム	60
ベシケア	425, 438, 439, 447, 449
ベタニス	152, 234, 276, 280, 438, 439, 441, 442, 448, 449
ベック	146, 148
ベトプティック	497, 498.5
ベトプティックエス	495, 498
ベナンバックス	280
ベネシッド	23, 35, 61, 176, 201, 329, 355, 356, 358, 367, 460
ベネット	384, 385, 388, 389, 399
ベハイド	134, 359
ベプリコール	76, 269, 272, 273, 274, 276, 278, 280, 314
ベミラストン	88, 92, 105, 113
ベリシット	129, 130, 131, 141, 144
ペルサンチン	375
ベルジピン	146, 147, 149, 152
ベルソムラ	76, 456, 511, 512, 513, 515, 516, 530, 532, 534
ペルタゾン	64
ヘルベッサー	96, 132, 146, 147, 148, 149, 157, 234, 269, 272, 273, 274, 277, 280, 314, 319, 322, 328, 329, 500, 515
ヘルベッサーR	193, 194, 195, 216
ペルマックス	562, 565, 567, 578
ペレックス	20, 21, 27, 30, 31
ベンザリン	511, 513
ペンタジン	22, 64
ペントナ	564
ペンレス	152
ホーネル	392
ホクナリン	112
ボスミン	412, 442, 545, 569
ホスレノール	411
ボナロン	384, 385, 387, 389, 399
ボノテオ	385, 386, 388, 389, 399
ボラキス	425, 438, 439, 440, 447
ボララミン	88, 93, 97, 98
ホリゾン	22, 51, 64, 233, 371, 372, 373, 374, 457
ポリフル	473, 474, 476, 478, 486, 487, 491
ボルタレン	20, 21, 27, 30, 155, 200, 233, 237
ボルトラック	178
ボンゾール	132, 330
ポンタール	21
ボンビバ	385, 386, 388, 389, 391, 399, 402

ま行

マーロックス	77, 411
マイスリー	511, 512, 513, 514, 531, 535
マイテラーゼ	545
マクサルト	155
マグミット	475
マドパー	564
マリゼブ	171, 174
ミオコール	192, 199, 215, 219

ミカトリオ	146
ミカムロ	146
ミカルディス	146, 147, 151, 157, 164, 233
ミケラン	146, 148, 497, 500
ミケランLA	495, 499
ミコブティン	457
ミコンビ	146
ミダフレッサ	277
ミニプレス	422, 431
ミヤBM	29
ミラドール	374, 459, 477, 584, 585, 588, 597, 599
ミラペックス	460, 564, 565, 567, 575, 578
ミリス	193, 194, 196, 199, 215, 219
ミルタックス	135
ミロル	496, 497, 499, 500
ムコソルバン	49
ムコダイン	48, 49
ムノバール	146, 234
メイアクトMS	49
メインテート	146, 147, 148, 150, 193, 195, 228, 229, 230, 234, 260, 269, 272, 322
メキシチール	269, 271, 273, 274, 275, 280
メジコン	77, 442, 544
メソトレキセート	460
メタルカプターゼ	475
メチエフ	92
メチルドパ	97
メトグルコ	172, 173, 174, 238
メトリジン	539
メネシット	562, 563, 564, 574
メバロチン	128, 131, 143
メファキン「ヒサミツ」	281
メプチン	112, 113, 124
メマリー	538, 541, 542, 543, 544, 546, 556, 558
メリスロン	370, 371, 379, 381
メルカゾール	233, 330, 409, 410, 412, 418
メンタックス	74
モービック	78, 278
モーラス	60, 135
モニラック	178

や行

ヤーズ	155

ユープレスドパ	97
ユーロジン	511, 513, 514, 515, 535
ユニコン	22, 198, 277, 518
ユニシア	146
ユニフィルLA	198, 277, 518
ユベラN	129, 141
ユリーフ	422, 424, 431
ユリノーム	153, 201, 233, 328, 355, 356, 358, 359, 365, 367

ら行

ラキソベロン	472, 473, 474, 487, 490
ラクツロース	178
ラシックス	146, 150, 153, 198, 199, 228, 230, 232
ラジレス	76, 154, 235
ラックビー	472, 486
ラニラピッド	228, 229, 232, 272, 458
ラピアクタ	34, 42, 43, 45
ラボナール	64
ラミシール	74, 75, 77, 78, 83, 84
ランサップ	453
ランダ	157, 238
ランタス	173
ランデル	153
ランドセン	539, 541
リーマス	23, 61, 153, 197, 357, 412, 582, 588
リウマトレックス	23, 61, 197, 357, 460
リカルボン	385, 386, 388, 389, 399
リキスミア	173, 177
リクシアナ	278, 319, 321, 324, 325, 328, 343, 352
リクラスト	399
リコモジュリン	200
リザベン	88, 91, 92, 94, 113, 115
リスパダール	538, 541, 544, 545, 556, 587
リスミー	511, 513
リズミック	569
リスモダン	24, 50, 77, 269, 271, 273, 274, 277, 280, 323
リズモン	497, 587
リズモンTG	499
リタリン	587

リノコート	88, 93, 196
リバスタッチ	538, 542, 545, 555, 557
リバロ	128, 130, 131, 192
リピディル	60, 129, 130, 135, 143, 358
リピトール	50, 77, 128, 130, 132, 135, 143, 178, 192, 195, 566
リファジン	22, 50, 62, 77, 94, 115, 132, 152, 157, 176, 232, 278, 328, 360, 375, 391, 412, 425, 441, 457, 515, 544, 566
リフレックス	568, 583, 584, 587, 596, 597, 598
リボスチン	88, 93, 96
リボトリール	539, 541
リポバス	50, 76, 128, 130, 131, 143, 152, 331
硫酸アトロピン	374
硫酸キニジン	76, 234, 273, 274, 276, 280, 441, 586
リリカ	59, 60, 64, 69, 72
リルテック	115
リレンザ	34, 42, 43, 45
リンゼス	472, 473, 486, 488, 491
リンデロン	88
ルコナック	74, 79
ルジオミール	77, 374, 500, 516, 583, 584, 585, 587, 589, 598
ルセフィ	171, 173
ルネスタ	511, 513, 514, 516, 535
ルネトロン	229, 230
ルパフィン	88, 92, 95, 97, 105
ルブラック	229, 230
ルボックス	200, 373, 515, 544, 568, 582, 584, 586, 597
ルミガン	497
ルリッド	48, 49, 50
レアタッツ	131, 276, 458
レキップ	562, 564, 565, 567, 575, 578
レキラシン	546
レクサプロ	538, 568, 582, 584, 585, 586, 589, 590, 598
レクシヴァ	132, 276
レザルタス	146
レスキュラ	495, 497
レスリン	233, 538, 569, 584, 587, 588, 590, 597
レトロビル	62, 359
レナジェル	411
レニベース	146, 147, 157, 193, 194, 199, 228, 229, 230, 260
レパーサ	129
レバチオ	76, 156, 199, 426
レビトラ	76, 199, 280, 426
レボレード	475
レミカット	88, 90, 93, 97
レミニール	235, 538, 541, 542, 544, 545, 555, 557
レメロン	568, 584, 587, 596, 597, 598
レラキシン	500, 516
レルベア	110
レンドルミン	511, 512, 513
ロイケリン	358
ローガン	146, 148, 150
ローコール	128, 130, 132, 194, 331
ロカルトロール	385, 389, 392, 476
ロキソニン	200
ロゼレム	511, 512, 513, 514, 515, 516, 530, 531, 534, 539
ロナセン	76
ロヒプノール	511, 512, 513, 535
ロプレソール	146, 149, 150, 152, 276, 409, 442, 587, 589, 590
ロラメット	511, 513
ロレルコ	128, 130, 134, 136, 141, 144
ロンゲス	229, 230, 260

わ行

ワーファリン	23, 50, 62, 77, 94, 97, 132, 135, 152, 177, 197, 200, 277, 319, 321, 324, 325, 327, 330, 357, 360, 376, 392, 412, 457, 567, 587, 588, 590
ワイパックス	64, 542
ワゴスチグミン	472, 474, 477, 488, 491
ワソラン	132, 154, 157, 216, 234, 235, 269, 272, 273, 274, 276, 280, 319, 322, 328, 515, 518
ワンアルファ	385, 389, 392, 401, 476
ワントラム	64, 568

服薬指導のツボ 虎の巻 第3版

2009年12月28日	初版第1刷発行
2012年10月15日	初版第5刷発行
2013年12月16日	改訂版第1刷発行
2016年 5月31日	改訂版第2刷発行
2018年 4月 9日	第3版第1刷発行
2020年 8月 3日	第3版第4刷発行

編著者	杉山 正康
編集	日経ドラッグインフォメーション
発行者	米田 勝一
発行	日経BP社
発売	日経BPマーケティング
	〒105-8308　東京都港区虎ノ門4-3-12

カバー表紙デザイン	梶 真絵（エステム）
デザイン・制作	エステム
イラスト	シライ カズアキ
印刷・製本	株式会社 廣済堂

© Masayasu Sugiyama 2018　Printed in Japan　ISBN 978-4-8222-5718-7

- 本書の無断複写・複製（コピー等）は著作権法上の例外を除き、禁じられています。購入者以外の第三者による電子データ化および電子書籍化は、私的使用を含め一切認められていません。
- 本書に関するお問い合わせ、ご連絡は下記にて承ります。
  https://nkbp.jp/booksQA